J.-E. Hausamen • R. Schmelzeisen
(Hrsg.)

Traumatologie der Schädelbasis

Einhorn-Presse Verlag

Hausamen, J.-E.; Schmelzeisen, R. (Hrsg.)

Traumatologie der Schädelbasis

Einhorn-Presse Verlag

ISBN 3-88756-485-5

Die Autoren haben alle Anstrengungen unternommen, um sicherzustellen, daß etwaige Auswahl und Dosierungsangaben von Medikamenten im vorliegenden Text mit den aktuellen Vorschriften und der Praxis übereinstimmen. Trotzdem muß der Leser im Hinblick auf den Stand der Forschung, Änderung staatlicher Gesetzgebungen und den ununterbrochenen Strom neuer Forschungsergebnisse bezüglich Medikamentenwirkung und Nebenwirkungen darauf aufmerksam gemacht werden, daß unbedingt bei jedem Medikament der Packungsprospekt konsultiert werden muß, um mögliche Änderungen im Hinblick auf Indikation und Dosis nicht zu übersehen.

Die Wiedergabe von Gebrauchsnamen, Handelsnamen, Warenbezeichnungen usw. in diesem Werk berechtigt auch ohne besondere Kennzeichnung nicht zu der Annahme, daß solche Namen im Sinne der Warenzeichen- und Markenschutz-Gesetzgebung als frei zu betrachten wären und daher von jedermann benutzt werden dürfen.

Herausgeber:
Prof. Dr. Dr. J.-E. Hausamen
Prof. Dr. Dr. R. Schmelzeisen
Klinik und Poliklinik für Mund-, Kiefer- und Gesichtschirurgie,
Medizinische Hochschule Hannover
Konstanty-Gutschow-Straße 8, 30625 Hannover

ISBN 3-88756-485-5
© 1996 by Einhorn-Presse Verlag GmbH, Reinbek
Alle Rechte vorbehalten
Printed in Germany

Inhalt

Vorwort 13

Frontobasale Verletzungen

K. von Wild
Frontobasale Verletzungen - Einführung in das Thema 16

B. Kramp • V. Hingst • R. Töwe • J. Härtel • H. W. Pau
Klinische Erfahrungen zum Stellenwert
der konventionellen Röntgendiagnostik und der modernen
bildgebenden Verfahren bei rhinobasalen Frakturen 27

H.-H. Horch • H. Gräfin von Einsiedel •
W. E. Göbel • H. F. Zeilhofer • A. I. Grosu • M. Herzog
Erfahrungen mit der Iotrolan-CT-Zisternographie
zum Nachweis frontobasaler Liquorfisteln 32

H. Gudziol • E. Beleites
Zur absoluten Indikation der Revision einer rhinobasalen Fraktur 38

K.-W. Delank • G. Fechner
Pathomorphologische und klinische Aspekte
der traumatischen Riechstörung 43

S. Rosahl • J.-M. Berger • M. Samii
Diagnostik und Therapie traumatischer Liquorfisteln 47

Th. Lenarz • H.-G. Kempf • A. Ernst
Nachweis und operative Therapie traumatischer
frontobasaler Liquorfisteln 51

A. Müller • T. P. U. Wustrow • H. J. Reulen
Versorgung frontobasaler Liquorfisteln
basierend auf anatomischen Überlegungen 58

T. P. U. Wustrow • A. Müller • E. Kastenbauer
Versorgung frontobasaler Frakturen　　62

B. Schick • R. Weber • P. Mosler • T. Wallenfang •
G. Kahle • J. P. Haas • W. Draf
Duraplastiken im Bereich der vorderen Schädelbasis　　66

Ch. Milewski
Endonasale, endoskopische Therapie
von Rhinobasisdefekten　　71

G. Mast • E. Heiss • Th. Sievert • M. Ehrenfeld
Intrakranielle Luft und kurzzeitige Rhinoliquorrhoe.
Ergebnisse eines exspektativen Behandlungskonzeptes
bei frontobasalen Frakturen　　75

H.-G. Kempf • Th. Lenarz • P. R. Issing
Rekonstruktion traumatischer Schädelbasisdefekte
mit Glasionomerzement　　80

H. R. Füßler • T. Wallenfang • S. Al-Hami
Minimierung des Operationstraumas bei fronto-basalen Verletzungen:
Kleiner Zugang - große Wirkung　　83

C. Loew • W. Reiche • W.-I. Steudel
Der akute Pneumozephalus: Prognose und Management　　86

B. Hell • T.-N. Lehmann • E. Heissler •
J. Mäurer • W. R. Lanksch • J. Bier
Stirnhöhlenverletzung -
wann Rekonstruktion, wann Embolisation, wann Kranialisierung　　93

M. Ehrenfeld • G. Mast • S. Keiner • E. Heiss
Frakturen der Stirnhöhlenwände und der Frontobasis.
Drainage, Obliteration, Kranialisation oder abwartendes Verhalten?　　98

H. Steinhart • H.-G. Schroeder
Darstellung eines abgestuften Behandlungskonzeptes
bei Kombinationsverletzungen von zentralem Mittelgesicht
und frontaler Schädelbasis　　103

A. Ernst • Th. Lenarz
Möglichkeiten der Rekonstruktion von Stirnhöhlendefekten　　107

B. Hell • K.-L. Bruchhage • A. Telschow • J. Mäurer • V. Jahnke • J. Bier
Ethmoidalverletzungen: operatives oder konservatives Vorgehen   110

F.-U. Meyer • H.-R. Metelmann
Rekonstruktion des Mittelgesichtes nach Schädelbasisfraktur
mittels stereolithographischem Modell   113

J. Hidding • G. Teichmann • R.-I. Ernestus
Abgestuftes Therapiekonzept zur Versorgung
komplexer Stirnhöhlenfrakturen im Rahmen frontobasaler Verletzungen   117

H. Pistner • E. Reinhart • N. Kübler • J. F. Reuther • I. Stürmer
Abriß der Nasenwurzel von der vorderen Schädelbasis:
operative Versorgung und primäre plastische Rekonstruktion   121

M. Herzog • W. E. Göbel • R. Sader • H.-H. Horch
Ergebnisse der operativen Behandlung von Schädelbasisverletzungen
bei Mittelgesichtsfrakturen   128

D. Weingart • U. Joos • D. Moskopp • C. Horch
Simultane Therapie von schweren Mittelgesichtsfrakturen
und Frontobasisfrakturen   132

J. Härtel • B. Kramp
Gesichtsschädelfrakturen und zerebrale Begleitverletzungen   135

R. Frank-Fischer • G. Stange
Chirurgische Versorgung von Schädelbasisfrakturen
(Rhinobasis und Otobasis) und Mittelgesichtsfrakturen   139

B. Hell • T.-N. Lehmann • H. Menneking •
P. Gonschior • W. R. Lanksch • J. Bier
Typische Komplikationen nach kraniofazialen Traumen,
kann man sie vermeiden?   143

M. Rittierodt • R. Schmelzeisen • J.-E. Hausamen
Interdisziplinäre Versorgung komplexer frontobasaler Schädelhirnverletzungen
im Kindesalter   149

F. K. Albert • D. Sontheimer • B. Beedgen • H. Maier
Frontobasale Liquorfistel bei Frühgeborenem der 26. SSW
infolge aberrierender naso-trachealer Intubation
- Mehrzeitige rhino- und neurochirurgische Deckung -   154

Laterobasale Verletzungen

E. Stennert
Laterobasale Verletzungen - Einführung in das Thema — 162

E. Beleites • H. Gudziol
Zur Kombination von otobasalen Frakturen mit Traumen der Keilbeinhöhle — 169

V. Schilling • S. Lang • F. Brügel
Symptome, Therapie und Langzeitverlauf der laterobasalen Frakturen:
Eine retrospektive Studie — 171

J. Hartwein • I. Bergmann
Zur Lokalisation der Nervenschädigung
bei felsenbeinfrakturbedingten Fazialisparesen — 174

R. Rödel • C. Herberhold
Antidrome Fazialisdiagnostik — 178

S. R. Wolf • U. Wunderlich • W. Schneider • M. Gjuric • J. W. H. Krause
Traumatische Fazialisparese - Indikation zur operativen Therapie? — 180

F. W. Neukam • S. Schultze-Mosgau • M. Rittierodt
Unterkiefergelenkfraktur bei gleichzeitiger lateraler Schädelbasisfraktur
und Luxation des Unterkiefergelenkfortsatzes in die mittlere Schädelgrube — 187

D. Hellner • G. Gehrke • L. Christante • R. Schmelzle
Knöcherne Rekonstruktion nach traumatischen Defekten
der lateralen Schädelbasis und Kalotte — 191

Th. Lenarz • R. D. Battmer • R. Hartrampf
Die Rehabilitation traumatisch ertaubter Patienten
mit Hilfe eines Cochlear-Implants — 194

Orbitaverletzungen

N. Schwenzer
Orbitaverletzungen - Einführung in das Thema — 202

B. Luka • D. Brechtelsbauer • N. Gellrich • M. König • W. Zahn
Stellenwert der Spiral-CT in der Primärdiagnostik
der traumatisch bedingten Sehnervschäden — 210

N.-C. Gellrich • D. Lochner • B. Luka • H. Eufinger •
K. Schmieder • U. Th. Eysel • E. Machtens
Stufenplan und interdisziplinäres Vorgehen zur Früherkennung
und Behandlung von traumatisch bedingten Sehnervschäden   214

R. Rochels • St. Behrendt
Die traumatische Optikusneuropathie   220

N.-C. Gellrich • U. Th. Eysel • M.-M. Gellrich • E. Machtens
Stellenwert der Pupillomotorik
für die Funktionsbewertung der Sehbahn nach
experimenteller Sehnervschädigung: ein Tiermodell   224

A. Laubert • H. Dankert
Rhinochirurgische Orbita-Nervus-opticus-Dekompression
nach traumatischem Visusverlust   228

P. Brachvogel • R. Schmelzeisen • H. Schierle • E. Rickels
Kriterien für die Auswahl des operativen Zuganges
bei der Dekompression des N. opticus   230

St. Behrendt • Th. Eichmann
Frakturen des Orbitadaches   237

G. Gehrke • L. Cristante • D. Hellner • R. Schmelzle
Primäre und sekundäre Rekonstruktion von Orbitadach
und Stirnhöhle nach Trauma   242

W.-P. Sollmann • C. Goetz • R. Schmelzeisen • J.-E. Hausamen
Kombinierte orbitofrontale Verletzungen   247

C. Smely • M. Orszagh • V. van Velthoven
Offenes transorbitales basales Schädel-Hirn-Trauma
durch einen kleinen Ast: Bericht über zwei Fälle mit Beschreibung
der diagnostischen Leitfäden in CT/MRI   252

Ch. Mohr • V. Seifert
Zur Rekonstruktion der Orbita und Schädelbasis
nach Traumata und Tumoren   256

R. Schmelzeisen • W.-P. Sollmann • M. Rittierodt • M. Hagenah
Interdisziplinäre Orbitarekonstruktion
bei posttraumatischen und tumorösen Defekten   263

B. Fleiner • F. Härle • B. Hoffmeister • B. Tillmann • R. Rochels
Der operative Zugang zur lateralen Orbita - eine klinisch anatomische Studie -   269

H. Kaufmann
Diagnose und operative Therapie peripherer Augenmuskelparesen   273

Verletzungen des kraniozervikalen Übergangs

M.H.Th. Reinges • J. M. Gilsbach
Verletzungen des kraniozervikalen Übergangs - Einführung in das Thema   282

A. Prescher • D. Brors • G. Adam
Beitrag zur Kenntnis des anatomischen und radiologischen Erscheinungsbildes
einiger ausgewählter Varianten des kraniozervikalen Überganges   299

M. Zimmermann • V. Seifert • D. Stolke
Stabilisierende Chirurgie des kraniozervikalen Übergangs   303

Freie Themen

P. Federspil • P. Kurt • M. Schedler
Technik und Indikationen der Epithetik
nach traumatischem Orbita-, Ohrmuschel- bzw. Nasenverlust   308

L. Jäger • N. Holzknecht • G. Grevers • M. Reiser
Hochaufgelöste 3D-Bildgebung der Schädelbasis
mit Hilfe moderner Computertomographie und Magnetresonanztomographie   312

M. Gerken • C. Herberhold
Magnetstimulation an der Riechbahn   319

F. Bootz • S. Keiner
Rhinoliquorrhoe nach operativen Eingriffen
am Siebbein und der vorderen Schädelbasis   323

V. Seifert • D. Stolke
Transpetrosale Chirurgie des Clivus und der petroclivalen Region   326

P. K. Plinkert • B. Scheffler
Vergleich von kraniofazialem und transfazialem Zugang
sowie Midfacial degloving bei Malignomen der Rhinobasis und des Mittelgesichtes   333

Ch. Mohr • V. Seifert • J. Esser
Technik und Ergebnisse der operativen Therapie orbitaler Tumoren   337

E. Reinhart • J. Mühling • Ch. Michel • H. Collmann • J. Reuther
Das Wachstumsverhalten des Mittelgesichtes
nach bilateralem frontoorbitalen Advancement bei Kindern
mit prämaturen Kraniosynostosen   344

H. Luckhaupt • H. Hildmann • G. Borkowski
Diagnostik und Therapie der Otitis externa maligna   352

Video

Th. Fronz • R. Wielgosz
Die endonasale Versorgung von Liquorfisteln der Rhinobasis
- Versorgung nach dem HEERMANN-Konzept -   356

Anschriften der Erstautoren   363

Stichwortverzeichnis   370

Vorwort

Die Schädelbasis stellt eine typische „Schnittstelle" verschiedener Fachdisziplinen dar. Bis vor einigen Jahren wurden die verschiedenen operativen Kopffächer eigenständig jeweils aus ihrem speziellen Blickwinkel an der Schädelbasis tätig. In vielen Bereichen der Medizin - so auch in der Schädelbasischirurgie - können Leistungen jedoch sehr viel erfolgreicher im interdisziplinären Zusammenwirken verschiedener Fächer erbracht werden. So liegt auch der entscheidende Fortschritt der Schädelbasischirurgie im Zusammenwirken von Neurochirurgen, Hals-Nasen-Ohrenärzten, Augenärzten, Mund-Kiefer-Gesichtschirurgen, Neuroradiologen und Neuropathologen, die durch ihr Spezialwissen die Grundlagen für ein modernes interdisziplinäres Behandlungskonzept geschaffen haben.

Die speziellen Fortschritte in der Schädelbasischirurgie wurden aber auch begünstigt durch eine intensive Grundlagenforschung, die allgemeinen Fortschritte in der Anästhesie und Chirurgie sowie durch den Einfluß der Technik, die in den letzten Jahren zu einer rasanten Weiterentwicklung diagnostischer und therapeutischer Möglichkeiten beigetragen hat. So erlauben die modernen bildgebenden Verfahren eine spezielle Diagnostik der häufig versteckt in der Tiefe an der Schädelbasis lokalisierten Prozesse, und auf therapeutischem Sektor hat sich z. B. durch die Mikrochirurgie und endoskopische Chirurgie eine neue Dimension eröffnet. Beide Techniken erlauben speziell an der Schädelbasis heute Eingriffe mit einer hohen Präzision, die in der früheren makroskopischen Ära nicht denkbar gewesen wäre.

Seit längerem bestand der Wunsch der verschiedenen an der Schädelbasis tätigen Fachdisziplinen nach einer gemeinsamen Plattform, die in Deutschland mit der Gründung der Deutschen Gesellschaft für Schädelbasischirurgie im Jahre 1992 geschaffen wurde. Vorausgegangen waren seit 1979 wiederholte von M. SAMII und W. DRAF organisierte Kurse der Schädelbasischirurgie, die Gründung der internationalen Skull Base Study Group 1980 und der 1. Internationale Kongreß für Schädelbasischirurgie unter der Präsidentschaft von M. SAMII im Jahr 1991. Nach zwei sehr erfolgreichen Workshops in Fulda und Homburg/Saar unter der Leitung von W. DRAF bzw. W.-I. STEUDEL wurde der wissenschaftliche Erfahrungs- und Ideenaustausch auf dem ersten Kongreß der Deutschen Gesellschaft für Schädelbasischirurgie vom 15. bis 17. Mai 1995 in Hannover mit dem Hauptthema „Traumatologie der Schädelbasis" fortgesetzt.

Mit diesem Thema sollten auf dem ersten Kongreß unserer Gesellschaft bewußt alle an der Schädelbasis interessierten Fachdisziplinen angesprochen werden. Der vorliegende Band beinhaltet die eingeladenen Hauptreferate und Vorträge zum Hauptthema, das in vier Komplexe gegliedert war: Frontobasale und laterobasale Verletzungen, Verletzungen der Orbita und des kranio-zervikalen Überganges. Darüber hinaus wurden auch die freien Vortragsthemen, die häufig auf einem Kongreß speziell die innovativen Tendenzen aufzeigen, mit in den Kongreßband aufgenommen.

Die Beiträge reflektieren schon durch die Zusammensetzung der Arbeitsgruppen den interdisziplinären Charakter der Schädelbasischirurgie und sie demonstrieren die neuesten Fortschritte auf dem Gebiet der Diagnostik und Therapie von Verletzungen der Schädelbasis und der angrenzenden extrakraniellen Strukturen, die Grundlage der modernen Behandlungserfolge bei der systematischen Versorgung dieser meist schwerwiegenden Traumen sind.

Hannover
im September 1996

J.-E. Hausamen
R. Schmelzeisen

Frontobasale Verletzungen

Frontobasale Verletzungen - Einführung in das Thema

K. v. Wild

Zusammenfassung
Die Fortschritte bei der Behandlung frontobasaler Verletzungen der vergangenen 100 Jahre haben dazu geführt, daß heute klinisch erfolgversprechende Therapiekonzepte vorliegen. Sie werden getragen von einer hochauflösenden bildgebenden Diagnostik unter Einsatz wenig traumatisierender mikrochirurgischer Operationstechniken zur Enttrümmerung, plastischen Rekonstruktion und funktionellen Wiederherstellung unter Verwendung gewebeverträglicher Implantatmaterialien. Sie erhalten ihre Unterstützung durch eine leistungsfähige Anästhesiologie, antibiotische Therapie und neurotraumatologische Intensivmedizin mit nachfolgender Frührehabilitation und Wiedereingliederung. Der moderne multidisziplinäre therapeutische Ansatz erlaubt, frontobasale Verletzungen frühzeitig zu erkennen und auch fachübergreifend zu versorgen. Dabei sollte das Ziel, den Verletzten funktionell und ästhetisch wiederherzustellen und ihm zu helfen, sein Angesicht und seine Persönlichkeit zu bewahren, im Vordergrund stehen.

Einleitung und Epidemiologie
Bezüglich der Unfallursachen, Verletzungsformen (4, 41, 52, 56) und der Häufigkeit frontobasaler Traumen hatte schon 1939 der Chirurg K. H. BAUER in seinem Referat über den „Bruch des Schädels" darauf hingewiesen, daß frontobasale Verletzungen in charakteristischer Weise den Menschen beträfen, quasi als Begleiterscheinung menschlicher Zivilisation und zunehmender Industrialisierung (3). Tatsächlich habe ich in den über Jahrtausende unzugänglichen, abgelegenen, jetzt aber zunehmend bevölkerten Hochtälern Westpapua-Neuguineas bei den Eingeborenen der Bergurwälder diese Erkenntnis voll bestätigt gefunden, wonach mit wachsendem Wohlstand bei ständig ansteigender Motorisierung und Verkehrsdichte und durch den Genuß von Alkohol sowie den Gebrauch von Schußwaffen Anfang der Achtziger Jahre eine sprunghafte Zunahme von Gesichtsschädelverletzungen und ihren typischen Komplikationen festzustellen war. So verwundert es, daß weltweit verläßliche und vergleichbare epidemiologische Studien zur Unfallursache und Verletzungsschwere bis heute mit größeren Fallzahlen nicht vorliegen. Die verfügbaren Angaben informieren vielmehr selektioniert, d. h. in der Regel gemäß der primären posttraumatischen Akutbehandlung, über fachspezifische Patientenkollektive (2, 5, 8, 12, 14, 15, 17, 18, 20, 21, 22, 24, 26, 31, 38, 42, 44, 45, 48, 49, 54).
Hinzuweisen ist daher auf die 1994 im J. Trauma veröffentlichte prospektive Studie zu Häufigkeit, Unfallursache und Unfallmechanismus kraniofazialer Verletzungen von HUSSAIN und Mitarb. aus der Abt. für Emergency Medicine, St. Georges Hospital, London, bei 950 Patienten: Hiernach be-

trifft dieser Verletzungstyp jedes Lebensalter (27). Die Unfallursachen erwiesen sich direkt korreliert mit dem Lebensalter, dem Geschlecht, dem vorausgegangenen Alkoholgenuß der Patienten und waren maßgebend bestimmend für die Verletzungsart und -schwere. Weichteilverletzungen durch Sturz oder Fall erlitten überwiegend Kinder und alte Menschen, Frakturen durch Schlägereien wurden bei Jugendlichen und jungen Erwachsenen nach Alkoholgenuß beobachtet, bei Fußgängern überwogen Schädelverletzungen, bei Moped- und Motorradfahrern Mittelgesichtsfrakturen und bei Radfahrern Unterkieferfrakturen. Die schwersten Verletzungen aller Verkehrsteilnehmer betrafen die Fußgänger, gefolgt von Radfahrern. Sportverletzungen schließlich wurden vorzugsweise bei Jugendlichen und jungen Erwachsenen registriert. Die kraniofazialen Frakturen betrafen in 45% der Patienten das Nasenbein, gefolgt von Schädelfrakturen bei 24%, Unterkiefer- und Jochbeinbrüchen bei je 13%, Blowout-Frakturen der Orbita bei 3% und Oberkieferfrakturen bei 2% der primär behandelten Patienten. Zu Recht fordern die Autoren eine höhere Unfallsicherheit in häuslicher Umgebung, eine frühzeitige Aufklärung über Alkoholfolgen und eine verbesserte Sicherheitstechnik der Fahrzeuge.

Der Verkehrsunfall ist bei mehr als der Hälfte der Verletzten die Ursache frontobasaler Verletzungen. In dem von DEITMER und Mitarb. 1988 vorgestellten Krankengut waren Zweiradunfälle nur zu einem Viertel des mit 68% angegebenen Verkehrsunfallkollektivs beteiligt (12). Über einen möglichen präventiven Helmschutz sagen diese Zahlen jedoch noch nichts aus, zumal die statistischen Angaben des ADAC eine erschreckende Zunahme schwerer Schädelhirnverletzungen bei Zweiradfahrern, vor allem bei Kindern und Jugendlichen, mit gravierenden Folgeschäden und nicht selten tödlichem Ausgang nachweisen (1). Hier stellen Mountainbikefahrer als typische Vertreter unserer Wohlstands- und Freizeitgesellschaft ein ganz neues, ständig wachsendes Unfallpotential dar. Feldstudien und Unfallursachenforschung als Voraussetzung einer geeigneten Prävention durch aktive und passive Sicherheit sind daher eine vordringliche Aufgabe der von uns 1994 gegründeten Euroakademie für multidisziplinäre Neurotraumatologie (EMN). Nur die konsequente Weiterentwicklung sicherheitstechnischer Maßnahmen, wie z. B. von Integralschutzhelmen und verbesserter Sicherheit in Wohn-, Arbeits- und Verkehrsbereichen, werden neben einer Aktualisierung gesetzlicher Vorschriften, in Anlehnung an berufsgenossenschaftliche Regelungen (Helm- und Gurtpflicht, Geschwindigkeitsbegrenzung und beruhigte Verkehrsflächen), in Zukunft eine Trendwende bei den ständig steigenden Verkehrsunfallopfern und somit einen Rückgang frontobasaler Traumen einleiten können. Bei Nutzung von automatischen Gurtstraffern und Airbag wurden nach Fahrzeugkollisionen schwere frontobasale Verletzungen nicht mehr beobachtet.

Verletzungsart und -schwere

Die typisierten Schädigungsmuster, wie sie erstmals von LE FORT 1901 beschrieben (37) und nachfolgend beispielsweise 1969 von ESCHER vorgeschlagen (17), 1982 von SCHROEDER und Mitarb. abgewandelt (52) und zuletzt 1993 von STOLL nach anatomischen Gesichtspunkten und klinischen Bedürfnissen modifiziert empfohlen wurden (57), weisen in ihren Bemühungen auf die Schwierigkeiten einer einfachen, allgemein gültigen Klassifikation hin.

Schädelbasisverletzungen

Das therapeutische Grundprinzip frontobasaler Verletzungen, wonach, wie Escher 1973 formulierte (18), „das Funktionelle ganz zurückstehe und im Vordergrund die sanierende Chirurgie mit einem stark präventiven Charakter zu sehen sei", besitzt auch heute im wesentlichen Gültigkeit. Hiernach steht die Erkennung und Behandlung vital bedrohlicher, begleitender Hirnverletzungen (3, 6, 8, 15, 47, 49, 56) sowie intrakranieller Raumforderungen an erster Stelle. An zweiter Stelle steht die dringliche Aufgabe, bei eröffneten Nasennebenhöhlen „die indirekt offene in eine geschlossene Schädelfraktur" frühestmöglich durch die plastisch rekonstruktive offene Versorgung frontobasaler Dura- und Knochenläsionen zu überführen, natürlich in zeitlicher Abhängigkeit von der Art und Schwere der erlittenen Verletzung, insbesondere bei polytraumatisierten Patienten (7, 16, 19, 21, 28, 29, 31, 45, 48, 64).

Gefäßverletzungen

Traumatische Gefäßzerreißungen als Ursache lebensbedrohlicher Blutungen, z. B. der A. carotis interna und von Ästen der A. carotis externa im Schädelbasis- und Mittelgesichtsbereich, erfordern eine sofortige operative Versorgung bzw. Tamponade, während die traumatische arteriovenöse Sinus-cavernosus-Fistel heute sekundär durch Ballonobliteration intravasal verschlossen wird.

Mittelgesichtsverletzungen

Erst an dritter Stelle steht die funktionelle Wiederherstellung durch definitive Reposition und Stabilisierung dislozierter Mittelgesichtsfrakturen, wie sie von Mund-, Kiefer- und Gesichtschirurgen heute im Hinblick auf ein optimales funktionelles und ästhetisches Behandlungsergebnis zum frühestmöglichen Zeitpunkt angestrebt und entsprechend auch zunehmend akut mit z. B. dreidimensional stabilen Miniplatten-

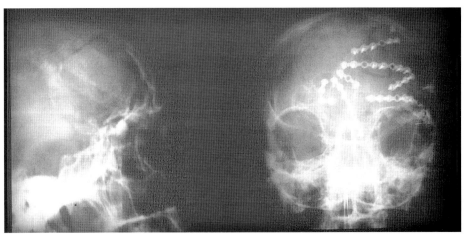

Abb. 1: Röntgen-Schädelübersichtsaufnahmen in seitlicher und a.-p. Projektion eines 21jährigen jungen Mannes bei Zustand nach schwerer frontobasaler Schädelhirnverletzung (GCS 3 Punkte) im Rahmen eines Polytraumas infolge Verkehrsunfall in alkoholisiertem Zustand, nicht angeschnallt. Röntgenkontrolle nach primärer Plattenosteosynthese im Anschluß an die neurochirurgische Versorgung der Hirnwunde und Durarekonstruktion.

osteosynthesen - ggf. im Anschluß an die neurochirurgische Versorgung - erfolgreich vorgenommen werden (39, 42, 43, 50, 51) (Abb. 1). Trotz dieser durch das basale Trauma vorgegebenen Logik diagnostischer Überlegungen und interdisziplinären Handelns findet leider der fachübergreifende Dialog zur Abstimmung des auf den Patienten individuell abgestimmten Therapiekonzeptes noch nicht immer, nicht zu jeder Zeit oder nicht in ausreichendem Maße statt.

Schädel-Hirn-Verletzungen
Eine konsequente Klassifikation der Verletzungstypen (17, 53, 56, 57) und die Einteilung des Schweregrades nach der Glasgow-Koma-Skala sowie begleitender Kombinationsverletzungen, z. B. nach dem Polytraumaschlüssel oder dem Injury Severity Score (61), wird in Zukunft sicherstellen, daß primäre Verletzungsfolgen adäquat behandelt werden. Dadurch läßt sich eine zusätzliche vitale Gefährdung des Verletzten durch sekundäre Hirnschädigungen als deletäre Folgen unerkannter Hypoxie, Hypotonie, zerebraler Mangelperfusion und intrakranieller Drucksteigerung vermeiden.

Therapiekonzept
Es kann kein Zweifel daran bestehen, daß die Primärbehandlung von Schädelhirnverletzten allein in die Kompetenz und Verantwortung des Neurochirurgen fällt, der sich dieser Aufgabe jedoch auch zu jeder Zeit zu stellen hat. Eine enge Kooperation der an der Schädelbasis erfahrenen HNO-, MKG-, Augen- und Neurochirurgen ist heute an vielen Orten bereits gewährleistet. Hier ist ein erfreulicher Strukturwandel und eine fruchtbringende Kooperation der beteiligten Fachgebiete unter Einschluß der Traumatologen, der Nervenärzte, der Anästhesisten sowie der Radiologen zu verzeichnen. Hierzu beigetragen haben die richtungsweisenden Monographien von BOENNIGHAUS (1960), DIETZ (1970) und PROPST (1971) und die klassischen Übersichtsarbeiten von UNTERBERGER (1958), KLEY (1968) und ESCHER (1969 u. 1973).

„State of the art" operationstechnischer Möglichkeiten aus oto-rhino-laryngologischer Sicht und interdisziplinärer Erfahrung sind bei DENECKE, DRAF und EY 1992 nachzulesen. Grundlegende Erkenntnisse in der funktionellen Anatomie als Voraussetzung operativen Handelns wurden von J. LANG erarbeitet (34, 35, 36), der mit zahlreichen Vorträgen und Kursen zum international hochgeschätzten Mentor einer ganzen Generation moderner Schädelbasischirurgen geworden ist.

Es genügt nicht, wenn wir uns mit den Problemen frontobasaler Schädelbasisverletzungen nur im wissenschaftlichen Bereich kritisch auseinandersetzen. Vielmehr bin ich davon überzeugt, daß diese Thematik auch Bestandteil der fachspezifischen Weiter- und interdisziplinären Fortbildung sein sollte. Dies wurde bereits durch zahlreiche internationale Schädelbasiskurse und wissenschaftliche Tagungen auf Initiative von M. SAMII in Hannover Ende der 70er und Anfang der 80er Jahre mit unvergeßlichen Beiträgen und Diskussionsbemerkungen der Altmeister DENECKE, KLEY, WULLSTEIN, SCHEUNEMANN und SCHÜRMANN realisiert. In dieser, im Operationssaal in Mainz entstandenen Tradition uneitler, neidloser Kooperation aktiver, an der Schädelbasis operierender Chirurgen steht auch unser Herr Kongreßpräsident und die von ihm getroffene Themenauswahl dieser ersten wissenschaftlichen Tagung der Deutschen Gesellschaft für Schädelbasischirurgie.

Die Diskussion, ob der transfrontale extradurale, bzw. extra- und intradurale Zugang zur Versorgung frontobasaler Duraläsionen als ein neurochirurgischer, oder, wie Unterberger 1959 ausführt, als ein rhinochirurgischer anzusehen sei, ist entschieden zugunsten allein des in dieser Region ausreichend kenntnisreichen und erfahrenen Operateurs (7, 16, 19, 29, 31, 45, 53, 57). Bei routinemäßiger Anwendung mikrochirurgischer Operationstechniken lassen sich auch im endokraniellen Bereich Verletzungen am Dach der Nasenhaupthöhle neurochirurgisch erfolgreich versorgen.

Dekompression des N. opticus

Wie steht es mit der Zuständigkeit für die operative Dekompression des N. opticus (5, 10, 20, 26, 44, 49, 54). Bis zu einem Drittel leiden Patienten mit frontobasalen Frakturen an begleitenden Verletzungen des Nasengerüstes (53). Dabei werden verschiedene Frakturtypen unterschiedlicher Ausprägung beobachtet, am häufigsten Frakturen des Siebbeines und/oder Keilbeinhöhlendaches, nicht selten mit Beteiligung der Lamina cribrosa und der Crista galli, die der rhinochirurgischen Versorgung bedürfen.

Begleitende Augenverletzungen erfordern eine exakte Primärdiagnostik (25) und ggf. eine notfallmäßige Primärversorgung durch den Augenarzt sowie bei Nachweis einer komprimierenden traumatischen Optikusläsion die sofortige rhinochirurgische Dekompression auf transethmoidalem Wege. Nur bei bestimmten, seltenen Indikationen ist der neurochirurgische intrakranielle Weg geboten (10, 55, 58). Mit Hilfe der koronaren Dünnschnitt-CT-Untersuchung lassen sich der Ort der Läsion heute exakt bestimmen und das geeignete Operationsverfahren auswählen (Abb. 2). W. STOLL hat dieses Konzept 1993 aktualisiert übersichtlich zusammengestellt.

In der Literatur schwanken die Angaben über die Häufigkeit von Optikusläsionen im Rahmen frontobasaler Verletzungen zwischen 3,5 und 20%. Unter 2500 Schädelhirnverletzten der Universität Köln fand sich eine Mitbeteiligung der Frontobasis in 40%, eine Beteiligung der Orbita in 4% der Patienten. PROBST (1986) diagnostizierte bei 15% der 205 Patienten mit traumatischer frontobasaler Liquorfistel eine Optikus-Chiasma-Läsion. Die Ophthalmologen HOLT und HOLT (1988) sahen bei 777 Gesichtsschädelverletzungen in 18% der Patienten eine schwerwiegende Visusbeeinträchtigung, bei 3% der Verletzten einen primären traumatischen Visusverlust.

LIM u. Mitarb. (1993) diagnostizierten in einer Abteilung für plastische und rekonstruktive Chirurgie Augenverletzungen in 3,9% ihrer 839 Patienten mit Gesichtsschädelfrakturen. In dem Krankengut von SCHROEDER (1993) erlitten 15,2% einen Verlust des Sehvermögens, 6 von 23 Patienten eine bilaterale Amaurose. Bei 8 von 23 Fällen war eine perforierende Bulbus-

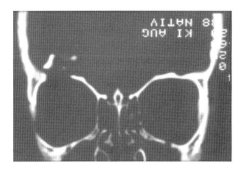

Abb. 2: Koronare Dünnschnitt-CT in koronarer Schnittführung mit Darstellung einer frontobasalen Schädelfraktur und begleitendem Hirntrauma mit eingesprengten, dislozierten Orbitadach-Knochenfragmenten frontobasal.

verletzung, bei 15 Fällen eine Optikusschädigung die Ursache der Erblindung. Der Anteil eines verbleibenden Visusverlustes trotz primärer frühzeitiger Optikusdekompression gibt NEUBAUER (1976) mit 60% an. Die von FUKADO (1981) berichteten außergewöhnlich guten Behandlungsergebnisse nach transethmoidaler Optikusdekompression wegen einer Amaurose konnten inzwischen weltweit nicht bestätigt werden und widersprechen auch unseren eigenen Erfahrungen (58). Vielmehr ist die Prognose abhängig von der Art und dem Ausmaß der primären traumatischen Nervenzellschädigung im Bereich der Retina, des N. opticus und der Gefäßläsionen sowie von den sekundären pathomorphologischen Veränderungen durch Ödem und Blutung. Hier fehlen bisher weiterführende histologische Befunde unter Berücksichtigung der Verletzungsart und des Alters der Patienten.

Die Diagnostik der Rhino-Liquorrhoe bleibt weiter in der Diskussion, trotz hochauflösender bildgebender Diagnostik und der Verwendung moderner Kontrastmittel, radioaktiver Isotope, Natrium-Fluoresceine und dem Nachweis liquorspezifischer Proteine, z. B. β-II-Transferrin (46). Operationstechnische Tricks und neue orthologe und autogene Transplantattechniken zur Versorgung frontobasaler Verletzungen werden im Verlaufe der Tagung diskutiert werden.

Die Entwicklung allogener und xenogener Implantatmaterialien für den Duraersatz und zur Schädelbasisrekonstruktion bringt vor dem Hintergrund der erneut diskutierten Übertragung der CREUTZFELDT-JAKOB-Erkrankung durch lyophilisierte Duratransplantate und der HIV-Problematik (33, 40) neue Implantate mit dem Ziel einer erhöhten Infektionssicherheit und Implantatverträglichkeit in die klinische Erprobung. Neuropatch und Ethisorb aus Kunststoff-Faser und resorbierbares PDS-Vicryl als Duraersatz zeigen eine gute Gewebeverträglichkeit. Zur Rekonstruktion bei frontobasaler Verletzung kann ich sie jedoch noch nicht empfehlen. Bezüglich moderner Werkstoffe und weiterer Implantatmaterialfragen sei auf die ausgezeichnete Übersichtsarbeit von X. F. BRUNNER (1993) verwiesen.

Neurotraumatologie und Frührehabilitation

Grundsätzlich bedeutet jedes frontobasale Trauma auch ein Hirntrauma unterschiedlicher Schwere mit topographischer Zuordnung im Bereich der Stoß- bzw. der Gegenstoßverletzung (3, 4, 19, 41). Entscheidend erscheint mir im Rahmen der hier anstehenden Diskussionen weniger die allgemeine Kennziffer einer begleitenden Hirnschädigung als vielmehr die absolute Notwendigkeit der klinischen Früherkennung und Schweregradeinteilung für die nachfolgenden Entscheidungen über das operationstechnische bzw. konservative neurotraumatologisch-intensivmedizinische Vorgehen (15, 61, 63). Interessierte verweise ich auf die Angaben von PROBST (1985), die mit unseren Erfahrungen übereinstimmen. Zwei Aspekte möchte ich aus dieser Arbeit von PROBST aufgreifen:

1. Ca. 6% der Patienten mit frontobasalen Liquorfisteln litten bereits präoperativ unter epileptischen Anfällen. Unter Einberechnung der unmittelbar postoperativ erstmals aufgetretenen Hirnkrämpfe (3,4%) und der später hinzugekommenen Anfälle (6,8%) ergibt dies eine posttraumatische Epilepsierate von 16,1%. Bereits aus den Arbeiten von JENNETT zur posttraumatischen Epilepsie (30)

wissen wir um das bei offenen frontobasalen Schädelhirnverletzungen besonders hohe Risiko von traumatischen Frühest- und Frühanfällen bzw. posttraumatischen Epilepsien. Deshalb führen wir bei dieser Risikogruppe als Hirnprotektion prophylaktisch über mehrere Tage zur tiefen Abschirmung und Absenkung des Hirnstoffwechsels intensivmedizinisch eine Barbiturat- und antikonvulsive Therapie unter EEG-Monitoring durch (59, 63).

2. Das Ausmaß schwerer Hirnschädigungen nach frontobasalen Verletzungen zeigt sich zum einen in einer noch immer hohen posttraumatischen Sterblichkeit, vor allem aber in Form gravierender neuropsychologischer Störungen (11, 15). Die hohe Inzidenz primärer peripherer Hirnnervenschädigungen bei 43% der Verletzten mit Mittelgesichtsfrakturen bzw. 15,5% permanenter traumatischer Hirnnervenläsionen haben BONKOWSKI und Mitarbeiter (1989) herausgestellt. Zunächst hatte KLEIST (1934) in Anlehnung an FEUCHTWANGER (1923) auf das Orbitalhirnsyndrom bei Schädelhirnverletzungen hingewiesen. Dieses hirnlokale Psychosyndrom bezeichnet HEYGSTER (1948) als „Strukturzerfall der Persönlichkeit". Im Jahre 1956 bestätigt WALCH Orbitalhirnschädigungen bei einem Drittel der von ihm untersuchten Stirnhirnverletzten mit „Veränderungen der höheren Persönlichkeitsstruktur - die sich in der Wertung und Gesinnung des Verletzten sich selbst und seiner Umgebung gegenüber auswirkt" und damit eine über eine „Enthemmung" hinausgehende hochkomplexe, psychische Leistungsstörung darstelle (siehe 15). So sind neuropsychologische Störungen die Hauptursache bleibender Behinderung (handicap) nach Hirntrauma (Abb. 3).

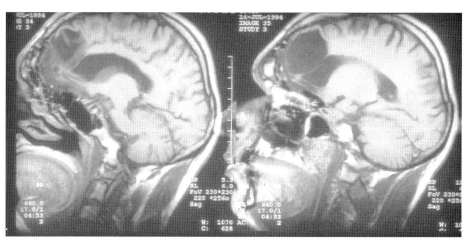

Abb. 3: Kernspintomographischer Befund in seitlichem Strahlengang mit Darstellung eines ausgeprägten frontalen-frontobasalen Hirnsubstanzdefektes mit narbig zystischen Formationen als Ursache permanenter schwerer Behinderung infolge bleibender neuropsychologischer Störungen, 10 Jahre nach offener frontobasaler Schädelhirnverletzung (Motorradunfall) mit primärer Bewußtlosigkeit (GCS 5 Punkte), primärer neurochirurgischer Versorgung und sekundärer Rekonstruktion des Stirnbeines mit Pallacos R-Kunststoffimplantat.

Die klinische Notwendigkeit für die neurotraumatologische Frührehabilitation im Spektrum neurologisch-neuropsychologischer Rehabilitationsmaßnahmen (60, 62) zur Wiedereingliederung der Schädelhirnverletzten in Familie, Beruf und Gesellschaft ist für mich als dritte Säule ärztlicher Bemühungen neben der akutchirurgischen Versorgung und der Intensivtherapie bei Patienten mit frontobasalen Verletzungen ein besonderes Anliegen. Diese Möglichkeiten und Konsequenzen sollten bei allen ärztlichen Bemühungen zukünftig mitbedacht werden.

Qualitätsmerkmale

Das Gesundheitsstrukturgesetz erfordert ein Umdenken bei unseren ärztlichen Entscheidungen, wobei wir die Wirtschaftlichkeit unseres Handelns mehr als bisher zukünftig zu bedenken haben werden, sowohl in der Diagnostik als auch in der Therapie, ohne daß hierdurch Nachteile für den Patienten entstehen müssen. Prozeß- und Ergebnisqualität sind gefordert - diese Qualitätsmerkmale haben wir, die oben skizzierte Strukturqualität eingeschlossen, bei unseren nachfolgenden wissenschaftlichen Diskussionen im Auge zu behalten.

Literatur

(1) ADAC-Motorwelt 2, 46, 1993
(2) BAKER, R.S., EPSTEIN, A.D.: Ocular motor abnormalities from head trauma. Surv.-Ophthalmol. 35 (4), 245-267, 1991
(3) BAUER, K.H.: XVIII. Der Bruch der Schädelbasis. Arch. f. klinische Chirurgie 196, 460-513, 1939
(4) BERGMANN, E. VON: Lehre von den Kopfverletzungen. Verlag Ferdinand Enke, Stuttgart, 1880
(5) BEUTHNER, D.: Analyse zur Frage der N. opticus-Dekompression - zugleich eine Übersicht über 10 Jahre präventiv-sanierende Versorgung von Rhinobasisfrakturen (1964 - 1973). Laryng. Rhinol. 53, 830-835, 1974
(6) BOENNINGHAUS, H.-G.: Die Behandlung der Schädelbasisbrüche. Thieme, Stuttgart, 1960
(7) BOENNINGHAUS, H.-G.: Rhinochirurgische Aufgaben bei der Chirurgie des an die Schädelbasis angrenzenden Gesichtsfeldes. Arch. Oto-Rhino-Laryng. 207, 1-228, 1974
(8) BONKOWSKY, V.M. et al.: Neurologische Komplikationen bei Mittelgesichtsfrakturen. Laryngo-Rhino-Otol. 68, 539-542, 1989
(9) BRUNNER, F.X.: Implantatmaterialien - was hat sich wo und wann bewährt? European Arch. of Oto-Rhino-Laryngology, Suppl. 1993/1. Springer, 311-336, 1993
(10) CALL, N.B.: Decompression of the optic nerve in the optic canal. A transorbital approach. Ophthal. Plast. Reconstr. Surg. 2 (3), 133-137, 1986
(11) CHRISTENSEN, A.-L., UZZEL, B.P.: Neuropsychological Rehabilitation. Kluwer Academic Publishers, Boston, 1988
(12) DEITMER, T., BARTH, R.: Befunde, Behandlung und Verlauf frontobasaler Frakturen. Laryng. Rhinol. Otol, 67, 13-16, 1988
(13) DENECKE, H.-J., et al.: Die Operationen an den Nasennebenhöhlen und der angrenzenden Schädelbasis. Springer, Berlin - Heidelberg, 1992
(14) DERDIN, C., et al.: Craniofacial trauma: an assessment of risk related to timing of surgery. Plast. Reconstr .Surg. 86 (2), 238-245, discussion 246-247, 1990
(15) DIETZ, H.: Die frontobasale Schädel-Hirn-Verletzung. Monographien auf dem Gesamtgebiet der Neurologie und Psychiatrie, Heft 130. Springer, Berlin - Heidelberg - New York, 1970

(16) DRAF, W., SAMII, M.: Fronto-Basal Injuries - Pinciples in Diagnosis and Treatment. In: M. Samii, J. Brihaye (eds.): Traumatology of the Skull Base. Springer, Berlin - Heidelberg - New York - Tokyo, 61-69, 1993

(17) ESCHER, F.: Clinic, classification and treatment of the frontobasal fractures. Nobel Symposium 20, 343, Disorder of Skull Base Region Almquist u. Wiksell, Stockholm. In: Europ. Arch. of Oto-Rhino-Laryngolog. Suppl. 1993/1. Springer, Berlin - Heidelberg - New York - London - Paris - Tokyo - Hong Kong - Barcelona - Budapest, 1969

(18) ESCHER, F.: Das Schädelbasistrauma in oto-rhinologischer Sicht. HNO 21, 129-144, 1973

(19) ESCHER, F.: Die frontobasalen Schädelverletzungen und die Nasennebenhöhlenverletzungen im mittleren Gesichtsbereich. Z. Militärmed., 44-141, 1976

(20) EY, W.: Mitbeteiligung der Orbita bei frontobasalen Verletzungen. Laryng.-Rhinol. 60, 162-167, 1981

(21) FENDEL, K., WERNER, R.: Besonderheiten des Hirntraumas bei fronto-basalen Verletzungen. Z. Laryng. Rhinol. Otol. 45, 631-635, 1966

(22) FIEBACH, A., LANDOLT, H.: Frontobasale Frakturen im Kindesalter. HNO 37 (7), 287-291, 1989

(23) FUKADO, F.: Microsurgical Transethmoidal Optic Nerve Decompression: Experience in 700 Cases. In: Samii, M., Jannetta P.J. (eds.): The Cranial Nerves. Springer, Berlin - Heidelberg - New York, 125-128, 1981

(24) HAUG, R.H. et al: Cranial Fractures Associated with Facial Fractures. J. Oral Maxillofac. Surg. 52, 729-733, 1994

(25) HOFFMANN, K.: Ophthalmologic Diagnosis. In: Samii, M., Jannetta, P.J. (eds.): The Cranial Nerves. Springer, Berlin - Heidelberg - New York, 207-215, 1981

(26) HOLT, J.E., HOLT, G.R.: Ocular Injuries in Craniofacial Trauma. Facial Plastic Surgery 5, 3, 237-259, 1988

(27) HUSSAIN, K. et al.: Comprehensive Analysis of Craniofracial Trauma. J. Trauma 36, 34-47, 1994

(28) IOANNIDES, CH. et al.: Trauma of the Upper Third of the Face. J. Max. Fac. Surg. 12, 255-261, 1984

(29) IOANNIDES, CH. et al.: Fractures of the frontal sinus, a rationale treatment. Br. J. Plast. Surg. 46, 208-214, 1993

(30) JENNET, B. et al.: Epilepsy after nonmissile depressed skull fracture. J. Neurosurg. 41, 208-216, 1974

(31) JOOS, U., GILSBACH, J.: Therapie von Liquorfisteln bei Mittelgesichtsfrakturen. In: N. Schwenzer, G. Pfeifer (Hrsg.): Traumatologie des Mittelgesichts. Fortschritte der Kiefer- und Gesichtschirurgie, Bd. XXXVI. Thieme, Stuttgart - New York, 136-152, 1991

(32) KLEY, W.: Die Unfallchirurgie der Schädelbasis und der pneumatischen Räume. Arch. klin. exper. Ohren-Nasen-Kehlkopfheilk. 191, 1-216, 1969

(33) LANE, K.L. et al.: Creutzfeldt-Jakob disease in a pregnant woman with an implanted dura mater graft. Neurosurgery, 34, 737-739, discussion 739-740, 1994

(34) LANG, J.: Klinische Anatomie des Kopfes. Springer, Berlin - Heidelberg - New York, 1981

(35) LANG, J.: Optic Nerve, Topographic Anatomy. In: M. Samii, P. J. Jannetta (eds.): The Cranial Nerves. Springer, Berlin - Heidelberg - New York, 77-83, 1981

(36) LANG, J.: Anatomy of the Skull Base Related to Trauma. In: M. Samii, J. Brihaye (eds.): Traumatology of the Skull Base. Springer, Berlin - Heidelberg, 4-17, 1983

(37) LE FORT, R.: Etude expérimentale sur les fractures de la mâchoire superior. Rev. Chir. 23, 208-227, 360-379, 479-507, 1901

(38) LIM, L.H. et al.: Associated injuries in facial fractures - review of 839 patients. Br. J. Plast. Surg. 46 (8), 635-638, 1993
(39) LUHR, H.G.: Stable fixation of maxillary midface fractures by mini compression plates. Dtsch. Zahnärztl. Z. 34-851, 1979
(40) MARTINEZ-LAGE, J.F. et al.: Accidental transmission of Creutzfeldt-Jakobs disease by dural cadaveric grafts. J. Neurol. Neurosurg. and Psychiatry, 57 (9), 1091-1094, 1994
(41) MATTI, H.: Die Knochenbrüche und ihre Behandlung. Verlag von Julius Springer, Berlin, 1922
(42) MERVILLE, L.C. et al.: Fronto-Orbito-Nasal Dislocations. J. Max. Fac. Surg. 11, 71-82, 1983
(43) MICHELET, F.X., FESTAL, F.: Ostéosynthèse par plaques visée dans les fractures de l'étage moyen. Science et Recherche Odonotostamat. 2-4, 1972
(44) MOOTZ, B. et al.: Orbita fractures in polytraumas and craniocerebral traumas. Neurosurg.-Rev. 12 (1), 41-45, 1989
(45) NADELL, J., KLINE, D.G.: Primary reconstruction of depressed frontal skull fractures including those involving the sinus, orbit, and cribriform plate. J. Neurosurg. 41, 200-207, 1974
(46) OBERASCHER, G.: Diagnostik der Rhinoliquorrhoe. In: Europ. Arch. of Oto-Rhino-Laryngolog. Suppl. 1993/I. Springer, Berlin - Heidelberg - New York - London - Paris - Tokyo - Hong Kong - Barcelona - Budapest, 347-362, 1993
(47) PROBST, CH.: Frontobasale Verletzungen. Huber, Bern, 1971
(48) PROBST, CH.: Neurochirurgische Aspekte bei frontobasalen Verletzungen mit Liquorfisteln: Erfahrungen bei 205 operierten Patienten. Akt. Traumatol. 16, 43-49, 1986
(49) SOLLMANN, W.P., et al.: Combined orbito-frontal injuries. Neurosurg.-Rev. 12 (2), 115-121, 1989
(50) SCHEUNEMANN, H.: Maxillo-Facial Injuries - Principles in Diagnosis and Treatment. In: M. Samii, J. Brihaye (eds.): Traumatology of the Skull Base. Springer, Berlin - Heidelberg, 1983
(51) SCHILLI, W. et al.: Schrauben und Platten am Mittelgesicht und Orbitaring. In: N. Schwenzer, G. Pfeifer (Hrsg.): Fortschritte der Kiefer- und Gesichtschirurgie, Bd. 22. Thieme, Stuttgart, 47-49, 1987
(52) SCHROEDER, H.-G. et al.: Klassifikation und „Grading" von Gesichtsschädelfrakturen. HNO 30, 174-179, 1982
(53) SCHROEDER, H.-G.: Frontobasale Frakturen. Systematik und Symptomatik. Europ. Arch. of Oto-Rhino-Lanryngology, Suppl. 1993/1. Springer, 275-285, 1993
(54) SCHRÖDER, M. et al.: Optikusschädigung nach Schädel-Hirn-Trauma Laryngo-Rhino-Otol. 68. Thieme, Stuttgart - New York, 534-538, 1989
(55) SCHÜRMANN, K.: Neurochirurgische Aufgaben in der Orbita. Arch. Oto-Rhino-Laryng. 207. Springer Verlag, 253-282, 1974
(56) STANLAY, R.B.: Concepts and Classification of Craniofacial Trauma - Biomechanical principles. Facial Plastic Surg. 5, 3, 193-195, 1988
(57) STOLL, W.: Operative Versorgung frontobasaler Verletzungen (inklusive Orbita) durch den HNO-Chirurgen. Europ. Arch. of Oto-Rhino-Laryngolog. Suppl. 1993/1. Springer, Berlin - Heidelberg - New York - London - Paris - Tokyo - Hong Kong - Barcelona - Budapest, 287-306, 1993
(57a) UNTERBERGER, S.: Neuzeitliche Behandlung von Schädelverletzungen mit Beteiligung der fronto- und laterobasalen pneumatischen Räume. Europ. Arch. of Oto-Rhino-Laryngolog. Suppl. 1993/1. Laryngologie, Rhinologie, Otologie 38. Springer, Berlin - Heidelberg - New York - London - Paris - Tokyo - Hong Kong - Barcelona - Budapest, 441-455, 1993

(58) WILD, K. VON, et al.: Follow up of Visual Defects After Optic Nerve Dekompression. In: M. Samii, P. J. Jannetta (eds.): The Cranial Nerves. Springer, Berlin - Heidelberg - New York, 181-191, 1981

(59) WILD, K. VON: Entstehungsbedingungen und Möglichkeiten antikonvulsiver Prophylaxe der posttraumatischen Epilepsie aus neurochirurgischer Sicht. In: A. Ritz (Hrsg.): Forum der Epilepsien, Band 1. medicin + pharmacie, Hamburg, 45-49, 1993

(60) WILD, K. VON (Hrsg.): Spektrum der Neurorehabilitation. Fortschritte in der Neurotraumatologie und klinischen Neurophysiologie 1. Zuckschwerdt, München - Bern - Wien - San Francisco, 1993

(61) WILD, K. VON: Einstufung der Schweregrade von Schädel-Hirn-Traumen (SHT). In: W. Fries (Hrsg.): Fortschritte in der Neurotraumatologie und klinischen Neurophysiologie 2. Zuckschwerdt, München - Bern - Wien - New York, 1996 im Druck

(62) WILD, K. VON, JANZIK, H.-H.: Neurologische, neurochirurgische Frührehabilitation. In: K. von Wild, H.-H. Janzik (Hrsg.): Neurologische Frührehabilitation. Zuckschwerdt, München - Bern - Wien - San Francisco, 95-101, 1990

(63) WILD, K. VON, SABEL, H.: Neuromonitoring in der neurochirurgischen Intensivtherapie und Frührehabilitation. In: Kuratorium ZNS (Hrsg.): Tagungsbericht Forschung und Praxis der Neurologischen Rehabilitation - 10 Jahre Kuratorium ZNS, 117-132, 1994

(64) WULLSTEIN, H.L.: Plastischer Verschluß ausgedehnter Duraverletzungen, insbesondere an der Schädelbasis. Z. Laryngol. Rhinol. Otol., 32-617, 1953

Klinische Erfahrungen zum Stellenwert der konventionellen Röntgendiagnostik und der modernen bildgebenden Verfahren bei rhinobasalen Frakturen

B. Kramp • V. Hingst • R. Töwe • J. Härtel • H.W. Pau

Zusammenfassung

Im Zeitraum von 1950 bis 1993 wurden an der Hals-Nasen-Ohrenklinik und Poliklinik „Otto Körner" der Universität Rostock 294 Patienten mit rhinobasalen Frakturen behandelt. Bei der Darstellung von Mittelgesichtsfrakturen hat die klassische Röntgendiagnostik einen besonders großen Stellenwert. Eine CT-Diagnostik sollte immer dann durchgeführt werden, wenn ein Verdacht auf eine rhinobasale Verletzung, auf eine Kombination einer rhinobasalen Verletzung mit einer Mittelgesichtsfraktur oder auf eine cerebrale Schädigung besteht. Weiterführende bildgebende Verfahren wie MR, Angiographie und 3D-Rekonstruktion sind bei gezielten Fragestellungen indiziert.

Einleitung

Die Frontobasis besitzt enge räumliche Beziehungen zum Hohlraum des Schädels und insbesondere zum NNH-System. Hieraus ergibt sich eine besondere Betrachtung und Vorgehensweise sowie eine spezielle Diagnosestrategie bei Frakturen dieser Region. Dies führte dazu, daß Pioniere der traumatologischen Rhinochirurgie, wie WULLSTEIN und DIETZEL, diese Frakturen als rhinobasale Frakturen definierten, um zu betonen, daß sie als offene Frakturen anzusehen sind, da über das NNH-System zwischen dem Endokranium und der (infizierten) Umwelt eine Kommunikation besteht.

Mit zunehmender Motorisierung kam es seit Mitte der 60er Jahre bis Mitte der 70er Jahre zu einer dramatischen Zunahme der rhinobasalen Frakturen (3). In den darauffolgenden Jahren nahm die Zahl rhinobasaler Frakturen auf dem Gebiet der neuen Bundesländer stetig ab, sie zeigt jedoch eine erneute Zunahme mit Beginn der Grenzöffnung 1989. Außerdem spielen als Unfallursache immer mehr neben den Straßenverkehrsunfällen Roheitsdelikte eine Rolle.

Bei frisch verunfallten Patienten müssen zunächst die vitalen Funktionen gesichert werden. Der Kliniker muß sich im Team subtil durch allgemeine und spezielle klinische und paraklinische Untersuchungen einen umfassenden Überblick über die klinischen Symptome und den Zustand des Patienten verschaffen. Hierbei hat sich aus rhinochirurgischer Sicht eine Checkliste

Tab. 1: Allgemeine Anforderungen an die bildgebende Diagnostik bei rhinobasalen Frakturen

- Beeinflussung des Entscheidungsprozesses. Operative oder konservative Therapie?
- Welches OP-Team versorgt das Trauma am besten? (Rhinochirurg, Traumatologe, Neurochirurg, Mund-Kiefer-Gesichtschirurg, Ophthalmologe)
- Unterstützung der operativen Revision bzw. plastischen Rekonstruktion durch die bildliche Darstellung des morphologischen Korrelats der Verletzungsfolgen

bewährt, wie sie von STOLL (8) angegeben wurde. Die bildgebende Diagnostik hat schon zu einem frühen Zeitpunkt nach dem Trauma einen hohen Stellenwert im weiteren Procedere. Die klinischen Anforderungen an die bildgebende Diagnostik sind der Tabelle 1 zu entnehmen. Spezielle klinische Anforderungen des Klinikers an die bildgebende Diagnostik bei rhinobasalen Frakturen enthält die Tabelle 2.

Tab. 2: Spezielle klinische Anforderungen an die bildgebende Diagnostik bei rhinobasalen Frakturen

- Umfassende Darstellung der knöchernen Läsionen der Rhinobasis in mehreren Ebenen unter besonderer Berücksichtigung der speziellen anatomischen Gegebenheiten des verunfallten Patienten:
  . Anlage, Größe der Nasennebenhöhlen
  . Nachbarstrukturen: Hirnschädel, Gesichtsschädel (Orbita, Oberkiefer)
- Darstellen der benachbarten Weichteilstrukturen (Cerebrum, Orbitainhalt)
- Beurteilung von aufgetretenen oder zu erwartenden Folgeschäden, insbesondere hinsichtlich der Dringlichkeit des operativen Eingriffes:
  . Verhindern von definitiven Funktionsbeeinträchtigungen der Sinnesorgane (Sehnerv)
  . Abschätzung des Risikos operativer Maßnahmen bei Beeinträchtigung vitaler Funktionsbereiche (z.B. schwere cerebrale Schädigungen)

Material und Methodik

Es erfolgte eine Auswertung der stationären Behandlungen der Hals-Nasen-Ohrenklinik und Poliklinik „Otto Körner" der Universität Rostock der Jahre 1950 bis 1993. Dieses Patientengut ist Grundlage der folgenden Überlegungen zum Stellenwert der bildgebenden Verfahren in der Diagnostik rhinobasaler Frakturen.

Ergebnisse

Im untersuchten Zeitraum wurden 294 Patienten mit einer rhinobasalen Fraktur behandelt. Das Durchschnittsalter der Patienten betrug 29,4 Jahre, wobei die 16- bis 20jährigen im Vordergrund des Unfallgeschehens standen, gefolgt von den 21- bis 25jährigen Patienten. Zwischen dem männlichen und weiblichen Geschlecht bestand ein Verhältnis von 6 : 1. Zu 70,4% wurden die rhinobasalen Frakturen operativ angegangen. Zu 29,6% erfolgte eine konservative Therapie, wobei in den letzten Jahren zunehmend die Operation bevorzugt wird.

Native konventionelle Röntgendiagnostik

Aus der Sicht des Klinikers wird nach wie vor das klassische native Röntgenbild bei frisch traumatisierten Patienten für unerläßlich gehalten, weil es einen schnellen Überblick über das gesamte Ausmaß der Schädigung knöcherner Strukturen einschließlich der knöchernen Nachbarstrukturen erlaubt (Abb. 1). Es erfüllt somit große Teile der eingangs genannten Anforderungen an die bildgebende Diagnostik. Die Anforderungen an die Aufnahmetechnik zum Anfertigen hochwertiger Aufnahmen zur Beurteilung der Rhinobasis bei frisch polytraumatisierten Patienten stellt hohe Anforderungen an das technische Personal, und die Aufnahmen sind oft nur von mäßiger Qualität. Die Aussagefähigkeit der bei stabilisierten, kooperativen Patienten gefertigten Röntgenaufnahmen ist höher. Bei qualitativ hochwertigen Spezialaufnahmen der Rhinobasis gelingt der Frakturnachweis zu etwa zwei Dritteln (Tab. 3).
Die klassische Röntgendiagnostik hat einen besonders hohen Stellenwert in der Darstellung von Mittelgesichtsfrakturen, die häufig bei rhinobasalen Frakturen anzutreffen sind (Abb. 2). So ist die klassische

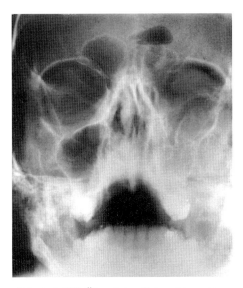

Abb. 1: NNH-Übersicht: linksseitige rhinobasale Fraktur mit Luftnachweis im Bereich der vorderen Schädelgrube als Zeichen der offenen Schädelbasisfraktur.

Tab. 3: Treffsicherheit des Nachweises rhinobasaler Frakturen mit nativer Röntgendiagnostik (1950 - 1988)

röntgenologischer Nachweis von Frakturlinien	104
im OP-Situs nachgewiesene Frakturlinien	158

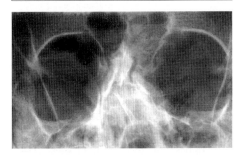

Abb. 2: Orbita-Übersichtsaufnahme einer tiefen rhinobasalen Fraktur mit einer zentrolateralen Mittelgesichtsfraktur.

Röntgendiagnostik bei rhinobasalen Frakturen sehr wertvoll, jedoch gelingt die detaillierte, sichere Beantwortung der eingangs gestellten Fragen nicht immer. Diskrete Veränderungen an der Rhinobasis stellen sich oft nicht dar.

Computertomographie
Wann sollte sich an eine klassische Röntgendiagnostik eine CT-Untersuchung anschließen? Eine CT-Diagnostik sollte immer dann durchgeführt werden, wenn ein Verdacht auf eine rhinobasale Verletzung bzw. eine rhinobasale Verletzung zusammen mit einer Mittelgesichtsfraktur, eine komplizierte Mittelgesichtsfraktur oder gar eine cerebrale Schädigung besteht. Neben den medizinischen Indikationen sind medico-legale Aspekte immer mehr zu berücksichtigen und bei allen „Sparsamkeits-Gesichtspunkten" kann eine übersehene Fraktur mit oder ohne klinische Folgen rechtliche Konsequenzen nach sich ziehen.
Die gezielte, subtile Untersuchung der betroffenen Schädelbasisregionen erfolgt bei uns bisher am Somatom CR der Fa. Siemens in der Feinschnitt-Technik (Schichtdicke: 2 mm, Tischvorschub: 2 mm) mit Darstellung der Knochenstrukturen unter Verwendung eines hochauflösenden Rechnerprogramms einschließlich Filtereinsatzes. Das Ausmaß der Verletzungsfolgen sowohl der Knochen- (Abb. 3) als auch der Weichteilstrukturen (Abb. 4) läßt sich überzeugend darstellen. Selbst geringe intracerebrale Luftansammlungen lassen sich gut erkennen und können auf nicht direkt nachweisbare Duraläsionen hinweisen. Bildrekonstruktionen in verschiedenen Ebenen verbessern den räumlichen Eindruck der Läsion für den Operator.
Die Vorteile einer unkomplizierten, schonenden Patientenlagerung bei gleichzeitiger

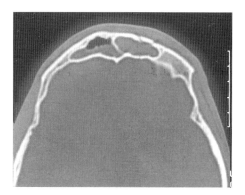

Abb. 3: Axiales Computertomogramm mit einer Stückfraktur an der Stirnhöhlenvorderwand und einer feinen Fissur an der Hinterwand.

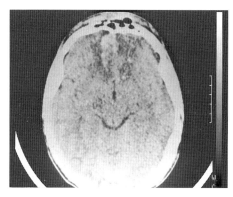

Abb. 4: Axiales Computertomogramm mit einer intracerebralen Blutung frontal bei einer rhinobasalen Fraktur.

Tab. 4: Treffsicherheit des Nachweises rhinobasaler Frakturen mittels Computertomographie (1987 - 1993)

computertomographisch nachgewiesene Frakturlinien	21
im OP-Situs nachgewiesene Frakturlinien	20

Darstellung der Schädelknochen- und Hirnstrukturen, bei polytraumatisierten Patienten möglicherweise auch anderer betroffener Körperregionen, sollten nicht unterschätzt werden. Die Trefferquote durch die CT-Aufnahmen ist sehr hoch (Tab. 4).

Kernspintomographie

Bei Verdacht auf einen Hirnprolaps ermöglicht eine Kernspintomographie eine optimale prätherapeutische Beurteilung, ebenso bei fortgeleiteten entzündlichen cerebralen Komplikationen sowie zum Nachweis einer Sinus-cavernosus-Fistel. Die Aussagefähigkeit zum Nachweis einer zentralen Blutung ist nicht sicher.

Angiographie

Eine Angiographie ist bei anhaltenden Blutungen bzw. rezidivierenden Blutungen angezeigt. Eventuell sollte in gleicher Sitzung eine Embolisation - z. B. der A. maxillaris - durchgeführt werden.

3D-Rekonstruktion

Eigene Erfahrungen mit der 3D-Rekonstruktion liegen uns nicht vor. Prognostisch sind Fortschritte durch die 3D-Rekonstruktion der knöchernen Struktur des Schädels zu erwarten, wenn entsprechende rechentechnische Voraussetzungen gegeben sind, die eine subtile, rasche und kostengünstige bildliche Darstellung der Strukturen gestatten.

Schlußfolgerungen und Diskussion

Das klassische Röntgenbild (Schädel ap, seitlich, NNH-Aufnahme, spezielle Einstellungen) hat weiterhin einen festen Stellenwert in der Diagnostik rhinobasaler Frakturen (8, 9), wenn auch die Treffsicherheit bei rhinobasalen Frakturen nur etwa 60 - 70% beträgt (3, 4).

Hier gibt es offensichtlich eine Diskrepanz zwischen dem Rhinochirurgen und dem Röntgendiagnostiker. So ist der Trend zur Abkehr von nativen Röntgenaufnahmen in der diagnostischen Erstversorgung von Patienten mit einem Schädelhirntrauma durch die Röntgenologen nicht zu überhören.

Die Vorteile der subtilen CT-Untersuchung der Schädelbasis bei der diagnostischen Erstversorgung (1, 2, 5, 6, 7) gewinnen angesichts gewachsener therapeutischer Möglichkeiten und hoher Erwartungen an optimale Langzeitergebnisse an Bedeutung. Weiterführende bildgebende Verfahren, wie MRT, Angiographie und 3D-Rekonstruktion sind bei gezielten Fragestellungen indiziert.

Die im Vergleich zu den intrakraniellen Läsionen relativ selten auftretenden Schädelbasisverletzungen dürfen während der Notfalldiagnostik nicht zu einer Vernachlässigung dieser Region führen (6).

Literatur

(1) DIETRICH, U., FELDGES, A., NAU, H.-E., SIEVERS, K.: Computertomographische Beurteilung von Orbitafrakturen bei traumatischer Schädigung des Nervus opticus. Fortschr. Röntgenstr. 152 (2), 185-190, 1990

(2) FIEBACH, A., LANDOLT, H.: Frontobasale Frakturen im Kindesalter. HNO 37, 287-291, 1989

(3) HEROLD, CH., HEß, S.: Zur Epidemiologie und Therapie rhinobasaler Frakturen. Eine Auswertung des Patientengutes der HNO-Klinik der Universität Rostock. Med. Diplomarbeit Rostock, 1989

(4) KLEINFELDT, D., ROTHER, U.: Gegenüberstellung röntgenologischer und klinisch-operativer Befunde bei rhino- und otobasalen Frakturen. Dt. Gesundh.-Wesen 32, 938-940, 1977

(5) KUCKBEIN, D.: Traumatische Veränderungen der Schädelbasis und des Gesichtsschädels im Computertomogramm. Röntgen-Bl. 35, 407-410, 1982

(6) JEND, H.-H., JEND-ROSSMANN, I., CRONE-MÜNZEBROCK, W., GRABBE, E.: Die Computertomographie der Schädelbasisfrakturen. Fortschr. Röntgenstr. 140 (2), 147-151, 1984

(7) PROBST, R., FIEBACH, A., MOSER, A.: Frontobasale Frakturen beim Kind. Laryngo-Rhino-Otol. 69, 150-154, 1990

(8) STOLL, W.: Operative Versorgung frontobasaler Verletzungen (inklusive Orbita) durch den HNO-Chirurgen. Verhandlungsbericht 1993 der Deutschen Gesellschaft für Hals-Nasen-Ohren-Heilkunde, Kopf- und Hals-Chirurgie, Teil 1 Referate. European Archives of Suppl. 1993/I, 287-307

(9) WEERDA, H.: Verletzungen der Nase, der Nasennebenhöhlen und des Gesichtsschädels. In: Naumann, H.H., Helms, J., Herberhold, C., Kastenbauer, E. (Hrsg.): Oto-Rhino-Laryngologie in Klinik und Praxis, Bd. 2. Thieme, Stuttgart - New York, 1992

Erfahrungen mit der Iotrolan-CT-Zisternographie zum Nachweis frontobasaler Liquorfisteln

H.-H. Horch • H. Gräfin von Einsiedel • W. E. Göbel •
H. F. Zeilhofer • A. I. Grosu • M. Herzog

Zusammenfassung
Bei Verdacht auf eine Liquorrhoe in Verbindung mit frontobasalen Frakturen hat sich zur Zeit die Iotrolan-CT-Zisternographie als die Methode der Wahl herausgestellt. Als Vorteile können die Zuverlässigkeit positiver Befunde, die Klarheit der Darstellung und die Geringfügigkeit der Nebenwirkungen bezeichnet werden. Sie bietet die Möglichkeit, Liquorfisteln exakt lokalisieren zu können sowie leicht wiederholbar zu sein. Zukünftig wäre die Durchführung eines koronaren Nativ-CT zum Nachweis von Frakturen, Fissuren oder Zertrümmerungen der Frontobasis zusammen mit einer MRT-Zisternographie, d. h. einer stark T2-gewichteten Gradienten-Echo-Sequenz zum Nachweis der Liquorfistel wünschenswert.

Einleitung
Nachweis, Lokalisation und Ausschluß einer Liquorfistel im Bereich der Frontobasis gestalten sich häufig schwierig, da insbesondere kleine Fisteln selbst intra operationem schwer darstellbar sind. In den letzten Jahrzehnten haben sich die liquordiagnostischen Möglichkeiten zur Verifizierung einer Rhinoliquorrhoe deutlich erhöht, wobei jedoch der Stellenwert und die Aussagekraft der verschiedenen Methoden sehr unterschiedlich zu beurteilen sind. Als klinisch anerkanntes Verfahren gilt die intrathekale Gabe von Na-Fluorescein, welches entweder durch die endoskopische Fluorescein-Diagnostik nach MESSERKLINGER (1972) oder mit der laborchemischen Fluorescein-Identifikation (OBERASCHER und ARRER 1986a) nachgewiesen werden kann. Ebenso ist als Screeningverfahren der immunologische Nachweis des pathognomonischen β_2-Transferrins im Liquor anerkannt (OBERASCHER und ARRER 1986b, BOHNER u. HESSE 1989). Beide Methoden haben sich jedoch nicht endgültig durchsetzen können, da bei dem Nachweis mit Na-Fluorescein bei relativ hoher Dosierung vereinzelt Krampfanfälle gesehen wurden (MEES u. BEYER 1982), während die β_2-Transferrinbestimmung sehr zeitaufwendig und bei Blut- sowie Nasensekret ungenau ist (BOHNER und HESSE 1989, OBERASCHER 1988).
Nach einer klinischen Erprobungszeit von 5 Jahren wurde das dimere, nichtionische, wasserlösliche Röntgenkontrastmittel Iotrolan (Isovist-240 bzw. - 300, Schering AG) mit einem Jodgehalt von 240 mg/ml bzw. 300 mg/ml zur Liquordiagnostik im Frühjahr 1988 zugelassen. Bereits seit Frühjahr 1987 konnte an der Klinik für Mund-Kiefer-Gesichtschirurgie der Technischen Universität München die CT-Zisternographie mit Iotrolan zum Nachweis von Liquorfisteln eingesetzt werden (HORCH et al. 1991).

Material und Methode
In den Jahren von 1985 - 1994 wurden 385 Patienten mit schädelbasisnahen Mittel-

gesichtsfrakturen behandelt, wobei 107 (27,8%) Patienten eine Beteiligung der Frontobasis aufwiesen. Um die Liquordurchtrittsstelle möglichst genau zu lokalisieren und die Exploration der gesunden Seite zu vermeiden, wurde zunächst im Rahmen der klinischen Prüfung und seit dem Jahre 1988 in der Routinediagnostik die CT-Zisternographie mit Iotrolan durchgeführt. Insgesamt war im genannten Zeitraum diese diagnostische Untersuchung bei 60 Patienten angezeigt. Der Untersuchungsablauf bedurfte inzwischen folgender Modifikation: Nach Lumbalpunktion werden seit dem Jahre 1994 immer 10 ml Isovist-300 injiziert anstelle von 5 ml Isovist-240, die bis zum Jahre 1993 verwendet wurden. Es zeigte sich, daß die größere Menge und stärkere Kontrastintensität in Zweifelsfällen zu eindeutigeren Ergebnissen führen.

Die koronare CT-Untersuchung der frontalen Schädelbasis einschließlich der Keilbeinhöhle erfolgt in Bauchlage kontinuierlich mit 2 mm Schichtdicke. Die CT-Untersuchungen werden grundsätzlich mit Rohdaten aufgenommen, um die Bilder anschließend sowohl in Hochauflösungstechnik als auch Weichteiltechnik zu dokumentieren. Da der Kontrastmitteleinstrom in die betroffene Nasennebenhöhle trotz bestehender Liquorfistel nicht immer nachweisbar ist, wurde einer Kontrastmittelanreicherung in nasal eingebrachten Wattebäuschen besondere Beachtung geschenkt. Es hat sich bei der CT-Untersuchung dieser Wattebäusche herausgestellt, daß auch ausschließlich Nasennebenhöhlensekret zu einer Dichteerhöhung führen kann, die im Einzelfall nicht von der des kontrastmittelhaltigen Liquors zu differenzieren ist. Aus diesem Grunde wurde mit der Röntgen-Fluoreszenz-Analyse die Jodkonzentration (Nachweisgrenze bei 0,01 mg Jod pro Gramm) bestimmt, so daß es gelang, freies Jod in den nasalen Wattebäuschen nachzuweisen.

Kasuistik

1. 16jährige Patientin mit Schädelhirntrauma im Jahre 1987 mit gelegentlichem Liquorfluß aus der Nase und Pneumokokken-Meningitis. Da eine Operation verweigert wurde, erneute Meningitis im Jahre 1993, damals Nachweis einer Kontinuitätsunterbrechung der Lamina cribrosa durch Iotrolan-CT-Zisternographie und Kontrastmitteleinstrom in die Ethmoidalzellen. Wegen erneuter Operationsverweigerung 3. Meningitis im Jahre 1994, wobei die 2. Iotrolan-CT-Zisternographie zum gleichen Ergebnis führte. Daraufhin operative Revision der Frontobasis mit weiterhin bestehendem Liquorfluß und meningitischen Zeichen. Die 3. Iotrolan-CT-Zisternographie nochmals im Jahre 1994 ergab das linksseitige Fortbestehen einer Liquorfistel im Bereich der Lamina cribrosa mit Kontrastmittelansammlung in den darunterliegenden Ethmoidalzellen (Abb. 1a). Eine zusätzliche MR-Tomographie mit einer neuentwickelten, stark T2-gewichteten Gradienten-Echosequenz (PSIF 3D, MR-Open 0,2T, Siemens) konnte die beschriebene Liquorfistel nochmals bestätigen (Abb. 1b).

2. 30jähriger Patient mit Liquorrhoe ein Monat nach zentrolateraler Mittelgesichtsfraktur beiderseits. Die Iotrolan-CT-Zisternographie ergab bei beiderseits frontobasalen Kontusionsherden die erhebliche Zertrümmerung der Lamina cribrosa mit bilateraler Kontrastanreicherung, die sich von intrakraniell in den oberen Bereich des Ethmoidalzellsystems fortsetzt (Abb. 2a, b).

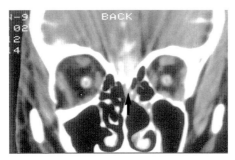
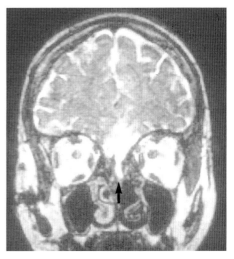

Abb. 1a
Abb. 1a, b: Patient mit rezidivierenden Meningitiden bei komplexem Schädel-Hirn-Trauma.
a) Im koronaren CT-Zisternogramm zeigt sich eine persistierende Liquorfistel im Bereich der li. Lamina cribrosa mit Kontrastmittelansammlung in den Ethmoidalzellen.

Abb. 1b: Bessere Darstellung der Liquorfistel in der zusätzlichen MR-Tomographie mit stark T2-gewichteter Gradienten-Echosequenz.

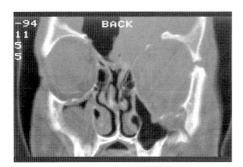

Abb. 2a   Abb. 2b
Abb 2a, b: Patient mit persistierender Rhinoliquorrhoe nach zentrolateraler Mittelgesichtsfraktur beiderseits.
a) Das koronare Nativ-CT zeigt beiderseits eine erhebliche Zertrümmerung der Lamina cribrosa.
b) Im koronaren CT-Zisternogramm bilaterale Kontrastanreicherung in Höhe der Lamina cribrosa mit Austritt von kontrastmittelhaltigem Liquor in das linke obere Ethmoidalzellsystem (←) und rechtsseitiger Pseudomeningocele (↓).

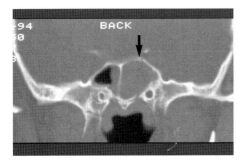

Abb. 3a

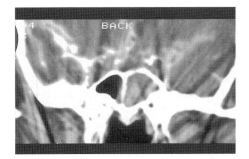

Abb. 3b

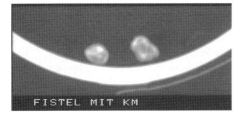

Abb. 3c

Abb. 3a-c: *Patient mit zentraler Mittelgesichtsfraktur und Frontobasisbeteiligung.*
a) *Im koronaren Nativ-CT Dokumentation multipler Frakturen der Frontobasis einschließlich des li. Keilbeindaches.*
b) *Im koronaren CT-Zisternogramm Kontrastmittelanreicherung lediglich innerhalb der li. Keilbeinhöhle.*
c) *Im Post-Zisternographie-CT der Wattebäusche beidseits Dichteerhöhung, aber nur linksseitig Nachweis von freiem Jod.*

3. 32jähriger Patient mit zentraler Mittelgesichtsfraktur. Die Iotrolan-CT-Zisternographie zeigt trotz multipler Frakturen im Bereich der Frontobasis lediglich an einer Stelle eine Liquorfistel im Bereich der li. Keilbeinhöhle (Abb. 3a, b). In den Wattebäuschen in beiden Nasengängen Dichteerhöhung (Abb. 3c), aber nur linksseitig Nachweis von freiem Jod, so daß die Dichteerhöhung im rechten Wattebausch auf die Nasensekretion zurückzuführen ist.

4. 68jähriger Patient mit Rhinoliquorrhoe eine Woche nach komplexer Mittelgesichtsfraktur. Zunächst kein sicherer knöcherner Befund im Nativ-CT, dann Kontrastmittelspiegel bei der Iotrolan-CT-Zisternographie im Bereich der re. Keilbeinhöhle (Abb. 4). Zusätzlich intensive Anreicherung des Kontrastmittels nur im rechtsseitigen nasalen Wattebausch.

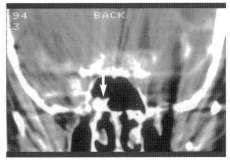

Abb. 4: *Patient mit Rhinoliquorrhoe eine Woche nach komplexer Mittelgesichtsfraktur. Im koronaren Nativ-CT kein sicherer Nachweis einer frontobasalen Fraktur im Bereich der re. Keilbeinhöhle. Im koronaren CT-Zisternogramm Nachweis eines Kontrastmittelspiegels im Bereich der re. Keilbeinhöhle und damit genaue Lokalisation der hier befindlichen rechtsseitigen Fissur.*

Diskussion

Die klinische Studie zeigt, daß das Iotrolan als nicht-ionisches, wasserlösliches Kontrastmittel wegen der gleichen Osmolarität wie Blut und Liquor ausgezeichnet verträglich ist. Es verursacht keine Reizung neuraler Strukturen und hat im Hirnparenchym nur eine kurze Verweildauer. Wegen seiner dimeren Struktur ist das Iotrolanmolekül etwa zweimal größer als die nichtionischen, monomeren Kontrastmittelmoleküle und hat eine entsprechende Molekülmasse. Es diffundiert daher langsamer durch Membranen, d.h., daß die unerwünschte Diffusion in den intrazellulären Raum äußerst gering ist. Wegen der nichtionischen Eigenschaft verhält sich das Iotrolanmolekül elektrisch neutral, wodurch keine Störungen neuraler Aktivitäten auftreten (BEHRENDS et al. 1989, PRESS et al. 1989).

Die vorliegenden klinischen Untersuchungen bestätigen, daß die Iotrolan-CT-Zisternographie heute aufgrund der Klarheit der Darstellung und Geringfügigkeit ihrer Nebenwirkungen als die Methode der Wahl zur Darstellung frontobasaler Liquorfisteln bezeichnet werden darf. Zukünftig wäre allerdings die Durchführung eines koronaren Nativ-CT zum Nachweis der Fraktur, Fissur oder Zertrümmerung der Frontobasis in Verbindung mit einer stark T2-gewichteten „MRT-Zisternographie" ohne Kontrastmittelgabe zum Nachweis der Liquorfistel von Vorteil. Diese MR-Sequenz führt zu einer außerordentlich starken Signalerhöhung von Liquor, während eine Signalerhöhung von möglicherweise gleichzeitig vorhandenen entzündlichen Veränderungen der Nasennebenhöhlen weniger intensiv ist. Mit dieser Untersuchungsanordnung könnte dann auf die Iotrolan-CT-Zisternographie verzichtet werden, jedoch nicht auf die koronare Nativ-Untersuchung der Frontobasis, da die MR-Tomographie die knöchernen Veränderungen nicht ausreichend darstellen kann.

Literatur

(1) BEHRENDS, B., ALBRECHT, A., BINGAS, B., BECKER, H., BRUNKE, J., EINSIEDEL, H. VON, MARISS, G., SCHMIDT, K. THUN, F., VALAVANIS, A., WAPPENSCHMIDT, J., WENDE, S., WESTPHAL, M., WIGGLI, U.: Neural tolerance of Iotrolan 300 in ascending cervical myelography. Results of a multicenter study. In: Taenzer, V., Wende, S. (eds.): Recent developments in nonionic contrast media. Thieme, Stuttgart, 171-175, 1989

(2) BOHNER, J., HESSE, W.: Albumin / Präalbumin-Quotient zur Diagnostik der Liquorrhoe. Lab. Med. 13, 193, 1989

(3) HORCH, H.-H., EINSIEDEL, H. VON, GÖBEL, W. E.: Liquorfistelnachweis bei frontobasalen Frakturen mit der Iotrolan-CT-Zisternographie. Fortschr. Kiefer-Gesichtschir. 36, 133-136, 1991

(4) MEES, K., BEYER, A.: Akute neurologische Komplikationen intrathekaler Fluoreszeininjektion. Laryng. Rhinol. Otol. 61, 102-104, 1982

(5) MESSERKLINGER, W.: Nasenendoskopie: Nachweis, Lokalisation und Differentialdiagnose der nasalen Liquorrhoe, HNO 20, 268, 1972

(6) OBERASCHER, G.: Otoliquorrhoe - Rhinoliquorrhoe. Salzburger Konzept zur Liquordiagnostik. Laryng. Rhinol. Otol. 67, 375-381, 1988

(7) OBERASCHER, G., ARRER, E.: A new method for using fluorescein to demonstrate oto- and rhinoliquorrhea. I. Sample preparation by electrophoresis and photometric identification of fluorescein. Arch. Otorhinolaryngol. 343, 117, 1986a

(8) OBERASCHER, G., ARRER, E.: Immunologische Liquordiagnostik mittels β_2-Transferrin - Grundlagen und Methodik. Laryng. Rhinol. Otol. 65, 158-161, 1986b

(9) PRESS, W.R., MUTZEL, W., SCHOBEL, C.: Tolerance to Iotrolan after subarachnoid injection in animals. In: Taenzer, V., Wende, S., (eds.): Recent developments in nonionic contrast media. Thieme, Stuttgart, 126-133, 1989

Zur absoluten Indikation der Revision einer rhinobasalen Fraktur

H. Gudziol • E. Beleites

Zusammenfassung

Wegen der häufigen Durazerreißung bei rhinobasalen Frakturen (43,4%) in unserem Krankengut, 64% im Krankengut von SCHRÖDER *(1993) stellen wir die Indikation zur operativen Revision der Rhinobasis mit Enttrümmerung und extraduraler Duraplastik großzügig.*

*Eine klinisch sichere Rhinoliquorrhoe als Operationsindikation bestand in unserem Krankengut lediglich in 14%. Selbst eine ausgefeilte Liquordiagnostik (*OBERASCHER *1993) erbringt nur in weniger als 50% präoperativ Hinweise auf das Vorliegen einer intraoperativ gesicherten Duraläsion. Röntgenologische Zeichen haben in der Traumatologie für die Indikation zur operativen Revision einen höheren Stellenwert als die Liquordiagnostik. Präoperativ gesicherte intrakranielle Fremdkörper bzw. ein präoperativ gesicherter Hirnprolaps als sichere Zeichen einer Duraverletzung sind seltene Vorkommnisse. Es muß an die Möglichkeit einer epiduralen Luftansammlung und an lufthaltige, zartwandige Recessus einer extrem pneumatisierten Schädelbasis bei der Differentialdiagnose eines Pneumencephalus gedacht werden.*

Einleitung und Indikation

Rhinobasale Frakturen sind indirekt offene Schädelbasisfrakturen. Wenn die Dura mater zerrissen ist, sprechen wir von einer offenen Hirnverletzung. Nach BOENNINGHAUS unterscheiden wir drei Indikationsgruppen zur operativen Versorgung (1, 2) (Tab. 1).

Tab. 1

1. Vitale Indikation
(„sofort"):
- Lebensbedrohliche Blutung im Bereich von Nebenhöhlen, Nasopharynx, Gesichtsschädel;
- lebensbedrohliche Hirndrucksteigerung.

2. Absolute Indikation
(„so rasch wie möglich"):
- Nachgewiesene Durazerreißung;
- Pfählungsverletzungen;
- endocranielle Früh-, Spätkomplikationen;
- Hirnnervenläsionen, die einer Dekompression bedürfen;
- orbitale Komplikationen
- und andere.

3. Relative Indikation
(„innerhalb 1 - 2 Wochen"):
- Frakturen, die die Möglichkeit einer Durabeteiligung nicht sicher ausschließen.
- posttraumatische Sinusitis und Mukopyozele.
- Nebenhöhlenentzündungen zum Zeitpunkt der Verletzung
- und andere.

Die nachgewiesene Durazerreißung ist der häufigste Grund für eine absolute Indikation. Eine Durazerreißung läßt sich anhand von vier indirekten Symptomen sicher nachweisen (Tab. 2).

Tab. 2

1. **Substanzaustritt
   von intra- nach extracraniell**
   a) Liquor,
   b) Hirngewebe.

2. **Substanzeintritt
   von extra- nach intracraniell**
   a) Fremdkörper,
   b) Luft.

Material und Methode
Liquorfluß

In der Hals-Nasen-Ohrenklinik Jena wurden von 1985 bis 1994 158 rhinobasale Frakturen behandelt. Davon wurden 145 operativ versorgt. Das sind 91,8%. Bei unseren 20 klinisch sicheren Rhinoliquorrhoen ließ sich lediglich bei 1 Patienten keine Durazerreißung nachweisen. Hier hätte eine Liquordiagnostik (Albumin-Präalbumin-Quotient, Beta 2-Transferrin, Glukose-Test, Fluoreszeinprobe) möglicherweise Klarheit bringen können. Die Indikation zur Revision darf sich nicht allein auf den Liquornachweis stützen. Die Dura ist viel häufiger defekt als durch den Befund der Liquordiagnostik zu erwarten ist. Selbst OBERASCHER (5) mit seinem ausgefeilten Liquornachweisprogramm hatte bei weniger als 50% aller intraoperativ nachgewiesenen Duraläsionen präoperativ Hinweise aus der Liquordiagnostik. Wird lediglich das Abtropfen des Liquors aus der Nase als Indiz für eine Rhinoliquorrhoe bewertet, so reduzieren sich die präoperativen Hinweiszeichen für eine Duraläsion sogar nur auf 32%. 2/3 der intraoperativ nachgewiesenen Duraverletzungen würden so übersehen. Präoperativ bestand bei 85 der 145 operierten Patienten klinisch kein Anhalt für eine Rhinoliquorrhoe. Immerhin ließ sich bei fast jedem 4. dieser Patienten intraoperativ trotzdem eine Duraverletzung feststellen. Das Fehlen bzw. Sistieren einer Rhinoliquorrhoe kann verschiedene Ursachen haben, darüber soll hier nicht gesprochen werden. Es soll an dieser Stelle darauf aufmerksam gemacht werden, daß bei fehlender Liquorrhoe in unserem Krankengut in so hohem Maße, also in 25% der Fälle, eine Durazerreißung intraoperativ diagnostiziert werden konnte.

Bei den in der HNO-Klinik Jena revidierten rhinobasalen Frakturen ließ sich bei fast der Hälfte (43,4%) der Patienten eine Duraläsion intraoperativ sichern. Im Krankengut von SCHRÖDER (6) sind es sogar 64%. Eine hohe Rate posttraumatischer Meningitiden ist möglicherweise der Preis für ein konservatives Zuwarten ohne Abdichten der Duraläsion. MAC GEE und andere (4) berichten immerhin über eine Meningitisrate von 14% bei traumatischen Liquorfisteln. Andere Autoren geben sogar eine intrakranielle Infektionsrate von 30,6% an (3).

Austritt von Hirngewebe

Ein Hirnprolaps als sicheres Zeichen einer Duraverletzung ist in unserem Krankengut 6mal präoperativ und 15mal nur intraoperativ diagnostiziert worden. Insgesamt lag in 14,5% ein Hirnprolaps vor.

Intracerebrale Fremdkörper

Als präoperativ diagnostizierter intracerebraler Fremdkörper, als sicheres Zeichen einer Duraverletzung, wird das CT einer Schrotflinten-Schußverletzung gezeigt. Eine Schrotkugel war durch das Orbitadach in unmittelbare Nähe des Siebbeindaches nach Verletzung des Bulbus oculi nach intracraniell eingedrungen und blieb occipital liegen. Die extradurale Duraplastik ohne neurochirurgische Entfernung des Fremd-

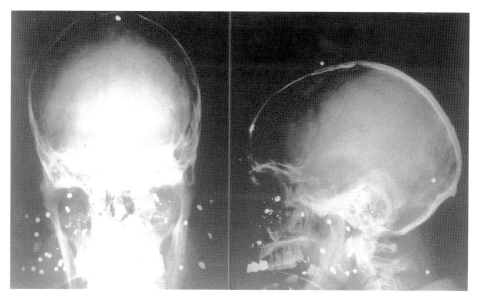

Abb. 1: Schrotflinten-Schußverletzung mit intrakraniell occipital liegender Kugel. Rö.-Schädel seitl. und a. p.

körpers machte keine Schwierigkeiten (Abb. 1). Insgesamt sind intrakranielle Fremdkörper selten, besonders bei Pfählungsverletzungen mit kleiner, harmlos wirkender Hautwunde sollte auch beim Fehlen von röntgenologischen Zeichen einer Duraverletzung sicherheitshalber operativ exploriert werden.

Intrakranielle Lufteinschlüsse

Bei unseren 145 operierten rhinobasalen Frakturen war 25mal (17,2%) im präoperativ angefertigten CT intrakraniell Luft nachzuweisen. Intraoperativ bestätigte sich 21mal eine Duraverletzung. Bei 4 Patienten war keine Duraverletzung nachweisbar, so daß von einer epiduralen Luftansammlung gesprochen werden muß. Die Luft fand sich ausnahmslos hinter der Stirnhöhlenhinterwand und war stets größer als 1 cm. Intraoperativ fand sich lediglich 1mal der Rest eines epiduralen Hämatoms. Die neuroradiologische Differenzierung zwischen subduraler und epiduraler Luft ist im Falle ihres unmittelbar hinter der Stirnhöhlenhinterwand gelegenen Nachweises äußerst

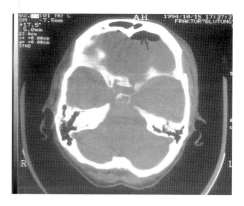

Abb. 2: Rhinobasale Fraktur li. mit posttraumatischer Amaurose, intakte Dura, epidurale Luft hinter Stirnhöhlenhinterwand, Opticusdekompression (Hell-Dunkel-Differenzierung postop. wieder möglich).

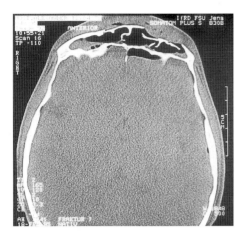

Abb. 3: Rhinobasale Fraktur li., Stirnhöhlenvorderwandimpression, intakte Dura, epidurale Luft hinter Stirnhöhlenhinterwand.

schwierig. Wir haben bei unserem Krankengut auch bei epiduraler Luft stets revidiert. Einschränkend müssen wir jedoch sagen, daß sich die Diagnose „epidurale Luft" immer erst intraoperativ sichern ließ. Eine Wiederholung der Röntgenaufnahme in einer anderen Kopfposition, bei der sich die Form des Pneumencephalus ändert, die epidurale Luft jedoch ihre röntgenologische Topografie behält, haben wir nicht durchgeführt. An diese neuroradiologische Differenzierungsmöglichkeit sollte man sich im speziellen Einzelfall erinnern. Es werden 2 CT-Bilder mit epiduraler Luft hinter der Stirnhöhle gezeigt (Abb. 2, 3).

Als besonders problematisch kann es sich erweisen, wenn vom Radiologen intrakraniell Luft - wie bei einem Patienten mit sinugener Meningitis - nachgewiesen wird. Die eitrige Sinusitis frontales wurde von uns wegen einer exzessiven Pneumatisation der Nasennebenhöhlen in diesem Fall vom Bügelschnitt operiert. Dabei bestätigte sich die Intaktheit der zum Teil sehr zarten knöchernen Hinterwand der Stirnhöhle. Die im CT

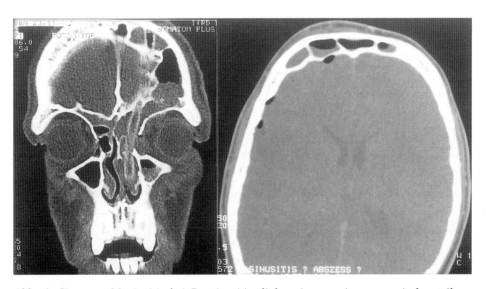

Abb. 4: Sinugene Meningitis bei Pansinusitits links mit exzessiv pneumatischer teilverschatteter Stirnhöhle, pseudo-intracranielle Luft: Lufthaltige, zartwandige Recessus der linken Stirnhöhle.

vermutete intrakranielle Luft war eine röntgenologische Fehlinterpretation von zartwandigen, lufthaltigen Recessus der extrem pneumatisierten Stirnhöhle (Abb. 4).

Literatur
(1) BECKER, W., NAUMANN, H. H., PFALTZ, C.R.: HNO-Heilkunde, 4. überarb. Aufl. Thieme, Stuttgart - New York, 1989
(2) BOENNINGHAUS, H.G.: Rhinochirurgische Aufgaben bei der Chirurgie des an die Schädelbasis angrenzenden Gesichtsschädels. Archiv für HNO-Heilkunde, 207, 1 - 228, 1974
(3) ELJAMEL, M.S., FOX, P.M.: Acute traumatic CSF fistulae: the risk of intracranial infection. Br. J. Neurosurg. 4, 381-385, 1990
(4) MAC GEE, E.E., CANTHEN, J.C., BRACKETT, C.E.: Meningitis following acute traumatic cerebrospinal fluid fistula. J. Neurosurg. 33, 312, 1970
(5) OBERASCHER, G.: Diagnostik der Rhinoliquorrhoe. Eur. Arch. Oto-Rhino-Laryng. Suppl. 1993/1, 347 - 362
(6) SCHRÖDER, H.-G.: Frontobasale Frakturen. Systematik und Symptomatik. Eur. Arch. Oto-Rhino-Laryng. Suppl 1993/1, 275 - 285

Pathomorphologische und klinische Aspekte der traumatischen Riechstörung

K.-W. Delank • G. Fechner

Zusammenfassung
Das Schrifttum enthält wenig gesicherte Informationen zur Pathomechanik der traumabedingten Riechstörung. Anhand klinischer Beobachtungen und histomorphologischer Befunde wird zur Häufigkeit und Ursache dieser olfaktorischen Defizite Stellung bezogen. Besondere Bedeutung wird Kontusionsblutungen im Tractus olfactorius beigemessen.

Einleitung
Um die Jahrhundertwende wurden mehrere Fallberichte über den Riechverlust nach Unfällen publiziert (4). Das wissenschaftliche Interesse am Krankheitsbild der traumatischen Anosmie entstand aber erst in den 60er Jahren, nicht zuletzt aus versicherungsrechtlichen Fragestellungen. Heute geht man davon aus, daß durchschnittlich ca. 10% aller Schädelhirnverletzten eine beidseitige Anosmie davontragen (2, 3, 7). Die Häufigkeitsangaben sind allerdings uneinheitlich und schwanken mit dem Schweregrad und der Lokalisation der Traumen (4, 5).

Eigene Patienten
Bei 100 unterschiedlichen Schädelhirntraumata, die in der Zeit von 1992 bis 1995 in der HNO-Universitätsklinik Münster behandelt wurden, ließen sich in 26% beidseitige Anosmien feststellen, also deutlich mehr, als in der Literatur angegeben. Die eigenen Häufigkeitsangaben erklären sich dadurch, daß es sich um ein selektiertes Krankengut handelt, welches teilweise zielorientiert zwecks Abklärung einer Riechstörung überwiesen wurde. Die Häufigkeitsverteilung der Verletzungsarten ist der Abbildung 1 zu entnehmen.

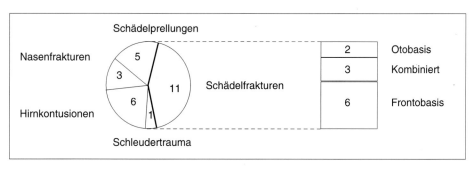

Abb. 1: Häufigkeitsverteilung posttraumatischer Anosmien im Krankengut der HNO-Universitäts-Klinik Münster (1992 - 1995) bei 100 Schädelhirntraumata.

Pathomechanismen

In Anbetracht der Tatsache, daß Anosmien offensichtlich nach recht unterschiedlichen Schädelverletzungen auftreten, kommen prinzipiell drei Pathomechanismen in Frage.
1. Eine direkte Zerstörung der peripheren Riechbahnen sowie respiratorische Ursachen wird man nach frontobasalen Traumen, die u.a. die Nasenregion betreffen, schlüssig annehmen (1, 2, 3, 4).
2. Umschriebene intrazerebrale Kontusionen können zentrale Riechstörungen erklären (6). Diese zentralen Riechstörungen sind in aller Regel durch partielle olfaktorische Defizite, wie z.B. Diskriminationsstörung oder auch Parosmien gekennzeichnet (3). Komplette und beidseitige Anosmien lassen sich vor dem Hintergrund der neuroanatomischen Verhältnisse nur erklären, wenn die intrazerebralen Kontusionsläsionen ausgedehnt sind. Zusätzliche neurologische Ausfälle sind in diesen Fällen zu erwarten. Allerdings können sich diesbezüglich die klinischen Beobachtungen und die neuroanatomischen Grundlagen widersprechen.
3. Insbesondere beim einfachen Hinterkopftrauma soll ein regelrechter Ausriß der Riechfasern an der Schädelbasis möglich sein (1, 5). Rotations- und Gegenrotationsbewegungen der Hirnmasse, wie sie auch für das HWS-Schleudertrauma relevant sein sollen, werden als Ursachen diskutiert (5). Es stellt sich dann allerdings die Frage, weshalb nach HWS-Schleudertraumen nicht häufiger Anosmien vorzufinden sind.

Diskussion

Die Theorien zur Pathomechanik der traumatischen Riechstörungen sind also nur teilweise schlüssig, zumal insbesondere morphologische Belege ausstehen.

Im Rahmen der selbst durchgeführten Untersuchungen im Institut für Rechtsmedizin der Universität Münster wurde überraschend oft ein kompletter Abriß der Fila olfactoria vorgefunden. Dieser Abriß ließ sich auch dann nachweisen, wenn überhaupt kein Trauma stattgefunden hatte, so daß man von einem präparationsbedingten Artefakt ausgehen muß. Der Abriß findet meist unbemerkt nach der Kalottenentfernung durch die minimale Verschiebung der Hirnmasse statt, noch bevor der Sekant das Gehirn berührt hat.

Andererseits konnte man regelmäßig Fälle beobachten, in denen sich einige Fila oder gar der gesamte Tractus olfactorius regelrecht anspannen ließen (Abb. 2). Die Empfindlichkeit der Fila olfactoria gegenüber Scher- und Zugkräften scheint demnach individuell sehr unterschiedlich zu sein. Deshalb ist es kaum vertretbar, ausschließlich die Filaabscherung infolge eines Contre-Coup ins Feld zu führen, wenn man eine Anosmie nach banalem Hinterkopftrauma pathomechanisch erklären will.

Der Contre-Coup kann zusätzlich zu einer Hirnkontusion führen, die dann mit den modernen bildgebenden Verfahren nach-

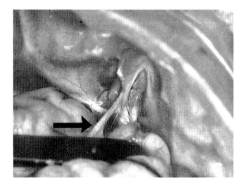

Abb. 2: Anhebung des Frontalhirnes bei der Sektion. Pfeil: Tractus olfactorius, wenig zugempfindlich.

weisbar ist (6, 7) (Abb. 3). Eine rein zentrale, also postbulbäre Ursache der Anosmie läßt sich aber insbesondere bei den frontobasal gelegenen, geringfügigen Contre-Coup-Prellungsherden nicht schlüssig annehmen (1, 5). Systematische, histomorphologische Untersuchungen zeigen, daß möglicherweise intrabulbäre oder innerhalb des Tractus olfactorius gelegene posttraumatische Einblutungen diese Diskrepanzen erklären können.

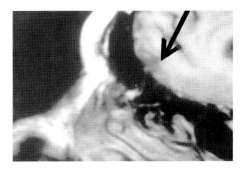

Abb. 3: NMR der Schädelbasis, seitlicher Aufblick. Pfeil: zarte Contre-Coup-Prellmarke frontobasal nach Sturz auf den Hinterkopf.

Das in Abbildung 4 dargestellte histologische Präparat stammt von einem 48jährigen Patienten, der 30 Stunden nach einem Autounfall verstarb. Bei dem Unfall hatte er sich neben inneren Verletzungen eine okzipitotemporale Kalottenfraktur zugezogen, doch war die Frontobasis intakt und es fehlten erkennbare intrazerebrale Kontusionen. Im Tractus olfactorius kann man schlierenförmige Einblutungen erkennen, die als traumabedingte Kontusionsblutungen zu deuten sind.

Weitere Studien haben gezeigt, daß diese Kontusionsblutungen durchaus sehr geringfügige Ausprägungen haben können und gelegentlich als Zufallsbefunde bei systematischen, histologischen Aufarbeitungen zu finden sind. Wenn das Trauma längere Zeit überlebt wurde, so kommt es nachweislich zu posttraumatischen Degenerationen von Bulbus und Tractus olfactorius (5). Im weiteren Verlauf kommt es zu einer Atrophie des ersten Hirnnerven, die dann makroskopisch beim Blick auf die Hirnbasis zu erkennen ist.

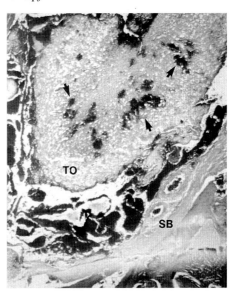

Abb. 4: Kontusionsblutungen im Tractus olfactorius nach stumpfem Schädeltrauma. SB: knöchern intakte Schädelbasis, TO: Tractus olfactorius.

Die eigenen, histomorphologischen Untersuchungen stehen am Anfang und haben bislang orientierende Ergebnisse hervorgebracht. Die Resultate geben jedoch Anlaß, die bisherigen Vorstellungen zur Pathomechanik der traumatischen Riechstörungen kritisch und neu zu überdenken.

Literatur
(1) CONSTANZO, R.M., ZASLER, N.D: Headtrauma. In: Th. v. Getchell et al. (Hrsg.): Smell and Taste in Health and Disease. Raven Press, New York, 1991

(2) FIKENTSCHER, R., MÜLLER, H.: Traumatische Riechstörungen. Z. ärztl. Fortbild. 79, 1049-1051, 1985
(3) HERBERHOLD, C.: Funktionsprüfungen und Störungen des Geruchssinnes. Arch. Otorhinolaryngol. 210, 67-81, 1975
(4) RASQUIN, P.: Les anosmies traumatiques. Acta ORL 29, 1159-1169, 1975
(5) UNTERHARNSCHEIDT, F.: Pathologie des Nervensystems VI.B. Springer-Verlag, Berlin - New York - Heidelberg, 1993
(6) ZASLER, N.D., CONSTANZO, R.M., HEYWOOD, P.G.: Neuroimaging correlates of olfactory dysfunction after traumatic brain injury. Arch. Phys. Med. Rehabil. 71, 814, 1990
(7) ZUSKO, H.: Posttraumatic anosmia. Arch. Otolaryngol. 108, 90-92, 1982

Diagnostik und Therapie traumatischer Liquorfisteln

S. Rosahl • J.-M. Berger • M. Samii

Zusammenfassung

Die Versorgung von Liquorfisteln ist bei Traumata der Schädelbasis ein interdisziplinäres Anliegen, wobei in der Neurochirurgie vorwiegend komplexe Frakturen der Frontobasis im Mittelpunkt stehen. Die Wahl des Operationsweges ist von der Lokalisation der Durazerreißung abhängig. Der bifrontale, intradurale Zugang bietet den Vorteil der weiten Übersicht über die frontale Schädelbasis bei gleichzeitig möglicher Erhaltung des Riechvermögens. Konservativ behandelte Liquorfisteln erfordern langfristige Nachuntersuchungen, um Rezidive mit konsekutiven Meningitiden oder Spätabszessen auszuschließen.

Material und Diagnostik

Traumatische Liquorfisteln stellen im klinischen Alltag ein relativ seltenes Krankheitsbild dar. In unserer Klinik trat im Zeitraum von 1986 - 1994 nur bei etwa 12% aller Patienten mit operationspflichtigen intrakraniellen Läsionen nach einem Schädelbasistraumata zusätzlich eine Liquorfistel auf (n = 75). Bei einem Durchschnittsalter von 38 Jahren (4 - 74 Jahre, Gipfel: 20 - 30 und 50 - 60 Jahre) ergab sich ein Geschlechterverhältnis von 4 : 1 zugunsten der Männer, welches sowohl der allgemeinen Inzidenz traumatischer Läsionen der Schädelbasis als auch den Literaturangaben entspricht (1). 44% aller Traumata mit konsekutiven Liquorlecks ereigneten sich im Straßenverkehr, 21% im häuslichen Bereich und 7% am Arbeitsplatz. Waffengewalt war in 13% die Ursache.

Die Behandlung des Krankheitsbildes ist unumstritten interdisziplinär (6, 9, 16, 17). Der Neurochirurg wird dabei vornehmlich mit Durazerreißungen bei komplexen Verletzungen der Frontobasis (n = 46; 61% in unserem Patientengut) sowie Frakturen der hinteren Schädelgrube und des frontotemporalen Übergangs konfrontiert. Laterobasale Liquorlecks (27%) werden primär häufiger HNO-ärztlich versorgt.

Der Anteil primär komatöser Patienten, mit über 50% insgesamt relativ hoch, steigt bei Traumata der Frontobasis auf 61%. Vital bedrohliche, intrakranielle Begleitverletzungen umfassen in absteigender Häufigkeit intrazerebrale Blutungen, sub-/epidurale Hämatome, Subarachnoidalblutungen, Sinus-cavernosus-Fisteln und Abrisse des Hypophysenstiels. Die Lokalisation frontaler Liquorlecks in bezug auf die knöcherne Schädelbasis ergab in 28 Fällen (61%) eine Projektion auf den Sinus ethmoidalis allein (n = 19) oder in Kombination mit dem Sinus frontales (n = 9). Diese Zahlen entsprechen den aus der Literatur bekannten Befunden (2, 12).

In mehr als 90% dieser Fälle zeigte sich eine Rhinoliquorrhoe (s. Tab. 1), welche allerdings klinisch teilweise erst im Intervall von einigen Tagen bis zu einem Jahr manifest wurde. Als nichtinvasive Methode mit

Tab. 1: Lokalisation frontobasaler Liquorlecks in bezug auf die knöcherne Schädelbasis. Frakturen, welche sowohl den Sinus frontalis als auch den Sinus ethmoidalis einbezogen, wurden klinisch immer von einer Rhinoliquorrhoe begleitet.

	gesamt	ohne Rhinorrhoe
Sinus ethmoidalis	19	2
Sinus frontalis	7	3
Ss. frontalis + ethmoidalis	9	0
Sinus sphenoidalis	1	1
Orbita + Sinus ethmoidalis	5	3

der höchsten Spezifität und Sensitivität zur Identifizierung zerebrospinaler Flüssigkeit im Zweifelsfall kommt derzeit die Bestimmung von β$_2$-Transferin in Betracht (15). Leider ist eine sichere Aussage in der klinischen Routine derzeit meist erst nach 2 - 3 Tagen möglich (13).

3 von 4 Patienten mit „Spätfisteln" (mehr als 3 Wochen nach Trauma) hatten bereits eine Meningitis entwickelt. Aus der Literatur sind Fälle mit bis zu 12 Jahre verzögertem Einsetzen einer Liquorrhoe bekannt (11). Primäre Spontanverschlüsse entstehen offenbar hauptsächlich durch einen Hirnprolaps in den Duradefekt hinein. In der Konsequenz kann die Hirnhaut an dieser Stelle nicht mehr verwachsen. Bei späterer Rückbildung der Herniation durch Nekrosen, Atrophie oder nachlassendem intrakraniellen Druck kommt es zu komplikationsträchtigen Fistelrezidiven mit Spätabszessen und rezidivierenden Meningitiden (1, 4, 5, 6, 9, 10, 11, 14). Manche Autoren fordern daher prinzipiell ein operatives Vorgehen (3, 6), insbesondere bei kernspintomographischem Nachweis eines Hirnprolaps nach stattgehabter Rhinorrhoe (6).

Therapie

In unserem Krankengut erfolgte in 37 Fällen (80%) ein operativer Verschluß frontobasaler Liquorfisteln. Der Ersteingriff wurde in 15 Fällen durch die HNO-Chirurgen (6 Rezidive), in 22 Fällen primär neurochirurgisch durchgeführt (2 Rezidive). Sistierte die Fistel innerhalb der ersten Stunden und trat nicht wieder auf, wurde konservativ verfahren. In fast ²/₃ der frontobasalen Traumata war die Versorgung der Liquorfistel Bestandteil der operativen Erstversorgung. Nur in 8 Fällen (22%) wurde der Ersteingriff - wegen des klinischen Zustandes, eines Hirnödems oder verzögerter Manifestation einer Fistel - über eine Woche nach dem Trauma verschoben.

Abbildung 1 zeigt den klassischen neurochirurgischen Zugang für komplexe Traumata der Frontobasis mit Durazerreißung (17). Nach bitemporalem Hautschnitt und Zurückschlagen eines nach basal bis an die Nn. supraorbitales gestielten Visierlappens

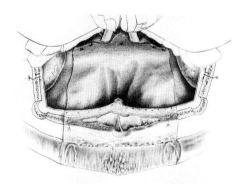

Abb. 1: Bifrontaler, intraduraler Zugang und Dura-Periost-Plastik zum Verschluß frontobasaler Liquorfisteln. Der vaskularisierte Periostlappen wird mit der basalen Duraschnittfläche vernäht und deckt den Sinus frontalis. Einzelknopfnähte sichern die Plastik in Höhe des Planum sphenoidale.

erfolgt eine bifrontale, osteoplastische Kraniotomie, häufig unter Eröffnung des Sinus frontalis. Bei intraduralem Vorgehen wird der Sinus sagittalis superior in seinem vorderen Abschnitt ligiert und durchtrennt. Vorsichtige Retraktion des Frontalhirns mittels eingesetzter Spatel erlaubt, wenn erforderlich, einen mikrochirurgischen Zugang über das Planum sphenoidale bis in den Bereich des Chiasma opticum. Aus dem Visierlappen präpariertes, vaskularisiertes Perikranium wird zum Verschluß der Durazerreißungen mit der basalen Schnittfläche der Dura vernäht, danach über das Planum sphenoidale eingeschlagen und gegebenenfalls dort mit einzelnen Fixationsnähten versehen. Gleichzeitig ist damit der eröffnete Sinus frontalis gedeckt. Der intradurale, bifrontale Zugang unter zumindest unilateraler Schonung des Tractus und Bulbus olfactorius war nur in einem Fall hinsichtlich des Verschlusses der Liquorfistel nicht erfolgreich (n = 19). Teilweise mußten zuvor dislozierte Knochenfragmente der Schädelbasis auf extraduralem oder transethmoidalem Wege entfernt werden. Selten entstehen dabei so ausgedehnte knöcherne Defekte, daß eine Duraplastik kein Widerlager mehr finden kann. In solchen Fällen ist eine Rekonstruktion mit autologen Transplantaten oder Knochenersatzstoffen (z. B. Methylmetacrylat) unumgänglich (Abb. 2). Zur zusätzlichen Abdichtung wurden teilweise Muskel, Fascia lata, Lyodura oder synthetische Duraersatzstoffe verwendet. In zwei Fällen war aufgrund der Lateralisierung der Durazerreißung ein frontolateraler Zugang ausreichend zur erfolgreichen Fisteldeckung. Bei 5 Patienten mit frontobasalen Liquorfisteln erfolgte die Anlage einer protektiven Lumbaldrainage.

Die prophylaktische Gabe von Antibiotika ist derzeit in der Diskussion (1, 10, 11, 13). Wir setzen bei Verdacht auf Durazerreißungen primär Trimethoprim für eine Dauer von 5 - 10 Tagen ein, wenn nicht zusätzliche Faktoren (z. B. Aspiration) eine andere Medikation erfordern.

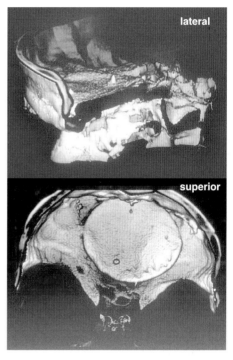

Abb. 2: 3D-computertomographisches Bild nach Rekonstruktion der frontalen Schädelbasis bei ausgedehntem traumatischen Knochendefekt mittels Knochenzement (Methylmetacrylat) über eine bifrontale Kraniotomie. Zuvor war die Fraktur über einen transethmoidalen Zugang defragmentiert und eine Tamponade als Widerlager eingelegt worden. Nach Anlage einer vaskularisierten Periostplastik sistierte die massive Rhinoliquorrhoe.

Literatur

(1) EIJAMEL, M.S.: Fractures of the middle third of the face and cerebrospinal fluid rhinorrhea. Br. J. Neurosurg. 8 (3), 289-293, 1994

(2) FAGERLUND, M., LILIEQUIST, B.: Intermittent cerebrospinal liquorrhea. Cerebral computed tomography in the non-drop period. Acta Radiol. 28, 189-192, 1987

(3) FAIN, J., CHABANNES, J., PERI, G., et al: Frontobasal injuries and csf fistulas. Attempt at an anatomoclinical classification. Therapeutic incidence. Neurochirurgie 21, 493-506, 1975

(4) FU, Y., KOMIYAMA, M., NAGATA, Y., et al: MR findings in traumatic cerebrospinal fluid leakage with special reference to indications of the need for dural repair. No Shinkei Geka 21, 319-323, 1993

(5) GUNZENHAUSSER, E., MANN, W.: Ungewöhnlicher Verlauf von otobasalen Frakturen mit Liquorrhoe. Laryngo-Rhino-Otol. 72, 284-287, 1993

(6) HEARY, R.F., HUNT, C.D., KRIEGER, A.J., et al.: Nonsurgical treatment of compound depressed skull fractures. J. Trauma 35, 441-447, 1993

(7) KONZERT, W., PILLWEIN, K., GUGGENBICHLER, J.P.: Fronto-basal cerebrospinal fluid fistula. Diagnosis and its significance in the etiology of mixed purulent meningitis. Wien. Med. Wochenschr. 132, 385-388, 1982

(8) LAU, Y.L., KENNA, A.P.: Post-traumatic meningitis in children. Injury 17, 407-409, 1986

(9) LEECH, P.J., PATERSON, A.: Conservative and operative management for cerebrospinal-fluid leakage after closed head injury. Lancet 1, 1013-1016, 1973

(10) LJUNGGREN, K.: Liquorrhoea, a review of 66 cases. Acta Neurochir. Wien 51, 173-186, 1980

(11) MAITRA, S., GHOSH, S.K.: Recurrent pyogenic meningitis - a retrospective study. Q. J. ed. 73, 919-929, 1989

(12) MANELFE, C., CELLERIER, P., SOBEI, D., et al.: Cerebrospinal fluid rhinorrhea: evaluation with metrizamide cisternography. AJR Am. J. Roentgenol. 138, 471-476, 1982

(13) POUBLON, R.M.L.: Endonasal management of CSF leaks. Paper presented at the 3rd International Skull Base Day, Rotterdam, 1995

(14) RATH, S.A., KNORINGER, P.: Late brain abscess years after severe cerebrocranial trauma with fronto-orbitobasal fracture. Childs Nerv. Syst. 5, 121-123, 1989

(15) RYALL, R.G., PEACOCK, M.K., SIMPSON, D.A.: Usefulness of beta 2-transferrin assay in the detection of cerebrospinal fluid leaks following head injury. J. Neurosurg. 77, 737-739, 1992

(16) SAMII, M., DRAF, W.: Indikation und Versorgung der frontobasalen Liquorfistel aus HNO-chirurgischer und neurochirurgischer Sicht. Laryng. Rhinol. 57, 689-697, 1978

(17) SAMII, M., DRAF, W.: Surgery of the skull base - an interdisciplinary approach. Springer, Berlin - Heidelberg, 1989

Nachweis und operative Therapie traumatischer frontobasaler Liquorfisteln

Th. Lenarz • H.-G. Kempf • A. Ernst

Zusammenfassung
Die Indikation zur operativen Versorgung frontobasaler Frakturen ist bei Vorliegen einer Rhinoliquorrhoe gegeben. Nicht selten sistiert jedoch die Liquorrhoe besonders in Fällen mit radiologisch nicht nachweisbaren oder nur geringe Dislokation aufweisenden Frakturen. Wegen der möglichen Früh- oder Spätmeningitis kommt dem Nachweis dieser Rhinoliquorrhoe auch mit nichtradiologischen Verfahren daher besondere Bedeutung zu. Bei insgesamt 31 Fällen mit frontobasalen Frakturen wurde neben der hochauflösenden Computertomographie in axialer und coronarer Schichtung der Fluorescein-Test sowie der Beta-II-Transferrinnachweis aus dem Nasensekret durchgeführt. Bei 16 Fällen lagen frische, bei 15 alte Verletzungen vor. Dabei fiel in den Fällen mit eindeutigem radiologischen Frakturnachweis der Fluorescein-Test in 16 von 19 Fällen, der Beta-II-Transferrinnachweis in 14 von 19 Fällen eindeutig positiv aus. Die entsprechenden Nachweisraten bei nicht eindeutiger Fraktur betrugen 8 von 12 bzw. 6 von 12 Fällen. Das bedeutet, daß in zwei Drittel der Fälle eine Liquorrhoe trotz negativem radiologischen Befund vorlag. Dies konnte durch den intraoperativen Befund auch bei älteren Verletzungen beobachtet werden. Die intrathekale Fluorescein-Applikation erleichtert den Nachweis des Duralecks erheblich. Es können unter direkter mikroskopischer Sicht auch intermittierende Leckstellen im Bereich von Duranarben nachgewiesen werden. Die Rhinobasisrevision wurde in 21 Fällen transnasal-transethmoidal, in 6 Fällen transfrontal-extradural und in 4 Fällen transfrontal-intradural durchgeführt. Die Abdichtung erfolgte mit lyophilisierter Dura, Galea-Periost-Lappen oder Fascia lata mehrschichtig. Postoperativ kam es zu drei Rezidiv-Liquorrhoen, die ebenfalls mit Hilfe des Fluorescein-Tests nachweisbar waren und erfolgreich revidiert wurden. Die Ergebnisse zeigen, daß bei stattgefundenem Trauma und intermittierender Rhinoliquorrhoe eine kombinierte radiologische, endoskopische und laborchemische Diagnostik zum Nachweis bzw. Aufschluß einer Rhinoliquorrhoe erforderlich ist, um die Quote nicht erkannter Duraverletzungen sowie die Rate unnötig durchgeführter Revisionsoperationen gering zu halten. Damit kann die Sicherheit für den Patienten deutlich erhöht werden.

Einleitung

Eindeutige Indikationen für die operative Revision bei Frakturen der Frontobasis stellen eine persistierende Rhinoliquorrhoe, eine starke Dislokation der frakturierten Knochenstücke, die Früh- oder Spätmeningitis, die akute Blutung sowie ein progredienter Pneumencephalus dar. Weniger eindeutig und umstritten ist die Indikation bei einmaliger bzw. sistierender Rhinoliquorrhoe (BOENNINGHAUS 1960, SAMII u. DRAF 1978). Durch die Neuentwicklung diagnostischer Verfahren im Bereich der Bildgebung, der chemischen Analyse des Nasensekrets sowie der intraoperativen Farbstoffdarstellung einer Liquorfistel haben sich Diagnostik und therapeutisches Vorgehen wesentlich geändert (OBERASCHER 1993). Anhand des eigenen Patientengutes soll dabei das gegenwärtige Konzept unter Berücksichtigung der genannten modernen diagnostischen und therapeutischen Verfahren dargestellt werden.

Patientengut und Methode
In den Jahren 1993 - 1995 konnte bei 49 durchgeführten Frontobasisrevisionen in 31 Fällen eine traumatisch bedingte Liquorfistel operativ nachgewiesen werden. Bei 16 dieser Patienten lag das Trauma weniger als 4 Wochen (sogenanntes Frühtrauma), bei 15 Patienten länger als 4 Wochen (sogenanntes Spättrauma) zurück. Bei allen Patienten wurden folgende diagnostische Verfahren angewandt:
1. Hochauflösendes Computertomogramm der Frontobasis in axialer und/oder coronarer Schichtung;
2. Kontrast-CT mit intrathekaler Applikation eines wasserlöslichen, jodhaltigen Kontrastmittels;
3. Beta-II-Transferrinnachweis im Nasensekret;
4. Intrathekale Fluorescein-Injektion zum intraoperativen Nachweis eines Duralecks (Abb. 1, 2).

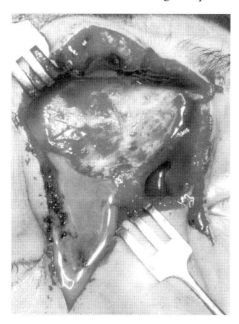

Abb. 1: Nachweis einer frontobasalen Liquorfistel mit Hilfe intrathekaler Fluorescein-Applikation. Der grün gefärbte Liquor ist deutlich in dem operativ eröffneten Siebbein erkennbar.

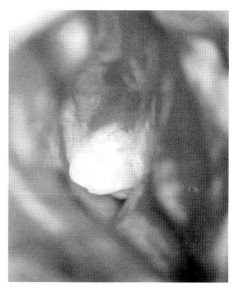

Abb. 2: Liquorfistelnachweis mit intrathekaler Fluorescein-Applikation. Deutlich erkennbar ist die Stelle der Duraverletzung im Bereich des Siebbeindaches anhand der Grünfärbung. Der beginnende Hirnprolaps ist nur unzureichend durch eine dünne Arachnoideanarbe abgedeckt.

Bei allen Patienten lagen Verletzungen im Bereich des Gesichtsschädels und der Frontobasis vor. Aufgrund der anamnestischen Angaben oder des klinischen Befundes einer Rhinoliquorrhoe, bei Frakturdislokation oder abgelaufener Meningitis wurde die Indikation zur operativen Revision gestellt.

Operative Therapie
Die Frontobasisrevision wurde mit drei verschiedenen Zugangswegen durchgeführt. Bei 21 Patienten erfolgte der Zugang transnasal-transethmoidal, bei 6 Patienten transfrontal-extradural und bei 4 Patienten transfrontal-intradural. Dabei wurden der Killianschnitt, der Brillenschnitt oder der Bügelschnitt verwendet. Zugangsweg und Schnittführung richteten sich dabei nach dem Ausmaß und der Lokalisation der Frakturen im Bereich der Frontobasis sowie der angrenzenden Mittelgesichts- und Kalottenanteile. Bei den offenen Verletzungen wurde versucht, die traumatisch bedingte Hautöffnung in die Schnittführung einzubeziehen.

Nach Reposition der Fraktursegmente und Stabilisation durch Mini- oder Mikrotitanplatten wurde die zuvor lokalisierte Liquorfistel exponiert und dabei die Fistel in ganzer Länge dargestellt. In aller Regel ist dieses Vorgehen erforderlich, um unter die Knochenränder abdichtendes Material in Form von lyophilisierter Dura, autologer Fascia lata oder Galea-Periost-Lappen einschieben zu können. Größere knöcherne Defekte der Frontobasis wurden zur Stabilisierung der intracerebralen Strukturen und zum Vermeiden eines Hirnprolapses bzw. einer wachsenden Fraktur rekonstruiert. Dabei wurden neben autologem Material (mittlere Muschel, Septumknorpel) auch Fremdmaterialien in Form von Methyl-Metacrylat und Glasionomerzement (Abb.

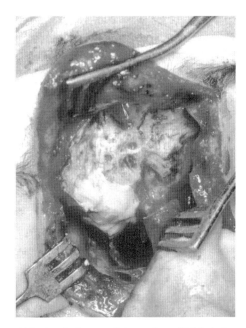

Abb. 3: Rekonstruktion des Siebbeindaches mit Hilfe von Glasionomerzement.

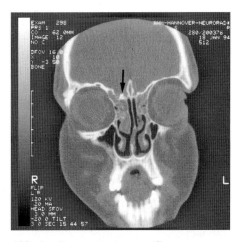

Abb. 4: Postoperatives Computertomogramm der Frontobasis bei Zustand nach Rekonstruktion des Siebbeindaches durch Glasionomerzement. Deutlich ist das Fremdmaterial auf der rechten Seite erkennbar (→).

3) verwendet. Der Verschluß und die Rekonstruktion erfolgten im allgemeinen dreischichtig unter Verwendung von Fibrinkleber. Postoperativ wurde bei allen Patienten eine computertomographische Kontrolle sowie eine endoskopische Untersuchung zum Ausschluß einer Liquorfistel durchgeführt (Abb. 4).

Ergebnisse

Durch kombinierten Einsatz der diagnostischen Verfahren konnte die Liquorfistel wie folgt lokalisiert werden (Tab. 1). 19mal gelang der Nachweis mit Hilfe des CTs, 8mal zusätzlich mit Hilfe des Kontrast-CTs, bei 12 Fällen waren jedoch keine eindeutigen radiologischen Frakturzeichen vorhanden. Der Beta-II-Transferrinnachweis im Nasensekret gelang in 20 Fällen, die Fluorescein-Probe intraoperativ war 24mal positiv (Tab. 2). Vergleicht man die radiologischen mit den nichtradiologischen Nachweisverfahren, so zeigt es sich, daß keines der Verfahren eine komplette Übereinstimmung mit einem anderen Verfahren erzielte. Es fanden sich sowohl Fälle mit einer radiologisch nachgewiesenen Liquorfistel, die jedoch mit den anderen Verfahren nicht nachweisbar waren, und ebenso Fälle, die radiologisch negativ waren, jedoch intraoperativ eine deutliche Liquorfistel aufwiesen (Tab. 3). Die operative Therapie erfolgte in der oben beschriebenen Weise. Bei 3 Patienten trat eine Rezidiv-Liquorrhoe auf, weswegen eine erneute Frontobasisrevision erforderlich wurde. Dabei war die erneute Liquorfistel zweimal im Bereich der Lamina cribrosa, einmal im Bereich der Keilbeinhöhle lokalisiert. Verwendet wurde bei der Erstoperation lyophilisierte Dura und zum Abstützen Methyl-Metacrylat. Die Fluorescein-Probe war bei diesem Patienten positiv. Die erneute operative Abdeckung erfolgt in der oben beschriebenen Weise. Bei Verwendung von Glasionomerzement zeigte sich im Bereich der Nasenhaupthöhle häufig freiliegendes Fremdmaterial, das nicht von Schleimhaut überwachsen wurde.

Die intrathekale Fluoresceingabe wurde von allen Patienten ohne wesentliche Komplikationen vertragen. Geklagt wurde über Kopfschmerz für einige Tage, der jedoch in seiner Ursache vielfältig sein kann. Neurologische Komplikationen traten nicht auf.

Der Beta-II-Transferrinnachweis konnte aus dem Nasensekret im Vergleich mit dem Serumbefund geführt werden. Bei allen Patienten wurde zusätzlich der Blutalkoholspiegel bestimmt, da eine Verfälschung des Ergebnisses sonst möglich ist.

Tab. 1: Frontobasale Liquorfisteln - Lokalisation

- Siebbeindach	10
- Lamina cribrosa	10
- Stirnhöhlenhinterwand	9
- Keilbeinhöhle	6

Tab. 2: Frontobasale Liquorfisteln - Nachweis

- HR-CT axial / coronar	19
- Kontrast-CT	8
- radiologisch ohne eindeutige Frakturzeichen	12
- Beta-II-Transferrin im Nasensekret	20
- Fluorescein intraoperativ	24

Tab. 3: Frontobasale Liquorfisteln - Lokalisation

Radiologie	positiv (n = 19)	negativ (n = 12)
Beta-II-Transferrin	14	6
Fluorescein	16	8

Diskussion

Dem Nachweis frontobasaler traumatischer Liquorfisteln kommt nach wie vor besondere Bedeutung zu. Das Sistieren eines Liquorflusses nach stattgehabtem Trauma ist keineswegs als Entwarnung zu sehen. Vielmehr zeigen die in sehr unterschiedlichem zeitlichen Abstand auftretenden Spätmeningitiden sehr deutlich, daß diese Patienten bei nicht ausreichender operativer Versorgung der Liquorfisteln erheblich gefährdet sind (SCHROEDER 1993). Es ist deswegen erforderlich, eine adäquate Diagnostik auch bei solchen Fällen durchzuführen, bei denen eine Liquorrhoe nicht direkt auftritt. Eine exspektative Haltung ist nach den vorliegenden Ergebnissen nicht zu vertreten (KLEY 1968, STOLL 1993).

Als Methode der Wahl zum Frakturnachweis hat sich in den letzten Jahren die hochauflösende Computertomographie der Frontobasis in axialer und coronarer Projektion bewährt. Dabei können auch kleine Frakturen sicher lokalisiert und vor allem Fragmentverschiebungen erkannt werden. Auch Lufteinschlüsse sind indirekte Zeichen einer Fraktur mit Anschluß an das lufthaltige Nasenhöhlen- oder Nasennebenhöhlensystem. Dennoch kann aus diesen Befunden nicht in jedem Fall eine Liquorfistel direkt diagnostiziert bzw. ausgeschlossen werden. Der direkte Nachweis der Liquorfistel gelingt nur durch den Nachweis des Austrittes von Liquor in dem Bereich der Nasennebenhöhlen bzw. der Nasenhaupthöhle. Die intrathekale Applikation von Kontrastmittel stellt dabei eine Möglichkeit dar. Allerdings ist die Nachweiswahrscheinlichkeit aufgrund der relativ großen minimalen Kontrastmittelaustrittsmenge nicht hoch. Dies wird durch die hier vorgelegten Befunde bestätigt, wobei sich nur bei 8 der 31 Fälle ein eindeutiger Kontrastmittelaustritt nachweisen ließ. Eine weitaus höhere Sensitivität besitzt dagegen der biochemische Nachweis von Beta-II-Transferrin im Nasensekret als Marker für Liquor (OBERASCHER 1993). Diese Proteinfraktion hat bis auf wenige Ausnahmen als spezifisch zu gelten. Dabei muß im Vergleich zum Serum der Nachweis von Beta-II-Transferrin als Marker für Serumproteine ebenfalls mitgeführt werden. Diese von OBERASCHER 1987 angegebene Methode hat sich in der präoperativen Diagnostik vor allem schon länger bestehender Liquorfisteln bewährt. Bei frischer Traumatisierung ist aufgrund der Kontamination mit Serum bzw. Blut ein Nachweis unter Umständen nicht möglich. Verringerungen der Nachweisgrenze mit Erhöhung der Sensitivität wurden kürzlich angegeben (OBERASCHER 1993).

Ein direkter Nachweis der Liquorfistel gelingt in aller Regel nur intraoperativ. Der manifeste Liquorabfluß, wie er unter dem Operationsmikroskop beobachtet werden kann, stellt dabei sicherlich ein eindeutiges Kriterium dar. Oftmals ist jedoch bei einer durchgeführten Frontobasisrevision kein Liquoraustritt nachweisbar bzw. die Stelle durch überdeckendes Narbengewebe oder Verklebungen durch Blutprodukte nicht unmittelbar erkennbar. Liegen also keine direkten Frakturzeichen mit erheblicher Verschiebung der Fragmente vor oder ist es bereits zu einem Abheilen der Fraktur gekommen, so kann der Nachweis auch intraoperativ erhebliche Schwierigkeiten aufweisen. Hier hat sich der Fluorescein-Test bewährt. Die intrathekale Gabe des Farbstoffs am Tag vor der Operation ist für den Patienten in aller Regel ohne wesentliche Belastungen durchführbar. Auch bei bettlägerigen Patienten kann die Liquorpunktion vorgenommen werden. Durch die Verwendung einer nur 5%igen wässrigen Lösung mit einer Gesamtmenge von unter 2 ml können die in der Literatur gelegentlich beschriebenen neurologischen Komplikationszeichen sicher vermieden werden. Es hat sich gezeigt, daß bei den Patienten im allgemeinen nur die auf die Liquorpunktion zurückzuführenden Symptome, wie geringer Kopfschmerz, für einige Tage auftreten. Durch die grüne Farbe des Fluoresceins ist der Nachweis auch kleiner Liquoraustrittsmengen intraoperativ sicher möglich. Eine weitere Steigerung der Sensitivität kann durch die Verwendung eines speziellen Filtersystems oder durch die Betrachtung mit der UV-Lampe intraoperativ erreicht werden. Hierbei zeigt die blaue Farbe einen sicheren Liquoraustritt an. Voraussetzung ist allerdings auch hier, daß die Liquorfistel nicht vollständig verklebt ist oder die Bedeckung sehr dünn ist. Dies mag erklären, daß nicht in allen Fällen intraoperativ die Liquorfistel mit Hilfe des Fluoresceins direkt erkennbar war, sondern sich erst nach erfolgter Wegnahme von Knochenfragmenten darstellte.

Wie diese Befunde zeigen, kommt daher dem kombinierten Einsatz verschiedener diagnostischer Verfahren sowohl im präoperativen als auch im intraoperativen Nachweis von Liquorfisteln besondere Bedeutung zu. Nur dadurch läßt sich die Rate der falsch negativen diagnostischen und operativen Befunde senken.

Die operative Therapie der Liquorfistel muß sich dabei nach den Prinzipien einer sicheren mehrschichtigen Abdeckung sowie der Stabilisierung der Frontobasis durch Ersatz von größeren Knochendefekten stützen (BOENNINGHAUS 1960, DIETZ 1970, SAMII u. DRAF 1978, STOLL 1993). Der Verwendung von autologem Material muß dabei eindeutig der Vorzug gegeben werden, um mögliche Infektionsrisiken sowie Abstoßungsreaktionen zu vermeiden. Inwieweit der Einsatz von Knochenersatzmaterialien, insbesondere des Glasionomerzementes, eine dauerhafte und biologisch sinnvolle Lösung darstellt, kann zum jetzigen Zeitpunkt noch nicht abschließend beurteilt werden (BRUNNER 1993). Die leichte Handhabung des Zementes, die fehlende Temperaturentwicklung und der wasserdichte Abschluß zum Liquorraum sind sicherlich Vorteile in der Anwendung. Allerdings weisen die beschriebenen neurologischen Komplikationen bei direktem Kontakt mit Hirngewebe auf eine erhebliche Gefährdungspotenz bei unsachgemäßer Anwendung hin. Weiterhin sollte der fehlende Schleimhautüberzug als Zeichen einer mangelhaften biologischen Integrität hinweisen. Es bleibt festzuhalten, daß die meisten Liquorfisteln durch eine dem Einzelfall angepaßte Auswahl des operativen Vorgehens unter Verwendung geeigneten autologen Abdichtungsmaterials sowie durch mechanische Stabilisierung der Schädelbasis sicher beherrscht werden können. Dabei sind die Gesetzmäßigkeiten der schleimhautausgekleideten Räume zu beachten.

Literatur
(1) BOENNINGHAUS, H.G.: Die Behandlung der Schädelbasisbrüche. Thieme, Stuttgart, 1960
(2) BRUNNER, F.X.: Implantatmaterialien - Was hat sich wo und wann bewährt? European Arch. of Otorhinolaryngology Supplementum 1, 311-336, 1993
(3) DIETZ, H.: Die frontobasale Schädelhirnverletzung. Springer, Berlin - Heidelberg - New York, 1970

(4) KLEY, W.: Die Unfallchirurgie der Schädelbasis und der pneumatischen Räume. Arch. Otorhinolaryng. 191, 1-216, 1968

(5) OBERASCHER, G.: Diagnostik der Rhinoliquorrhoe. European Arch. of Otorhinolaryngology Suppl. 1, 347-362, 1993

(6) SAMII, M., DRAF, W.: Indikation und Versorgung der frontobasalen Liquorfistel aus HNO-chirurgischer und neurochirurgischer Sicht. Laryng. Rhinol. Otol. 57, 689-697, 1978

(7) SCHROEDER, H.G.: Frontobasale Frakturen. Systematik und Symptomatik. European Arch. of Otorhinolaryngology Suppl. 1, 275-285, 1993

(8) STOLL, W.: Operative Versorgung frontobasaler Verletzungen (inclusive Orbita) durch den HNO-Chirurgen. European Arch. of Otorhinolaryngology Suppl. 1, 287-307, 1993

Versorgung frontobasaler Liquorfisteln basierend auf anatomischen Überlegungen

A. Müller • T. P. U. Wustrow • H. J. Reulen

Zusammenfassung

Im Rahmen anatomischer Studien konnten Prädilektionsstellen für das Auftreten von frontobasalen Liquorfisteln beschrieben werden. Risse in der Dura treten im Verlauf von Frakturlinien dort auf, wo die Dura an der Schädelbasis fixiert ist.

Über einen transfrontalen Zugang kann die Dura von der Stirnhöhle bis zum Planum sphenoidale verfolgt werden. Wenn immer möglich, wird das extradurale Vorgehen favorisiert.

Einleitung

Durch die Fortschritte endoskopischer Verfahren in der HNO ist es heute häufig möglich, Liquorfisteln gezielt von unten her abzudecken.

Die Versorgung von Liquorfisteln über eine Kraniotomie ist unseres Erachtens nur dann nötig, wenn

- eine Schädelimpressionsfraktur oder intracerebrale Begleitverletzungen vorliegen;
- Mehrfachzerreißungen der Dura wahrscheinlich sind und eine exakte Lokalisierung durch bildgebende Verfahren nicht erreichbar ist oder
- Deckungsversuche auf endo- oder extranasalem Wege nicht zum Erfolg führten.

Als Standarddiagnostik bei Frontobasisverletzungen gilt heute die CCT in axialer und coronarer Schnittführung mit Knochenfenstereinstellung. Die digitale Subtraktionszisternographie und CT-Zisternographie bieten in der Phase des Liquorflusses weitere Informationen, schließen jedoch das Vorhandensein zusätzlicher Duraeinrisse andernorts nicht aus (Abb. 1).

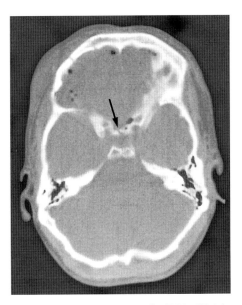

Abb. 1: Axiales CCT nach SHT: Weichteilschwellung rechts frontal (Ort der Krafteinwirkung), intrakraniell Luft als Zeichen der Durazerreißung, Frakturlinie ins Tuberculum sellae ziehend (Pfeil).

Anatomische Überlegungen

Zur Planung einer gezielten Diagnostik und Therapie und zur Vermeidung von Therapieversagern ist die genaue Kenntnis der Anatomie unabdingbar.

Folgende Überlegungen stellten wir an:
1. Wo liegen die Prädilektionsstellen für Duraeinrisse?
2. Wo an der Schädelbasis sind der Liquorraum und lufthaltigen Räume der NNH nur durch dünne Knochenlamellen voneinander getrennt?
3. Welche Freilegung bietet die Möglichkeit, die Dura entlang der Frakturlinie im gesamten Grenzbereich zu den NNH aus einem günstigen Winkel einzusehen und sicher abzudecken?

Aus Erfahrungen mit dem frontobasalen Duraverschluß in der Tumorchirurgie haben wir die dort gewonnenen Erkenntnisse auf die Versorgung posttraumatischer Liquorfisteln übertragen. Ausgehend von anatomischen Studien erarbeiteten wir Konzepte für eine sichere Diagnostik und die an der Anatomie orientierte Freilegung und den Duraverschluß.

Schlußfolgerungen

Die Dura reißt im Verlauf der Frakturlinien dort ein, wo sie fest mit der Schädelbasis verwachsen ist, wie an Schädelnähten und Knochenkanten oder an den Austrittsstellen der Hirnnerven und Eintrittsstellen von Gefäßen (Abb. 2, 3).

Die Ausdehnung von Stirnhöhle, Siebbeinzellen und Keilbeinhöhle, die erheblich variieren kann, läßt sich am besten aus Abbildung 2 und 3 ablesen. In der halbschematischen Darstellung der Schädelbasis in Abbildung 2 sind die Nasennebenhöhlen nach den gemessenen Mittelwerten der anatomischen Untersuchungen transparent eingezeichnet.

Wenn eine Kraniotomie notwendig und der Zugang nicht bereits durch die Kalottenfraktur vorgegeben ist, gehen wir heute meist über einen transfrontalen Zugang. Nach bicoronarem Hautschnitt wird ein

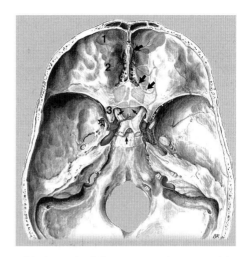

Abb. 2: Schädelbasis von oben; Ausdehnung der Stirnhöhle (1), Siebbeinzellen (2), Keilbeinhöhle (3). Prädilektionsstellen für Duraeinrisse (Pfeile): Durafalte Anfang Lamina cribrosa, Foramen ethmoidale posterius, Sutura sphenofrontalis, Kante Tuberculum sellae, Synchondrosis sphenooccipitalis, Foramen rotundum (selten).

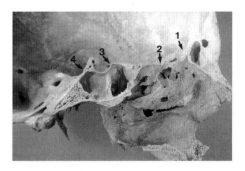

Abb. 3: Sagittalschnitt Schädelpräparat; Prädilektionsstellen für Duraeinrisse (Pfeile) Anfang Lamina cribrosa (1), Foramen ethmoidale posterius u. Sutura sphenofrontalis (2), Kante Tuberculum sellae (3), Duraanheftung im Bereich der Synchondrosis sphenooccipitalis (4).

ausreichender Periostlappen für die spätere plastische Deckung vorbereitet. Anschließend wird die Stirnhöhle mit einer Kaltlichtquelle durchleuchtet, um deren Grenzen festzustellen. Die Stirnhöhlenvorderwand wird mit dem Kraniotom oder der FELDMANN-Säge eröffnet, die Schleimhaut entfernt und die Rückwand abgefräst.

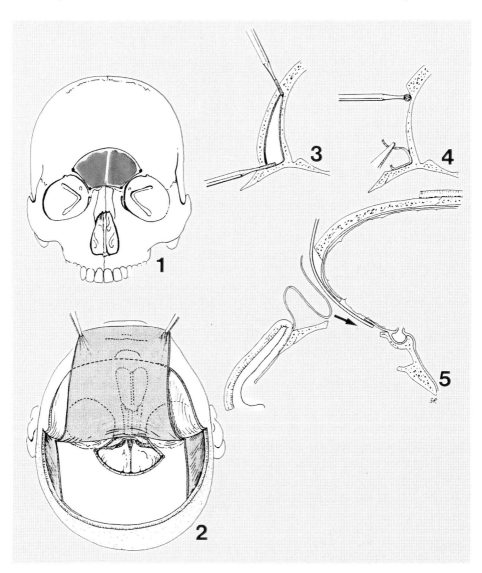

Abb. 4: Schemazeichnung der Kraniotomietechnik: 1. Ausdehnung des Knochendeckels, 2. Kraniotomie und Periostlappen aus dem Blickwinkel des Chirurgen, 3. Ausschneiden der Stirnhöhlenvorderwand, 4. Entfernen der Schleimhaut und Abfräsen der Stirnhöhlenrückwand, 5. Einlegen des Periostlappens in Sandwich-Technik.

Durch diese kleine Kraniotomie kann man die Dura der Frakturlinie folgend im gesamten Bereich von der Stirnhöhle bis zum Planum sphenoidale verfolgen. Nach Abschleifen des Tuberculum sellae entlang der Frakturlinie kann ein eventuell vorhandener Durariß bis zum Diaphragma sellae verfolgt und auch der Clivus inspiziert werden (Abb. 3, Pfeil 3 und 4). Geht man nicht so vor, kann dort im blinden Winkel im Falle einer Duraverletzung weiterhin Liquor ablaufen.

Wenn immer möglich, ziehen wir eine extradurale Vorgehensweise vor. Es erspart uns die direkte Berührung des Hirns und das Lösen von posttraumatischen Verklebungen mit der Dura. Bei Frakturen in der Mittellinie sind wir bei erhaltener Riechfunktion zum intraduralen Vorgehen gezwungen. Ist eine Kraniotomie erforderlich, ergibt sich aus unserem auf anatomischen Erkenntnissen aufbauenden Konzept eine schonende und sichere Methode zum Verschluß frontobasaler Liquorfisteln.

Literatur beim Erstautor.

Versorgung frontobasaler Frakturen

T. P. U. Wustrow • A. Müller • E. Kastenbauer

Zusammenfassung

In der jüngeren Vergangenheit ist eine deutliche Zunahme von Sport- und Freizeitunfällen sowie iatrogenen Verletzungen mit konsekutiven Frontobasisfrakturen zu verzeichnen. Diese Zahlen spiegeln ein verändertes Freizeitverhalten, jedoch auch eine intensivere endoskopische Diagnostik und Therapie jeweils auch mit möglichen Verletzungen der Frontobasis wider. Neben einer strengen Operationsindikation bei offenen Frontobasisfrakturen, Liquorrhoe, Luft im Zerebrum und bei größeren Knochendislokationen bestehen relative Operationsindikationen bei kleineren Knochendislokationen im vorderen Siebbeinbereich und bei kleinen Frakturen ohne Dislokation. Es ist grundsätzlich nicht erforderlich, auch kleinste, röntgenologisch darstellbare Frakturen operativ anzugehen. Neben der differenzierten Wahl des Operationszeitpunktes ist der abgestufte Einsatz diagnostischer Möglichkeiten zum Liquornachweis unabdingbar. Zugangswege und operative Technik bei der Versorgung frontobasaler Frakturen werden aufgezeigt.

Einleitung

Die Behandlungen von Frontobasisfrakturen sind schon vielfach beschrieben worden, doch haben sich in jüngster Zeit die Ansichten zur Ursache, insbesondere hinsichtlich der Diagnostik und Therapie, geringfügig verändert. Nachdem in unserem Krankengut von 1983 bis 1988 Auto- und Motorradunfälle mit 60% überwiegen, gefolgt von 20% durch Sport- und Freizeitunfälle, 15% durch Arbeitsunfälle und 5% durch iatrogene Verletzungen, sind in den letzten Jahren deutlich vermehrt Unfälle durch Sport und Freizeit (35%) und iatrogene Verletzungen (12%) zu verzeichnen. Dies spiegelt ein verändertes Freizeitverhalten, wie auch die intensivere endoskopische Diagnostik und Therapie, die zu Verletzungen der Frontobasis führen können, wider. In unserem Krankengut entstanden frontobasale Verletzungen, entsprechend dem ESCHER-Typ I in 68%, Typ II in 12%, Typ III in 10% und Typ IV ebenso in 10%. Während früher eine Vielzahl der Verletzungen durch Drahtosteosynthesen versorgt wurden, werden heute überwiegend Miniplatten und in einem zunehmenden Anteil Mikroplatten verwendet. Zur Defektrekonstruktion werden autologe Materialien wie Faszie, Galeaperiostlappen, Muskelfett, Knorpel und Knochen eingesetzt. An alloplastischen Materialien wird Ionosknochenzement oder Keramikimplantate, nur sehr selten noch Palakos, eingesetzt.

Operationsindikation

Unterschiedliche Auffassungen gibt es hinsichtlich der Operationsindikation: Zweifelsfrei ist eine strenge Operationsindikation bei offenen Frontobasisfrakturen, bei einer Liquorrhoe, bei Luft im Zerebrum und bei größeren Knochendislokationen gegeben. Relativ wird die Indikation bei kleineren Knochendislokationen nur im vorderen Siebbeinbereich oder bei kleinen Frakturen ohne Dislokation. Obwohl heutzutage durch die sehr intensive Schichtdiagnostik mit dem hochauflösenden Computertomogramm kleinste Frakturen dargestellt werden können, werden sehr kleine Frakturen ohne Dislokationen, ohne entsprechende Klinik nicht immer versorgt. Allerdings ist hierbei zu bedenken, daß die Patienten eine über mehrere Jahre andauernde genaue Überwachung einhalten müssen, da nach Frontobasisfrakturen posttraumatische Meningitiden mit schwerwiegendem Verlauf auch noch nach 15, 20 oder mehr Jahren bei uns aufgetreten sind. Wir halten es allerdings heute für nicht mehr angezeigt, auch noch die kleinste, röntgenologisch darstellbare Fraktur operativ anzugehen. Dies wäre eine Überbehandlung, und es werden zu viele Patienten einer Operation unnötig zugeführt werden. Hinsichtlich des Operationszeitpunktes halten wir eine sofortige Frühintervention bei einer offenen Frontobasisfraktur, starken Blutungen, einem Hirnprolaps, einer Visusminderung, bei einer infizierten Wunde, bei einer bestehenden Infektion, wie Sinusitis oder Meningitis etc., und bei einer Fremdkörpereinsprengung, wie z. B. bei Schuß- oder Pfählungsverletzung, für angezeigt. Innerhalb von 24 Stunden ist die Operation bei Liquorrhoe, Fieber, interkraniellem Luftnachweis (Pneumatozele), Verschlechterung des Allgemeinzustandes durch die Frontobasisfraktur und ausgedehnten, knöchernen Verletzungen im Sinne einer Impressionsverletzung durchzuführen. Eine Frontobasisoperation würden wir innerhalb von 2 Tagen vornehmen, wenn größere Knochendislokationen bei gutem Allgemeinbefinden, einer persistierenden und rezidivierenden Liquorrhoe, bei einer stattgehabten, ausgeheilten Meningitis und bei schweren Schädelhirntraumen nach Stabilisierung von Atmung und Kreislauf vorliegen. Ein abwartendes Verhalten werden wir empfehlen bei kleineren Frakturen ohne Dislokationen, wobei der Patient über viele Jahre genau kontrolliert und über die Problematik informiert sein sollte. Sekundärversorgungen nach frontobasalen Verletzungen sind indiziert bei Spätkomplikationen wie Meningitis, Hirnabszeß, erneuter Liquorrhoe, Mukozele oder einer Stirnbeinosteomyelitis und bei plastisch-chirurgischen Rekonstruktionen im Sinne von Defektrekonstruktionen.

Zugangswege

Als operativer Zugangsweg bei einer Frontobasisfraktur kann bei einer frontalen/frontotemporalen Trepanation über einen transfrontalen intra- oder extrakranialen Zugang oder über einen kombinierten extraduralen Zugang eingegangen werden. Diese beiden operativen Zugangswege werden bei großen Duradefekten, intrakraniellen Blutungen, einer Trümmerfraktur, bei nach interkraniell verschobenen Knochenteilen oder bei Frakturen bzw. einer Liquorrhoe in der Olfaktoriusrinne angewandt. Weitere operative Zugangswege sind der bitemporale Schnitt, der transfrontale / extranasale Zugang mit einem transtemporalen-extraduralen Zugang oder einem frontoorbitalen-extrakraniellen Zugang und letztlich der endonasal-endoskopische oder mikroskopische Zugang. Der transfrontale-extradurale Zugang wird bei uns bei Frakturen der Stirnhöhlenhinterwand, des Siebbeindachs, des Orbitadachs und des Keilbeinhöhlendachs und der Keilbeinhöhlenhinterwand angewendet. Zur Versorgung von umschriebenen Defekten im Siebbeindach, dem Keilbeinhöhlendach sowie kleineren, iatrogenen Verletzungen im Siebbein und bei einer Dekompression des Nervus opticus hat sich die endonasale-endoskopische oder endoskopisch kontrollierte, mikroskopische Operationstechnik bewährt.

Meningitis
Eine Meningitis nach einer ausgedehnten Frontobasisfraktur entsteht nach unterschiedlichen Zeiträumen. Bis zu einer Woche in 9%, bis zu einem Monat in 24%, bis zu einem Jahr in 12%, bis zu 10 Jahren in 39% und in mehr als 10 Jahren in 15% bei unserem gesamten, d.h. auch auswärts versorgten Krankengut. Unklar sind 2%. Hieraus ergibt sich, daß in 54% der Fälle eine Meningitis in Form einer Spätmeningitis nach einem Jahr mit einem hohen Anteil in mehr als 10 Jahren auftritt. Dies zeigt, wie wichtig die genaue Information und langjährige Überwachung des Patienten ist.

Liquordiagnostik
Kontrovers diskutiert werden heutzutage die Möglichkeiten einer Liquordiagnostik. Klassisch sind der klinische Nachweis eines hellen Hofs um einen Blutfleck sowie der Liquornachweis im QUECKENSTEDT-Versuch. Nur noch selten ist ein radioaktiver Nachweis mit Jod-131-Hippuran oder über einen Albumin-Präalbumin-Quotient erforderlich. Als sicherster Nachweis gilt die β_2-Transferrinbestimmung, die entweder gelelektrophoretisch (1, 2) oder im Immunblot (3, 4) durchgeführt werden kann. Für uns hat sich der Nachweis von β_2-Transferrin mit dem Immunblot bewährt, da er zweimal so empfindlich ist wie die Peroxidasemethode, zehnmal so empfindlich wie der immunologische Nachweis mit der Gelelektrophorese und hundertmal so empfindlich wie die Affinitäts-Chromatographie oder alleinige Gelelektrophorese. Die Nachweisgrenze liegt bei 0,1 mg, das entspricht 0,5 ng Liquor. Sie erfolgt nach einer Probegewinnung in Nylonwolletupfer über eine Proteintrennung mit SDS-freiem Acrylamidgel über 3 Stunden bei 220 Volt und einem Proteinblot von Polyacryl mit Gel auf Nitrozellulosefilter. Der Immunblot erfolgt mit Markierung über Antikörper gegen Transferrin und eine Einfärbung über Protein A oder mit einer Goldverstärkung. Falsch positive Ergebnisse bei der Bestimmung von β_2-Transferrin ergeben sich durch genetische Varianten von Transferrin, durch eine komplette Abspaltung der Sialinsäure von Transferrin und bei hohem Blutalkoholspiegel und entsprechender Serumbeimischung zum Liquor. Aus diesem Grund wird Serum als Negativkontrolle und eine bekannte Liquorprobe als positive Kontrolle eingesetzt. Das β_2-Transferrin kann nur im Hirngewebe entstehen, da es aus β_1-Transferrin durch Abspaltung der Sialinsäure, verursacht durch die Neuraminidasen, im Gehirngewebe entsteht. Zur Lokalisation der Liquorrhoe kann einerseits eine Computertomographie eingesetzt werden. Intraoperativ kann die Diagnostik mit Fluoreszein (2 ml auf eine 5%ige Lösung) entweder direkt oder am besten endoskopisch, wobei die Nachweisgrenze bei 2 mg pro ml Sekret liegt, oder biochemisch mit β_2-Transferrin erfolgen.

Operationstechnik
Die Abdeckung einer Liquorrhoe kann mit einem Galeaperiostlappen, lyophilisierter Dura, einer Duranaht mit resorbierbarem Nahtmaterial oder Gelita erfolgen, wobei eine TOUHY-Drainage sehr nützlich ist. Von HNO-ärztlicher Seite verwenden wir am häufigsten autologe Faszie des Musculus

temporalis oder des Musculus quadrizeps, autologe Faszie mit Bindegewebe, autologes Galeaperiost, die alle mit Fibrin-Kleber fixiert werden. Als sehr nützlich bei der Abklebung der Frontobasis von unten hat sich allogene, lyophilisierte Faszie und eine Fixierung mit Fibrin-Kleber erwiesen.

Literatur
(1) OBERASCHER, G., ARRER, E.: Immunologische Liquordiagnostik mittels β_2-Transferrin - Grundlagen und Methodik. Laryngol. Rhinol. Otol. 65, 158-161, 1986
(2) OBERASCHER, G., ARRER, E.: Erste klinische Erfahrungen mit β_2-Transferrin bei Oto- und Rhinoliquorrhoe. HNO 34, 151-155, 1986
(3) REISINGER, P.W.M., LEMPART, K., HOCHSTRAßER, K.: Neue Methoden zur Diagnostik von Liquorfisteln mit Hilfe von β_2-Transferrin oder Präalbumin - Grundlagen und Methodik. Laryngol. Rhinol. Otol. 66, 255-259, 1987
(4) REISINGER, P.W.M., HOCHSTRAßER, K.: The diagnosis of CSF fistulae on the basis of detection of β_2-transferrin by polyacrylamide gel electrophoresis and immunoblotting. J. Clin. Chem. Clin. Biochem. 27, 169-172, 1989

Duraplastiken im Bereich der vorderen Schädelbasis

B. Schick • R. Weber • P. Mosler • T. Wallenfang • G. Kahle • J. P. Haas • W. Draf

Zusammenfassung

1. Mit der Kombination von Fluoreszeinprobe und Zisternographie ist fast immer eine exakte Lokalisationsdiagnostik der Duraläsion möglich.
2. Mit Hilfe der bestehenden technischen Voraussetzungen unter Einbeziehung mikroskopischer und endoskopischer Techniken sollte ein zuverlässiger Duraverschluß möglich sein.
3. Die Wahl des Zugangs erfolgt nach funktionellen Gesichtspunkten.
4. Bei Keilbeinhöhlenfrakturen ist der endonasale, mikro-endoskopische Zugang die Methode der Wahl.
5. Bei Keilbeinhöhlenfrakturen mit einer möglichen Verletzung der A. carotis interna sollte eine Angiographie ausgeführt werden.

Material

In den vergangenen 15 Jahren wurden an der HNO-Klinik in Fulda 161 Duraplastiken im Bereich der Rhinobasis ausgeführt. Am häufigsten war die Hirnhautverletzung traumatischer Genese. Folgende Indikationen lagen den operativen Eingriffen zugrunde: 70mal eine traumatische Ätiologie, 47mal im Rahmen der endonasalen, mikroendoskopischen Chirurgie bei entzündlichen NNH-Erkrankungen, 36mal aufgrund eines Tumors und 8mal bei Mißbildungen an der vorderen Schädelbasis (Tab. 1). Traumatisch bedingte Duraläsionen traten insbesondere an der Stirnhöhlenhinterwand und im Bereich des Siebbeins auf (Tab. 2).

Tab. 1: Verteilung der Indikationen zur Ausführung einer Duraplastik an der Rhinobasis von 1979 - 1994

Trauma	70
NNH-OP	47
Tumor	36
Mißbildung	8

Tab. 2: Topographische Verteilung der traumatischen Duraläsionen

Stirnhöhlenhinterwand	28
Siebbeindach	18
Lamina cribrosa	11
Keilbeinhöhle	11
ausgedehnter Frontobasisdefekt	2

Diagnostik und Indikation

Diagnostisch setzen wir die hochauflösende, koronare Computertomographie (RETTINGER und KALENDER 1981), die Fluoreszeinprobe (MESSERKLINGER 1972) und die Zisternographie (HORCH et al. 1991) ein. Vereinzelt waren Duraläsionen trotz der Ausführung von allen drei Untersuchungsverfahren nur durch eine der genannten diagnostischen Untersuchungsmethoden nachweisbar.

Die Indikation zur Ausführung einer Duraplastik sehen wir bei einer persistierenden oder intermittierenden Liquorrhoe und einem radiologischen Frakturnachweis. Bei computertomographischer intraduraler Luftdarstellung und einer Fraktur ist die Duraplastik auch bei fehlender Liquorrhoe indiziert. Eine vorübergehende Liquorrhoe ohne den Nachweis einer Fraktur interpretieren wir als Abriß von Fila olfactoria mit ihrer umgebenden Durahülle und wählen einen konservativen Therapieansatz.

Operative Therapie
60 Patienten wurden unmittelbar im Anschluß an das Trauma vorgestellt und die Hirnhautverletzung durch die bekannten Operationsverfahren versorgt (SAMII und DRAF 1989). In 10 Fällen, das entspricht immerhin 14%, bestand der entscheidende Hinweis auf eine Jahre zurückliegende traumatische Duraläsion in rezidivierenden Meningitiden, einer Liquorrhoe oder computertomographischen Zufallsbefunden (Tab. 3). Das Schädeltrauma lag in einem Fall 12 Jahre zurück.

Tab. 3: Symptome, welche auf die Jahre zurückliegende Duraläsion hinwiesen

5mal rezidivierende Meningitis
3mal Liquorrhoe
2mal computertomographischer Zufallsbefund

Neben der klinischen Beurteilung haben wir die Duraplastiken in etwa der Hälfte der Fälle 6 Wochen nach der Operation durch eine erneute Fluoreszeinprobe kontrolliert. Bei 78 Fluoreszeinproben konnte 1mal eine insuffiziente Duraplastik durch die Fluoreszeinprobe erkannt werden. In einzelnen Fällen ist die Duraplastik zusätzlich durch eine Zisternographie kontrolliert worden. Alle Patienten wurden nach postoperativ aufgetretenen Sinusitiden befragt. Das Ausbleiben einer Meningitis trotz ausgeprägter Sinusitis in 15% ist ein wertvoller Hinweis auf den sicheren Duraverschluß. Die mittlere Nachbeobachtungsdauer beträgt 6 Jahre.

Kasuistik
Anhand von 3 Fallbeispielen sollen einige problematische Details näher beleuchtet werden.

1. Fallbeispiel
Eine 40jährige Patientin stellte sich nach 5 abgelaufenen Pneumokokkenmeningitiden nach einer 10 Jahre zuvor ausgeführten Septorhinoplastik vor. Bei fehlender Liquorrhoe, einer unauffälligen Fluoreszeinprobe und einem guten Geruchsvermögen konnte in den sekundären Rekonstruktionen einer hochauflösenden Computertomographie (Abb. 1) ein Defekt an der Lamina cribrosa nachgewiesen werden. Eine primäre koronare CT-Untersuchung war aufgrund von multiplen Zahnartefakten nicht zu verwerten. In diesem Fall haben wir die Ausführung der Duraplastik auf intraduralem Wege unseren neurochirurgischen Kollegen überlassen, da nur so die Chance bestand, unter Sichtkontrolle die vom Bulbus olfactorius ausgehenden Fila olfactoria zu erhalten. Als Verschlußmaterial wurden Fetttransplantate zwischen die Fila olfactoria eingeklebt. Postoperativ ist in den vergangenen 4 Jahren bei gutem Geruchsvermögen keine Meningitis aufgetreten.

Sollte ein traumatisch bedingter Geruchsverlust vorliegen, so führen wir die Duraplastik über einen endonasalen, mikro-endoskopischen Zugang aus. An dem Fallbei-

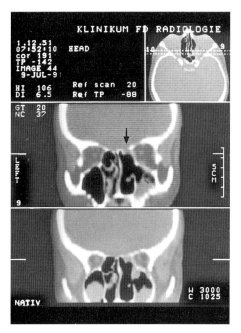

Abb. 1: Sekundäre, koronare Rekonstruktionen im dorsalen Abschnitt der Lamina cribrosa mit knöcherner Defektdarstellung im Bereich der linken Lamina cribrosa bei einer 40jährigen Patientin mit rezidivierenden Pneumokokkenmeningitiden nach 10 Jahre zurückliegender Septorhinoplastik.

spiel wird deutlich, daß die Wahl des Operationszuganges funktionelle Aspekte einschließt und das Geruchsvermögen entsprechend berücksichtigt werden muß.

2. Fallbeispiel
Besondere Ansprüche stellt die Ausführung einer Duraplastik im Bereich der Keilbeinhöhle. Zu beachten sind die folgenden Gesichtspunkte:
1. Die Recessus sind oft schwer einsehbar.
2. Aufgrund der basalen Zisternen kann eine starke Liquorrhoe vorliegen.
3. Die Entfernung von Knochenfragmenten ist durch die enge Beziehung zu Gefäßen und Nerven (A. carotis, Sinus cavernosus, Hirnnerven: III, IV, V, VI) gefährlich.
4. Die Ausbildung einer Carotis-Sinus-cavernosus-Fistel ist möglich.

Bei einer 79jährigen Patientin traten eine Liquorrhoe und rezidivierende Meningitiden auf. Vor 30 Jahren war eine transmaxilläre Pansinusoperation ausgeführt worden. 2 Versuche einer transfrontalen-intraduralen Intervention hatten zu keinem Erfolg geführt. Computertomographisch konnte eine Verschattung der linken Keilbeinhöhle und ein Defekt im Bereich der linken Keilbeinhöhlenseitenwand dargestellt werden. In Zusammenschau mit dem kernspintomographischen Befund (Abb. 2) war von einer Arachnoidalzyste auszugehen. Nach der Zurückverlagerung der Arachnoidalzyste, Bildung von Schleimhautlappen und der vollständigen Entfernung der verbliebenen Schleimhaut wurde der linke Sinus sphenoidalis mit abdominellem Fett ausgefüllt. Fascia lata und die gebildeten Schleimhautlappen konnten der Fettplombe als 2. und 3. Schicht aufgelegt werden. Die Fettobliteration der Keilbeinhöhle, welche sich insbesondere bei größeren knöchernen Defekten anbietet, wurde auf endonasalem Wege ausgeführt.
Während einer bisher 5jährigen Nachbeobachtungszeit sind bei unauffälligem Befund keine eneute Liquorrhoe oder Meningitis aufgetreten.

3. Fallbeispiel
Bei einem polytraumatisierten 27jährigen Patienten lag radiologisch eine Keilbeinhöhlenfraktur in enger Beziehung zur A. carotis interna vor (Abb. 3). Intraoperativ war ein in die A. carotis interna eingespieß-

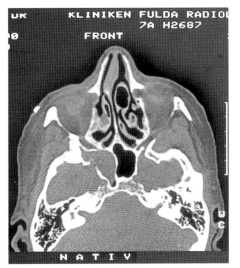 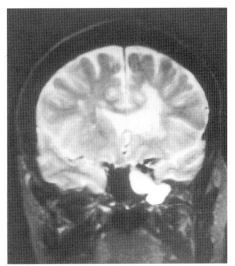

Abb. 2a   *Abb. 2b*
Abb. 2a, b: Computertomographische (a) und kernspintomographische (b) Darstellung einer Arachnoidalzyste in der linken Keilbeinhöhle als Ursache von rezidivierenden Meningitiden bei einer 79jährigen Patientin.

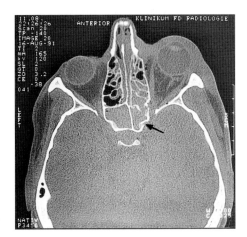 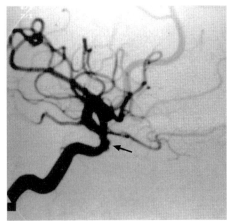

Abb. 3a   *Abb. 3b*
Abb. 3a, b: Keilbeinhöhlenfraktur mit Verletzung der A. carotis interna.
a) CT mit Frakturabbildung,
b) Angiographie mit Darstellung einer Wandunregelmäßigkeit an dem mit der Fraktur korrespondierenden Gefäßabschnitt der A. carotis interna (27jähriger polytraumatisierter Patient).

tes Knochenfragment zu erkennen. Durch die Einlage von lösungsmittelgetrockneter Dura zwischen die A. carotis interna und die knöcherne Keilbeinhöhlenbegrenzung und die Auflage eines zweiten Durastücks auf die Frakturstelle gelang nach Entfernung des eingespießten Knochenfragments der Verschluß der eröffneten A. carotis-Wand bei Erhalt ihrer Durchgängigkeit. Weitere Verletzungen der A. carotis nach Keilbeinhöhlenfrakturen, u. a. die Ausbildung eines Aneurysmas der A. carotis interna (Abb. 4), haben wir beobachten können. Auf das sich ausgebildete Aneurysma wurden wir 6 Wochen nach dem Trauma durch eine starke Epistaxis aufmerksam. Deshalb veranlassen wir eine angiographische Diagnostik nach Keilbeinhöhlenfrakturen, wenn aufgrund der Frakturlokalisation eine Verletzung der A. carotis möglich erscheint

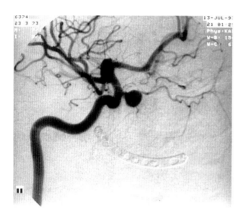

Abb. 4: Angiographischer Befund eines posttraumatischen Aneurysmas, welches im Rahmen einer Keilbeinhöhlenfraktur entstand.

Literatur
(1) HORCH, H.-H., GRÄFIN-VON-EINSIEDEL, H., GOEBEL, W. E.: Diagnosis of cerebrospinal fluid fistula in frontobasal fractures using iotrolan CT-cisternography. Fortschr-Kiefer-Gesichtschir. 36, 133-136, 1991
(2) MESSERKLINGER, W.: Nasenendoskopie: Nachweis, Lokalisation und Differentialdiagnose der nasalen Liquorrhoe. HNO 20, 268-270, 1972
(3) RETTINGER, G., KALENDER, W.: Computertomographie bei Erkrankungen des HNO-Bereiches. II: Hochauflösungs-Computertomographie des Gesichtsschädels. HNO 29, 364-369, 1981
(4) SAMII, M., DRAF, W.: Surgery of the skull base. An interdisciplinary approach. Springer, Berlin - Heidelberg - New York, 1989

Endonasale, endoskopische Therapie von Rhinobasisdefekten

Ch. Milewski

Zusammenfassung
Die chirurgische Technik der endoskopisch endonasalen Nebenhöhlenchirurgie wurde bei 29 Patienten mit Liquorfistel angewendet. In allen Fällen konnte der Sitz der Fistel identifiziert werden. 10 Fisteln entstanden nach Voroperation, 4 waren spontan und 14 verblieben nach Schädelhirntraumata. Die Fisteln wurden mit Dura, Fibrinkleber und einem freien Mukosatransplantat von der mittleren Muschel oder dem Septum verschlossen. Zur Sicherung des Transplantates wurde ein anatomisch geformter Silikonballon in das ausgeräumte Ethmoid geschoben und dort 14 Tage belassen. Das Liquorleck konnte bei allen Patienten abgedichtet werden. Die Indikation, das operative Vorgehen und der Einsatz des Ballons werden diskutiert.

Einleitung
Bei Verletzung der dünnen Schädelbasis und der anheftenden Dura am Dach der Nase und der Nasennebenhöhlen besteht die Möglichkeit eines rhinogenen Liquorverlustes und/oder aufsteigender intrakranieller Infektionen. Mit der Entwicklung des koronaren CTs und labortechnisch verbessertem Nachweis von Liquor im Nasensekret (8, 11) gelang auch die Darstellung kleiner Frakturen und Leckstellen. In diesen Fällen stehen neben dem extrakraniellen, transfazialen Zugang auch der transnasale, transethmoidale Weg zur Schädelbasis zur Verfügung (14). Im folgenden soll die Vorgehensweise bei 29 Patienten mit Rhinobasisdefekt unterschiedlicher Ursache und Lage beschrieben werden, die endoskopisch nach Ethmoidektomie verschlossen wurden.

Material und Methode
Zwischen 1989 und 1994 wurden 29 Patienten mit Rhinobasisläsion transnasal transethmoidal mit dem Endoskop an der Hals-Nasen-Ohrenklinik der Universität Würzburg operiert. In allen Fällen wurde vor der Operation eine koronare Computertomographie angefertigt. Wenn das CT keine eindeutige Fraktur auswies, wurde Fluorescein 2 Std. vor OP-beginn intrathekal appliziert und die Rhinobasis intraoperativ unter UV-Licht kontrolliert (8, 11).

Bei allen Patienten wurde in Allgemeinnarkose unter perioperativer Prophylaxe (3 x 2 g Spizef®) eine komplette Ethmoidektomie durchgeführt, 17mal einseitig, 12mal beidseitig.

Über dem Infundibulumschnitt nach MESSERKLINGER wurde zunächst das Siebbein eröffnet. Nach Ausräumung der Bulla ethmoidalis erfolgte die Darstellung der Vorderwand der Keilbeinhöhle über die hinteren, unteren Siebbeinzellen. Anschließend wurde die Rhinobasis von Zellen befreit und beim knöchernen Kanal der A. ethmoidalis anterior die Kurvatur der Schädelbasis mit Übergang in die Stirnhöhlenhinterwand exponiert. Die Schleimhaut von der Schädelbasis wurde vollständig entfernt. Im Bereich der Leckstelle wurden die Knochenränder gesäubert mit Freilegung der Duraruptur. Zur Rekonstruktion wurde homologe Dura mit Fibrinkleber sowie ein freies Schleimhauttransplantat von der mittleren Muschel oder dem Septum verwendet. Zur Sicherung der Abdichtung und zur gleichzeitigen Rekonstruktion und Stabilisierung des Siebbeinschachtes kam ein Silikon-Ballonkatheter zur Anwendung (Abb. 1), der 14 Tage belassen wurde. Die Patienten blieben 1 Woche stationär und wurden nach Röntgen-Kontrolle mit liegendem Ballon nach Hause entlassen (Abb. 2). Sechs Wochen und sechs Monate nach Entfernung der Ballontamponade wurden die Patienten endoskopisch kontrolliert. Die mittlere Nachbeobachtungszeit betrug 18 Monate.

Ergebnisse

Von den 29 Patienten hatten 6 mit nachgewiesenem Liquorfluß einen Eingriff an der Keilbeinhöhle hinter sich. Bei 4 Patienten war im Rahmen einer Siebbeinausräumung die knöcherne Rhinobasis perforiert wor-

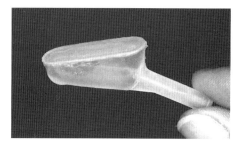

Abb. 1: Anatomisch vorgeformter Silikonballon-Katheter zur Siebbeintamponade (Ethmo®, Spiggle & Theis GmbH, Dieburg).

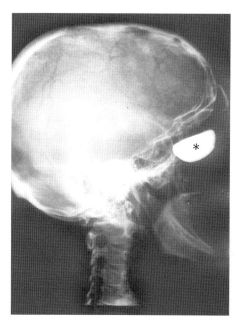

Abb. 2: RÖ-Schädel seitlich. Gute Lagekontrolle bei Füllung des Silikonballons (*) mit Kontrastmittel (Kochsalz/Conray® 1 : 1).

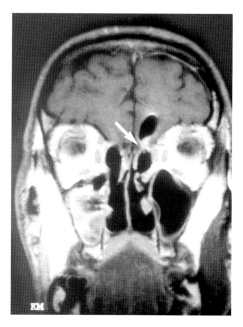

Abb. 3: Coronares MRT. Zustand nach Siebbeinausräumung bds. mit Rhinoliquorrhoe postoperativ (→ Fistel).

den (Abb. 3). 4 Patienten hatten eine spontane Liquorfistel ohne erkennbare Ursache. In diesen Fällen lag die Fistel im Bereich der Lamina cribrosa. Bei 14 Patienten wurde nach altem Trauma wegen aufgetretener Meningitis oder Liquorfistel operiert. In einem Fall konnte, trotz röntgenologischem Verdacht, kein Defekt in der Rhinobasis nachgewiesen werden (Tab. 1). Bei diesem Patienten lag die Duradehiszenz in der Laterobasis.

Tab. 1: Patienten mit Rhinobasisdefekt (n = 29)

6	nach Eingriffen an Keilbeinhöhlen
4	nach Siebbeinausräumung
14	nach altem Schädel-Hirn-Trauma
4	spontane Liquorfisteln
1	Pseudodefekt

Bei 26 Patienten wurde ein primärer Verschluß der Rhinobasis erreicht. In zwei Fällen mit persistierendem Liquorfluß aus einer Fistel in der Keilbeinhöhle konnte endoskopisch erfolgreich nachoperiert werden. Kein Patient benötigte eine lumbale Liquordrainage. Im Beobachtungszeitraum trat bei keinem Patienten ein erneuter Hirnwasserfluß oder eine aufsteigende Infektion der Meningen auf.

Diskussion

Bei einer Fistelbildung an der Frontobasis durch Tumor, Trauma oder spontan besteht mit Abfluß von Liquor auch immer die Gefahr einer aufsteigenden Infektion über die Nase, selbst wenn der Liquorfluß sistiert. Die Arachnoidea verschließt die Lücke und das Duraleck wird schnell von Siebbeinschleimhaut überwachsen, ohne daß ein ausreichender Schutz gegen eine Bakteriendurchwanderung wiederhergestellt ist.

In der Regel wird zur chirurgischen Rekonstruktion transfazial vorgegangen. Außer bei einem akuten Trauma besteht in bestimmten Fällen auch die Möglichkeit transnasal vorzugehen (14). Ist die Läsion im koronaren CT begrenzt und der Liquorfluß gering, bietet sich die Möglichkeit, zum transnasalen, transethmoidalen Verschluß. Weil der transnasale Weg wenig invasiv ist, eignet er sich zum Zweiteingriff nach Voroperation, wenn die Rekonstruktion des Mittelgesichts nicht zusätzlich instabilisiert werden soll. Er ist ebenso bei spontanen Liquorfisteln und besonders zusammen mit intrathekaler Fluoresceingabe zu empfehlen, wenn zwar Liquorfluß vorhanden, aber keine eindeutige Leckstelle im koronaren CT auszumachen ist.

Für den transnasalen Zugang sind Mikroskop und Endoskop gleichermaßen geeignet (2, 4, 7, 12, 13). Während man beim Mikroskop beide Hände zur Operation frei hat und die Optik immer sauber bleibt, behindern der starre Geradeausblick und die umständlichen Mikroskopbewegungen vor allem die Operation im vorderen Siebbeinanteil. Beim endoskopischen Vorgehen nehmen kleinste Verschmutzungen der Endoskopspitze die Sicht und der Operateur hat nur eine Hand frei, durch den Einsatz von Winkeloptiken und die hohe Manipulierfreiheit wird jedoch eine bessere Übersicht über das Operationsfeld erreicht.

Bei der Rekonstruktion der Rhinobasis muß gewährleistet sein, daß der Siebbeinschacht erhalten bleibt (5, 9, 10). Da das Siebbein die Belüftungsstraße und der Transportweg für Flüssigkeiten aus der Stirn- und Kieferhöhle ist, führt die narbige Verlegung des Siebbeines zu Kopfschmerzen, rezidivierenden Sinusitiden, orbitalen Komplikationen, Mukozelen und in schweren Fällen zu einer Stirnbeinosteomyelitis, einer Meningitis oder einem Hirnabszeß (1, 3, 6). Der anpaßbare Silikon-Ballonkatheter stützt das Rekonstruktionsmaterial der Schädelbasis und tamponiert gleichzeitig das Siebbein. Er kann postoperativ nicht verkeimen. Infolge der glatten Oberfläche findet keine Verwachsung statt, so daß die Entfernung leicht und schmerzlos vorgenommen werden kann. Die Füllung des Ballons mit Röntgenkontrastmittel gewährleistet eine postoperative Lagekontrolle (9, 10). Diese Eigenschaften ermöglichen eine wesentlich längere Liegedauer als übliche Fingerlings- oder Salbenstreifentamponaden und damit eine bessere Einheilung der Rekonstruktion, weniger Borkenbildung sowie weniger transluminale Verwachsungen im Siebbeinschacht (9, 10).

Durch die Anwendung von Fibrinkleber, Autotransplantaten und den Silikonballon als Stütze kann über einen wenig invasiven Zugang eine optimale Rekonstruktion der Schädelbasis erreicht werden. Falls eine knöcherne Durchbauung im Bereich der Läsion an der Rhinobasis nicht erfolgt, bietet der doppellagige Defektverschluß einen größeren Schutz gegen aufsteigende Infektionen (3).

Literatur

(1) CLAYMAN, G. L., ADAMS, G. L., PAUGH, D. R., KOOPMANN, C.F.: Intracranial complications of paranasal sinusitis: A combined institutional review. Laryngoscope 101, 234-239, 1991

(2) DODSON, E.E., GROSS, C.W., SWERDLOFF, J. L., GUSTAFSON, L.M.: Transnasal endoscopic repair of cerebrospinal fluid rhinorrhea and skull base defects: A review of twenty-nine cases. Otolaryngology - Head and Neck Surgery 111, 600-605, 1994

(3) EVANS, C.: Aetiology and treatment of fronto-ethmoidal mucocele. Journal of Laryngology and Otology 95, 361-375, 1981

(4) HEERMANN, J.: Endonasale, mikrochirurgische Siebbeinausräumung bei Blutdrucksenkung am halbsitzenden Patienten. HNO 30, 180-185, 1982

(5) HOSEMANN, W., GOTTSAUNER, A., LEUWER, A., FARMAND, M., WENNING, W., GÖDE, U., STENGLEIN, C., GLAß, W.V.: Untersuchungen zur Frakturheilung im Siebbein. Ein Beitrag zur rhinologischen Versorgung nasoethmoidaler Verletzungen. Laryngo-Rhino-Otologie 72, 383-390, 1993

(6) KENNEDY, D.W., JOSEPHSON, J.S., ZINREICH, S.J., MATTOX, D.E., GOLDSMITH, M.M.: Endoscopic sinus surgery for mucoceles: A viable alternative. Laryngoscope 99, 885-895, 1989

(7) MATTOX, D.E., KENNEDY, D.W.: Endoscopic management of cerebrospinal fluid leaks of cephaloceles. Laryngoscope 100, 857-862, 1990

(8) MESSERKLINGER, W.: Nasenendoskopie: Nachweis, Lokalisation und Differentialdiagnose der nasalen Liquorrhoe. HNO 20, 268-70, 1972

(9) MILEWSKI, C.: Sinus reconstruction. Vortrag Donausymposium, Salzburg, 14. - 17. 09. 1994

(10) MILEWSKI, C.: Sinus surgery: temporary cavity support by anatomical designed silicone ballons. Abstr. XV World Congress of Otolaryngology, Istanbul, 20. - 25. 06. 1993

(11) OBERASCHER, G.: Otoliquorrhoe - Rhinoliquorrhoe. Laryngo-Rhino-Otologie 67, 375-381, 1988

(12) RUDERT, H.: Mikroskop- und endoskopgesteuerte Chirurgie der entzündlichen Nasennebenhöhlenerkrankungen. HNO 36, 475-482, 1988

(13) STANKIEWICZ, J.A.: Cerebrospinal fluid fistula and endoscopic sinus surgery. Laryngoscope 101, 250-256, 1991

(14) WIGAND, M.: Endoskopische Chirurgie der Nasennebenhöhlen und der vorderen Schädelbasis. Thieme, Stuttgart, 1989

Intrakranielle Luft und kurzzeitige Rhinoliquorrhoe. Ergebnisse eines exspektativen Behandlungskonzeptes bei frontobasalen Frakturen

G. Mast • E. Heiss • Th. Sievert • M. Ehrenfeld

Zusammenfassung

Von 1990 bis 1995 erfolgte in Tübingen die interdisziplinäre neurochirurgische und kiefer- und gesichtschirurgische Behandlung von 72 Patienten mit frontobasalen Frakturen in Verbindung mit panfazialen Frakturen. Bei 9 Patienten wurde die Frontobasis innerhalb der ersten sechs Stunden versorgt. Hierbei lag in jedem Fall ein offenes Schädel-Hirntrauma mit Duraeinriß vor. Hinzu kamen intrakranielle Blutungen, Hirnkontusionen und Pneumatocephali. 44 Patienten wurden im Intervall, im Mittel nach 13 Tagen, operiert. Bei 24 dieser Patienten erfolgte die komplette Versorgung einzeitig, bei 20 Patienten wurde sie neurochirurgisch und mund-kiefer-gesichtschirurgisch getrennt zweizeitig durchgeführt. 19 Patienten erhielten keine Exploration der Frontobasis, 9 wegen dauerhaftem Sistieren des Liquorflusses und 10 Patienten verstarben nach Primärversorgung an ihren schweren Verletzungen.

Unsere Ergebnisse zeigen, daß das Abwarten kein erhöhtes Risiko für eine intrakranielle Infektion darstellt und daß bei gemeinsamer einzeitiger Versorgung weniger Komplikationen beobachtet wurden. Das Abwarten erlaubt die Ausschöpfung sämtlicher diagnostischer Möglichkeiten und die gezieltere Durchführung der Operation in stabilem Gesamtzustand des Patienten. Eine ausnahmslose Exploration der Frontobasis nach kurzzeitig beobachteter Rhinoliquorrhoe, dauerhaftem Sistieren und fehlendem Nachweis im Dünnschicht-CT und Liquorszintigramm halten wir nicht für notwendig, da Eingriffsmorbidität und -risiken nicht außer acht gelasssen werden sollten.

Einleitung

Die Problematik bei der Behandlung frontobasaler Frakturen in Verbindung mit intrakranieller Luft und Rhinoliquorrhoe ergibt sich aus der Inkohärenz der Verletzungsmuster mit unterschiedlicher Prognose für den Krankheitsverlauf, aus den diagnostischen Möglichkeiten in Abhängigkeit vom Allgemeinzustand der Patienten, der vorhandenen apparativen Ausstattung sowie aus der Abstimmung zwischen den beteiligten Fachdisziplinen (SAVASTIO et al. 1991). Die primäre CT-Diagnostik bei diesen Verletzungen läßt intrakranielle Lufteinschlüsse sicher erkennen (STEUDEL und HACKER 1986). Die Feststellung einer kurzzeitigen Rhinoliquorrhoe nach dem Trauma basiert dagegen häufig auf der klinischen Beobachtung und entbehrt in der Frühphase meistens der diagnostischen Sicherung, da durch das posttraumatische Ödem und eine Wundrandverklebung oft ein Sistieren des Liquorflusses eintritt. Es erhebt sich die Frage, ob ein frühzeitiges Explorieren der Frontobasis stattfinden sollte (MARION 1991) oder zunächst eine eher abwartende Haltung eingenommen werden darf (VRAN-

COVIC und GLAVINA 1993). Ein weiterer Diskussionsbedarf besteht für die Frage, wie bei dauerhaftem Sistieren der Liquorrhoe nach anfänglich kurzzeitigem Auftreten verfahren werden sollte.

Material und Methode
Von 1990 bis 1995 wurden in Tübingen 72 Patienten mit frontobasalen Frakturen in Verbindung mit panfazialen Frakturen interdisziplinär neurochirurgisch und mund-kiefer-gesichtschirurgisch behandelt. Bei 9 Patienten lagen die Versorgungszeitpunkte der frontobasalen Frakturen innerhalb der ersten 6 Stunden nach Einlieferung ins Krankenhaus. Die Mehrheit von 44 Patienten wurde im Intervall, durchschnittlich 13 Tage nach dem Unfall, versorgt. Bei weiteren 19 Patienten wurde die Frontobasis nicht exploriert.
Die Basisdiagnostik bestand aus der klinischen Beurteilung, der orientierenden Untersuchung mit Teststreifen zur quantitativen Glukosebestimmung und aus dem Einsatz von Computertomogrammen. Im Bedarfsfall erfolgte die Erweiterung der Diagnostik durch Liquorszintigraphien und Zisternographien.

Ergebnisse
Frühversorgung
Die Indikation zur Frühversorgung bei den innerhalb von 6 Stunden operierten 9 Patienten war in jedem Fall ein offenes Schädel-Hirntrauma mit Duraeinriß, dazu kamen zusätzlich intrakranielle Blutungen (n = 7), Hirnkontusionen (n = 6) und Pneumatocephali (n = 3). Bei 6 der 9 Patienten traten keine Komplikationen bezüglich der frontobasalen Frakturen auf, 2 Patienten verstarben in der postoperativen Phase an den Folgen der erlittenen Verletzungen. Bei einem Patienten persistierte die Liquorrhoe, so daß eine sekundäre Versorgung notwendig wurde.
Die Problematik der Frühversorgung lag in dem häufig instabilen Zustand des Patienten bei dem operativen Ersteingriff. Eine vollständige Versorgung aller Frakturen war deshalb zumeist unmöglich. Mit Ausnahme eines Patienten erfolgte bei allen Patienten die neurochirurgische Frühversorgung der Frontobasis und erst im Intervall von 4 bis 11 Tagen (durchschnittlich nach 10 Tagen) die mund-kiefer-gesichtschirurgische Behandlung der Gesichtsfrakturen. Eine weitere Schwierigkeit bei der Akutversorgung bestand in dem Problem, daß häufig nicht alle wünschenswerten präoperativen diagnostischen Möglichkeiten vollständig ausgeschöpft werden konnten.

Versorgung im Intervall
Wir bevorzugten wegen der mit der Akutversorgung verbundenen Probleme, wenn immer möglich, die Versorgung im Intervall. Der geeignete Zeitpunkt ergab sich aus der Stabilisierung der Vitalfunktionen, den Erkenntnissen der erweiterten Diagnostik sowie aus dem Ablauf und aus dem geschätzten Zeitaufwand bei der interdisziplinären Versorgung. Die häufigsten Ursachen, die ein Eingreifen innerhalb von 30 Tagen nach dem Trauma verhinderten, waren die Bedrohung von Vitalparametern unter Narkose und die Steigerung des Hirndrucks nach Hirnkontusion und intrakraniellen Blutungen.
Die Persistenz oder das sekundäre Auftreten von Liquorrhoen oder der szintigraphische Nachweis von Liquorfluß bei klinisch sistierender Liquorrhoe führten ebenfalls zu Versorgungen im Intervall. Bei früh auftretenden intrakraniellen Entzündungen wurde zunächst antibiotisch behandelt und erst nach Abklingen exploriert.

Einzeitige neurochirurgische und mund-kiefer-gesichtschirurgische Versorgung

Bei 24 Patienten erfolgte die Versorgung der Frontobasisfrakturen zusammen mit der Versorgung der Gesichtsschädelfrakturen unter Nutzung der gemeinsamen Zugangswege. Dies geschah zumeist durch Freilegung des kraniofazialen Übergangs, Reposition und Osteosynthese der Anschlußpfeiler zum Mittelgesicht, Exploration und Versorgung der Frontobasis und Darstellung und Rekonstruktion der unteren Mittelgesichtspartien über extra- und intraorale Schnittführungen. Bei 22 Patienten traten keine Komplikationen im Bereich der Frontobasis auf. Ein Patient erlitt eine Sinusvenenthrombose. In einem Fall stellte sich eine Knochendeckelosteomyelitis des Os frontale ein.

Als Beispiel sei die einzeitige neurochirurgische und mund-kiefer-gesichtschirurgische Versorgung einer 35jährigen Frau nach einem Autounfall mit frontobasaler Fraktur, kurzzeitiger Rhinoliquorrhoe und zentralen Mittelgesichtsfrakturen dargestellt (Abb. 1). Das Ausgangs-CT zeigte eine kleine frontale Luftanreicherung (Abb. 2). Der Liquorabfluß in die Siebbeinregion konnte mit der Zisternographie nachgewiesen werden (Abb. 3). Die Frakturversorgung der Frontobasis und des Mittelge-

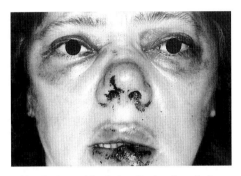

Abb. 1: Eine 35jährige Patientin mit frontobasaler Fraktur, kurzzeitig beobachteter Rhinoliquorrhoe und fronto-naso-orbito-ethmoidaler Fraktur.

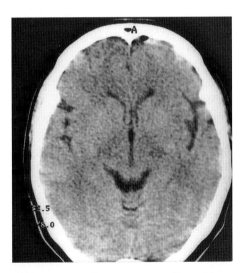

Abb. 2: Dieselbe Patientin; die primäre CT-Diagnostik zeigt im axialen Schnitt einen kleinen frontalen Lufteinschluß.

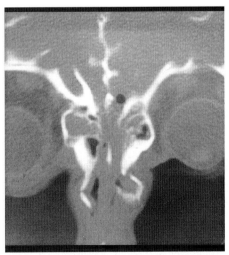

Abb. 3: Dieselbe Patientin; der Liquorabfluß in die Siebbeinregion kann in der Zisternographie dargestellt werden.

sichts erfolgte eine Woche nach dem Unfallereignis interdisziplinär. Über den koronaren Zugang wurde der kraniofaziale Übergang im Bereich des Orbitarings, der Nasenwurzel und des Stirnbeinpfeilers dargestellt. Zunächst wurde der fronto-naso-orbito-ethmoidale Komplex rekonstruiert und mit miniaturisiertem Osteosynthesematerial fixiert. Im Anschluß erfolgte die Exploration der Frontobasis über eine frontale Kraniotomie und die Duraplastik.

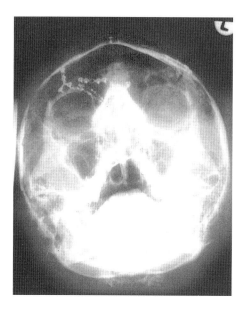

Abb. 4: Dieselbe Patientin; das postoperative Kontrollröntgenbild in halbaxialer Projektion zeigt die Wiederherstellung der durch die Frakturen und die frontale Kraniotomie betroffenen Strukturen und die Fixierung mit miniaturisiertem Osteosynthesematerial.

Abbildung 4 zeigt die postoperative Kontrollaufnahme des Mittelgesichts. Die Patientin ist seit einem Jahr beschwerdefrei in der Nachkontrolle.

Zweizeitige neurochirurgische und mundkiefer-gesichtschirurgische Versorgung

Bei 20 Patienten erfolgte die Versorgung der Frontobasis und der übrigen Schädelfrakturen zeitlich getrennt. Hier wurde eine höhere Anzahl von Komplikationen beobachtet.

In zwei Fällen trat eine behandlungsbedürftige Liquorresorptionsstörung auf. Jeweils ein Patient entwickelte eine Meningitis bzw. einen eitrigen Nasennebenhöhleninfekt. Ein Patient verstarb 8 Tage postoperativ an einem Herz-Kreislaufversagen.

Keine Exploration der Frontobasis

Bei 19 Patienten erfolgte keine Versorgung der Frontobasis trotz anfänglich nachzuweisender intrakranieller Luft und kurzzeitiger Rhinoliquorrhoe. Der Liquorfluß sistierte bei 9 Patienten dieser Gruppe dauerhaft, 10 weitere Patienten erlagen nach der Primärversorgung (u. a. Blutstillung, Weichteilversorgung, Hirndrucksonde) ihren schweren Verletzungen. Als Entscheidungskriterium gegen eine Exploration der Frontobasis diente der klinische Befund sowie die nach Rückgang der Hirnschwellung angefertigten Liquorszintigraphien.

Schlußfolgerungen

Zusammenfassend lassen sich folgende Vorteile aus dem abwartenden Behandlungskonzept ablesen. In Übereinstimmung mit GEISLER und MANSON (1994) sowie VRANCOVIC und GLAVINA (1993) stellt das Abwarten kein erhöhtes Risiko für eine intrakranielle Infektion in unserem Krankengut dar. Alle diagnostischen Möglichkeiten können bei diesem Vorgehen wahrgenommen werden. Die Patienten befinden sich bei der Operation zumeist in einem besseren Allgemeinzustand und erholen sich schneller von langdauernden Eingriffen.

Ausnahmen sehen wir bei Patienten mit offenen Schädel-Hirntraumata und zugänglichen Duraeinrissen, die sofort versorgt werden müssen. Bei dauerhaftem Sistieren des Liquorflusses nach primärer, kurzzeitig beobachteter Rhinoliquorrhoe halten wir nach entsprechender Kontrolldiagnostik eine Exploration nicht in jedem Falle für erforderlich, da sich Eingriffsmorbidität und -risiken ebenfalls nachteilig für den Patienten auswirken können. Die Patienten werden über die Prodromi und Risiken einer Spätmeningitis aufgeklärt und regelmäßige Nachkontrollen vereinbart.

Das gemeinsame interdisziplinäre Vorgehen zur Versorgung sämtlicher Schädelfrakturen stellt in unserem Krankengut kein erhöhtes Infektionsrisiko dar. Das interdisziplinäre Miteinander ist wünschenswert und sinnvoll, da Zugangswege gemeinsam genutzt und deshalb bessere Rekonstruktionsergebnisse erzielt werden können.

Literatur

(1) BARTYNSKI, W.S., WANG, A.M.: Cavernous sinus air in a patient with basilar skull fracture: CT identification. J. Comput. Assist. Tomogr. 12 (1), 141-142, 1988

(2) GEISLER, F.H., MANSON, P.N.: Traumatic Skull and Facial Fractures. In: Rengachary, S.S., Wilkins, R.H. (eds.): Principies of Neurosurgery. Wolfe, 1-32, 1994

(3) MARION, D.W.: Complications of head injury and their therapy. Neurosurg. Clin. N. Am. 2, 411-424, 1991

(4) SAVASTO, G., GOLFIERI, R., PASTORE-TROSSELLO, M., VENTUROLI, L.: Trauma cranico: predittivita dei sintomi di prezentatione come screening per io studio radiologico. Radiol. Med. Torino, 769-775, 1991

(5) STEUDEL, W. I., HACKER, H.: Prognosis, incidence and management of acute traumatic intracranial pneumocephalus. A retrospective analysis of 49 cases. Acta Neurochir. Wien 80 (3-4), 93-99, 1986

(6) VRANKOVIC, D., GLAVINA, K.: Classification of frontal fossa fractures associated with cerebrospinal fluid rhinorrhea, pneumocephalus or meningitis. Indications and time for surgical treatment. Neurochirurgia 36, 44-50, 1993

Rekonstruktion traumatischer Schädelbasisdefekte mit Glasionomerzement

H.-G. Kempf • Th. Lenarz • P. R. Issing

Zusammenfassung

In einem Patientengut von 34 Patienten wurden bei 19 Patienten mit schwerem frontobasalem Trauma zusätzlich zu herkömmlichen Rekonstruktionsmaßnahmen Ionomerzement-Implantate aus flüssigem Zement eingesetzt. Bei 9 Patienten wurde eine Liquorfistel gedeckt, bei 8 Patienten wurden Stirnhöhlen-, Orbita- und Kieferhöhlenbereiche mit dem Zement versorgt. Bei 2 Patienten diente der Ionomerzement zur Versiegelung von Duradefekten an der Rhinobasis. Die Applikation des Zementes bereitete keine Schwierigkeiten, 3 Liquorfistel-Rezidive mußten jedoch erneut gedeckt werden. In 2 Fällen trat eine Implantatlockerung auf. Bei 6 Patienten lag Implantatmaterial in der Nasenhaupthöhle mit fester Verbindung zum Knochen reizlos frei. Wird intraoperativ darauf geachtet, daß der Zement keinen Kontakt zu Hirngewebe erhält, ist bei Beachtung von Indikation und Kontraindikation Ionomerzement als Bereicherung rekonstruktiver Maßnahmen anzusehen.

Einleitung

Im Rahmen fronto- und laterobasaler Verletzungen kann es zu Zertrümmerungen der knöchernen Schädelbasis und Durazerreißungen kommen. In Abhängigkeit von der Defektgröße werden sowohl zur Abstützung des Zerebrums als auch zur Absicherung der Duraplastik Rekonstruktionen des knöchernen Defekts erforderlich (BRUNNER 1993). Neben körpereigenen Materialien werden, da diese nicht immer in ausreichender Menge vorhanden sind, alloplastische Werkstoffe eingesetzt (DRAF 1992, STOLL 1993). Wegen der unmittelbaren Verbindung zu den pneumatisierten Schädelräumen besteht jedoch für Fremdmaterial ohne Fixierung am umgebenden Knochen eine potentielle Gefahr einer aufsteigenden Entzündung mit Implantatabstoßung und Meningitis, wie dies z. B. bei Methylmetacrylat beobachtet wurde. Die folgende Untersuchung bezieht sich auf die Analyse frontobasaler Verletzungen unter besonderer Berücksichtigung der Anwendung von Glasionomerzement zur Rekonstruktion und Defektdeckung der Frontobasis und der angrenzenden knöchernen Strukturen.

Materialbeschreibung

Glasionomerzement (Fa. Ionos, Seefeld/Obb., Germany) ist ein hybrides Knochenersatzmaterial, welches die bekannten Werkstoffgruppen - Metall, Kunststoffe, Keramiken - ergänzt. Es besteht aus Calcium-Aluminium-Natrium-Fluoro-Silicat-Glaspartikeln, die von einem Polymaleinat umgeben sind (GEYER et al. 1994). Ionomerzement steht in zähflüssiger Form (Ionocem) und solider, vorgefertigter Form (Ionoroc) zum klinischen Einsatz zur Verfügung. Die Zementbildung der flüssigen

Form ist eine Neutralisationsreaktion von Polycarbonsäure mit dem Glaspulver. Das zunächst visköse Material verbindet sich während des Aushärtens fest mit dem benachbarten Knochengewebe.

Material und Methode

Für diese Studie wurden die Krankenunterlagen (incl. OP-Berichte, CT-Aufnahmen) von 34 Patienten mit schwerem frontobasalen Trauma analysiert und bzgl. des Verletzungsmusters (Tab. 1), des operativen Vorgehens und der durchgeführten Rekonstruktionsmaßnahmen ausgewertet. Bei 19 Patienten (56%) wurden zusätzlich zu den herkömmlichen Rekonstruktionsmaßnahmen (konservierte Dura, Fibrinkleber, Faszien-Muskel-Plastik, Mini- und Mikroplattenosteosynthese) Ionomer-Zement-Implantate aus flüssigem Zement eingesetzt (Tab. 2). Dabei wurde bei 9 Patienten (47%) eine Liquorfistel gedeckt, bei 8 Patienten (42%) wurden die knöchernen Begrenzungen der Stirnhöhle, der Orbita und der Kieferhöhle mittels Zementapplikation rekonstruiert. Bei zwei Patienten (11%) ohne Duradefekt wurde der Frakturspalt im Bereich der Rhinobasis mit Ionomer-Zement versiegelt. Primär kam es bei der Anwendung zu keinen Schwierigkeiten bei der Applikation oder zu postoperativen Komplikationen. Allerdings mußten 3 Liquorfistel-Rezidive erneut gedeckt werden. In zwei Fällen wurde eine Lockerung des Implantates beobachtet, was ggf. auf eine nicht trockene Knochenunterfläche bei der Applikation zurückzuführen ist. Bei 6 Patienten fand sich bei der Nachuntersuchung freiliegendes Implantatmaterial in der Nasenhaupthöhle mit allerdings fester Verbindung zum Knochen ohne Zeichen einer Infektion.

Tab. 1: Verletzungsmuster bei frontobasalem Trauma (n = 34)

Stirnhöhlenvorderwand	13
Stirnhöhlenhinterwand	12
Vorderes Siebbein	18
Hinteres Siebbein	17
Orbitaboden	6
Rhinobasis	7
Keilbeinhöhle	4
LeFort I	1
Nasenbeintrümmerfraktur	6
Liquorrhoe	13

Tab. 2: Lokalisation der Defektdeckung mit Ionomerzement bei frontobasalem Trauma (n = 19)

Stirnhöhlenvorderwand	6
Stirnhöhlenhinterwand	7
Vorderes Siebbein	4
Hinteres Siebbein	3
Keilbeinhöhle	2

Diskussion und Schlußfolgerungen

Ionomer-Zement-Implantate eignen sich sehr gut zur Rekonstruktion und Defektdeckung im Bereich der Nasennebenhöhlen und der Rhinobasis im Rahmen der Versorgung frontobasaler Frakturen. Ionomer-Zement ist als eine sicher und einfach anzuwendende Ergänzung zu den herkömmlichen Rekonstruktionsverfahren anzusehen (BRUNNER 1993), wobei, wie die vorliegende Untersuchung zeigt, häufig eine Kombination mit konservierter Dura, Fibrinkleber, autologem Material und Osteosyntheseverfahren erfolgen muß. Trotzdem kann es zu einem Rezidiv des Liquorlecks oder einer Implantatlockerung kommen, wie in einem geringen Prozentsatz der operierten Patienten beobachtet werden konnte. Intraoperativ ist darauf zu achten, daß der Zement keinen Kontakt zum Gehirngewebe bekommt, da hier toxische Schäden beschrieben sind (RENARD et al. 1994). Bei Beachtung der Indikationen und Kontraindikationen stellt der Ionomer-Zement in flüssiger und vorgefertigter Form ein wertvolles Tool im Rahmen der Traumatologie dar, kann aber auch in der Tumorchirurgie der Frontobasis und der angrenzenden Nasennebenhöhlen eingesetzt werden.

Literatur
(1) BRUNNER, F.X.: Implantatmaterialien - was hat sich wo und wann bewährt? Eur. Arch. Otorhinolaryngol. Suppl. 1, 308-336, 1993
(2) DRAF, W.: Aktueller Stand der Versorgung von rhinobasalen Duraverletzungen - extradurale Techniken. In: Freigang, B., Weerda, H. (Hrsg.): Fibrinklebung in der Otorhinolaryngologie. Springer, Heidelberg, 93-104, 1992
(3) GEYER, G., WIEDEMANN, M., BORRMANN, I.: Ionomerzement (Ionocem) als Knochenersatzmaterial in der plastisch-rekonstruktiven Schädelchirurgie - tierexperimentelle Untersuchungen und klinische Ergebnisse. In: Plastisch-rekonstruktive Maßnahmen bei Knochen- und Weichteildefekten. Thieme, Stuttgart, 156-157, 1994
(4) RENARD, J. L., FELTEN, D., BÉQUET, D.: Post-otoneurosurgery Aluminium encephalopathy. The Lancet 344, 64-65, 1994
(5) STOLL, W.: Operative Versorgung frontobasaler Verletzungen (inclusive Orbita) durch den HNO-Chirurgen. Eur. Arch. Otorhinolaryngol. Suppl. 1, 287-307, 1993

Minimierung des Operationstraumas bei fronto-basalen Verletzungen: Kleiner Zugang - große Wirkung

H. R. Füßler • T. Wallenfang • S. Al-Hami

Zusammenfassung
Unsere vorliegende Untersuchung belegt, daß auch der unilaterale fronto-baso-laterale Zugangsweg als minimal invasiver Eingriff zur Versorgung frontobasaler Verletzungen geeignet ist. Die kleine Kraniotomie stellt allenfalls eine geringe Traumatisierung für den Patienten dar, und die Eröffnung der Stirnhöhle kann meistens vermieden werden. Die Frontalpole werden geringer retrahiert und umgebende Strukturen bleiben unberührt. Außerdem gewährt der Zugang eine gute Übersicht über die zertrümmerte vordere Schädelbasis und die begleitende Duraverletzung. Ein weiterer wichtiger Vorteil ist die Inspektion und operative Behandlung der kontralateralen Seite über den gleichen Zugangsweg, so daß bei beidseitigen Verletzungen die erheblich traumatisierende bifrontale Kraniotomie, wie sie beim subfrontalen Zugangsweg erforderlich wird, vermieden werden kann. Kein Patient, bei dem präoperativ das Riechvermögen erhalten war, erlitt durch die Operation eine zusätzliche Olfaktoriusschädigung, und in allen Fällen gelang ein effektiver Fistelverschluß.

Einleitung
Vor ca. 70 Jahren gelang DANDY der erste operative Verschluß einer traumatischen Liquorfistel. Seitdem wird von neurochirurgischer Seite her fast ausschließlich der klassische ein- oder beidseitige subfrontale Zugangsweg zur Versorgung dieser Verletzungsfolgen gewählt.

Die Nachteile dieser Vorgehensweise sind bekannt: Die große Kraniotomie stellt ein nicht unerhebliches Trauma für den Patienten dar. Der bifrontale Zugang führt immer zur Eröffnung der Stirnhöhle. Außerdem besteht das nicht unerhebliche Risiko einer zusätzlichen iatrogenen Schädigung durch übermäßige Retraktion der Frontalpole, wobei häufig der N. olfactorius mitbetroffen ist. Bei extraduraler Freilegung kommt es wegen der Durchtrennung der Olfaktoriusfasern generell zur Anosmie.

Durch einfache Veränderungen der Vorgehensweise kann das Operationstrauma bereits vermindert werden. Aus diesem Grunde wird bei Patienten mit einer fronto-basalen Verletzung ein unilateraler fronto-baso-lateraler Zugangsweg gewählt.

Operationsmethode
Nach Rückenlagerung wird der Kopf leicht überstreckt und um 20° - 30° in der vertikalen Achse zur Gegenseite rotiert. Hinter der Haaransatzgrenze erfolgt eine bogenförmige Hautinzision, die von der Mittellinie bis knapp oberhalb des Processus zygomaticus reicht. Direkt hinter dem Processus zygomaticus und unterhalb der Linea temporalis wird ein Bohrloch gesetzt. Von dort aus wird ein ca. 3 x 4 cm großer Knochendeckel direkt basal entlang des Bodens der vorderen Schädelgrube ausgesägt. Nach ex-

tra- oder intraduraler Darstellung der Verletzung erfolgt die plastische Deckung durch einen basal gestielten Galea-Periost-Lappen, der mit Fibrinkleber fixiert wird.

Patientengut

In der Neurochirurgischen Klinik Fulda wurden von Oktober 1990 bis März 1995 33 Patienten mit einer fronto-basalen Schädel-Hirn-Verletzung über diesen Zugang operiert. Dabei handelte es sich um 25 (75,7%) männliche und 8 (24,3%) weibliche Personen. Diese waren zwischen 11 und 84 Jahre alt, und es konnte ein durchschnittliches Alter von 28 Jahren errechnet werden. Mehr als die Hälfte der Patienten (57%) war zwischen 19 und 33 Jahre alt. Ein Unfall im Straßenverkehr hatte in zwei Drittel der Fälle zu der frontobasalen Verletzung geführt.

Die Indikation zur Operation bestand 18x wegen einer Rhinoliquorrhoe (54,5%), 10x wegen ausgedehnter Trümmerfrakturen (30,3%), 3x wegen entzündlicher Komplikationen (9,1%) und 2x wegen eines Pneumatocephalus (6,1%).

In zwei Drittel der Fälle wurde ein rechtsseitiger Zugangsweg gewählt. Die Abdeckung erfolgte 18x nach extraduraler, 8x nach intraduraler und 7x nach kombiniert extra-intraduraler Freilegung.

Ergebnisse

Der Verlust des Riechvermögens stellt für den betroffenen Patienten eine einschneidende Änderung seiner Lebensqualität dar. Der 1. Hirnnerv sollte daher gerade in Zeiten minimal invasiver Techniken einen ebenso hohen Stellenwert erhalten wie die übrigen Hirnnerven. Aus diesem Grunde muß die Wahl des Zugangsweges insbesondere von der Funktion des Riechnerven abhängig gemacht werden. Daraus ergibt sich zwangsläufig die Forderung nach einer eingehenden präoperativen Riechprüfung.

Bei unseren Patienten konnte 21x präoperativ ein aussagekräftiger Befund erhoben werden. 10 Patienten hatten keine objektivierbare Riechstörung, bei 2 Patienten konnte einseitig und bei 9 Patienten beidseits eine Anosmie nachgewiesen werden. Postoperativ wurden diese Befunde in gleicher Weise erhoben, d. h. in allen 12 Fällen mit sicher nachgewiesenem Riechvermögen konnte dieses bei der Operation erhalten werden (Tab. 1).

Von den 12 Patienten ohne verwertbare präoperative Riechprüfung hatten 2 postoperativ ein normales Riechvermögen. In 9 Fällen konnten Riechstörungen unterschiedlichen Ausmaßes nachgewiesen werden, und bei 1 Patienten konnte postoperativ wegen der Schwere des neurologischen Zustandes keine Riechprüfung durchgeführt werden (Tab. 2). Insgesamt konnten

Tab. 1: Riechstörungen (Riechprüfung prä-Op durchführbar)

n = 21	Prä-Op	Post-Op
keine	10	10
Anosmie einseitig	2	2
Anosmie bds.	9	9

Tab. 2: Riechstörungen (Riechprüfung prä-Op nicht durchführbar)

n = 12	Prä-Op	Post-Op
keine	?	2
Hyposmie bds.	?	3
Anosmie einseitig	?	2
Anosmie bds.	?	4
nicht bekannt	?	1

32 der 33 Patienten postoperativ untersucht werden. Bei 19 Patienten (57,6%) war die Funktion des 1. Hirnnerven ganz oder teilweise erhalten (Tab. 3). Nur bei 2 Patienten ohne verwertbare präoperative Riechprüfung mußten intraoperativ jeweils auf einer Seite lädierte Olfaktoriusfasern durchtrennt werden. In beiden Fällen lag computertomographisch eine ausgeprägte Zertrümmerung der Ethmoidalzellen vor, so daß eine Anosmie vermutet wurde. Dieser Verdacht konnte aber wegen eines deutlichen Frontalhirnsyndroms nicht gesichert werden. In allen anderen Fällen muß das primäre Trauma als Ursache der Olfaktoriusschädigung angesehen werden.

Die Abdeckung der fronto-basalen Duraverletzung über diesen Zugang ist effektiv. Bisher konnte bei keinem der 33 operierten Patienten ein Fistelrezidiv aufgrund eines technisch unzureichenden Verschlusses nachgewiesen werden.

Literatur beim Erstautor.

Tab. 3: Riechstörungen (n = 33)

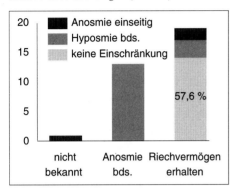

Der akute Pneumozephalus: Prognose und Management

C. Loew • W. Reiche • W.-I. Steudel

Zusammenfassung

Der Nachweis eines traumatischen Pneumozephalus ist ein häufiger computertomographischer Befund. Ziel dieser Studie, bei der die CT-Untersuchungen und die Krankheitsverläufe von 557 Patienten retrospektiv ausgewertet wurden, war es zu untersuchen, bei welchen Frakturtypen intrakranielle Luft gehäuft auftritt und welche Bedeutung sich für die Prognose und das Therapiemanagement ergibt.

In 14,5% (81/557) wurde ein Pneumozephalus computertomographisch diagnostiziert, wobei der Untersuchungszeitpunkt nach dem Trauma ein entscheidender Faktor war. Am häufigsten wurden intrakranielle Lufteinschlüsse bei temporalen Schädelbasisfrakturen, die Mastoidzellen oder Nasennebenhöhlen mit einbeziehen, gefunden, und zwar in 24% der Fälle bei temporalen Frakturen, in 22% bei epiduralen Hämatomen und in 16% bei frontalen Frakturen. Bei Kontusionsblutungen und Schädelbasisfrakturen stieg die Letalität in Fällen mit Pneumozephalus (17,1% und 16,7%) deutlich gegenüber solchen ohne (10% und 8,2%) an. Intrakranielle Luft, hervorgerufen durch frakturierte Mastoidzellen, bedurften keiner operativen Versorgung, dagegen mußten Frakturen der Frontobasis mit Einbeziehung der Nasennebenhöhlen insbesondere beim Auftreten einer Rhinoliquorrhoe plastisch gedeckt werden.

Einleitung

Der traumatische Pneumozephalus wird nach der Erstbeschreibung von LUCKETT 1917 (1) vor Einführung der bildgebenden tomographischen Verfahren mit einer Häufigkeit von 0,5 - 1% bei Schädelhirnverletzten gesehen. Die Computertomographie (CT) erlaubt den Nachweis kleinster, nur wenige Millimeter großer Luftblasen, so daß im Vergleich zur konventionellen Röntgendiagnostik die Häufigkeit des intrakraniellen Luftnachweises durch die CT deutlich zugenommen hat und mit bis zu 10% angegeben wird (STEUDEL et al. 1986 [14]). Da intrakranielle Luft innerhalb von Stunden bis Tagen resorbiert wird, ist für die Diagnostik der Zeitpunkt der ersten Untersuchung von besonderer Bedeutung. Ziel der vorliegenden Studie ist es zu untersuchen, welche Bedeutung dem im CT nachgewiesenen akuten Pneumozephalus hinsichtlich der Prognose und dem Therapiemanagement zukommt. Dabei stehen klinisch folgende Fragen im Vordergrund:

1. Wann und bei welchen Frakturtypen ist mit dem Auftreten eines Pneumozephalus zu rechnen?
2. Woher kommt die intrakranielle Luft?
3. Verschlechtert ein Pneumozephalus die Prognose eines Schädelhirnverletzten?
4. Welche Konsequenzen für das therapeutische Management (z. B. operative Deckung) ergeben sich hierbei?

Methode

Es wurden retrospektiv 557 Patienten (136 weiblich, 421 männlich, Alter von 3-90 Jahren) ausgewertet, die im Zeitraum vom Januar 1990 bis Dezember 1994 notfallmäßig nach einem Schädelhirntrauma stationär in der Neurochirurgischen Klinik der Universität des Saarlandes aufgenommen wurden.

Nicht aufgenommen in die Studie wurden Patienten mit penetrierenden Schädelhirnverletzungen (22 Schußverletzungen, eine Trennscheibenverletzung, eine Bandsägenverletzung).

Die vorliegenden CT-Aufnahmen wurden nach folgenden Kriterien ausgewertet: Auftreten eines Pneumozephalus in Abhängigkeit zur ersten CT-Untersuchung, Anzahl der Luftblasen und deren Verteilung intrakraniell, Art der Verletzung bzw. Typ der fokalen Läsion (epidurales Hämatom, subdurales Hämatom, Kontusionsblutung, Schädelbasisfraktur).

Die Schädelhirnverletzten wurden nach der Schwere der Bewußtseinsstörung bzw. Dauer der Bewußtlosigkeit in 3 Gruppen eingeteilt:
1. Bewußtseinsstörung in Form einer Amnesie für das Unfallereignis oder nur kurze Bewußtlosigkeit bis zu 5 Minuten,
2. Bewußtlosigkeit bis zu 24 Stunden und
3. Bewußtlosigkeit über 24 Stunden.

In Anlehnung an die Glasgow-Outcome-Skala wurde der neurologische und psychologische Befund in 3 Stadien bewertet:
1. gute bis moderate Erholung (entsprechend Grad V und IV der Glasgow-Outcome-Skala;
2. schwere, bleibende Schädigungen und Defizite (entspricht Grad III und II der Glasgow-Outcome-Skala;
3. verstorbene Patienten (entspricht Grad I der Glasgow-Outcome-Skala).

Ergebnisse

Bei 81 der 557 untersuchten Patienten liegt computertomographisch ein traumatischer Pneumozephalus vor (14,5%). Die Aufteilung des Patientenguts nach Schwere des Schädelhirntraumas und des klinischen und neurologischen Outcome in der Gesamtgruppe sowie der Patienten mit Pneumozephalus geht aus Tabelle 1 hervor. Ein Pneumozephalus tritt bei allen Schweregraden der Schädelhirntraumen und in jedem Alter auf. Es fällt auf, daß ein Pneumozephalus bei den leichteren Schädelhirntraumagraden mit nur einer kurzen Bewußtseinsstörung oder kurzen Bewußtlosigkeit mit 41,3% am häufigsten auftritt.

Tab. 1: Klinische Charakteristika der Schädel mit akutem Pneumocephalus

	SHT	Pneumocephalus	Häufigkeit in %
Gesamt	557	81	14,5
weiblich	136	16	11,8
männlich	421	5	15,4
Alter (Jahre)			
0 - 20	99	21	21,2
21 - 40	183	31	16,9
41 - 60	165	24	14,5
61 - 90	110	5	4,5
kurze Bewußtseinsstörung	109	45	41,3
bewußtlos < 24 h	137	23	16,8
bewußtlos > 24 h	311	13	4,2
Outcome			
gut oder moderat erholt	323	60	18,6
schwere Schädigung	170	14	8,2
verstorben	74	7	9,5

In den meisten Fällen beträgt die Zeitspanne zwischen Unfall und der ersten CT-Untersuchung 6 Stunden (291 Patienten, Tab. 2). Nur einmal von 32 Fällen kann ein

Tab. 2: Auftreten eines Pneumocephalus in Relation zur ersten CT-Untersuchung

Zeit nach Trauma	SHT (N = 557)	Pneumocephalus (N = 81)	%
1. Tag			
0 - 6 h	291	57	19,6
6 - 12 h	148	19	12,8
12 - 24 h	70	4	5,7
2. Tag	32	1	3,1
2.-7. Tag	16		

Pneumozephalus nach dem zweiten Tag nachgewiesen werden; zu späteren Untersuchungszeitpunkten (2. bis 7. Tag) gelingt der Nachweis nicht mehr. Es zeigt sich, daß je früher die CT-Untersuchung nach dem Unfall durchgeführt wird, desto häufiger intrakranielle Lufteinschlüsse nachgewiesen werden können. Nur einmal wird ein Pneumozephalus bei CT-Verlaufskontrollen bei initial unauffälligem CT diagnostiziert.

Die Anzahl der intrakraniellen Luftblasen sowie deren Verteilung in den Zisternen, epi- bzw. subduralen Hämatomen sowie in intrazerebralen Kontusionsherden geht aus Tabelle 3 hervor. Am häufigsten werden diese temporal (29 Fälle, 24%) gefunden, gefolgt von Lufteinschlüssen in epiduralen Hämatomen (26 Fälle, 22%) (Abb. 1) und frontal gelegenen Hämatomen (20 Fälle, 16%). Bemerkenswert ist, daß 10mal (8%) Luftblasen in den suprasellären Zisternen gefunden werden (Abb. 2).

Wird die Anzahl der im CT sichtbaren Luftblasen dem neurologischen Outcome gegenübergestellt (Tab. 4), so zeigt sich, daß mit nur einer Luftblase 10 von 11 Patienten und beim Nachweis von mehreren 63 von 69 überleben (Abb. 3, 4).

Tab. 3: Lokalisation der Luft beim traumatischen Pneumocephalus in Relation zum Typ

Lokalisation	Anzahl N	einzeln	mehrere	Pneumatocele
in epiduralem Hämatom	26	5	21	
in subduralem Hämatom	8	3	5	
frontal	20	1	19	1
temporal	29	2	27	
parietal	4		4	
okzipital	6		6	
Tentorium	4		4	
basale Zisternen	4		4	
suprasselläre Zisternen	10		10	
Cisterna fossa sylvii	4		4	
Interhemisphärenspalt	3		3	
Intrazerebral (Kontusion)	2		2	

Tab. 4: Art und Prognose des Pneumocephalus

CT - Befund	Anzahl (N = 81)	Überlebende
eine Luftblase	11	10
mehrere Luftblasen	69	63
Pneumatocele	0	0
Luftblasen und Pneumatocele	1	1

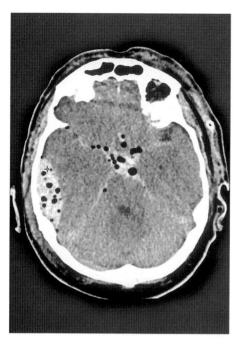 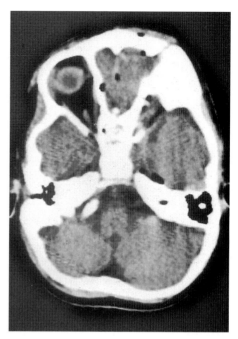

Abb. 1: 52jähriger Mann, der aus etwa 5 m Höhe von einem Gerüst abgestürzt ist. Bei Aufnahme wach, ansprechbar und orientiert, retrograde Amnesie für das Unfallereignis. CT: epidurales Hämatom rechts temporo-basal mit Lufteinschlüssen. Zusätzlich Lufteinschlüsse in den basalen Zisternen. Operation, gute Erholung des Patienten.

Abb. 2: 2 Jahre alter Junge von ca. 4 m Höhe aus einem Fenster gestürzt, wach, ansprechbar, mehrere Lufteinschlüsse im Bereich der Sella und fronto-basal. Keine Liquorrhoe. Konservative Therapie, gutes Outcome.

Beim Gegenüberstellen von Patienten mit fokalen traumatischen Läsionen (Tab. 5) findet sich bei Patienten mit epiduralen und subduralen Hämatomen mit und ohne Pneumozephalus bezüglich der Letalität kein bedeutsamer Unterschied. Bei Patienten mit Kontusionsblutungen steigt die Letalität von 10% ohne auf 17,1% mit Pneumozephalus. Auffällig ist der Unterschied der Letalität bei Schädelbasisfrakturen, 8,2% ohne und 16,7% mit Pneumozephalus.

Tab. 5: Auftreten von intrakraniellen Läsionen und Pneumocephalus

CT-Befund	Anzahl der Läsionen (Letalität in %)	Pneumo-cephalus (Letalität in %)
Fokale Läsionen		
epidurales Hämatom	81 (8,7)	31 (6,5)
subdurales Hämatom	205 (20,0)	14 (21,4)
Kontusionsblutung/en	378 (10,0)	35 (17,1)
Schädelbasisfraktur	49 (8,2)	24 (16,7)

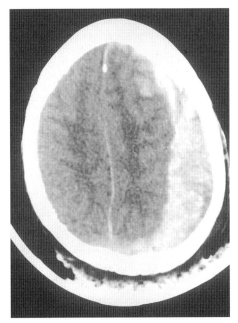 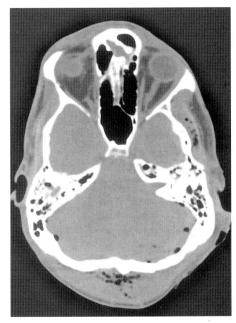

Abb. 3a   *Abb. 3b*

Abb. 3a, b: 35jähriger, Sturz aus 5 m Höhe. Primär bewußtlos.
CT: ausgedehntes linksseitiges Subduralhämatom, okzipitale Fraktur mit mehreren Lufteinschlüssen in der hinteren Schädelgrube. Operation, zum Verlegungszeitpunkt 3 Wochen nach dem Unfall weiterhin bewußtlos und beatmet.

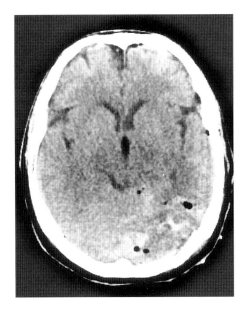

Abb. 4: 54jähriger Patient nach Treppensturz, initial bewußtlos.
CT: multiple Lufteinschlüsse im Bereich eines Kontusionsherdes links okzipital und temporal, keine Operation, Patient verstarb 24 Stunden nach dem Unfall.

Diskussion

In dem hier ausgewerteten Patientenkollektiv kam es in 14,5% zu einer Pneumozephalus. Im Vergleich zu früheren Untersuchungen ist die Häufigkeit des traumatischen Pneumozephalus in dieser Studie deutlich höher, STEUDEL et al. gaben 1986 die Frequenz mit 9,7% an, WEISBERG (1979) 2 von 450 und DUBLIN et al. (1977) 2 von 200. Ursache für das relativ hohe Auftreten intrakranieller Luft dürfte zum einen die Möglichkeit einer relativ frühen CT-Diagnostik nach dem Unfallereignis bei mittlerweile sehr hoher CT-Gerätedichte und deutlich verbessertem Rettungswesen mit kürzeren Einlieferungszeiten sein. Zum andern konnte die Gerätetechnik insbesondere bezüglich der örtlichen Auflösung weiterentwickelt und verbessert werden. Trotzdem können aus untersuchungstechnischen Gründen die Bewegungsunruhen des Patienten knöchernbedingte Artefakte in den basalen Tomogrammen oder durch den basalen Volumeneffekt besonders bei Schichtdicken über 5 mm kleinste intrakranielle Luftblasen der CT-Diagnostik entgehen.

Am häufigsten wurden in 24% der Fälle die temporalen Lufteinschlüsse gefunden, die in der Regel durch temporal in die Mastoidzellen und/oder das Felsenbein einstrahlende Frakturen verursacht werden. Der gleiche Mechanismus und Ursprungsort dürfte auch für die intrakranielle Luft in epiduralen Hämatomen vorliegen, die ähnliche temporale Frakturen aufwiesen. Am dritthäufigsten wurden frontale Lufteinschlüsse (16%) bei Frakturen der Frontobasis und der Nasennebenhöhlen gesehen. Diese Ergebnisse bestätigen nochmals, daß intrakranielle Luft am häufigsten von Frakturen im Bereich der pneumatisierten Nasennebenhöhlen und Mastoidzellen hervorgerufen werden. Die hohe Inzidenz bei Frakturen der Schädelbasis wurde 1954 von LEWIN beschrieben, der in 7,8% von 308 Patienten mit konventionellen Röntgenaufnahmen intrakranielle Luft nachwies.

Welche prognostische Bedeutung ergibt sich aus dem Befund eines traumatischen Pneumozephalus? Bei Kontusionsblutungen und Schädelbasisfrakturen fand sich bei Fällen mit Pneumozephalus eine deutlich erhöhte Letalität. Dies läßt Rückschlüsse auf die Schwere des Schädelhirntraumas und des Unfallmechanismus, der oftmals in einer Pendelbewegung oder Schleuderbewegung des Kopfes besteht, zu. Ein Pneumozephalus selbst war nur selten eine OP-Indikation. Intrakranielle Luft, hervorgerufen durch temporale, in die Mastoidzellen einstrahlende Frakturen ergab in der Regel keinen Anlaß für eine operative Intervention. Häufiger mußten Frakturen der Frontobasis und der Nasennebenhöhle, insbesondere wenn zusätzlich eine Rhinoliquorrhoe eintrat, plastisch gedeckt werden. Unabhängig von einem traumatischen Pneumozephalus besteht bei einem epiduralen Hämatom und einem akuten subduralen Hämatom eine dringliche Operationsindikation. In dieser Patientengruppe ergab sich hinsichtlich der Prognose kein Unterschied zwischen Patienten mit und ohne Pneumozephalus.

Literatur

(1) LUCKETT, W.H.: Air in the ventricles of the brain, following fractures of the skull. Surg. Gynec. Obstet. 24, 362, 1917
(2) ALKER, G.J., YOUNG, S.O., LESIE, E.V. et al.: Postmortem radiology of head and neck injuries in fatal traffic accidents. Radiology 114, 611-617, 1975

(3) AZAR-KIA, B., SARWAR, M., BATNITZKY, S., SCHLECHTER M.: Radiology of intracranial gas. AMJ Roentg. Rad. Ther. Nucl. Med. 124, 315-323, 1975

(4) BRIGGS, M.: Traumatic pneumencephalus. Brit. J. Surg. 61, 307-312, 1974

(5) DUBLIN, A.B., FRENCH, B.N., RENNICK, J.M.: Computed tomography in head trauma. Radiology 122, 365-369, 1977

(6) ECTORS, P., GRIVEGNÉE, A., DELINCÉ, P: CT scan evidence of air presence in an epidural hematoma. Comput. Tomogr. 4, 251-254, 1980

(7) GENIESER, N.B., BECKER, M.H.: Head trauma in children. Radiol. Clin. North. Am. 12, 333-342, 1974

(8) LEWIN, W.: Cerebrospinal fluid rhinorrhea in closed head injuries. Brit. J. Surg. 42, 1-28, 1954

(9) MADEIRA, J.T., SUMMERS, G.W.: Epidural mastoid pneumatocele. Radiology 122, 727-728, 1977

(10) NORTH, J.B.: On the importance of intracranial air. Br. J. Surg 11, 826-829, 1971

(11) PARADIES, K., CALDWELL, E.J: Traumatic pneumocephalus: a hazard of resuscicators. J. Trauma 19, 61-63, 1979

(12) RAMSDEN, R.T., BLOCK, J: Traumatic pneumocephalus. J. Laryngol. Otol. 90, 345-355, 1976

(13) RESNECK, J.D., LEDERMANN, J.R.: Traumatic chiasmal syndrome associated with pneumocephalus and sella fracture. Am. J. Opthalmol. 92, 233-237, 1981

(14) STEUDEL, W.I.: Prognosis, incidence and management of acute traumatic intracranial pneumocephalus. Acta Neurochirurgica 80, 93-99, 1986

(15) WARING, G.O., FLANAGAN, J.C.: Pneumocephalus - a sign of intracranial involvement in orbital fracture. Arch. Ophthalmology 93, 847-850, 1975

(16) WEISBERG, L.A.: CT and acute head trauma. Comput. Tomogr. 3, 15-28, 1979

(17) WESLEY, R.E., MCLORD, C.D: Tension pneumocephalus from orbital roof fracture. Ann. Ophthalmol. 14, 184-190, 1982

(18) WOODROW, P.K., GAJARAWALA, J., YAGHOOBIAN, J., PINCH, R.L.: CT detection of subarachnoid pneumocephalus secondary to mastoid fracture. CT 5, 199-201, 1981

Stirnhöhlenverletzung - wann Rekonstruktion, wann Embolisation, wann Kranialisierung

B. Hell • T.-N. Lehmann • E. Heissler • J. Mäurer • W. R. Lanksch • J. Bier

Zusammenfassung

Anhand des Krankengutes des Virchow-Klinikums der Humboldt-Universität zu Berlin wurde folgendes Konzept zur Stirnhöhlentherapie vorgeschlagen: Die isolierte Verletzung der Stirnhöhlenvorderwand hat die Rekonstruktion der Stirnhöhle zur Folge. Liegt zusätzlich eine Fraktur im Bereich des Infundibulums vor, sollte eine ergänzende Drainage der Stirnhöhle für mindestens 6 Wochen vorgenommen werden.

Bei isolierten und nicht verschobenen Frakturen im Bereich der Stirnhöhlenhinterwand und nicht behandlungsbedürftiger Stirnhöhlenvorderwand kann eine abwartende Haltung eingenommen werden.

Bei umfangreichen Verletzungen der Stirnhöhlenvorder- und -hinterwand, insbesondere bei zusätzlich vorliegender Verletzung der Dura, ist eine Kranialisierung der Stirnhöhle indiziert. In ausgewählten Fällen wird die Entscheidung zur Embolisation der Stirnhöhle mit Spongiosa- und/oder Kalottentransplantaten getroffen.

Einleitung

Zur korrekten Therapieentscheidung bei Stirnhöhlenverletzungen ist eine genaue Diagnostik der Stirnhöhlenfrakturen und des gesamten Verletzungsmusters des Patienten relevant. Bezüglich der Stirnhöhlenverletzung muß die gegebene Anatomie berücksichtigt werden. Die Stirnhöhle besteht aus der Vorderwand, der Hinterwand und der Infundibulumregion mit dem Ductus nasofrontalis. Sie hat über drei Wege Verbindungen zur Nase:
1. über den Ductus nasofrontalis,
2. über das Ethmoid,
3. über ein größeres Foramen direkt in den anterioren/superioren Bereich des mittleren Nasenganges (LUCE, 1987).

Zu den klinischen Zeichen, die auf Verletzungen bezüglich der vorgenannten Strukturen hinweisen, gehören:
- Blutung aus der Nase,
- Monokel-(Brillen-)Hämatom,
- Impression im Stirnbeinbereich,
- Sensibilitätsstörungen im Bereich des N. supraorbitalis,
- offene Wunden,
- Liquorrhoe,
- Bewußtseinsstörung.

Diese klinischen Zeichen können miteinander kombiniert sein, wobei insbesondere die Impression im Bereich der Stirnhöhlenvorderwand häufig durch das posttraumatische Ödem kaschiert ist (SCHNEIDER und RICHTER 1993).

Die differenzierte Diagnostik muß durch die Röntgenuntersuchung ergänzt werden. Hierzu erscheinen nach wie vor die Röntgenübersichtsaufnahmen i. S. einer Schädelaufnahme in 2 Ebenen und einer halbaxialen Einstellung indiziert, weil sie auch zur postoperativen Kontrolle herangezogen werden. Die Diagnostik fußt heute jedoch vor allem auf der Dünnschicht-Computertomographie im axialen und koronaren Strahlengang in Weichteil- und Knochenfenstereinstellung. Diese Aufnahmetechnik erlaubt eine exakte Untersuchung der Stirnhöhlenvorderwand, der Stirnhöhlenhinterwand, des Inhaltes im Bereich der Stirnhöhle selbst und - von besonderer Bedeutung - einer eventuell vorliegenden intrakraniellen oder intrazerebralen Pathologie i. S. eines Pneumatozephalus, epi- oder subduraler Blutungen, Raumforderungen im Bereich des Hirnes, wie z. B. beim Hirnödem oder bei knöchernen Impressionen (LUCE 1987, WILSON et al. 1988, IOANNIDES et al. 1993).

Behandlungskonzept
Abhängig von der exakten Diagnostik und eingeordnet in das gesamte Verletzungsmuster des Patienten, hat sich in unserem Klinikum folgendes Behandlungskonzept etabliert: Die isolierte Stirnhöhlenvorderwandverletzung führt zur Rekonstruktion der Stirnhöhlenvorderwand. Liegt zusätzlich eine Beteiligung der Infundibulumregion und des Ductus nasofrontalis vor, so wählen wir die Rekonstruktion der Vorderwand mit der Drainage des Ductus nasofrontalis für mindestens 6 Wochen. Die sehr seltenen zirkumskripten Verletzungen im Bereich der Stirnhöhlenhinterwand führen bei nicht versorgungswürdiger Fraktur im Bereich der Stirnhöhlenvorderwand zu einer exakten Beobachtung und der Gabe von abschwellenden Nasentropfen und Antibiotika. Stirnhöhlenvorder- und -hinterwandfrakturen mit stärkeren Verletzungen im Bereich der Dura werden durch Kranialisierung der Stirnhöhle behandelt. In ausgewählten Fällen, z. B. wenn ein Widerlager für die Duraplastik seitens der Neurochirurgie gewünscht ist, hat die Embolisation der Stirnhöhle mit Spongiosa oder Kalotte ihre Indikation.

Kasuistik
Ausgewählt aus diesem Behandlungskonzept wurde ein Patient mit einer ausgedehnten Verletzung der Stirnhöhlenvorderwand und -hinterwand mit Durabeteiligung, bei dem eine Embolisation der Stirnhöhle mit Spongiosa- und Kalottentransplantaten vorgenommen wurde. Neben dem offenen Schädel-Hirn-Trauma und den Stirnhöhlenverletzungen lagen zusätzlich eine LEFORT II- und LEFORT I-Fraktur mit posttraumati-

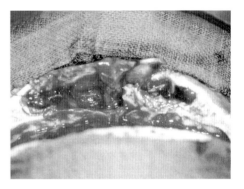

Abb. 1: Ausgeprägte Verletzung im Bereich der Stirnhöhlenvorderwand und -hinterwand.

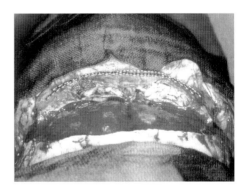

Abb. 2: Zustand nach Rekonstruktion der Vorderwand und Fixation derselben mit Mikroplattenosteosynthese sowie Embolisation der Stirnhöhle mit Spongiosa- und Kalottentransplantaten.

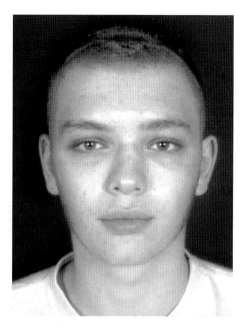

Abb. 3: Zustand des Patienten am 13. postoperativen Tag.

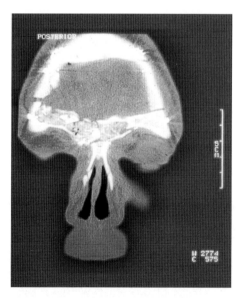

Abb. 4: CT-Kontrolle im koronaren Strahlengang: Die Stirnhöhle ist mit den vorgenannten Materialien dicht embolisiert.

schem Telekanthus vor. Bei der einzeitigen Operation der kraniofazialen Verletzungen mit Fixation der Frakturen durch Mini- und Mikroplattenosteosynthese nach Reposition erfolgte eine innere Kanthopexie (GRUSS und MACKINON 1986) und die Versorgung der Dura mit einer Duraplastik. Die Stirnhöhle wurde nach Reposition der Vorderwand mit Spongiosa- und Kalottentransplantaten embolisiert. Das Kalottentransplantat konnte von dem zur Kraniotomie passager entnommenen Knochendeckel durch „bone splitting" gewonnen werden (Abb. 1 - 4).

Ergebnisse

Nach diesem Konzept wurden im Laufe von drei Jahren 64 Patienten behandelt. 17 davon konnten nachuntersucht werden. Es zeigte sich keine intrakranielle oder intrazerebrale Problematik. Bei einem Drittel der Patienten lagen unspezifische Probleme, wie Schwindel und Kopfschmerzen, vor. Ein Patient klagte über eine ästhetische Beeinträchtigung i. S. einer auffälligen Narbenbildung im Bereich der Stirn, die durch eine Narbenkorrektur korrigiert werden konnte. Drei Patienten gaben rezidivierende Sinusitiden an.

Diskussion

Vergleicht man das beschriebene Konzept mit der internationalen Literatur, so ergeben sich drei wesentliche Problembereiche:
1. Zur Embolisation der Stirnhöhle wird neben Knochen auch Fett erfolgreich verwendet (WALLIS et al. 1988, STANLEY 1989, 1991, STANLEY und SCHWARZ 1989; ROHRICH und HOLLIER 1992). Anhand eines Katzenmodelles wiesen OWENS und KLOTCH (1993) nach, daß Knochen sicherer zur Ausheilung im Bereich der Stirnhöhle führt als die Em-

bolisation mit Fettgewebe. Sie führten dies darauf zurück, daß nach sorgfältigem Ausfräsen der Stirnhöhlenschleimhaut eine Knochenhöhle vorliegt, die am sichersten durch die Implantation von Knochen ossifiziert. Die Verwendung von Fettgewebe zeigte eine instabile Narbenbildung im Katzenmodell, so daß eine unsichere Ausheilung eintrat. Andererseits wiesen MICKEL et al. (1995) ebenfalls am Katzenmodell nach, daß auch eine spontane Verknöcherung des Stirnhöhlenlumens eintreten kann. Die Autoren diskutierten jedoch, ob der deutlich kleinere Frontalsinus der Katze nicht günstiger ausheilt als die wesentlich größere humane Stirnhöhle.

2. Die zweite Fragestellung betrifft die präzise Indikationsstellung zur Embolisation oder Kranialisierung. Diese Problematik könnte lediglich über lang laufende und prospektive Studien geklärt werden, die bereits von HECKLER (1987) gefordert wurden.

3. Schließlich ist die Frage bezüglich der Therapie des Ductus nasofrontalis offen. Einerseits wurde die von uns ebenfalls erfolgreich durchgeführte Drainage empfohlen (STANLEY 1989, 1991, STANLEY und SCHWARZ 1989, IOANNIDES et al. 1993), andererseits favorisieren andere Autoren die frühzeitige Embolisation der Stirnhöhle nach Umklappnaht im Bereich des Ductus nasofrontalis durch Fett- bzw. Knochentransplantate (WILSON et al. 1988, HELLER et al. 1989, WOLFE und JOHNSON 1988, THALLER und KAWAMOTO 1992). Schließlich wurde die „Schachtung" des Ethmoids zur Sicherung des Abflusses zur Nase angegeben (EHRENFELD et al. 1995).

Abschließend soll betont werden, daß jeder Patient nach Stirnhöhlenfrakturen langfristig beobachtet werden sollte, um sich anbahnende Komplikation frühzeitig zu erkennen (IOANNIDES et al. 1993).

Literatur

(1) EHRENFELD, M., MAST, G., KEINER, S., HEISS, E.: Frakturen der Stirnhöhlenwände und der Frontobasis, Drainage, Obliteration, Kranialisation oder abwartendes Verhalten? Vortrag 1. Kongress der Deutschen Gesellschaft für Schädelbasischirurgie e.V., Hannover, 14. - 17. Mai 1995

(2) GRUSS, J.S., MACKINNON, S.E.: Complex maxillary fractures: Role of buttress reconstruction and immediate bone grafts. Plast. Reconstr. Surg. 78, 9-22, 1986

(3) HECKLER, E.A.: Frontal sinus fractures: guidelines to management. Discussion. Plast. Reconstr. Surg. 80, 509-510, 1987

(4) HELLER, E.M., JACOBS, J.B., HOLLIDAY, R.A.: Evaluation of the frontonasal duct in frontal sinus fractures. Head Neck 11, 509-510, 1989

(5) IOANNIDES, CH., FREIHOFER, P., FRIENS, J.: Fractures of the frontal sinus: a rationale of treatment. Br. J. Plast. Surg. 46, 208-214, 1993

(6) LUCE, E.A.: Frontal sinus fractures: guidelines to management. Plast. Reconstr. Surg. 80, 500-508, 1987

(7) MICKEL, T.J., ROHRICH, R.J., ROBINSON, J.B.: Frontal sinus obliteration: A comparison of fat, muscle, bone, and spontaneous osteogenesis in the cat model. Plast. Reconstr. Surg. 95, 586-592, 1995

(8) OWENS, M., KLOTCH, D.W.: Use of bone for obliteration of the nasofrontal duct with the osteoplastic flap: a cat model. Laryngoscope 103, 883-889, 1993

(9) PROBST, Ch.: Neurochirurgische Aspekte bei fronto-basalen Verletzungen mit Liquorfisteln: Erfahrungen bei 205 operierten Patienten. Akt. Traumatol. 16, 43-49, 1986

(10) ROHRICH, R.J., HOLLIER, L.H.: Management of frontal sinus fractures. Clin. Plast. Surg. 19, 219-232, 1992

(11) SCHNEIDER, O., RICHTER, H.-P.: Die Besonderheiten in der Diagnostik und Behandlung offener Schädel-Hirn-Verletzungen einschließlich der Basisfrakturen. Unfallchirurg 96, 591-594, 1993

(12) STANLEY, R.B.: Fractures of the frontal sinus. Clin. Plast. Surg. 16, 115-123, 1989

(13) STANLEY, R.B.: Management of severe frontobasilar skull fractures. Otolaryngol. Clin. North America 24, 139-150, 1991

(14) STANLEY, R.B., SCHWARTZ, M.S.: Immediate reconstruction of contaminated central craniofacial injuries with free autogenous grafts. Laryngoscope 99, 1011-1015, 1989

(15) THALLER, S.R., KAWAMOTO, H.K.: Care of maxillofacial injuries: Survey of plastic surgeons. Plast. Reconstr. Surg. 90, 562-567, 1992

(16) WALLIS, A., DONALD, P.J.: Frontal sinus fractures: a review of 72 cases. Laryngoscope 98, 593-598, 1988

(17) WILSON, B.C., DAVIDSON, B., COREY, J.P., HAYDON, R.C.: Comparison of complications following frontal sinus fractures managed with exploration with or without obliteration over 10 years. Laryngoscope 98, 516-520, 1988

(18) WOLFE, S.A., JOHNSON, P.: Frontal sinus injuries: Primary care and management of late complications. Plast. Reconstr. Surg. 82, 781-789, 1988

Frakturen der Stirnhöhlenwände und der Frontobasis. Drainage, Obliteration, Kranialisation oder abwartendes Verhalten?

M. Ehrenfeld • G. Mast • S. Keiner • E. Heiss

Zusammenfassung

Bei der Versorgung von Frakturen der Stirnhöhlenwände und der Frontobasis hat sich folgende Behandlungsstrategie bewährt: Primäres Behandlungsziel ist die Rekonstruktion der Stirnhöhlenwände unter Erhalt der Schleimhaut. Isolierte, nicht dislozierte Frakturen der Stirnhöhlenvorderwand bleiben unbehandelt. Bei Dislokation erfolgt die Reposition und Osteosynthese. Frakturen der Stirnhöhlenvorderwand und des Stirnhöhlenbodens erfordern bei Beteiligung des Ductus nasofrontalis eine zusätzliche breite nasofrontale Schachtung. Bei Mitbeteiligung der Stirnhöhlenhinterwand bestimmt das Ausmaß der intrakraniellen Verletzungen das Behandlungsvorgehen. Ausgedehnte Durazerreißungen und Verletzungen der Schädelbasis sowie subdurale Begleitverletzungen machen eine neurochirurgische Intervention notwendig. Bei Zertrümmerung oder Verlust der Stirnhöhlenhinterwand kann die Kranialisation oder Obliteration notwendig werden. Zur Obliteration verwenden wir ausschließlich autologes Knochenmaterial. Bei Defektfrakturen können Kalottentransplantate verwendet werden.

Einleitung

Bei der Therapie von Frakturen der Stirnhöhlenwände werden bis in jüngste Zeit sehr uneinheitliche Konzepte vertreten. Es besteht jedoch die Tendenz, osteoklastische Verfahren (Entrümmerungen) zugunsten rekonstruktiver Verfahren zu verlassen (u. a. RIEDEL 1898, KILLIAN 1903, WINKLER 1904, LYNCH 1921, HOWARTH 1921, UFFENORDE 1928, SEWALL 1935, MCNAUGHT 1936, BERGARA 1947, TATO 1954, MACBETH 1967, FAILLA 1968, REICHENBACH 1969, DONALD und BERNSTEIN 1978, LEVINE 1986, LUCE 1987, WOLFE 1988, GRUSS 1992, YAREMCHUK und MANSON 1992).

Frakturen der Stirnhöhlenwände, die häufig die Frontobasis mitbetreffen, erfordern für jeden einzelnen Patienten eine individuelle Beurteilung des klinischen Zustands. Die Feststellung der Ausdehnung und Lokalisation sowie der Schweregrade der Frakturen der Stirnhöhlenwandungen sollen ebenso eingehen wie der Zustand des Infundibulums und die Art, der Schweregrad und die Ausdehnung möglicher Verletzungen benachbarter Strukturen, beispielsweise intrakranielle Verletzungen und Mittelgesichtsfrakturen (DRAF 1983, 1992, STOLL 1993).

Material und Methode

Von 1989 bis 1994 wurden von der Klinik und Poliklinik für Kiefer- und Gesichtschirurgie der Universität Tübingen, teilweise in interdisziplinärer Zusammenarbeit mit der Hals-Nasen-Ohrenklinik und der neurochirurgischen Klinik 110 Patienten mit Frakturen der Stirnhöhlenwände behandelt. Dabei handelte es sich um 85 Primärversorgungen; weitere 25 Patienten kamen nach alio loco abgeschlossener Primärbehandlung wegen sekundärer Probleme im Bereich der Stirnhöhle zur Behandlung. Im Rahmen dieser Arbeit wurden die stationären und ambulanten Akten der 85 Patienten ausgewertet, eine Nachuntersuchung wurde nicht durchgeführt.

Ergebnisse
Die 85 Primärversorgungen können folgendermaßen eingeteilt werden: 32 Patienten wiesen isolierte Frakturen der Stirnhöhlenvorderwand, 31 komplexe naso-fronto-orbito-ethmoidale Frakturen und 22 Frakturen der Stirnhöhlenhinterwand auf. Mit einer Ausnahme erfolgte bei allen Patienten die Behandlung als Primärrekonstruktion. Bei einem Patienten mit Zertrümmerung der Stirnhöhlenvorder- und -hinterwand wurde die Stirnhöhle primär obliteriert. In 37 Fällen, bei denen das Infundibulum mitverletzt war, wurde eine Schachtung nach UFFENORDE durchgeführt. Bei den 25 Sekundärversorgungen wurden 15mal Knochendefekte der Stirnhöhlenvorderwand nach osteoklastischer Behandlung der Stirnhöhle zumeist mit Beckenkammtransplantaten aufgefüllt. Bei 8 Patienten wurden Pyomukozelen entfernt, bei 6 Patienten nasofrontale Schachtungen durchgeführt. Zudem erfolgten 2 Stirnhöhlenobliterationen und 5 Weichteilkorrekturen bzw. Entfernungen von Osteosynthesematerial. Von den 85 primär versorgten Patienten war in den Akten bei 5 Patienten die Ausbildung von Pyomukozelen im Bereich der Stirnhöhle dokumentiert. Dabei handelte es sich um Patienten mit komplexen Frakturen, die primär rekonstruiert wurden. Bei 3 dieser Patienten mit primärer Stirnhöhlenwandrekonstruktionen wurde sekundär eine Stirnhöhlenschachtung nach UFFENORDE angelegt. Bei 2 Patienten, bei denen bereits primär nach UFFENORDE geschachtet worden war, erfolgte sekundär die Obliteration mit Beckenkammspongiosa.

Diskussion
Die Evaluation der Ergebnisse gestaltet sich aufgrund der oben genannten Kriterien schwierig, trotzdem vermitteln die insgesamt 110 Patienten mit primären Traumen und sekundären Korrekturoperationen einen klinischen Eindruck, auf dessen Basis in interdisziplinärer Abstimmung das folgende Therapiekonzept entworfen wurde: Unser gegenwärtiges Konzept orientiert sich an Lokalisation und Schweregrad der Frakturen und möglichen intrakraniellen Begleitverletzungen. Das primäre Behandlungsziel ist dabei eindeutig die Erhaltung der Stirnhöhlenwände sowie der physiologischen Schleimhautauskleidung. Dabei muß in günstiger anatomischer Lokalisation eine Verbindung zwischen Stirnhöhle und Nasenhaupthöhle erhalten bzw. geschaffen werden. Nur wenn diese Therapieziele bei ausgedehnten Trümmerverletzungen nicht realisiert werden können, müssen andere Verfahren der chirurgischen Behandlung der Stirnhöhle und deren Wandungen wie Obliteration oder Kranialisation gewählt werden.

Nicht dislozierte isolierte Frakturen der Stirnhöhlenvorderwand werden nicht chirurgisch behandelt. Eine Ausnahme stellt die Versorgung komplexer Mittelgesichtsfrakturen in den Fällen dar, bei denen eine Mittelgesichtsstabilisation über das Nasoethmoid zur Stirnhöhlenvorderwand notwendig wird und daher eine Stabilisierung der Stirnhöhlenvorderwand mit Mini- und/oder Mikroplatten erfolgen muß. Dislozierte isolierte Vorderwandfrakturen werden reponiert und fixiert, das Stirnhöhlenlumen wird dabei möglichst nicht eröffnet, um ein Abreißen oder sonstige Beschädigungen der Schleimhautauskleidung zu verhindern. Bei einer dislozierten Fraktur, bei der das Lumen durch Schleimhautzerreißung eröffnet ist, kann eine Inspektion des Infundibulums ggf. endoskopisch erfolgen. Dabei können Verletzungen des Infundibulums und der Hinterwand sowie Liquorrhoen ausgeschlossen werden, die über die bildgebenden Verfahren nicht sicher zu erkennen sind.

Frakturen der Stirnhöhlenvorderwand und des Stirnhöhlenbodens erfordern eine zumeist klinische Abwägung, ob lediglich eine Reposition der Fragmente oder zusätzlich eine frontonasale Drainage bzw. Mediandrainage angelegt werden soll. Die Drainage kann sowohl über eine frontonasale-frontoethmoidale Schachtung mit Anlage einer Schleimhautplastik (UFFENORDE 1942, ROOS 1952, BRUNNER 1992) als auch über eine Mediandrainage (MAYER 1940) oder über eine kontralaterale-transseptale Drainage (KRESSNER 1950) erfolgen. Grundsätzlich muß ein weiter Zugang gewährleistet sein, in vereinzelten Fällen ist eine Kombination der unterschiedlichen Drainagen sinnvoll. Ein stabiler nasofrontaler Abfluß ist die gezielte Prävention der häufigsten Spätkomplikation, der Mukozelenbildung.

Bei Frakturen der Stirnhöhlenvorder- und hinterwand mit Liquorrhoe ohne Verdacht auf Verlegung des Ductus nasofrontalis und ohne ausgedehnte Zertrümmerungen der Stirnhöhlenwände bestimmt das Ausmaß der intrakraniellen Begleitverletzungen und deren Therapie das Vorgehen. Handelt es sich lediglich um eine Liquorrhoe, hervorgerufen durch einen Duraeinriß ohne subdurale Verletzungen, so revidieren wir die Rückwand der Stirnhöhle über lose Fragmente der Stirnhöhlenvorderwand, die temporär gestielt zur Seite geklappt werden. Kann kein Zugang über Fragmente erfolgen, wird die Stirnhöhlenhinterwand über Zugangsosteotomien im Bereich der Stirnhöhlenvorderwand und des Stirnhöhlenbodens seitlich des Infundibulums (Marginotomien) dargestellt (Abb. 1, 2). Von diesen Zugängen aus kann zum einen nach temporärer Entfernung der Stirnhöhlenhinterwand, die anschließend reponiert, angeklebt oder mit Mikroplatten aus

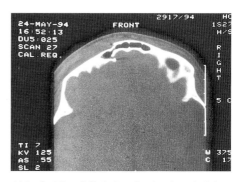

Abb. 1: Eine 23jährige Patientin mit Stirnhöhlenvorder- und -hinterwandfraktur, Rhinoliquorrhoe und Mittelgesichtsfrakturen. Das axiale CT zeigt die Fragmentdislokation.

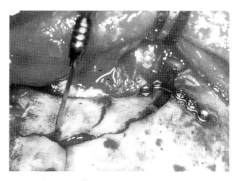

Abb. 2: Dieselbe Patientin wie Abb. 1. Nach Darstellung der frontalen Frakturen erfolgt die Marginotomie als Zugang zur Stirnhöhlenhinterwand und Frontobasis.

Titan fixiert wird, eine Duraplastik erfolgen (Abb. 3). Zum anderen kann nach Exposition der Region des Infundibulums entschieden werden, ob eine chirurgische Behandlung dieser Zone, beispielsweise eine Erweiterung des Abflusses, erfolgen sollte. Bei ausgedehnten Durazerreißungen, subduralen Begleitverletzungen und ausgedehnten Verletzungen der Schädelbasis ist jedoch eine neurochirurgische transkranielle sub- oder epidurale Revision der Dura im Bereich des Infundibulums muß wegen zumeist ausgedehnter intrakranieller Begleitverletzungen in der Regel ein gemeinsames Vorgehen mit den Neurochirurgen erfolgen. In den Fällen, bei denen die Kleinheit der Fragmente eine Reposition und Fixation nicht zuläßt und zusätzlich ausgedehnte intrakranielle Verletzungen und eine Zertrümmerung des Ductus nasofrontalis vorliegen, besteht unserer Auffassung nach eine Indikation zur Obliteration

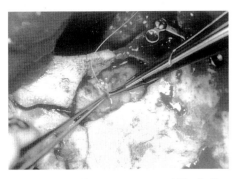

Abb. 3: Dieselbe Patientin wie Abb. 1. Der freigelegte Duraeinriß wird übernäht und eine Duraplastik mit lyophilisierter Dura mater und Fibrinkleber ausgeführt.

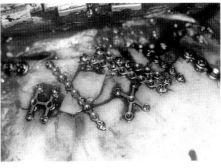

Abb. 4: Dieselbe Patientin wie Abb. 1. Rekonstruktion der Stirnhöhlenwände mit miniaturisiertem Osteosynthesematerial.

und der Schädelbasis indiziert. Die Stirnhöhlenwände werden dabei rekonstruiert, die Region des Infundibulums erhalten oder bei Notwendigkeit erweitert (Abb. 4).
Der Zustand des Infundibulums ist entscheidend für das weitere Verfahren. Ist das Infundibulum unversehrt und offen, so sollten Manipulationen in dieser Region vermieden werden. Knochenmehl oder Fibrinreste sollten berührungsfrei gespült und abgesaugt werden. Bei einer Verletzung des Infundibulums muß eine zusätzliche Drainage der Stirnhöhle angelegt werden.
Bei Zertrümmerungen der Stirnhöhlenhinterwand mit und ohne Zertrümmerung des Knochens und Zerreißung der Schleimhaut oder Kranialisation der Stirnhöhle. Vor einer Stirnhöhlenobliteration und einer Kranialisation müssen alle Reste der Stirnhöhlenmukosa unter dem Operationsmikroskop entfernt und ausgebohrt werden. Der Ductus nasofrontalis wird von seiner Schleimhaut befreit und obliteriert. Als Obliterationsmaterial haben wir beim akuten Trauma ausschließlich autologe Beckenkammspongiosa eingesetzt.

Literatur
(1) BERGARA, A.R.: Osteoplastic Operation on Large Frontal Sinus in Chronic Suppurative Sinusitis: End Results. Trans. Amer. Acad. of Ophthal. and Otolaryngol. 51, 643-647, 1947

(2) BRUNNER, F.X.: Osteoplastische Versorgung von Gesichtsfrakturen und Fibrinklebetechniken bei Frontobasisverklebungen in der Otorhinolaryngologie. Springer, Berlin - Heidelberg, 71-79, 1992

(3) DONALD, P.J., BERNSTEIN, L.: Compound Frontal Sinus Injuries with Intracranial Penetration. The Laryngoscope 88, 225-232, 1978

(4) DRAF, W.: Fronto-basal injuries - principies in diagnosis and treatment. In: Samii, M., Bihaye, J. (Hrsg): Traumatology of the skull base. Springer, Berlin - Heidelberg - New York - Tokyo, 61-69, 1983

(5) DRAF, W.: Aktueller Stand der Versorgung von rhinobasalen Duraverletzungen - extradurale Techniken. In: Freigang, B., Weerda, H. (Hrsg): Fibrinklebung in der Otorhinolaryngology. Springer, Berlin - Heidelberg, 93-104, 1992

(6) FAILLA, A.: Operative Management of Injuries Involving the Frontal Sinuses. The Laryngoscope 78, 1833-1952, 1968

(7) GOODALE, R.L., MONTGOMERY, W.W.: Anterior Osteoplastic Frontal Sinus Operation - Five Years' Experience. Ann. Otol. Rhinol. Laryngol. 85, 860-880, 1961

(8) GRUSS, J.S., POLLOCK, R.A., PHILLIPS, J.H., ANTONYSHYN, O.: Combined injuries of the cranium and face. Brit. J. Plast. Surg. 42, 385-398, 1989

(9) HOWARTH, W.G.: Operations on the Frontal Sinus. J. Laryngol. and Otol., 36, 417-421, 1921

(10) MCHUGH, H.E.: Treatment of Fractures of the Frontal and Ethmoid Sinuses. The Laryngoscope, 1616-1640, 1958

(11) KILLIAN, G.: II. Weiteres kasuistisches Material und Zusammenfassung. Arch. Otolaryngol. 13, 59-88, 1903

(12) KNAUFF, H.A.: Single-Stage Frontal Sinus Obliteration. Arch. Otolaryngol. 78, 707-104, 1963

(13) KRESSNER, A.: Die Indikation zur Median- und Kontralateraldrainage der Stirnhöhle und deren Durchführung. Arch. Ohr Nas. Kehlk. Heilk. 157, 28-40, 1950

(14) LEVINE, S.B., ROWE, L.D., KEANE, W.M., ATKINS, J.P.: Evaluation and treatment of frontal sinus fractures. Otolaryngol. Head and Neck Surg. 95, 19-22, 1986

(15) LUCE, E.A.: Frontal sinus fractures - Guidelines to management. Plast. Reconstr. Surg. 80, 500-510, 1987

(16) LYNCH, R.C.: The Technique of a Radical Frontal Sinus Operation which has given to me the best Results. Laryngoscope 31, 1-5, 1921

(17) MAY, M., OGURA, J.H., SCHRAMM, V.: Nasofrontal Duct in Frontal Sinus Fractures. Arch. Otolaryngol. 92, 534-538, 1970

(18) MAYER, O.: Über die Herstellung einer breiten Verbindung mit der Nase bei der wegen chron. Entzündung vorgenommenen radikalen Stirnhöhlenoperation. Arch. Ohr Nas. Kehlk. Heilk. 148, 282-290, 1940

(19) RIEDEL: Dissertation, Jena 1898. Cullom, M.M.: External Operation on the Frontal Sinus, Arch. Otolaryng. 11, 304-321, 1930

(20) STOLL, W.: Operative Versorgung frontobasaler Verletzungen durch den HNO-Chirurgen. Arch. für Ohren-, Nasen- und Kehlkopfheilkunde Suppl. I, 287-307, 1993

(21) TATO, J.M., SIBBALD, D.W., BERGAGLIO, O.E.: Surgical Treatment of the Frontal Sinus by the External Route. The Laryngoscope, 504-521, 1953

(22) UFFENORDE, E.: Anzeige und Ausführung der Eingriffe an Ohr, Nase und Hals. J.A. Barth Verlag, Leipzig, 1942

(23) WINKLER: Beitrag zur osteoplastischen Freilegung des Sinus frontales. Verhandl. deutsch. otol. Gesellsch., 128, 1904

(24) WOLFE, S.A., JOHNSON, P.: Frontal Sinus Injuries: Primary Care and Management of Late Complications. Plast. Reconstr. Surg. 82, 781-791, 1988

(25) YAREMCHUK, M.J., MANSON, P.N.: Rigid Fixation of Frontal Bone Fractures. Rigid Fixation of the Craniomaxillofacial Skeleton. 323-329

Darstellung eines abgestuften Behandlungskonzeptes bei Kombinationsverletzungen von zentralem Mittelgesicht und frontaler Schädelbasis

H. Steinhart • H.-G. Schroeder

Zusammenfassung

Je nach Schweregrad der Impressionsfrakturen des Mittelgesichtes finden sich in unterschiedlicher Häufigkeit Verletzungen der Frontobasis. So sind bei zentralen Mittelgesichtsfrakturen 1. Grades (54 Patienten) in 13%, bei zentralen Mittelgesichtsfrakturen 2. Grades (69 Patienten) in 38% und bei zentralen Mittelgesichtsfrakturen 3. Grades (93 Patienten) in 51% der Fälle Mitverletzungen der Schädelbasis nachzuweisen.

In vielen Fällen kann die präoperative Diagnostik bzw. die klinische Untersuchung (Liquorrhoe) eine Schädelbasisverletzung bzw. deren Ausmaß nicht exakt definieren.

Da zur Reposition und Fixierung von zentralen Mittelgesichtsfrakturen oft nur kleinste Schnittführungen erforderlich sind, resultiert aus der Exposition der Schädelbasis häufig eine Ausweitung des Zuganges. Die endonasale endoskopische Inspektion und Therapie der frontalen Schädelbasis kann insbesondere bei wenig dislozierten Mittelgesichtsfrakturen helfen, den Zugang zu minimieren. Unser Konzept sieht vor, bei zentralen Mittelgesichtsfrakturen Grad I bis II und angenommener bzw. nachgewiesener Schädelbasisverletzung am Siebbeindach die Darstellung und Abdeckung der Frontobasis über den endonasal-endoskopischen bzw. mikroskopischen Weg vorzunehmen.

Einleitung

Die Entscheidungsfindung zur Operationsplanung bei der Behandlung zentraler Mittelgesichtsfrakturen hängt neben dem Ausmaß der Fraktur insbesondere von einer Mitbeteiligung der Frontobasis, dem Ausmaß der Weichteilverletzung und der Verletzung von Nasennebenhöhlen ab. Nach entsprechender Diagnostik (Computertomographie) erfolgt die endgültige Operationsplanung im interdisziplinären Rahmen. Die Weiterentwicklung endoskopischer Operationstechniken ermöglicht es, die frontale Schädelbasis endonasal zu inspizieren und auch zu therapieren (1, 2, 4). Dieses Vorgehen erscheint uns insbesondere bei zentralen Mittelgesichtsfrakturen mit nur geringer Dislokation und ohne Weichteilverletzung vorteilhaft. Anhand einer Analyse von 216 Patienten mit zentralen Mittelgesichtsfrakturen sollte die Häufigkeit und Art der Mitbeteiligung der frontalen Schädelbasis untersucht werden, um hieraus ein strukturiertes Behandlungskonzept unter Einbeziehung der endoskopischen Operationstechnik zu entwickeln.

Methode und Ergebnisse

Die Einteilung der zentralen Mittelgesichtsfrakturen richtet sich nach der von SCHROEDER et al. (1982) beschriebenen Einstufung in 3 Grade. Zentrale Mittelgesichtsfrakturen Grad I beschränken sich auf den nasoethmoidalen Komplex (Abb. 1).

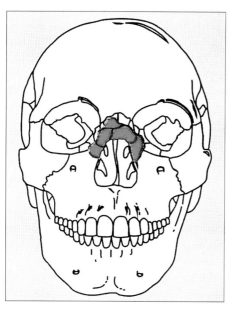

Abb. 1: Zentrale Mittelgesichtsfraktur Grad I, mit isolierter Beteiligung des nasoethmoidalen Komplexes.

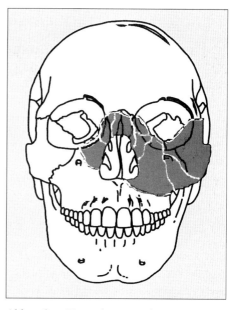

Abb. 3: Zentrale Mittelgesichtsfraktur Grad III, Ausdehnung der Fraktur auf das laterale Mittelgesicht.

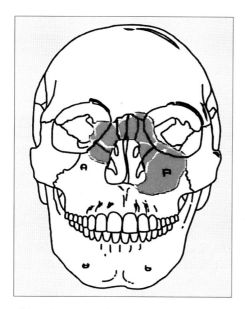

Abb. 2: Zentrale Mittelgesichtsfraktur Grad II, Mitbeteiligung des Oberkiefers.

Hier fand sich bei 54 Patienten in 13% (7 Patienten) eine Fraktur der Schädelbasis. Zentrale Mittelgesichtsfrakturen Grad II dehnen sich auf den Oberkiefer aus (Abb. 2). Bei 69 Patienten mit diesem Frakturtyp konnte in 38% der Fälle (26 Patienten) eine frontale Schädelbasisfraktur nachgewiesen werden.

Zentrale Mittelgesichtsfrakturen vom Typ III dehnen sich bis auf das laterale Mittelgesicht aus (Abb. 3). Bei 93 Patienten fanden sich in 51% der Fälle frontale Frakturen (47 Patienten).

Ergänzend muß angeführt werden, daß die Indikation zur Inspektion der Schädelbasis anhand der CT-Untersuchung gestellt wurde. Zeigte die CT-Untersuchung Hinweise auf eine frontobasale Fraktur, so erfolgte deren Inspektion, auch wenn keine eindeutige Rhinoliquorrhoe vorlag.

Die hohe Zahl von frontalen Verletzungen bei zentralen Mittelgesichtsfrakturen 3. Grades ist nicht verwunderlich, doch fällt auf, daß Frakturen 2. Grades mit 38% eine hohe Beteiligung der Schädelbasis aufweisen. Da bei Frakturen 2. Grades und noch mehr bei Frakturen 1. Grades häufig keine offenen Weichteilverletzungen vorliegen, und die Reposition der Mittelgesichtsfrakturen relativ unproblematisch ist, stellt sich hier die Frage nach dem Zugangsweg zur Schädelbasis.

Abgestuftes Konzept

In Abbildung 4 ist das Konzept zur Behandlungsplanung kombinierter Frakturen des zentralen Mittelgesichtes und der frontalen Schädelbasis aufgeführt. Prinzipielle Zugangswege zur Revision der Mittelgesichtsfrakturen sind eventuell vorhandene Weichteilverletzungen, der koronare Zugang sowie kleine lokale Hautschnitte. Der Zugang zur Schädelbasis kann endonasal-endoskopisch erfolgen oder klassisch über den transfrontalen extra- oder intraduralen Weg. Ferner kann sich der Zugang zur Schädelbasis bei offenen Verletzungen direkt an der Nasenwurzel ergeben, oder im Einzelfall auch durch eine Erweiterung von vorhandenen Hautverletzungen zum Brillenschnitt.

Zur Beurteilung der Situation erfolgt zunächst die Einschätzung der Weichteilverletzungen. Bei geschlossenen Weichteilen ist die Eingrenzung der Lokalisation möglicher Schädelbasisverletzungen anhand einer CT-Untersuchung notwendig. Gleichzeitig kann auch der Grad der zentralen Mittelgesichtsfraktur festgelegt werden. Frakturen an der Hinterwand der Stirnhöhle und Frakturen, die über beide Seiten des Siebbeindaches ziehen, sollten über einen klassischen transfrontalen Zugang angegangen werden. Diese Frakturen sind endoskopisch nicht einzustellen bzw. nicht sicher zu versorgen.

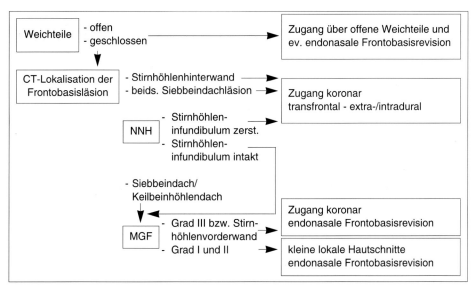

Abb. 4: Abgestuftes Konzept zur Behandlungsplanung von kombinierten Verletzungen des zentralen Mittelgesichtes und der frontalen Schädelbasis.

Bei der Beurteilung der Nasennebenhöhlen ist der Zustand des Stirnhöhleninfundibulums von Bedeutung. Ein zerstörtes Stirnhöhleninfundibulum muß freigelegt werden, und hierfür ist der endonasale Weg in der Regel nicht ausreichend. Bei intaktem Stirnhöhleninfundibulum kommt als letzter Faktor der Grad der Mittelgesichtsfraktur hinzu. Zentrale Mittelgesichtsfrakturen 3. Grades sollten bikoronar angegangen werden, wobei die frontale Schädelbasisläsion endonasal-endoskopisch freigelegt wird. Bei einer Darstellung der Schädelbasis allein über den koronaren Zugang müßten Teile des Stirnhöhleninfundibulums abgetragen werden, um die direkte Übersicht zur Schädelbasis zu erreichen. Dies wirkt sich ungünstig im Hinblick auf Spätkomplikationen aus. Liegt eine zentrale Mittelgesichtsfraktur Grad I bis II vor, so kann die endonasal-endoskopische Behandlung der Schädelbasis mit kleinen lokalen Hautschnitten zur Reposition der zentralen Mittelgesichtsfraktur kombiniert werden.

Literatur

(1) DRAF, W.: Aktueller Stand der Versorgung von rhinobasalen Duraverletzungen - extradurale Techniken. In: B. Freigang, H. Weerda (Hrsg.): Fibrinklebung in der Otorhinolaryngologie. Springer, Berlin - Heidelberg - New York, 93-104, 1992

(2) HOSEMANN, W., NITSCHE, N., RETTINGER, G., WIGAND, M.E.: Die endonasale endoskopisch kontrollierte Versorgung von Duradefekten der Rhinobasis. Laryng. Rhino. Otol. 70, 115-119, 1991

(3) SCHROEDER, H.-G., GLANZ, H., KLEINSASSER, O.: Klassifikation und Grading von Gesichtsschädelfrakturen. HNO 30, 174-179, 1982

(4) WIGAND, M.E.: Transnasale endoskopische Chirurgie der Nasennebenhöhlen bei chronischer Sinusitis/II. Die endonasale Kieferhöhlen-Operation. HNO 29, 263-269, 1981

Möglichkeiten der Rekonstruktion von Stirnhöhlendefekten

A. Ernst • Th. Lenarz

Zusammenfassung

Im Jahr 1994 wurden bei 6 Patienten Rekonstruktionen der Stirnhöhle durchgeführt. Diese erfolgten bei vier Patienten durch autologes Material bzw. kombiniert durch zusätzliche Verwendung verbliebener Knochenfragmente, die durch Osteosynthese oder IONOS-Zement verbunden wurden. Zwei Defekte wurden mit IONOMER-Zement verschlossen. Innerhalb einer kurzen Nachbeobachtungsperiode von 14 Monaten wurden keine Komplikationen beobachtet. Vorgefertigte Knochenersatzmaterialteile werden bei isolierten Vorderwanddefekten als sinnvolle Ergänzung chirurgischer Rekonstruktionsmöglichkeiten angesehen.

Einleitung

Posttraumatische Defekte im Bereich der Stirnhöhle hinterlassen ästhetisch entstellende Veränderungen, die einer chirurgischen Korrektur bedürfen (4). Dabei bieten sich verschiedene Verfahren an, wobei in den letzten Jahren durch Knochenersatzmaterialien (IONOS) ein zusätzliches Instrument - insbesondere zur Überbrückung kleinerer Defekte - in den klinischen Alltag eingeführt werden konnte (2). Die teilweise (nach KILLIAN) oder völlige Verödung der Stirnhöhle (nach RIEDEL-KUHNT) ist im letzten Jahrzehnt durch eine Reihe weiterer Operationsverfahren ergänzt worden (3).

Material und Methode

Es wird über 6 Patienten berichtet, bei denen 1994 die Stirnhöhle rekonstruiert werden mußte. Es handelte sich dabei um Revisionsoperationen nach vorhergegangener, mißlungener Rekonstruktion (2), Zustand nach Osteomentfernung (2) und Zustand nach frontobasalen Frakturen (2).

Präoperativ wurde jeweils ein koronares und axiales Computertomogramm angefertigt, um das Ausmaß der jeweiligen Veränderungen festzustellen (Stirnhöhlenvorder- oder -hinterwand, angrenzende Schädelbasis, angrenzende Nasennebenhöhlen).

Bei vier Patienten erfolgte die Defektüberbrückung mittels autologem Material (calvarian split) (Abb. 1 und 2) bzw. unter Verwendung größerer, verbliebener Knochenfragmente, die miteinander osteosynthetisch (Mini- oder Mikro-Platten bzw. IONOS-Zement) verbunden wurden. Die übrigen Einzeldefekte wurden mittels IONOROC verschlossen (2). Grundsätzlich wurde bei verbliebenem Restlumen ein weiter Siebbeinschacht angelegt, damit eine Belüftung und endoskopische Kontrolle des Stirnhöhlenzugangs möglich war. Bei Okklusion der Stirnhöhle mittels calvarian split-Knochens erfolgte zuvor ein subtiler Verschluß des Infundibulum frontoethmoidale mittels IONOS-Zement, um ein Einwachsen von Epithel unter den Knochen zu verhindern und der Entstehung einer Mukozele vorzubeugen.

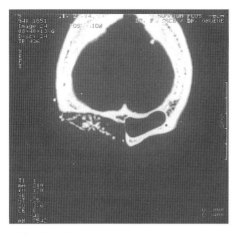

Abb. 1a: CT einer Patientin präoperativ (Z. n. dreimaliger, erfolgloser Rekonstruktion der Stirnhöhlenvorderwand).

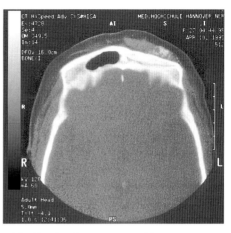

Abb. 1b: CT der Patientin 14 Monate postoperativ (Z. n. Rekonstruktion mittels calvarian-split-Knochen).

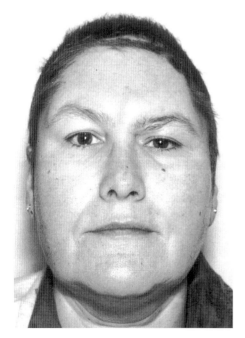

Abb. 2a: Fotodokumentation drei Wochen postoperativ.

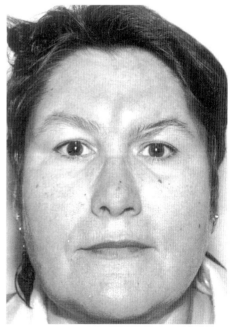

Abb. 2b: Fotodokumentation 14 Monate postoperativ.

Ergebnisse und Diskussion

Im Rahmen der kurzen Nachbeobachtungszeit (max. 14 Monate) traten in unserer Serie keine Komplikationen auf. Insbesondere hat sich der Einsatz autologen Materials bei ausgedehnteren Stirnhöhlendefekten bewährt, da auf diese Weise Komplikationen (wie z.B. Serombildung, Entzündung des Weichteilmantels über Knochenersatzmaterial bei Rekonstruktion der Stirnhöhlenvorderwand) vermieden werden konnten, wie sie bei ausgedehntem Einsatz körperfremden Materials beschrieben sind. Zudem war durch die Anlage eines Siebbeinschachtes eine gute Belüftung des Stirnhöhlenlumens gegeben, so daß kein Sekretverhalt auftrat (3).

Eine Verödung der Stirnhöhle im klassischen Sinne (z. B. mittels Bauchfett) halten wir in Fällen für angezeigt, bei denen es bei großen Stirnhöhlen zu einem mehrfachen, narbigen Verschluß des operativ geschaffenen Zugangs im Infundibulum frontoethmoidale kam oder bei Trümmerfrakturen eine großflächige Rekonstruktion erforderlich war (1).

Das Einsetzen von umschriebenen, vorgefertigten Knochenersatzmaterialteilen (IONOROC) bei isolierten Vorderwanddefekten (ohne Beeinträchtigung der gesamten Stirnhöhlenvorderwand) erwies sich in unserer Serie als sinnvolle Ergänzung chirurgischer Rekonstruktionsmöglichkeiten (2).

Literatur

(1) BOENNINGHAUS, H.G.: Rhinochirurgische Aufgaben bei der Chirurgie des an die Schädelbasis angrenzenden Gesichtsschädels. Arch. Ohren-, Nasen-Kehlkopfheilkunde 207, 1-228, 1974

(2) GEYER, G., HELMS J.: Plastischer Verschluß knöcherner Schädellücken mit einem ionomeren Knochenersatzmaterial. ORL Nova 2, 99-104, 1992

(3) MANN, W. et al.: The status of the frontal sinus after craniotomy. In: Samii, M., Draf, W. (Hrsg.): Surgery of the Skull Base. Springer, 98-103, 1989

(4) SCHRÖDER, H.G.: Traumatologie des Gesichtsschädels. Arch. Oto-Rhino-Laryngol. Suppl. II, 174-181, 1991

Ethmoidalverletzungen:
operatives oder konservatives Vorgehen

B. Hell • K.-L. Bruchhage • A. Telschow • J. Mäurer • V. Jahnke • J. Bier

Zusammenfassung

Zur Klärung der Vorgehensweise bei Siebbeinverletzungen wurden retrospektiv die Krankenunterlagen der Patienten mit Ethmoidalfrakturen der HNO- und MKG-Klinik des Virchow Klinikums der Humboldt Universität zu Berlin evaluiert. Der Untersuchungszeitraum reichte vom 01. 01. 1991 bis zum 30. 06. 1994. Die entsprechenden Patienten wurden nachuntersucht. Es zeigten sich in diesem Patientengut bei unterschiedlichem Konzept in der HNO- bzw. MKG-Klinik keine eindeutigen Vorteile bei der konservativen Behandlung bzw. bei der „Siebbeinausräumung von außen".

Einleitung

Wegen der anatomischen Lage zentral im Gesichtsschädel sowie seines wabenförmigen Aufbaues ist das Ethmoid bei Gesichtsverletzungen häufig mitbetroffen (BRANDT et al., 1991). Das Dach der Ethmoidalzellen wird von der Lamina cribrosa gebildet, die somit die Grenzstruktur zum Neurokranium darstellt. Die Dura ist dort dünn und fest anhaftend (WALDEYER, 1975). Aus diesem Grunde stellt sich bei Verletzungen des Ethmoids stets die Frage, ob die Dura und/oder weitere knöcherne Strukturen des Gesichtes mitbeteiligt sind oder nicht.

Spezifische Symptome einer isolierten Ethmoidverletzung werden in der Literatur kaum genannt, denn sie werden häufig von zusätzlichen Begleitverletzungen des Gesichtsschädels überlagert. Die radiologische Diagnostik beruht auf den Schädelübersichtsaufnahmen, den halbaxialen Schädelaufnahmen, den konventionellen Tomographien und axialen und koronaren Computertomographien. Das Ziel der Diagnostik besteht in der Erfassung des Ausmaßes der Ethmoidbeteiligung und in der Festlegung, ob es sich um ein offenes Schädel-Hirn-Trauma handelt. Schließlich muß die Ethmoidalverletzung in das Verletzungsbild des Kopfes unter Berücksichtigung des Gesamtzustandes des Patienten eingeordnet werden.

Die Therapie von Ethmoidalfrakturen wird kontrovers angegeben (HOSEMANN et al., 1993). Einerseits wird eine beobachtende Haltung mit der Gabe von abschwellenden Nasentropfen und Antibiotika eingenommen (HOSEMANN et al., 1993), andererseits werden auch aktive operative Maßnahmen angegeben, die sowohl von endonasal (WIEGAND, 1989, STAMMBERGER, 1991) als auch auch im Sinne einer „Siebbeinoperation von außen" (RAVEH et al. 1988, MERLO und BONSETTI, 1988) durchgeführt werden.

Material und Methode

Um die Frage zu klären, ob die aktive Behandlungsweise von außen oder eine abwartende Strategie die günstigeren Resultate erzielt, wurden entsprechende Patienten der Hals-Nasen-Ohren-Klinik des Virchow-Klinikums der Humboldt-Universität zu

Berlin mit den Patienten in der Mund-, Kiefer- und Gesichtschirurgie mit Ethmoidalverletzungen nachuntersucht und verglichen. Die Studie schloß Patienten ein, welche vom 01. 01. 1991 bis zum 30. 06. 1994 in beiden Kliniken behandelt wurden. Insgesamt bestand das Patientengut aus 46 Patienten der Hals-Nasen-Ohren-Klinik und 26 Patienten aus der Mund-, Kiefer- und Gesichtschirurgie. Es erfolgte eine Differenzierung in isolierte Ethmoidalverletzungen und kombinierte Verletzungen, wie offene Schädel-Hirn-Traumata und weitere Gesichtsschädelverletzungen. 10 der hals-nasen-ohrenärztlichen Patienten wurden in die isolierte Ethmoidalgruppe eingeordnet, 36 Patienten in die kombinierte Gruppe. In der Mund-, Kiefer- und Gesichtschirurgie bestand bei 8 Patienten eine isolierte und bei 18 Patienten eine Ethmoidalverletzung. Die Therapieprinzipien waren in diesem Untersuchungszeitraum kontrovers: In der Hals-Nasen-Ohren-Klinik erfolgte eine „Siebbeinausräumung von außen", in der Mund-, Kiefer- und Gesichtschirurgie wurde eine abwartende Haltung eingenommen, es sei denn, daß z. B. im Rahmen von Orbitarevisionen als Sequester anzusehende Knochenstückchen aus dem Ethmoid entfernt wurden. Zusätzlich erhielten die Patienten in beiden Gruppen abschwellende Nasentropfen und Antibiotika.

Ergebnisse

Von insgesamt 72 Patienten folgten 19 der Aufforderung zur Nachuntersuchung, 10 aus der Hals-Nasen-Ohren-Klinik-Gruppe und 9 von den mund-, kiefer- und gesichtschirurgischen Patienten. Jeweils ein Patient war der Gruppe der isolierten Ethmoidverletzungen und 9 bzw. 8 Patienten waren der Gruppe der Kombinationsverletzung zugehörig. Die Nachuntersuchung beruhte auf einem Fragebogen, der klinischen Untersuchung ohne Endoskopie und in einer axialen Computertomographie mit rekonstruierten koronaren Schnitten. Im Fragebogen wurden im wesentlichen eine behinderte Nasenatmung, rezidivierende entzündliche Veränderungen und Kopfschmerzen hinterfragt.

Im gesamten Patientengut war jeweils eine Nachoperation wegen entzündlicher Komplikationen bei den kombinierten Ethmoidalverletzungen notwendig. Anhand des Fragebogens äußerte jeweils ein Patient der Hals-Nasen-Ohren-Klinik und ein Patient der Mund-, Kiefer- und Gesichtschirurgie aus der „kombiniert verletzten Ethmoidalgruppe" Beschwerden im Sinne von rezidivierenden Entzündungen und Kopfschmerzen. Klinisch fand sich bei der Untersuchung kein pathologischer Befund. Die Computertomographien zeigten in der halsnasen-ohrenärztlichen Gruppe bei 2 Patienten der kombiniert Verletzten eine umschriebene Restverschattung im Bereich des Ethmoids, während dies bei einem Patienten aus der gleichen Gruppe im mund-, kiefer- und gesichtschirurgischen Patientengut nachzuweisen war. Alle anderen CT-Befunde waren bezüglich des Ethmoids unauffällig.

Schlußfolgerung

1. Die Ergebnisse sind nicht eindeutig.
2. Langzeitergebnisse über zumindestens 10 Jahre müssen abgewartet werden.
3. Das Ethmoid zeigt eine hohe Tendenz zur Ausheilung.
4. Zur definitiven Klärung wäre eine dreiarmige Studie mit einer abwartenden Haltung, einer „Siebbeinausräumung von außen" und einer endonasalen Siebbeinbehandlung notwendig.

Zur Stratifizierung müßte eine Quantifizierung der Ethmoidalverletzung in das Protokoll aufgenommen werden, ferner die Differenzierung in ein offenes bzw. geschlossenes Schädel-Hirn-Trauma und schließlich die Beurteilung weiterer Gesichtsschädelfrakturen.

Anmerkung

Seit dem Untersuchungszeitraum haben sich die Behandlungsmethoden in beiden Kliniken angenähert. In der Hals-Nasen-Ohren-Klinik werden die Siebbeine endonasal behandelt, während in der Mund-, Kiefer- und Gesichtschirurgie bei komplett verschattetem Ethmoid zusätzlich eine Drainage des Siebbeins vom mittleren Nasengang aus erfolgt. Diese Veränderungen der Therapie sind einerseits Ergebnis der vorliegenden Studie, andererseits basieren sie auf den Resultaten der Untersuchungen von HOSEMANN et al. (1993), die in 20% aller Verletzungen mit Ethmoidalbeteiligung Komplikationen im Verlauf sahen, ohne ex ante Risikofaktoren für spätere Komplikationen definieren zu können.

Literatur

(1) BRANDT, K.E., BURRUSS, G.L., HICKERSON, W.L., WHITE, C.E., DE LOZIER, J.B.: The management of mid-face fractures with intracranial injury. J. Trauma 31, 15-19, 1991

(2) HOSEMANN, W., GOTTSAUNER, A., LEUWER, A., FARMAND, M., WENNING, W., GÖDE, U., STENGLEIN, C., V. GLASS, W.: Untersuchungen zur Frakturheilung im Siebbein - Ein Beitrag zur rhinologischen Versorgung nasoethmoidaler Verletzungen. Laryngo. Rhino. Otol. 72, 383-390, 1993

(3) MERLO, R., BONSETTI, G.L.: Considerationi sul coinvolgimento etmoidale nei traumi cranio-facciali. Acta Otorhinol. Ital. 8, 503-510, 1988

(4) RAVEH, J., VUILLEMIN, T., SUTTER, F.: Subcranial management of 395 combined frontobasal-midface fractures. Arch. Otolaryngol. Head Neck Surg. 114, 1114-1122, 1988

(5) STAMMBERGER, H.: Functional endoscopic sinus surgery. Decker, Philadelphia, 1991

(6) WALDEYER, A.: Anatomie des Menschen. Zweiter Teil, 12. Aufl. De Gruyter, Berlin, New York, 1975

(7) WIEGAND, M.E.: Endoskopische Chirurgie der Nasennebenhöhlen und der vorderen Schädelbasis. Thieme, Stuttgart, 1989

Rekonstruktion des Mittelgesichtes nach Schädelbasisfraktur mittels stereolithographischem Modell

F.-U. Meyer • H.-R. Metelmann

Zusammenfassung

Bei der Spätversorgung schwerer Verletzungen im Kopfbereich ist durch die Anfertigung eines stereolithographischen Modells eine gezielte Operationsplanung und Rekonstruktion möglich. Die Herstellung des Modells erfolgt über eine CT-Bildfolge. Die Modellqualität ist bei dünnem Schichtabstand mit den natürlichen Verhältnissen vergleichbar.

Einleitung

Bei Verkehrsunfällen kommt es mitunter durch die hohe Energie des Aufpralles zu schweren polytraumatischen Veränderungen. Häufig sind die Frontobasis und das Mittelgesicht beteiligt. Bei diesen schweren Verletzungen steht die Sicherung der vitalen Funktionen ganz im Vordergrund. Aufwendige diagnostische Maßnahmen sind vor der Erstversorgung im Einzelfall überhaupt nicht oder nur eingeschränkt möglich. Weitere diagnostische Maßnahmen können erst nach Stabilisierung des Herz-Kreislaufsystems vorangetrieben werden. In dieser Stabilisierungsphase kommt es gelegentlich zu einer Frakturheilung in Fehlstellung, und das äußere Aussehen des Patienten kann erheblich verändert werden.

Diagnostik und klinische Anwendung

Bei schwersten Zerstörungen ist posttraumatisch aus konventionellen Röntgenbildern eine Rekonstruktion des anatomisch komplizierten Schädels wegen der vielen Über- und Verlagerungen nur begrenzt möglich. Selbst CT-Bilder mit dem üblichen Schichtabstand geben die Situation nur unbefriedigend wieder und erfordern ein sehr hohes Abstraktionsvermögen. Durch Anfertigung eines stereolithografischen Modells aus einer CT-Bildfolge mit geringem Schichtabstand gelingt es, die vorhandenen knöchernen Strukturen weitgehend detailgetreu wiederzugeben. Die Modellherstellung erfolgt vereinfacht nach folgendem Prinzip: Über eine mit flüssigem Kunststoffmonomer gefüllte Wanne gleitet ein XY-gesteuerter UV-Laserstrahl entsprechend den knöchernen Strukturen des CT-Bildes. Punkt für Punkt wird die CT-Schichtbildfolge abgefahren und der Kunststoff jeweils an ganz umschriebener Stelle ausgehärtet. Die Bühne wird Schicht für Schicht abgesenkt, so daß eine situationsgetreue dreidimensionale Wiedergabe des Patientenschädels erfolgt (Abb. 1, 2) (KLEIN et al. 1992).

Im Stereolithverfahren hergestellte Modelle bieten verschiedene Vorteile. Im Gegensatz zum Endoplanverfahren werden bei anatomischen Strukturen auch innenliegende Oberflächen und Hohlräume dargestellt. Die Modelle sind stabil, bearbeitbar und sterilisierbar. Durch eine exakte Operationsplanung werden die Operationszeiten verkürzt. Für die Patientenaufklärung sind die Modelle sehr gut geeignet. Durch die

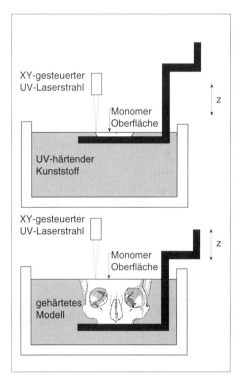

Abb. 1: Schema der stereolithographischen Modellherstellung.

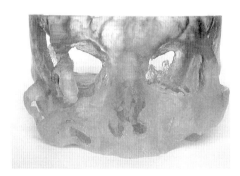

Abb. 2: Stereolithographisches Modell als begrenzter Ausschnitt einer CT-Schichtbildfolge: dorsomediale Verlagerung der lateralen Orbitabegrenzung, in kaudaler Fehlstellung verheilte Jochbein-Jochbogenfraktur.

räumlich begrenzte Modellherstellung auf der Basis des klinischen Befundes, der vorhandenen Röntgen- und CT-Bilder können die Kosten niedrig gehalten werden.

Kasuistik

Am Beispiel einer unbefriedigend rekonstruierten Schädelbasis nach Unfallverletzung sei die Wertigkeit der Methode demonstriert. Ein polytraumatisierter Patient wurde unmittelbar nach einem Verkehrsunfall einem Computertomogramm unterzogen. Die Bilder zeigten eine massive Trümmerfraktur der Schädelbasis. Der Patient wurde zunächst neurochirurgisch versorgt. Über einen Bügelschnitt und Eröffnung der Kalotte wurde ein Zugang zur Schädelbasis geschaffen. Die Fragmente der Schädelbasis wurden mittels Osteosyntheseplatten stabilisiert, wobei mehrere kleinere und

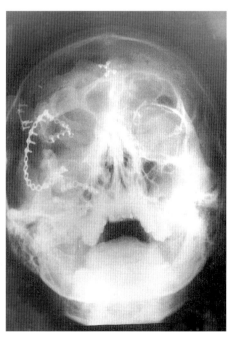

Abb. 3: Fixation des Rippenknorpels durch Miniplatten.

größere Knochenfragmente entfernt wurden. Wegen der bestehenden Liquorrhoe erfolgte eine ausgedehnte Duraplastik. Nach Verschluß des Zuganges über den Bügelschnitt wurde die Operation an die Mund-, Kiefer- und Gesichtschirurgie übergeben. Insbesondere wurde auf die Entfernung mehrerer größerer und kleinerer Knochensplitter und eine ausgedehnte Duraplastik hingewiesen. Besondere Vorsicht wurde im Bereich der Schädelbasis in bezug auf die Vermeidung jeder Manipulation angewandt. Der rechte laterale Orbitarand konnte nicht sicher lokalisiert werden. Von intraoral erfolgte lediglich eine Stabilisierung des zentralen Mittelgesichtes. Wegen der unklaren anatomischen Beziehungen und des schlechten Allgemeinzustandes des Patienten mußte das Vorgehen auf ein Minimum begrenzt bleiben.

Der Allgemeinzustand des Patienten stabilisierte sich erst nach Wochen. Jetzt war eine gezielte Diagnostik möglich. Das Ausmaß der lateralen Zerstörungen wurde sichtbar. Ein im Dünnschichtverfahren hergestelltes Stereolithographiemodell zeigte eine dorsomediale Verlagerung der lateralen Orbitabegrenzung. Jochbein und Jochbogen waren in kaudaler Fehlstellung verheilt.

Die Lage der Osteosyntheseplatten, die sich am Modell gut darstellt, zeigte, daß eine anatomische Reposition bei der Erstbehandlung die neurochirurgische Versorgung zerstört hätte.

Da der Patient erheblich unter seinen Konturveränderungen litt, wurden verschiedene Maßnahmen diskutiert und der Patient beraten. Für die Wiederherstellung standen 2 Wege offen.

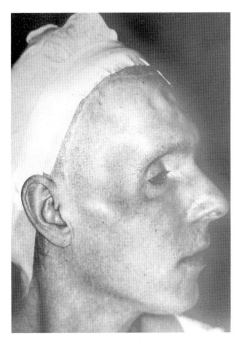 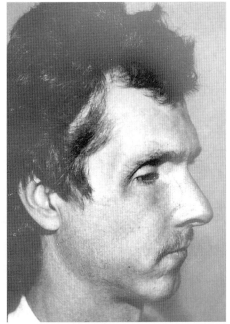

Abb. 4a Abb. 4b
Abb. 4a, b: Konturen der lateralen Orbita vor und nach Augmentation.

1. Refrakturierung und Neuordnung der Fragmente oder
2. eine Augmentationsplastik.

Nach Abwägen der Vor- und Nachteile entschied sich der Patient für eine Augmentationsplastik mit Rippenknorpel. Die Fixation erfolgte mit Miniplatten (Abb. 3). Außerdem wurde zur Feinmodellation ein entepithelisierter Dermisfettlappen eingebracht, so daß das Aussehen des Patienten wesentlich verbessert werden konnte (Abb. 4).

Diskussion

Eine retrospektive Analyse des Falles wirft die Frage auf, ob eine zeitgleiche gemeinsame neuro- und mund-, kiefer- und gesichtschirurgische Versorgung zu einer besseren Fragmentreposition in der lateralen Orbitaregion geführt hätte. Für die Spätversorgung des Patienten war das stereolithographische Modell sehr hilfreich. Als Nachteile der Stereolithographie müssen derzeitig der hohe Zeit- und Kostenaufwand bei der Modellherstellung gesehen werden. Vielleicht werden in absehbarer Zukunft auch diese Probleme gelöst, so daß ein entsprechendes Modell bereits für die Erstversorgung verfügbar ist.

Literatur

(1) KLEIN, H. M., SCHNEIDER, W., NAWRATH, J., GERNOT, T., VOY, E.D., KRASNY, R.: Stereolithographische Modellfertigung auf der Basis dreidimensional rekonstruierter CT-Schnittbildfolgen. Fortschr. Röntgenstr. 156/5, 429-432, 1992

Abgestuftes Therapiekonzept zur Versorgung komplexer Stirnhöhlenfrakturen im Rahmen frontobasaler Verletzungen

J. Hidding • G. Teichmann • R.-I. Ernestus

Zusammenfassung

Die Versorgung von Frontobasisverletzungen mit Frakturen der Stirnhöhlenwände ist durch neue Operations-Techniken deutlich verbessert worden.

Die nicht dislozierte Fraktur ohne Liquorfistel erfordert in der Regel keinen operativen Eingriff. In nahezu allen Fällen, sogar bei Trümmerfrakturen, gelingt mit Hilfe von Mini- und Mikroplatten eine ästhetisch gute Rekonstruktion der Stirnhöhlenvorderwand.

Liegt eine Verlegung des Infundibulums vor, empfehlen wir eine Rekonstruktion verbunden mit einer Langzeitdrainage. Bei einer Zertrümmerung der Stirnhöhlenhinterwand sollte entweder eine Kranialisation der Stirnhöhle oder aber eine Obliteration vorgenommen werden.

Für den Duraverschluß findet ein gestielter Galea-Periost-Lappen Anwendung.

Einführung

Die Häufigkeit von Stirnhöhlenfrakturen wird in der Literatur zwischen 5 - 12% aller mund-kiefer-gesichtschirurgischen Verletzungen angegeben (MAY 1970). Durch Fortschritte in der präoperativen Diagnostik (OLSON et al. 1992), interdisziplinären Zusammenarbeit und operativen Technik sind Komplikationen nach komplexen Stirnhöhlenfrakturen wesentlich reduziert worden. Insbesondere durch Einführung der Mikroplattenosteosynthese (LUHR 1988) in Kombination mit primärer Rekonstruktion der Stirnhöhlenvorderwand konnte eine Verbesserung von Ästhetik und Funktion erreicht werden. Ziel der vorliegenden Untersuchung ist die aktuelle Standortbestimmung postoperativer Komplikationen dieser Verletzungen.

Material und Methode

Zwischen 1990 und 1994 wurden an der Kölner Universitätsklinik 48 Patienten mit ausgedehnten Stirnhöhlen- und Frontobasisfrakturen interdisziplinär von den Kliniken für Neurochirurgie und für Mund-, Kiefer- und Gesichtschirurgie versorgt.

Folgender Stufenplan hatte Gültigkeit:
- interdisziplinäres präoperatives Konsil;
- Rekonstruktion der Stirnhöhlenvorderwand mit Mikroplatten;
- nur bei Zertrümmerung der Stirnhöhlenhinterwand Kranialisation oder Obliteration der Stirnhöhle;
- bei Infundibulumverletzung Stirnhöhlendrainage für 6 Wochen;
- bei Liquorfistel Duraverschluß mit gestieltem Galea-Periostlappen.

Im Rahmen einer klinischen und radiologischen Verlaufsuntersuchung konnten 28 Patienten nachuntersucht werden. Unser Hauptaugenmerk galt den Früh- und Spätkomplikationen nach frontobasalem Trauma und der Evaluierung des eigenen Therapieregimes.

Ergebnisse

Zur Nachuntersuchung erschienen 28 Patienten im Durchschnitt etwa 1 Jahr und 9 Monate nach dem Trauma. Das Durchschnittsalter unserer Patienten lag bei 32 Jahren mit in der Mehrzahl männlichen Patienten (26 : 2). Die überwiegende Frakturlokalisation betraf die Vorder- und Hinterwand des Sinus frontalis (Abb. 1). Als operativer Zugang dienten die Weichteilwunde, der Augenbrauenschnitt und der Bügelschnitt nach UNTERBERGER. Mit Hilfe des koronaren Bügelschnittes konnten sowohl der Verschluß einer bestehenden Liquorfistel als auch die Frakturversorgung der Stirnhöhle und des Orbitarahmens vorgenommen werden.

Eine kombinierte Vorder- und Hinterwandfraktur der Stirnhöhle lag bei 18 von 28 unserer Patienten vor, wobei wir bei diesen Patienten auch eine Duraeröffnung fanden. Diese Patienten behandelten wir in gemeinsamer Operation mit den Kollegen der Neurochirurgie. Kriterien für die Notwendigkeit der Versorgung einer frontobasalen Fraktur waren nasale Liquorrhoe und/oder intrakranieller subduraler Luftnachweis in der Computertomographie (CT). Die Frontobasis wurde bei allen Patienten mit einem gestielten Galea-Periostlappen versorgt. Die knöcherne Rekonstruktion nahmen wir regelmäßig mit Mikroplatten vor.

Die Stirnhöhlenfraktur war bei einem Drittel unserer nachuntersuchten Patienten durch eine Verlegung oder Einengung des Ductus nasofrontalis kompliziert (Abb. 2). Unserem Therapieschema folgend legten wir für 6 Wochen einen Silikon-Drain intraduktal ein.

Eine bekannte Komplikation bei frontobasalem Trauma und deren Versorgung ist die Schädigung der Fila olfactoria. Bei 12 Patienten (43%) konnten wir durch differenzierte Riechproben eine Riechstörung feststellen; eine Anosmie gaben 8 Patienten (29%) an. Als Frühkomplikation beobachteten wir eine Liquorrhoe und als Spätkomplikation eine Mukozele der Stirnhöhle. Posttraumatische Kopfschmerzen gaben 13 von 28 Patienten an (47%), wobei 3 Patienten (11%) starke Kopfschmerzen beklagten.

An psychischen Beeinträchtigungen einschließlich Störungen der Konzentration, der Merkfähigkeit und des Antriebes litten

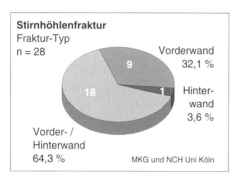

Abb. 1: Das Verteilungsmuster der Frakturlokalisation zeigt die besondere Bedeutung der kombinierten Vorder- und Hinterwandfraktur.

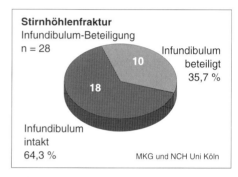

Abb. 2: Bei ca. ⅓ unserer Patienten liegt eine Beteiligung des Infundibulums mit Verletzung des Ductus fronto-nasalis vor.

8 von 28 (29%) unserer Patienten (Abb. 3). Ästhetische Auffälligkeiten wie Narben, Konturdefizite, sichtbarer Bügelschnitt und Trepanationslöcher hatten 18 von 28 Patienten (64%) (Abb. 4), lediglich bei 3 Patienten (11%) lag eine Korrekturbedürftigkeit vor. Die Dauer der Arbeitsunfähigkeit betrug bei 16 von 28 Patienten (57%) unter 3 Monate, bei 3 Patienten jedoch über 1 Jahr. Knapp 2 Jahre nach dem Unfall war die Behandlung bei 14 Patienten (50%) noch nicht abgeschlossen. Zum Teil standen Metallentfernungen und Korrekturoperationen noch aus.

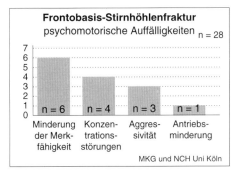

Abb. 3: Die genannten psychomotorischen Störungen boten 8 unserer 28 Patienten (29%).

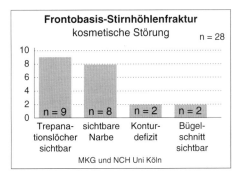

Abb. 4: 18 von 28 Patienten (64%) gaben diese ästhetischen Beeinträchtigungen an. Bei 3 Patienten (11%) lag eine Korrekturbedürftigkeit vor.

Diskussion

Eine frontobasale Fraktur mit Beteiligung des Sinus frontalis wird in der Regel bei der ersten Untersuchung nach dem Trauma festgestellt. OLSON et al. (1992) fanden 90% aller Stirnhöhlenfrakturen auf dem initial angefertigten kranialen CT mit einer Kombination von Vorder- und Hinterwandfraktur bei $^2/_3$ ihrer Patienten. Diese Ergebnisse konnten auch wir bestätigen.

Die Stirnhöhlenvorderwandfraktur ohne Dislokation bedarf in aller Regel keiner chirurgischen Therapie. Liegt jedoch eine Impression vor, so ist aus funktionellen und ästhetischen Gründen eine form- und lumenerhaltende anatomische Rekonstruktion vorzunehmen (ESSER u. MAY 1990). Neben dem Traumazugang hat sich wegen der besseren Übersicht der koronare Bügelschnitt bewährt (DONALD 1994). Zusätzlich zu der Versorgung des Sinus frontalis kann leicht der gesamte Orbitarahmen rekonstruiert werden. Dabei bedienen wir uns der Mikroplattenosteosynthese, wie sie von LUHR (1988) angegeben wurde.

Das von uns angewandte Therapieregime stimmt im wesentlichen mit dem von ROHRICH und HOLLIER (1992) überein, wobei wir bei einer Verletzung des Ductus nasofrontalis in allen Fällen in Übereinstimmung mit ONISHI et al. (1989) eine Drainage zur Nase anlegten. Bei allen so behandelten Patienten konnte eine suffiziente Drainage erreicht werden. Bei einer Patientin entdeckten wir erst bei der Metallentfernung nach 6 Monaten eine frontale Mukozele. Diese wurde daraufhin operativ entfernt und das Stirnhöhlenlumen mit Spongiosa verödet. Bei dieser Patientin war in der Primäroperation keine Drainage gelegt worden. Eine Obliteration der Stirnhöhle sollte nach DRAF (1992) nur in seltenen Fällen wie bei massiver Trümmerfraktur der Stirnhöhlenwände vorgenommen werden. Postoperative Kopfschmerzen (47%) und psychomotorische Veränderungen (50%) nach Stirnhöhlenfrakturen gaben deutlich mehr Patienten an als beispielsweise von DEITMER u. RATH (1988) mit 30% und 20% beschrieben wurden. Dabei gilt es zu bedenken, daß unser Patientengut häufig durch eine frontale Hirnparenchymschädigung kompliziert war und daher mit neurochirurgischer Literatur verglichen werden muß (LAMMERS u. KALFF 1983).

Nicht in allen Fällen genügt es, allein Unfallfolgen objektiv darzustellen. Allzu häufig ist für die Patienten ein gutes ästhetisches Ergebnis von wesentlicher Bedeutung. Dies zeigten oft subjektiv beklagte ästhetische Defizite, die uns in vielen Fällen eher geringfügig erschienen. Durch noch größere Sorgfalt und exakte Rekonstruktion der Frakturen und der Weichteile läßt sich die psychische Befindlichkeit verbessern und die Dauer der Arbeitsunfähigkeit verkürzen.

Literatur

(1) DEITMER, T., RATH, B.: Befunde, Behandlung und Verlauf frontobasaler Frakturen. Laryng. Rhinol. Otol. 67, 13-16, 1988

(2) DONALD, P.J.: Frontobasal Approach for Trauma and Tumor. Minim. Invas. Neurosurg. 37, 37-41, 1994

(3) DRAF, W.: Endonasale mikro-endoskopische Pansinusoperation bei chronischer Sinusitis III. Endonasale mikroendoskopische Stirnhöhlenchirurgie. Eine Standortbestimmung. Otorhinolaryngol. Nova 2, 118-125, 1992

(4) ESSER, E., MAY, H.J.: Primäre und sekundäre Rekonstruktion der Stirnhöhle durch das Titangitter-System. Dtsch. Z. Mund-, Kiefer-, Gesichts-Chir. 14, 190-195, 1990

(5) LAMMERS, B., KALFF, R.: Langzeitbeobachtungen bei frontalen Schädelhirnverletzten. Neurochirurgie 26, 140-142, 1983

(6) LUHR, H.G.: A Micro-System for Cranio-Maxillofacial Skeletal Fixation. J. Cranio. Max. Fac. Surg. 16, 312, 1988

(7) MAY, M.: Nasofrontal Duct in Frontal Sinus Trauma. Arch. Otolaryngol. 92, 534, 1970

(8) OLSON, E.M., WRIGHT, D.L., HOFFMAN, H.T., HOYT, D.B., TIEN, R.D.: Frontal Sinus Fractures: Evaluation of CT Scans in 132 Patients. Am. J. Neuroradiol. 13, 897-902, 1992

(9) ONISHI, K., NAKAJIMA, T., YOSHIMURA, Y.: Treatment and Therapeutic Devices in the Management of Frontal Sinus Fractures - Our Experience with 42 Cases. J. Cranio-Max. Fac. Surg. 17, 58-63, 1989

Abriß der Nasenwurzel von der vorderen Schädelbasis: operative Versorgung und primäre plastische Rekonstruktion

H. Pistner • E. Reinhart • N. Kübler • J. F. Reuther • I. Stürmer

Zusammenfassung

Von 292 Patienten mit Gesichtsschädelfrakturen in den Jahren 1990 - 1993 hatten 43 einen Nasenabriß erlitten und konnten nachuntersucht werden.

26 Patienten mit durchschnittlich 4,8 ± 1,1 Frakturen waren mit durchgehender Miniplattenosteosynthese (MPO) behandelt worden und wurden im Behandlungsergebnis hinsichtlich Okklusion und ästhetischem Resultat im Bereich der abgerissenen Nase mit 17 Patienten mit durchschnittlich 3,9 ± 1,3 Frakturen verglichen, die mit kraniofazialer Aufhängung (CFA) und partieller Miniplattenosteosynthese therapiert worden waren.

34 Patienten waren aufgrund einer Rhinoliquorrhoe oder intrakranieller Luft Rhinobasis-revidiert worden.

Bei keinem der 43 Patienten kam es zu einer postoperativ persistierenden Rhinoliquorrhoe, so daß bei beiden Operationsmethoden von einer genügenden Stabilisierung der anterioren Schädelbasis ausgegangen werden kann. Die MPO-Gruppe schnitt trotz höherer durchschnittlicher Traumatisierung tendenziell sowohl hinsichtlich Okklusion mit 0,9 ± 1,8 als auch hinsichtlich Ästhetik der Nase mit 1,7 ± 1,3 Fehlerpunkten besser ab als die CFA-Gruppe mit 1,9 ± 2 in der Verzahnung und mit 2,4 ± 1,1 Punkten in der Ästhetik (p = 0,16 und 0,09).

Einleitung

Ausgedehnte Verletzungen des Gesichtsschädels gehen in 12 - 70% mit Brüchen der vorderen Schädelbasis und der Nasenwurzel einher (HARDT et al. 1990, WAHLMANN et al. 1991). Im Rahmen der interdisziplinären Behandlung (HAUSAMEN und SCHMELZEISEN 1993) dieser polytraumatisierten Patienten wird das Neurokranium vom Neurochirurgen und die eigentliche Rhinobasis meist vom Otorhinolaryngologen versorgt. Aufgabe des Mund-, Kiefer-, Gesichts-Chirurgen ist es, von innen nach außen, von zentral nach peripher das zertrümmerte Schädel- und Gesichtsskelett zu rekonstruieren. Ausgangspunkt ist hierbei die Glabella bzw. die Nasenwurzel, von der aus zunächst die Orbitaringe und sodann der maxillofaziale Komplex wieder aufgebaut werden. Die Wiederherstellung erfolgt in erster Linie nach funktionellen Gesichtspunkten zur Sicherung der Verzahnung und der Atemwege. Ästhetische Aspekte sind jedoch insbesondere bei der Wiederherstellung des Nasenskelettes zu beachten.

Operationsmethodik und Fragestellung

Die älteren Methoden der kraniofazialen Drahtaufhängung (ADAMS 1942) und partiellen Miniplattenosteosynthese (SCHWENZER et al. 1986) stehen in Konkurrenz zur (Zeit- und Resourcen-) aufwendigeren durchgehenden Miniplattenosteosynthese (WEBER und MICHEL 1989, LUHR 1991, MÜHLING und REUTHER 1991). Die funktionellen und ästhetischen Resultate beider (im Zeitraum von 1990 - 1993 am Würzburger Klinikum alternativ angewandten) Methoden wurden in unserem Krankengut analysiert.

Krankengut
Von 292 Patienten mit Frakturen des Gesichtsschädels in den Jahren 1990 - 1993 hatten 43 einen Nasenabriß mit vorderer Schädelbasisfraktur erlitten und erschienen zur Nachuntersuchung. 26 dieser Patienten waren mit durchgehender Miniplattenosteosynthese (MPO) behandelt worden, 17 waren noch mit partieller Miniplattenosteosynthese und kraniofazialer Aufhängung (CFA) versorgt worden. Postoperativ wurde die intermaxilläre Fixation in der MPO-Gruppe geöffnet, in der CFA-Gruppe für 6 Wochen beibehalten.

Bei der schematisierten Auszählung der Frakturen zeigte die Miniplattengruppe eine Tendenz zu schwererer Traumatisierung (durchschnittlich 4,8 ± 1,1 Frakturen in der LE FORT I-, II-, III-Ebene) als die kraniofaziale-Aufhängungsgruppe (durchschnittlich 3,9 ± 1,3 Frakturen).

Von 43 Patienten waren 34 wegen einer Rhinoliquorrhoe oder intrakraniellem Nachweis von Luft an der Rhinobasis revidiert worden.

Bei der Nachuntersuchung wurden die Patienten befragt und klinisch untersucht. Neben Fernröntgen-, Orthopantomogramm- und standardisierten Foto-Aufnahmen wurden Gebißmodelle erstellt und analysiert.

Ergebnisse
Bei keinem der in der oben beschriebenen Technik interdisziplinär versorgten Patienten kam es zu einer postoperativ persistierenden Rhinoliquorrhoe. Das Riechvermögen wurde von 7 von 9 nicht rhinobasisrevidierten Patienten als unbeeinträchtigt angegeben. Demgegenüber hatten 18 von 34 rhinobasisrevidierten Patienten ein für Vanille aufgehobenes, 7 ein reduziertes und nur 9 ein ungestörtes Riechvermögen.

Im Nachsorgezeitraum von durchschnittlich 2,5 Jahren wurde in beiden Patientengruppen nur einmal eine postoperative infektiöse Komplikation nach einer ausgedehnten Orbita-Trümmerfraktur festgestellt. Nach abtragender operativer Revision heilte diese aus. Der entstandene Defekt wurde sekundär im Rahmen der Metallentfernung osteoplastisch mit allogenem konserviertem AAA-Knochen erfolgreich rekonstruiert.

In die Analyse des Okklusionsergebnisses konnten 31 Patienten einbezogen werden. 8 Patienten wurden wegen ihres stark reduzierten Restgebisses, 3 wegen inzwischen erfolgter prothetischer Neuversorgung von der Auswertung ausgeschlossen. Bei einem kindlichen Patienten war inzwischen der Zahnwechsel erfolgt. Nach einem Punktesystem wurde zum einen der Patient nach Okklusionsveränderungen befragt und wurden zum anderen von mehreren Untersuchern die Modelle auf maximale Interkuspidation, kongruente Zahnbögen, Einzelzahnfehlstellungen und nicht zur Okklusion passende Schliffacetten untersucht und mit Fehlerpunkten bewertet (Tab. 1, I.). Die durchgehend mit Miniplatten osteosynthetisierte Patientengruppe erhielt bei dieser Analyse des Okklusionsergebnisses durchschnittlich 0,9 ± 1,7 Fehlerpunkte, während die mit kraniofazialer Aufhängung versorgte Patientengruppe im Schnitt 1,9 ± 2 Fehlerpunkte aufwies. Die statistische Analyse (t-Test für unverbundene Stichproben, SSPS-Programm) ergab keine Signifikanz ($p = 0{,}16$).

Tab. 1

I. Postoperative Okklusionsanalyse (Fehlerpunktwertung)

1. subjektive Okklusionsstörung	nein	= 0 Punkte
	ja	= 1 Punkt
2. Modellbefundung		
a) maximale Interkuspidation	sicher	= 0 Punkte
	unsicher	= 1 Punkt
	stark gestört	= 2 Punkte
b) Zahnbögen kongruent	ja	= 0 Punkte
	nein	= 1 Punkt
c) Einzelzahnfehlstellungen (bei mehr als 2 Zähnen)	nein	= 0 Punkte
	vorhanden	= 1 Punkt
d) Schliffacetten, die nicht zur aktuellen Okklusion passen	nein	= 0 Punkte
	ja	= 1 Punkt
Beste Wertung („gute Verzahnung")		= 0 Punkte
Schlechteste Wertung („gestörte Okklusion")		= 6 Punkte
Durchgehende Miniplatten-Osteosynthese (MPO):	n =	19 Patienten
Fehlerpunktwertung durchschnittlich	x =	$0{,}89 \pm SD\ 1{,}7$
Craniofaciale Aufhängung und partielle Miniplattenosteosynthese (CFA):	n =	12 Patienten
Fehlerpunktwertung durchschnittlich	x =	$1{,}87 \pm SD\ 1{,}9$
t-Test für unverbundene Stichproben	p =	0,161

Ausschlußgründe (Anzahl der betroffenen Patienten = 12):
- weniger als 8 Zähne pro Kiefer (8)
- postoperative prothetische Neuversorgung (3)
- Unfall während Milchgebißperiode, inzwischen permanente Dentition (1)
- postoperativ kieferorthopädische Behandlung (0)

II. Postoperative ästhetische Analyse (Fehlerpunktwertung)

1. Nase subjektiv unverändert	ja	= 0 Punkte
	nein	= 1 Punkt
2. Befundung durch Untersucher		
a) Interkanthaler Abstand < 35 mm	ja	= 0 Punkte
	nein	= 1 Punkt
b) Nase	harmonisch	= 0 Punkte
	unregelmäßig	= 1 Punkt
	Schiefstand	= 1 Punkt
	Sattelnase	= 1 Punkt
Beste Wertung („unauffällige Nase")		= 0 Punkte
Schlechteste Wertung („Trauma-Nase")		= 5 Punkte
MPO	n =	26 Patienten
Fehlerpunktwertung durchschnittlich	x =	$1{,}69 \pm SD\ 1{,}3$
CFA	n =	17 Patienten
Fehlerpunktwertung durchschnittlich	x =	$2{,}35 \pm SD\ 1{,}1$
t-Test für unverbundene Stichproben	p =	0,096

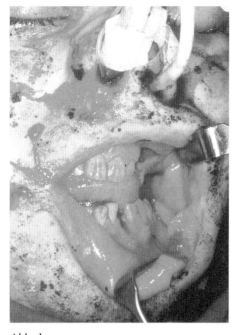

Abb. 1a

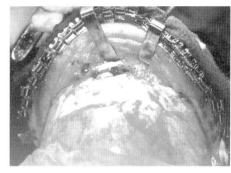

Abb. 1b

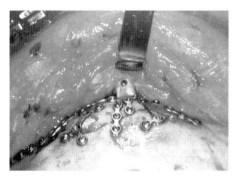

Abb. 1c

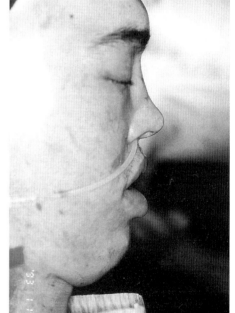

Abb. 1d

Abb. 1a - i

a) *Patient mit panfazialer Fraktur. Deutlich erkennbare Oberkiefer-Rücklage. Nasenabriß und -zertrümmerung.*
b) *Zustand nach Revision der anterioren Schädelbasis durch NCH und HNO.*
c) *Zustand nach Wiederaufbau der Glabella und Nasenwurzel.*
d, e) *Profil vor und direkt nach durchgehender Miniplattenosteosynthese.*
f, g) *Fern-Röntgen- und Orthopantomogramm-Aufnahmen.*
h) *Verzahnung postoperativ. Unauffällige Narben des Zuganges in der L<small>E</small> F<small>ORT</small> I-Ebene.*
i) *Weitgehend symmetrisches Gesicht nach panfazialer Fraktur trotz Verlust des rechten Auges, gute Nasenhöhe und befriedigende -breite, zwei Jahre postoperativ.*

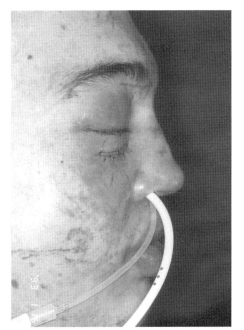

Abb. 1e

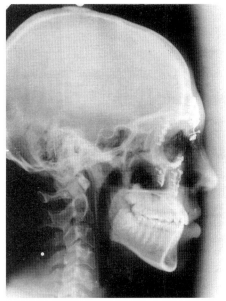

Abb. 1f

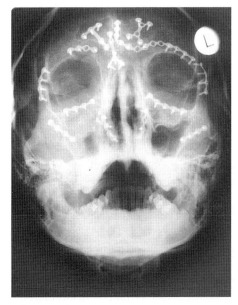

Abb. 1g

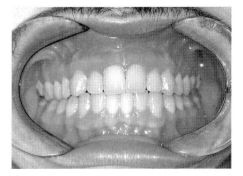

Abb. 1h

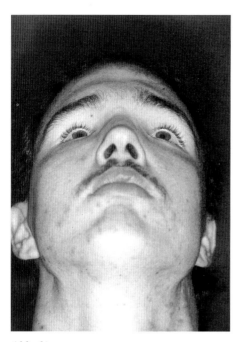

Abb. 1i

Hinsichtlich des ästhetischen Operationsergebnisses wurden die Angaben der Patienten über eine Veränderung ihrer Nase, der mit einem anthropologischen Tasterzirkel gemessene interkanthale Abstand und die Beurteilung der Nase durch mehrere Untersucher mit Fehlerpunkten bewertet und zu einem ästhetischen Index zusammengefaßt (Tab. 1, II). In der ästhetischen Beurteilung der wiederhergestellten Nasen vergaben Patienten und Untersucher in der Miniplattengruppe durchschnittlich 1,7 ± 1,3 gegenüber 2,4 ± 1,1 Fehlerpunkten in der kraniofazialen Aufhängungs-Gruppe. Die statistische Analyse (t-Test für unverbundene Stichproben, SSPS-Programm) ergab keine Signifikanz (p = 0,09).

Diskussion und Schlußfolgerung

Für die funktionelle und ästhetische Rehabilitation von Patienten mit schweren knöchernen Verletzungen insbesondere des Gesichtsschädels erbringt die exakte Rekonstruktion auch kleiner Knochenfragmente mit der durchgehenden Miniplattenosteosynthese im Endergebnis Vorteile. Die Miniplattenosteosynthese erlaubt den Verzicht auf die wochenlange intermaxilläre Fixation und eine frühe maxillofaziale Rehabilitation der polytraumatisierten Patienten. FEIFEL und RIEDIGER (1991) wiesen für Miniplatten-versorgte Patienten mit axiografischen Verfahren eine baldige Normalisierung von Mundöffnung und Artikulation nach entsprechendem Bewegungstraining nach.

Das Ausbleiben postoperativ persistierender Liquorrhoeen in unserem Krankengut weist auf die Bedeutung einer funktionsstabilen osteosynthetischen Versorgung des Schädelskelettes hin (HARDT 1990, OTT-TANNENBAUM 1991). Der häufige Verlust bzw. die Beeinträchtigung des Riechvermögens nach Rhinobasisrevison (in 73%) ist interdisziplinär gegen Infektionsrisiken abzuwägen.

Die ausschließlich mit Miniplatten-Osteosynthese versorgte Patientengruppe hatte einen höheren durchschnittlichen Zertrümmerungsgrad des Gesichtsschädels erlitten. Trotzdem fand sich bei der Nachuntersuchung der Verzahnung dieser Gruppe mit durchschnittlich 0,9 ermittelten Fehlerpunkten ein tendenziell besseres Resultat gegenüber der Gruppe mit kraniofazialer Aufhängung mit durchschnittlich 1,9 Fehlerpunkten.

Die Versorgung der zertrümmerten Nasenpyramide über einen intraoralen Zugang in der LE FORT-I-Ebene zusammen mit der minutiösen Rekonstruktion der Nasenwurzel und der Glabella, gegebenenfalls sogar mit einem primären Knochentransplantat erbringt in der Tendenz sowohl Patienten-subjektiv als auch Untersucher-interindividuell ein besseres ästhetisches Operationsergebnis (PISTNER et al. 1994). Dies schlug sich in einer Bewertung mit durchschnittlich 1,7 Fehlerpunkten in der Miniplattengruppe gegenüber 2,4 Fehlerpunkten in der CFA-Gruppe nieder.

Die höheren Kosten der Miniplatten und die etwas längere Operationsdauer bei den oft polytraumatisierten Patienten in instabilem Gesamtzustand sind als Nachteile der Methodik abzuwägen.

Literatur

(1) ADAMS, W.M.: Internal wiring fixation of facial fractures. Surgery 12, 593, 1942
(2) FEIFEL, H., RIEDIGER, D.: Anatomische und funktionelle Ergebnisse bei Mittelgesichtsfrakturen nach Miniplattenosteosynthese. In: Schwenzer, N., Pfeifer, G. (Hrsg.): Traumatologie des Mittelgesichtes. Fortschritte der Kiefer- und Gesichtschirurgie, Band XXXVI. Thieme, Stuttgart - New York, 57, 1991
(3) HARDT, N., SGIER, F., GOTTSAUNER, A.: Techniken der Rekonstruktion kraniofazialer Frakturen und Defekte. In: Sailer, H., Hardt, N. (Hrsg.): Kiefer- und Gesichtschirurgie. Schriftenreihe SGKG 3, 49, 1990
(4) HAUSAMEN, J.-E., SCHMELZEISEN, R.: Behandlungsrichtlinien bei frontobasalen und nasoethmoidalen Frakturen. OP-Journal 9 (2), 15, 1993
(5) LUHR, H.: Plattenosteosynthese in der Taumatologie des Mittelgesichtes - ein Fortschritt? In: Schwenzer, N., Pfeifer, G. (Hrsg.): Traumatologie des Mittelgesichtes. Fortschritte der Kiefer- und Gesichtschirurgie, Band XXXVI. Thieme, Stuttgart - New York, 30, 1991
(6) MÜHLING, J., REUTHER, J.: Versorgung von Mittelgesichtstrümmerfrakturen mit dem Würzburger Titan-Miniplatten-System. In: Schwenzer, N., Pfeifer, G. (Hrsg.): Traumatologie des Mittelgesichtes. Fortschritte der Kiefer- und Gesichtschirurgie, Band XXXVI. Thieme, Stuttgart - New York, 70, 1991
(7) OTT-TANNENBAUM, B., BÜHRMANN, K., TANNENBAUM, H., GRUß, P.: Das frontonasoorbitale Trauma als gemeinsame neurochirurgische und kieferchirurgische Aufgabe. In: Schwenzer, N., Pfeifer, G. (Hrsg.): Traumatologie des Mittelgesichtes. Fortschritte der Kiefer- und Gesichtschirurgie, Band XXXVI. Thieme, Stuttgart - New York, 128, 1991
(8) PISTNER, H., KÜBLER, N., REUTHER, J., MICHEL, C., ECKSTEIN, T.: Nasenplastik über einen koronaren Zugang nach Verletzungen des Mittelgesichtes. Vortrag bei der 32. Jahrestagung der Deutschen Gesellschaft für Plastische und Wiederherstellungschirurgie, Hamburg, Oktober 1994
(9) SCHWENZER, N., KRÜGER, E.: Midface fractures. Classification, diagnosis, and fundamentals of treatment. In: Krüger, E., Schilli, W. (Hrsg.): Oral and maxillofacial traumatology. Quintessence, Chicago - London - Berlin - Rio de Janeiro - Tokyo, 107, 1986
(10) WAHLMANN, U., WAGNER, W.: Frontobasale Beteiligung bei Mittelgesichtsfrakturen. In: Schwenzer, N., Pfeifer, G. (Hrsg.): Traumatologie des Mittelgesichtes. Fortschritte der Kiefer- und Gesichtschirurgie, Band XXXVI. Thieme, Stuttgart - New York, 125, 1991
(11) WEBER, W., MICHEL, C.: Die Versorgung von Mittelgesichtsfrakturen über einen Bügelschnitt. Dtsch. Z. Mund-, Kiefer- und Gesichtschir. 13, 256, 1989

Ergebnisse der operativen Behandlung von Schädelbasisverletzungen bei Mittelgesichtsfrakturen

M. Herzog • W. E. Göbel • R. Sader • H.-H. Horch

Zusammenfassung
Verletzungen der Schädelbasis mit Eröffnung der Dura und Liquorrhoe treten im Rahmen von Mittelgesichtsfrakturen häufig auf. Von 385 Patienten mit schädelbasisnahen Mittelgesichtsfrakturen wiesen 107 (27,8%) eine erkennbare Beteiligung der Schädelbasis auf. Bei allen Patienten erfolgte während einer Dauer von wenigstens 2 und längstens 14 Wochen eine Antibiotikatherapie mit Fosfomycin, einem Cephalosporin, oder Breitspektrumpenizillin bzw. Clindamycin. 15 breit offene, komplexe Verletzungen wurden im Rahmen der primären Frakturversorgung mit Duranaht, lyophilisierter Dura, Fibrinkleber und Kollagenvlies neurochirurgisch verschlossen. Bei 92 Mittelgesichtsfrakturen mit Beteiligung der Schädelbasis kam es nach Stabilisation der Mittelgesichtsfrakturen mit Osteosynthesen zum völligen Sistieren des Liquorflusses, so daß keine weitere Therapie erforderlich wurde. Spätkomplikationen wurden nicht beobachtet. Eine genaue Aufklärung des Patienten über die Vor- und Nachteile des gewählten Behandlungskonzeptes erscheint allerdings erforderlich, insbesondere ist auf das Risiko einer erneuten Rhinoliquorrhoe, einer Spätmeningitis oder auch eines Hirnabszesses hinzuweisen.

Einleitung
Verletzungen der Schädelbasis mit Eröffnung der Dura und Liquorrhoe treten im Rahmen von Mittelgesichtsfrakturen häufig auf (3, 8, 13). Notwendigkeit und Zeitpunkt ihrer operativen Versorgung werden in Abhängigkeit von der Schwere der Verletzung kontrovers diskutiert. Konservativen, eher abwartenden Verfahren (6) stehen aktive chirurgische Maßnahmen gegenüber (1, 2, 14). Der operative Zugang zur Schädelbasis erfolgt dann entweder transkraniell oder durch die Stirnhöhle, die Siebbeinzellen oder auch die Orbita. Anhand des gemeinsamen Krankengutes der Jahre 1985 bis 1994 der Klinik für Mund-Kiefer-Gesichtschirurgie und der Abteilung für Neurochirurgie der Chirurgischen Klinik und Poliklinik des Klinikums rechts der Isar, München, sollen die Ergebnisse eines verhältnismäßig konservativen Verfahrens retrospektiv überprüft werden.

Material und Methode
Von 385 Patienten mit schädelbasisnahen Mittelgesichtsfrakturen wiesen 107 (27,8%) eine erkennbare Beteiligung der Schädelbasis auf (Abb. 1). Bei 15 lag eine breit offene, ausgedehnte frontale bzw. komplexe Schädelbasisverletzung vor, bei 92 weiteren mußte eine derartige Verletzung zu Behandlungsbeginn infolge einer Rhinoliquorrhoe und freier Luft im Schädelinneren angenommen werden. Eine Iotrolan-CT-Zisternographie (4, 5) zum sicheren Nachweis einer Liquorfistel wurde bei 60 Patienten durchgeführt.

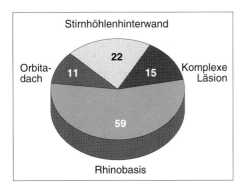

Abb. 1: Lokalisation der Schädelbasisverletzungen anhand der Computertomographie bzw. der Iotrolan-CT-Zisternographie.

Von 1985 bis 1989 wurden die Frakturen nach exakter Reposition von Mittelgesicht, Nase und Orbitawandungen mit Miniplattenosteosynthesen am lateralen Orbitarand und falls erforderlich der Stirnhöhlenvorderwand möglichst frühzeitig nach dem Unfall versorgt. Der naso-ethmoidale Komplex wurde in gleicher Sitzung mit Drahtosteosynthesen stabilisiert, Defekte der Orbitawandungen mit Lyodura, PDS-Folien und ggfs. mit Fibrinkleber abgedeckt. Der Oberkiefer wurde mittels einer kraniofazialen Aufhängung fixiert. Seit 1990 werden zusätzlich Frakturen nach LE FORT I bzw. LE FORT II durch Mini- bzw. Mikroplattenosteosynthesen versorgt, Infraorbitalrand und der naso-ethmoidale Komplex werden durch Mikroplatten stabilisiert.

Die 15 breit offenen, komplexen Verletzungen wurden im Rahmen der primären Frakturversorgung mit Duranaht, lyophilisierter Dura, Fibrinkleber und Kollagenvlies neurochirurgisch verschlossen, erforderten aber in 6 Fällen wegen einer persistierenden Liquorfistel in der mittleren Schädelgrube eine weitere Duraplastik mit neurochirurgischem bzw. HNO-ärztlichem Zugang zum endgültigen Verschluß. Bei den übrigen 92 Mittelgesichtsfrakturen mit Beteiligung der Rhinobasis, der Stirnhöhlenhinterwand bzw. des Orbitadaches kam es zum völligen Sistieren des Liquorflusses, freie Luft war röntgenologisch innerhalb einer Woche nicht mehr nachweisbar, so daß keine weitere Therapie erfolgte.

Bei allen Patienten erfolgte während einer Dauer von wenigstens 2 und längstens 14 Wochen, je nach klinischem Verlauf, eine* Antibiotikatherapie mit Fosfomycin oder einem Cephalosporin, alternativ wurden Breitspektrumpenizilline bzw. Clindamycin verordnet.

Ergebnisse

Weder bei der routinemäßig durchgeführten Entfernung des Osteosynthesematerials 3 - 6 Monate nach operativer Versorgung noch anläßlich einer Nachuntersuchung von 67 Patienten mit einer vorbestehenden Schädelbasisverletzung ergab sich klinisch ein Anhalt für eine persistierende Liquorrhoe. Ernste Komplikationen wie Hirnabszesse oder Meningitiden wurden nicht beobachtet. Eine vollständige Anosmie wurde bei 17 Patienten gefunden.

Schlußfolgerungen

Während ausgedehnte, komplexe Schädelbasisverletzungen mit breiter Eröffnung der Dura und ausgeprägter Liquorrhoe möglichst frühzeitig in einer einzeitigen Operation mit Duraplastik und Rekonstruktion und Stabilisation des Mittelgesichts versorgt werden sollten (9, 14), erscheint es anhand der vorliegenden Ergebnisse gerechtfertigt, bei den übrigen Mittelgesichtsfrakturen mit Beteiligung der vorderen und mittleren Schädelgrube zunächst das Mittelgesicht einschließlich des Orbitaringes, der Orbitawandungen und des naso-ethmoidalen Komplexes durch Osteosynthesen zum frühestmöglichen Zeitpunkt zu stabilisieren. Während sich bei der unversorgten Gesichtsschädelfraktur die knöchernen Fragmente auch im Bereich der Schädelbasis bei jedem Schluckakt und allen Kaubewegungen gegeneinander verschieben, wird durch die frühzeitige Versorgung der Mittelgesichtsfrakturen gleichfalls eine Ruhigstellung der Fragmente im Bereich der Schädelbasis bewirkt. Es kommt dann offensichtlich zu einer Verklebung der Dura und in der Folge zum Sistieren der Liquorrhoe. Die vielfach beschriebene aufsteigende Infektion mit pathogenen Keimen aus dem Nasen-Rachenbereich (2) wurde nicht beobachtet, so daß auch unter Berücksichtigung dieses Gesichtspunktes weitere Eingriffe entbehrlich erscheinen. Nur bei Fortbestehen der Liquorrhoe (12), deren Nachweis mit der Iotrolan-CT-Zisternographie (4, 5) oder der β_2 Transferrin-Bestimmung (11) gelingt, ist die neurochirurgische oder HNO-ärztliche Revision der Schädelbasis weiter unbedingt zu fordern.

Eine genaue Aufklärung der Patienten über die Vor- und Nachteile des gewählten Behandlungskonzeptes erscheint allerdings erforderlich, insbesondere ist auf das Risiko einer erneuten Rhinoliquorrhoe (10), einer Spätmeningitis oder auch eines Hirnabszesses (7) hinzuweisen.

Literatur

(1) DIETRICH, U., FELDGES, A., SIEVERS, K., KOCKS, W.: Lokalisation von frontobasalen traumatischen Liquorfisteln. Ein Vergleich von radiologischem Befund und Operationsbefund. Zentralbl. Neurochir. 54, 24-31, 1993

(2) GJURIC, M., GÖDE, U., SCHWAB, J. A., IRO, A.: Langzeitergebnisse HNO-ärztlicher Versorgung von Liquorfisteln an der Schädelbasis. In: Steudel, W.I. (Hrsg): Transfaziale Zugänge zur Schädelbasis. Einhorn-Presse Verlag, Reinbek, 156-159, 1975

(3) HAUSAMEN, J.-E., SCHMIDSEDER, R.: Beteiligung der vorderen Schädelbasis bei Frakturen des Mittelgesichtes. In: Schuchard, K., Spiessl, B. (Hrsg.): Fortschritte der Kiefer- und Gesichts-Chirurgie, Bd.XIX. Thieme, Stuttgart, 134-136, 1975

(4) HORCH, H.-H., GRÄFIN V. EINSIEDEL, H., GÖBEL, W.E.: Liquorfistelnachweis bei frontobasalen Frakturen mit der Iotrolan-CT-Zisternographie. In: Schwenzer, N., Pfeifer, G. (Hrsg.): Fortschritte der Kiefer- und Gesichts-Chirurgie, Bd. XXXVI. Thieme, Stuttgart, 133-136, 1991

(5) HORCH, H.-H., GRÄFIN V. EINSIEDEL, H., GÖBEL, W.E., ZEILHOFER, H.F., GROSU, A. I., HERZOG, M.: Erfahrungen mit der Iotrolan-CT-Zisternographie zum Nachweis frontobasaler Liquorfisteln. Dieser Band, 32-37

(6) JEFFERSON, A., REILLY, G.: Fractures of the floor of the anterior cranial fossa. Br. J. Surg. 59, 585-592, 1972

(7) KNORINGER, P.: Frontobasal and orbital reconstruction following trauma and tumor removal using compound of bone meal, antibiotic and fibrin sealant. Neurosurg. Rev. 12, 31-39, 1989

(8) PHILIPP, U., HÖFER, TH., NIEDERDELLMANN, H., MUNDINGER, F.: Rhinoliquorroe bei Mittelgesichtsfrakturen. In: Schuchard, K., Spiessl, B. (Hrsg.): Fortschritte der Kiefer- und Gesichts-Chirurgie, Bd. XIX. Thieme, Stuttgart, 136-137, 1975

(9) RAVEH, J., VUILLEMIN, T.: The surgical one-stage management of combined cranio-maxillo-facial and frontobasal fractures. Advantages of the subcranial approach in 374 cases. J. Craniomaxillofac. Surg. 16, 160-172, 1988

(10) Russell, T., Cummins, B.H.: Cerebrospinal fluid rhinorrhea 34 years after trauma: a case report and review of the literature. Neurosurgery 15, 705-706, 1984

(11) Ryall, R. G., Peacock, M. K., Simpsom, D. A.: Usefulness of β_2 transferrin assay in the detection of cerebrospinal fluid leaks following head injury. J. Neurosurg. 77, 737-739, 1992

(12) Schneider, O., Richte, H.P.: Die Besonderheiten in der Diagnostik und Behandlung offener Schädel-Hirn-Verletzungen einschließlich der Basisfrakturen. Unfallchirurg 96, 591-594, 1993

(13) Slupchynskyj, O.S., Berkower, A.S., Byrne, D.W., Cayten, C.G.: Association of skull base and facial fractures. Laryngoscope 102, 1247-1250, 1992

(14) Sollmann, W.-P., Seifert, V., Haubitz, B., Dietz, H.: Combined orbitofrontal injuries. Neurosurg. Rev. 12, 115-121, 1989

Simultane Therapie von schweren Mittelgesichtsfrakturen und Frontobasisfrakturen

D. Weingart • U. Joos • D. Moskopp • C. Horch

Zusammenfassung
Die simultane Versorgung von Mittelgesichtsfrakturen und Duraläsionen bietet in der praktischen Anwendung Vorteile gegenüber dem zweizeitigen Verfahren. Durch die anatomisch exakte Position und stabile Fixation der Frakturen sind die Komplikationen zu senken und ästhetisch günstigere Ergebnisse zu erzielen.

Einleitung
Seit den ersten Berichten von HÄRLE und DÜKER (1976) und SCHILLI und Mitarbeiter (1977) über die Anwendung der dreidimensional stabilen Osteosynthese am Jochbein und Mittelgesicht hat diese Technik ihren festen Platz in der Mund-, Kiefer- und Gesichtschirurgie.
Nachuntersuchungen aus der Freiburger Klinik zeigten, daß mit dieser Methode nicht nur die Gesamtkomplikationsrate von 8,9% auf 5,7% gesenkt werden, sondern auch kosmetisch wesentlich bessere Ergebnisse erzielt werden können (STOLL et al. 1985).
Diese guten Ergebnisse ermutigten uns, seit 1982 bei schweren Frakturen mit Durafisteln das übliche zweizeitige Verfahren mit kraniofazialer Drahtaufhängung und Verschluß der Durafistel nach ca. 6wöchigem Intervall zu verlassen und bereits primär, nach Stabilisation des Mittelgesichtes, die Durafisteln zu versorgen (JOOS et al. 1986).

Operatives Vorgehen
Für die simultane Versorgung von schweren Mittelgesichtsfrakturen und den Verschluß einer Liquorfistel ist ein koordiniertes operatives Vorgehen von Neurochirurg und Mund-Kiefer-Gesichtschirurg erforderlich. Die Lokalisation der Durafistel muß bekannt sein, und es sollte kein massives Hirnödem bestehen. Nach Klärung des Zugangsweges wird zunächst vom MKG-Chirurgen das Mittelgesicht in allen drei Ebenen rekonstruiert und am Schädel fixiert. Wichtig ist es, darauf zu achten, daß die horizontalen Knochenstrukturen, die letztlich das Gehirn stützen, stabilisiert werden (Abb. 1). Erst jetzt kann vom Neurochirurgen die Dura verschlossen werden. Ziel ist, wenn immer möglich, die Versorgung der Fistel durch eine primäre Naht, die eventuell zusätzlich mit einem gestielten Periostlappen lokal zu decken ist. Auf eine Ausräumung der Stirnhöhlenschleimhaut kann in diesen Fällen verzichtet werden; eine Drainage ist jedoch empfehlenswert. Falls dieses Vorgehen aufgrund umfangreicher Zerreißungen nicht möglich ist, kann freie Faszie oder bei großen Defekten Faszie und Fett zur Abdeckung der Fistel verwendet werden. Eine Stirnhöhlendrainage ist in solchen Fällen immer erforderlich. Lediglich bei völliger Zertrümmerung der Stirnhöhlenhinterwand muß die gesamte Schleimhaut entfernt und eine Kranialisation der Stirnhöhle durchgeführt werden.

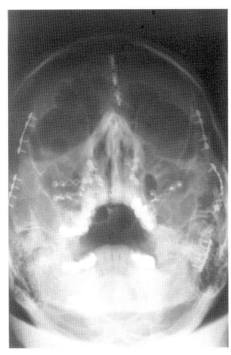

Abb. 1: Beispiel für dreidimensionale Stabilisierung von Mittelgesichtsfrakturen durch Plattenosteosynthese mit Wiederherstellung auch der horizontalen Knochenstrukturen (NNH-Projektion).

Ergebnisse

In den Jahren 1983 - 1994 versorgten wir 723 Patienten mit Mittelgesichtsfrakturen. Von diesen hatten 273 oder 37,9% eine LE FORT-II- oder -III-Fraktur. 193 Patienten dieses Kollektives hatten zusätzlich ein Schädelhirntrauma und davon wiederum 139 eine Liquorrhoe.

Alle Patienten wurden nach dem oben angegebenen Verfahren primär in einer Operation versorgt. Trotz des parallel erfolgten Duraverschlusses hat sich die Operationszeit nicht wesentlich verlängert. So betrug die Operationsdauer bei 80,1% der Patienten nicht länger als 3 Stunden. Die postoperativen Komplikationen waren trotz der simultanen Primärversorgung gering. Von allen primär operierten Durafisteln mußten 2 revidiert werden. Zerebrale Komplikationen, wie Meningitis oder Enzephalitis, traten in keinem Fall auf. Die Gesamtkomplikationsrate aller LE FORT II- und LE FORT III-Frakturen war in Anbetracht der Schwere der Verletzungen mit 5,6% sehr niedrig.

Diskussion

Unsere Erfahrungen zeigen, daß die simultane Versorgung von Mittelgesichtsfrakturen mit Liquorfisteln ein empfehlenswertes Verfahren darstellt. Allerdings ist es erforderlich, eine dreidimensionale Stabilisierung der Knochenfragmente sowohl des Mittelgesichtes als insbesondere auch der Schädelbasis vorzunehmen (SCHILLI und NIEDERDELLMANN 1980, JOOS et al. 1986). Nur eine absolute Ruhigstellung der Knochenfragmente und eine sichere Abdeckung der Durafistel garantieren einen dauerhaften Erfolg. Aus diesem Grund sind kraniofaziale Drahtaufhängungen allenfalls als temporäre Maßnahmen zu akzeptieren, wenn aus allgemeinmedizinischer Sicht die sofortige definitive Versorgung des Patienten nicht durchführbar erscheint. Auch der Versuch, transnasal eine Durafistel durch Einbringung von Fett oder anderen Materialien zu verschließen, erscheint wenig sinnvoll, da auf diese Weise keine Stabilisation der Knochenfragmente erfolgt und deshalb mit einer hohen Rezidivhäufigkeit gerechnet werden muß. Eine zu diskutierende Frage stellt lediglich die nach dem geeignetsten Zugang zur Fistel und zu den zu versorgenden Frakturen dar. Prinzipiell wählen wir bei offenen Frakturen den Zugang durch die bestehenden Verletzungen, während bei gedeckten Frakturen die Lokalisation der

Fragmente den Zugangsweg diktieren. Dabei ist prinzipiell ein koronarer Bügelschnitt oder aber ein subkranieller Zugang im Sinne einer Butterflyinzision supraorbital möglich (RAVEH und VUILLEMIN 1988). Wir bevorzugen in der Regel jedoch den koronaren Zugang, da dieser die Versorgung und Stabilisation ohne sichtbare Narbenbildung nicht nur medial, sondern auch periorbital bis in den Orbitaboden erlaubt (Abb. 2). Als nicht unwesentlichen Nebeneffekt bei der simultanen Therapie von schweren Mittelgesichtsfrakturen und Frontobasisfrakturen ist die Tatsache anzusehen, daß durch die exakte Reposition und Stabilisation der Fragmente in der Regel ein besseres kosmetisches Ergebnis zu erzielen ist als bei konventionellem Vorgehen.

Die Vorteile des simultanen Duraverschlusses und Stabilisation der Mittelgesichtsfrakturen sehen wir in:
1. Wundruhe an der Durafistel,
2. hohe Erfolgsaussicht,
3. gute kosmetische Wiederherstellung,
4. kein Zweiteingriff,
5. geringe Komplikationsrate.

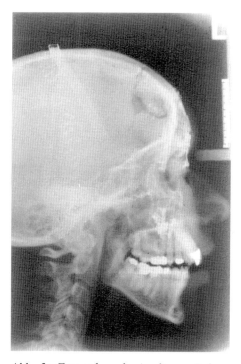

Abb. 2: Zustand nach simultaner Rekonstruktion des Mittelgesichtes und Verschluß einer Liquorfistel über Bügelschnitt (seitliches Fernröntgenbild).

Literatur

(1) HÄRLE, F., DÜKER, J.: Miniplattenosteosynthese am Jochbein. Dtsch. Zahnärztl. Z. 31, 97, 1976

(2) JOOS, U., GILSBACH, J., OTTEN, J.E.: Thirteen years experience with stable osteosynthesis of cranio-facial fractures. Intern. conference of recent advances in neurotraumatology. ICRAN Köln, 1986

(3) RAVEH, J., VUILLEMIN, TH.: The surgical one-stage management of combined cranio-maxillofacial and frontobasis fractures. J. Cranio-Max-Fac. Surg. 16, 160, 1988

(4) SCHILLI, W., NIEDERDELLMANN, H., HÄRLE, F.: Schrauben und Platten am Mittelgesicht und Orbitaring. Fortschr. Kiefer Gesichtschir. XXII, 47, 1977

(5) SCHILLI, W., NIEDERDELLMANN, H.: Verletzungen des Gesichtsschädels. In: Aktuelle Probleme in Chirurgie und Orthopädie. Hans Huber, Bern, 1980

(6) STOLL. P, JOOS, U., SCHILLI, W.: Vermeidung des Dish-face bei der Versorgung von Mittelgesichtsfrakturen. Aufklärung, Fehler und Gefahren in der MKG-Chirurgie. Fortschr. Kiefer-, Gesichtschir. XXX, 121, 1985

Gesichtsschädelfrakturen und zerebrale Begleitverletzungen

J. Härtel • B. Kramp

Zusammenfassung

Von 1970 bis 1992 wurden 2.659 Patienten mit Gesichtsschädelfrakturen stationär behandelt. Bei 354 Patienten (13,3%) fanden wir Schädelhirntraumen mit einem hohen Anteil von kombinierten Unterkiefer-Mittelgesichtsfrakturen (58,6%). In 65 Fällen (2,4%) wurden Schädelbasisfrakturen beobachtet. Ätiologisch standen Verkehrsunfälle im Vordergrund. Die Behandlung der Gesichtsschädelfrakturen sollte frühzeitig gemeinsam mit der Versorgung der Begleitverletzungen erfolgen.

Einleitung

Gesichtsschädelfrakturen nehmen im gesamten stationären Krankengut der Kliniken für Mund-Kiefer-Gesichtschirurgie eine führende Position ein. Besonders die ausgedehnten Gesichtsverletzungen stehen im Mittelpunkt der diagnostischen und therapeutischen Maßnahmen. Die Schwere der traumatischen Schädigung wird vor allem durch Begleitverletzungen bestimmt, so daß diese kombinierten Traumen besondere Bedeutung erlangen. Unter den Begleitverletzungen wiederum spielt die traumatische Hirnschädigung eine entscheidende Rolle.
Die Analyse der in Rostock behandelten Fälle beinhaltet deshalb insbesondere Probleme der Ätiologie, des Versorgungszeitpunktes und der interdisziplinären Zusammenarbeit bei Gesichtsschädelfrakturen unter besonderer Berücksichtigung der zerebralen Begleitverletzungen.

Patienten

Von 1970 bis 1992 wurden in der Rostocker Klinik für Mund-Kiefer-Gesichtschirurgie 2.659 Patienten mit Gesichtsschädelfrakturen stationär behandelt. Die Altersverteilung zeigte ein gehäuftes Auftreten im Alter von 17 bis 26 Jahren, wobei das 3. Dezennium den größten Anteil darstellte. In 5% der Fälle handelte es sich um Kinder bis zum 14. Lebensjahr. 90% der Patienten waren Männer.

Ergebnisse

Als Ursachen für die Gesichtsschädelfrakturen waren vorwiegend Schlagverletzungen mit 46,6% und Verkehrsunfälle mit 21,8% zu verzeichnen. Sturzverletzungen beobachteten wir in 17,4% der Fälle. Arbeitsunfälle (5,8%), Sportunfälle (5,6%) sowie sonstige Ursachen (iatrogene Fraktur, Hufschlagverletzung, Schußverletzung, 2,8%) spielten eine untergeordnete Rolle. Eng im Zusammenhang mit der Ätiologie steht die Art der Gesichtsschädelfrakturen: Sowohl die kombinierten Unterkiefer-Mittelgesichtsverletzungen als auch die Frakturen mit zerebralen oder allgemein-chirurgischen Begleitverletzungen waren zu 75% durch Unfälle im Straßenverkehr bedingt. Die in der Ursachenhäufigkeit führenden Schlagverletzungen waren dagegen in den meisten Fällen nur durch isolierte Unterkieferfrakturen charakterisiert.

Die zerebralen Begleitverletzungen waren in unserer Untersuchung durch die Schädelhirntraumen und Schädelbasisfrakturen bestimmt. In 354 Fällen lagen Schädelhirntraumen 1. - 3. Grades vor, somit bei insgesamt 13,3% aller Patienten. Es dominierte dabei das Schädelhirntrauma 1. Grades mit 9,8%; Schädelhirntraumata 2. Grades lagen bei 3,1% und 3. Grades bei 0,4% der Patienten vor (Tab. 1). In 2,4% der Fälle beobachteten wir Schädelbasisfrakturen. Besonders häufig (58,6%) waren die kombinierten Unterkiefer-Mittelgesichtsfrakturen (n = 191) von zerebralen Verletzungen begleitet (Tab. 2). Isolierte Mittelgesichtsfrakturen zeigten eine Häufigkeit von 26,5%. Bei den Unterkieferfrakturen waren Schädelhirntraumen in 6,2% der Fälle anzutreffen. Bei den kombinierten Unterkiefer-Mittelgesichtsfrakturen fanden wir auch den größten Anteil der Schädelhirntraumen 2. und 3. Grades (45 bzw. 6 Patienten). Auch Schädelbasisfrakturen waren bei diesen kombinierten Verletzungen des Unterkiefers und des Mittelgesichts besonders häufig zu beobachten (17,8% der Fälle). Allgemeinchirurgische Begleitverletzungen, insbesondere in Form von Weichteiltraumen bzw. Frakturen im Extremitäten-, Thorax-, Becken- oder Wirbelsäulenbereich, beobachteten wir lediglich in 7% der Fälle.

Der Versorgungszeitpunkt der Patienten mit Gesichtsschädelfrakturen war abhängig von der Art der Verletzung. Die Behandlung der Schädelbasisfrakturen durch die HNO-Klinik und der allgemeinchirurgischen Begleitverletzungen durch die Chirurgische Klinik der Rostocker Universität erfolgte bei Patienten mit Gesichtsschädelfrakturen nach durchschnittlich 2,7 Tagen. Die Versorgung der Gesichtsschädelfrakturen dieser Patienten durch den Mund-Kiefer-Gesichtschirurgen wurde nach durchschnittlich 4,4 Tagen vorgenommen (Abb. 1). Das heißt, daß polytraumatisierte Patienten eineinhalb Tage später als Patienten mit Gesichtsschädelfrakturen ohne weitere Begleitverletzungen versorgt worden wa-

Tab. 1: Anzahl der Patienten mit Schädelhirntraumen und Schädelbasisfrakturen

Schädelhirn-traumen	Anzahl der Patienten	%
I°	261	9,8
II°	82	3,1
III°	11	0,4
Insgesamt	354	13.3
Schädelbasisfrakturen	64	2,4

Tab. 2: Schädelhirntraumen und Schädelbasisfrakturen - Verteilung nach der Lokalisation der Gesichtsschädelfrakturen

Fraktur-Lokalisation	Anzahl der Patienten	Schädelhirntrauma			%	Schädelbasis-frakturen	%
		I°	II°	III°			
Unterkiefer	2.026	105	15	5	6,2	2	0,1
Mittelgesicht	442	95	22	0	26,5	28	6,3
Mittelgesicht plus Unterkiefer	191	61	45	6	58,6	34	17,8
Insgesamt	2.659	261	82	11		64	

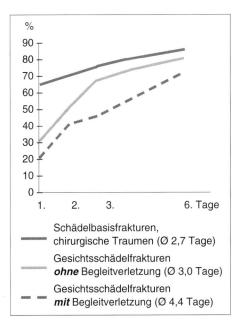

Abb. 1: Therapiezeitpunkt der Patienten mit Gesichtsschädelfrakturen.

ren, da die letzteren nach durchschnittlich 3 Tagen durch den MKG-Chirurgen behandelt wurden. Bis zum 3. Tag nach dem Unfall waren dagegen nur 48% der Patienten mit Begleitverletzungen durch den Mund-Kiefer-Gesichtschirurgen versorgt. Zu diesem Zeitpunkt waren aber schon in 76% der Fälle die Begleitverletzungen behandelt.

Diskussion

Schon im letzten Jahrzehnt war in unserer Klinik ein deutlicher Anstieg der Gesichtsschädelfrakturen zu verzeichnen (1). Dabei sind die schweren Verletzungen des Gesichtsschädels häufig mit zerebralen Begleitverletzungen kombiniert. In unserem Patientengut zeigten 354 von 2.659 Patienten (13,3%) ein Schädelhirntrauma. Andere Autoren geben dagegen einen höheren Anteil von Patienten mit Schädelhirntrauma an (2, 5, 8, 9). Von einem Schädelhirntrauma betroffen sind insbesondere die Patienten mit kombinierten Unterkiefer-Mittelgesichtsfrakturen (58,6%) und die isolierten Mittelgesichtsfrakturen (26,5%). Schädelbasisfrakturen waren bei kombinierten Unterkiefer-Mittelgesichtsfrakturen mit 17,8% am häufigsten anzutreffen. OTTE und SELLE (6) fanden in 82,4% der kombinierten Unterkiefer-Mittelgesichtsfrakturen zerebrale Begleitverletzungen. LOCHBRUNNER (5) ermittelte für Frakturen des Mittelgesichts 62% und des Unterkiefers 38% zerebrale Begleitverletzungen. Anhand der Untersuchungen unserer Klinik und anderer Autoren ist somit die dominierende Stellung des Mittelgesichts bei zerebralen Begleitverletzungen zu beobachten. Seine Schädigung birgt durch den flächigen Kontakt über die Schädelbasis die Gefahr der Hirnverletzung in sich.

Die Prognose schwerer Gesichtsschädelfrakturen ist in erster Linie von der frühzeitigen Überweisung und fachärztlichen Therapie abhängig. In unserem Patientengut erfolgte die Versorgung der Patienten mit Gesichtsschädelfrakturen und Begleitverletzungen durch den Mund-Kiefer-Gesichtschirurgen durchschnittlich 4,4 Tage nach dem Unfall. Bei einem Drittel der Patienten führten wir eine gemeinsame Behandlung mit dem HNO-Arzt bzw. dem Unfall- oder Allgemeinchirurgen durch. In 54% der Fälle lag die Therapie der Schädelbasisfrakturen bzw. allgemeinchirurgischen Verletzungen vor der kieferchirurgischen Versorgung. DAHLBERG (2) findet ähnliche Ergebnisse, da in seinem Patientengut in ca. 14% die gemeinsame und in 58% die chirurgische vor der kieferchirurgischen Behandlung vorgenommen worden war.

Nach STURSBERG und HANEKE (7) sind 53% der Patienten am 1. Tag und 70% am 2. Tag nach dem Unfall durch den MKG-

Chirurgen versorgt worden. In unserem Patientenkollektiv wurden nur 46% der Verletzten innerhalb der ersten beiden Tage durch den Mund-Kiefer-Gesichtschirurgen behandelt. 75% aller Patienten waren am 6. Tag nach dem Unfall versorgt.

Unsere Untersuchungen zeigen, daß der Zeitraum zwischen dem Unfall und dem kieferchirurgischen Eingriff bei Patienten mit Gesichtsschädelfrakturen und Begleitverletzungen verkürzt werden kann. Eine präoperative Wartezeit von durchschnittlich 4,4 Tagen ist zu lang. Der Facharzt für MKG-Chirurgie sollte schon zum Zeitpunkt der Aufnahme eines Patienten mit Begleitverletzungen in die Therapieplanung einbezogen werden, um so eine optimale Behandlung zu ermöglichen (3, 4, 7).

Schlußfolgerungen

Unsere Analyse der Gesichtsschädelfrakturen und ihrer Begleitverletzungen gestattet folgende zusammenfassende Schlußfolgerungen:

1. Bei den Frakturen des Gesichtsschädels spielen vor allem Schlagverletzungen und Verkehrsunfälle ätiologisch eine entscheidende Rolle.

   Insbesondere die schweren Traumen, die mit Schädelbasisfrakturen bzw. allgemeinchirurgischen Begleitverletzungen einhergehen, sind in ³/₄ der Fälle durch Unfälle im Straßenverkehr bedingt. Dabei liegen insbesondere schwere Mittelgesichts- und kombinierte Unterkiefer-Mittelgesichtsfrakturen vor. Sie sind vielfach mit gedeckten Schädelhirntraumen oder Schädelbasisfrakturen bzw. allgemeinchirurgischen Verletzungen verbunden.

2. Bei dem Verdacht auf eine Verletzung des Gesichtsschädels ist frühzeitig die interdisziplinäre Therapie zu koordinieren.

3. Die Behandlung von Gesichtsschädelfrakturen muß frühestmöglich gemeinsam mit der Versorgung von Schädelbasisfrakturen und allgemeinchirurgischen Traumen erfolgen. Bei diesen Verletzungen steht die interdisziplinäre komplexe Rehabilitation im Vordergrund.

Literatur

(1) CZAIKOWSKI, P., HOMUTH, J.: Zur Epidemiologie von Gesichtsschädelfrakturen und ihren Begleitverletzungen unter dem Aspekt des Polytraumas. Med. Diss., Rostock, 1989
(2) DALBERG, W.: Gesichtsschädelfrakturen und Begleitverletzungen (eine unfallmedizinische Untersuchung). Med. Diss., Tübingen, 1975
(3) DEUTSCHLÄNDER-WOLFF, J., VEIGEL, W., CASTILLEJOS, V.: Begleitverletzungen bei Gesichtsschädelfrakturen. Fortschr. Kiefer-Gesichts-Chir. 21, 293-296, 1976
(4) HÄRTEL, J., PÖHL, A., GREVE, J.-W.: Gesichtsschädelfrakturen im Wachstumsalter und ihre Begleitverletzungen. Unfallchirurgie 97, 491-493, 1994
(5) LOCHBRUNNER, A.: Untersuchung über Ursachen, Häufigkeit und Lokalisation von 615 Frakturen des Gesichtsschädels. Med. Diss., Tübingen, 1975
(6) OTTE, H., SELLE, G.: Statistische Auswertung von Kieferfrakturen. Zahnärztl. Welt Reform 88, 858-861, 1979
(7) STURSBERG, W., HANEKE, A.: Studie über die Versorgung von Gesichtsschädelverletzungen bei polytraumatisierten Unfallopfern. Dtsch. Z. Mund-Kiefer-Gesichtschir. 2, 55-57, 1978
(8) THIEME, V., BERNDT, B., DIEM, M.: Zur Behandlungsverzögerung bei der Erstversorgung von Gesichtsschädelverletzungen bei polytraumatisierten Unfallopfern. Stomatol. DDR 31, 618-626, 1981
(9) ZERWECK, R.: Epidemiologische Studie bei Mittelgesichtsfrakturen. Stomatol. DDR 34, 32-37, 1984

Chirurgische Versorgung von Schädelbasisfrakturen (Rhinobasis und Otobasis) und Mittelgesichtsfrakturen

R. Frank-Fischer • G. Stange

Zusammenfassung

Bei frontobasalen Frakturen, die im Bereich der vorderen Schädelgrube liegen und die angrenzenden Wände der Nasennebenhöhlen betreffen, und bei laterobasalen Frakturen treten sehr häufig Durazerreißungen mit mehr oder weniger starker Liquorrhoe auf. Oberstes Ziel ist es deshalb, Duraverletzungen zu erkennen und genau zu lokalisieren, um eine Duraplastik durchführen zu können und endokranielle Komplikationen zu verhindern. Ebenso wichtig ist es, bei den Schädelbasis- und Mittelgesichtsfrakturen mit Miniplattenosteosynthese die ossäre Integrität wiederherzustellen. Das operative Vorgehen besteht darin, die Knochenintegrität wiederherzustellen, die Liquorrhoe zu beseitigen, die Wiederherstellung der Nasenluftpassage und der Nasennebenhöhlenbelüftung, das Riechvermögen und das räumliche Sehen zu erhalten und eine sehr gute plastisch-ästhetische Rekonstruktion zu erreichen. Es wird über unsere 17jährige Erfahrung berichtet. In diesen Jahren wurden 3993 Schädelbasis- und Mittelgesichtsfrakturen versorgt. Verschiedene operative Indikationen, posttraumatische Beschwerden nach Rhinobasis-, Otobasis- und Mittelgesichtsfrakturen sowie postoperativ aufgetretene Komplikationen werden diskutiert. Unser Konzept besteht darin, daß bei jedem Schädelhirntrauma der Ausschluß und die Therapie von raumfordernden Prozessen wie Epidural-, Subdural-, Intrazerebralhämatomen sowie auch Lufteinschlüssen absoluten Vorrang haben. Die dabei vorhandenen Mittelgesichtsfrakturen nach LEFORT III, die eine kraniofaziale Aufhängung notwendig werden lassen, werden durch die mund-, kiefer- und gesichtschirurgische Klinik in gleicher operativer Sitzung revidiert. Im Anschluß daran erfolgt die Versorgung der Schädelbasis durch die HNO-Klinik.

Einleitung

Bei den frontobasalen Frakturen ebenso wie bei den laterobasalen Frakturen treten häufig Durazerreißungen mit mehr oder weniger starker Liquorrhoe auf. Somit können schnell pathogene Keime der Nasennebenhöhlen die Hirnbarriere überschreiten und endokranielle Komplikationen wie Meningitis, Enzephalitis oder einen Hirnabszeß verursachen und zu einer bedrohlichen Situation führen. Bei den laterobasalen Verletzungen mit Felsenbeinquer- und -längsfrakturen können die letzteren bis in die Keilbeinhöhle einstrahlen, und es kann auch hier eine Liquorrhoe entstehen. Diese Komplikationen müssen sich nicht unbedingt unmittelbar nach dem Unfallgeschehen entwickeln, sondern können auch erst als Spätfolgen auftreten.

Oberstes Ziel muß es daher sein, Duraverletzungen zu erkennen und genau zu lokalisieren, um möglichst schnell die Revision mit einer Duraplastik durchzuführen (1). Ebenso wichtig ist es, bei den Schädelbasis- und Mittelgesichtsfrakturen die ossäre Integrität durch Reposition und Miniplattenosteosynthese wiederherzustellen. Bei jedem Schädelhirntrauma hat der Ausschluß und die Therapie von raumfordernden Prozessen, wie Epidural-, Subdural-, Intrazerebralhämatomen und Lufteinschlüssen absoluten Vorrang.

Material und Methode

Unser operatives Vorgehen (Abb. 1) versucht im allgemeinen, die Knochenintegrität in diesem Traumagebiet wiederherzustellen, die Liquorrhoe zu beseitigen sowie funktionell die Wiederherstellung der Nasenluftpassage und der Nasennebenhöhlenbelüftung sowie den Erhalt des Riechvermögens und des räumlichen Sehens zu erreichen (2). Gleichzeitig sollte der plastisch-ästhetische Aspekt ebenso eine entscheidende Rolle spielen.

Es wird über unsere Erfahrungen der letzten 17 Jahre (1977 - 1994) bei Revisionen von Schädelbasis-, Otobasis- und Mittelgesichtsfrakturen berichtet.

Die Anzahl der in den letzten 17 Jahren durchgeführten Versorgungen von Schädelbasis-, Otobasis- und Mittelgesichtsfrakturen beträgt 3993. Dabei zeigte sich jährlich ein Anstieg der Operationszahlen. Von diesen 3993 Schädelbasis- und Mittelgesichtsfrakturen wurden 1069 Rhinobasisfrakturen mit 265 Duraplastiken und 29 Otobasisfrakturen mit 6 Duraplastiken operiert. Außerdem wurden 26 Optikusdekompressionen durchgeführt sowie 2897 Mittelgesichtsfrakturen revidiert (Abb. 2).

Den operativen Zugang zur Rhinobasis ermöglichte entweder ein Augenbrauenschnitt, ein Brillenschnitt oder ein koronarer Schnitt (DANDY-Schnitt), je nach Sitz und Art der Frakturen und der schon vorhandenen Gesichtsweichteilverletzungen. Die operativen Indikationen wurden in vitale, absolute und relative unterteilt (Abb. 3). Vitale Indikationen sind Verletzungen wie z. B. ein offenes Schädelhirntrauma mit massiver Liquorrhoe und Pneumencephalon, ebenso wie in den N. opticus eingespießte Knochenfragmente oder Fremdkörper. Die absoluten Indikationen sind Verletzungen, wonach eine Meningitis mit radiologisch positivem Befund und Nachweis einer Liquorrhoe stattgefunden hat, Hirnabszesse mit radiologischem Frakturnachweis an der Frontobasis oder Otobasis, ebenso Impressionsfrakturen der Stirnhöhlenvorderwand mit Nachweis einer Rhino-

---

Ziel des operativen Vorgehens

- Wiederherstellen der Knochenintegrität
- Beseitigen der Liquorrhoe
- Wiederherstellen der Nasenluftpassage
- Belüften der Nasennebenhöhlen
- Erhalten des Riechvermögens
- Wiederherstellen und Erhalten des räumlichen Sehens
- Rekonstruieren des plastisch-ästhetischen Aspekts

Abb. 1

3993 Schädelbasis- und Mittelgesichtsfrakturen (1977 - 1994)

1069 Rhinobasisfrakturen

=> 265 Duraplastiken

29 Otobasisfrakturen

=> 6 Duraplastiken

26 Optikusdekompressionen

2897 Mittelgesichtsfrakturen

Abb. 2

> **Operative Indikationen Schädelbasis**
>
> *vitale*
> - offenes Schädelhirntrauma mit massiver Liquorrhoe und Pneumencephalon
> - Knochenfragmente in den N. Opticus eingespießt
> - Fremdkörper
>
> *absolute*
> - Meningitis mit radiologisch positivem Befund und Nachweis einer Liquorrhoe
> - Hirnabszeß mit radiologischem Frakturnachweis an der Rhino- und Otobasis
>
> *relative*
> - SHT mit unklaren Frakturen und endoskopisch nachgewiesenem positivem Na-Fluoresceintest
> - Frakturen des Siebbeindaches mit Verlängerung in den Stirnhöhlenausführungsgang
> - posttraumatische / postoperative Mukocelen, Pyocelen

Abb. 3

liquorrhoe. Unter den relativen Indikationen finden sich Schädelhirntraumata mit unklaren Frakturen und endoskopisch nachgewiesenem positiven Natriumfluoresceintest oder/und Frakturen des Siebbeindaches mit Verlängerung in den Stirnhöhlenausführungsgang (8), ebenso auch posttraumatisch/postoperativ aufgetretene Mucocelen und Pyocelen.

Von 1977 bis 1994 wurden 29 Patienten, die eine Otobasisfraktur hatten, operativ revidiert. Dies waren Felsenbeinlängs- und/oder -querfrakturen mit einer massiven Otoliquorrhoe, die nach 3 - 4 Tagen trotz fester Ohrtamponade nicht sistierte. Der operative Zugang erfolgte über das Felsenbein (5), die Duradefekte wurden mit lyophilisierter Dura und Fibrinkleber (9) gedeckt. Von der Gesamtzahl von 3993 Schädelbasis-, Otobasis- und Mittelgesichtsfrakturen wurden von 1977 bis 1994 2897 Mittelgesichtsfrakturen rekonstruiert, darunter 721 Stirnhöhlenfrakturen, 436 Orbitabodenfrakturen, 733 Kieferhöhlenfrakturen, 641 Jochbogen-/Jochbeinfrakturen und 366 Frakturen der Sutura frontozygomatica. Alle Frakturen wurden in Abhängigkeit vom Schweregrad mit Miniplatten osteosynthetisch versorgt.

Ober- und Unterkieferfrakturen sowie Mittelgesichtsfrakturen nach LE FORT III und LE FORT II mit Okklusionsstörungen wurden zunächst von der mund-, kiefer- und gesichtschirurgischen Klinik (3) versorgt, bevor die Rhinobasisrevision durchgeführt wurde.

Komplikationen

Wir sind versucht, die Frakturen im Schädelbasis- und Mittelgesichtsbereich funktionell wie auch plastisch-rekonstruktiv bestmöglichst wiederherzustellen. Dennoch fanden sich posttraumatische und postoperative Beschwerden wie Zephalgien, behinderte Nasenluftpassage, Riechstörungen, Sensibilitätsstörungen der Haut im Traumagebiet. Ebenso fanden sich postoperative Komplikationen der Nasennebenhöhlen, wie zum Beispiel Mukozelen des Ethmoids und der Stirnhöhle sowie Vernarbungen der Kieferhöhle. Diese traten bei uns hauptsächlich in den Jahren 1977 bis 1986 auf, dies ist wohl auf eine veraltete Operationsmethode zurückzuführen. Damals wurden zur Revision der Kieferhöhle Silikonschwämmchen benutzt. Der Nachteil dieser Methode bestand in der Tatsache, daß die Kieferhöhlen nach 3-4 Wochen erneut eröffnet werden mußten, um die Silikonschwämmchen zu entfernen. Seit 1987 werden dafür Blasenkatheter benutzt, die zur optimalen Größe mit Wasser geblockt werden können (6, 7). Dieses Verfahren war bisher optimal und komplikationslos. Posttraumatische und postoperative Komplikationen traten bei einer geringen Anzahl der operierten Patienten auf. Es wurden Patienten aus den Jahren 1988 und 1989 ausgewertet, die 4 bis 5 Jahre postoperativ beobachtet wurden. In diesen 2 Jahren wurden 117 Patienten an der Schädelbasis und 387 Patienten am Mittelgesicht operiert. Von diesen Patienten wurden 93 Stirnhöhlenfrakturen, 115 Kieferhöhlenfrakturen, 82 Blow-out-Frakturen und 97 Jochbogen-/-beinfrakturen ausgewertet. Von 117 Patienten mit Revision der Schädelbasis hatten 6 Patienten eine postoperative Liquorrhoe, die eine erneute Duraplastik notwendig machte. Einer dieser Patienten hatte eine Meningitis. Die postoperative Kontrolle wurde mit Liquorszintigraphien oder Natriumfluoresceintests durchgeführt. Bei diesem endoskopischen Natriumfluoresceintest werden 2 ml 5% Natriumfluorescein intrathekal appliziert und die Patienten 24 Stunden später endoskopiert, um einen Nachweis einer Liquorrhoe zu finden, wobei ein grünlich gefärbtes Sekret zu sehen ist (4).

Postoperative Beschwerden nach Blow-out-Frakturen fanden sich nur in geringem Umfang und wurden als Hypästhesie der Oberlippe angegeben, die nach spätestens 4 Monaten abgeklungen war. In 3 Fällen wurden neuralgische Beschwerden im Bereich des N. trigeminus (V2) diagnostiziert. Hier wurde eine Dekompression des N. trigeminus durchgeführt, die die Patienten beschwerdefrei machte.

Schlußfolgerungen

Zusammenfassend können wir aus unserer 17jährigen Erfahrung sagen, daß bei den 3993 Schädelbasis- und Mittelgesichtsfrakturen nur wenige Komplikationen und postoperative Beschwerden aufgetreten sind und eine gute funktionelle und plastisch-ästhetische Rekonstruktion erreicht werden konnte.

Literatur

(1) DRAF, W.: Fibrinogen Glue in Reconstructive Surgery of the skull Base. In: G. Schlag, H. Redl (eds.): Otorhinolaryngologie, Fibrin Sealant in Operative Medicine, Vol.I. Springer, 147-161, 1986
(2) FRANK, R., STANGE, G.: Reconstructive and functional plastic surgery after midface- and skullbase fractures. 3rd Winter Meeting of European Academy of Facial Surgery, Flims- Laax, 1993 - Facial Plastic Surgery (in press)
(3) GEIGER, S.: Therapie komplexer Mittelgesichtsfrakturen aus kieferchirurgischer Sicht. 3. HNO-Therapeutische Gespräche, Karlsruhe, 11. - 12.11.1994 - Klinikarzt (im Druck).
(4) OBERASCHER, G.: Diagnostic der Rhinoliquorrhoe. European Archives of Oto-Rhino-Laryngology, Supplement. Thieme, 345-362, 1993/I
(5) SCHERER, A.: Traumata des äußeren Ohres und des Mittelohres, 3. HNO-Therapeutische Gespräche, 11. - 12.11.1994 - Therapiewoche (im Druck)
(6) SIMON, H.: Neue therapeutische Konzepte bei Frakturen der knöchernen Orbita und des Jochbeins. Laryng. Rhinol. Otol. 64, 94-97, 1985
(7) SIMON, H., STAMMBERGER, H.: Fünf Jahre Erfahrung mit Schienung von Frakturen der Kieferhöhlenumrahmung mittels Ballonkatheter. Zentralblatt Hals-Nasen-Ohrenheilkunde, Plastische Chirurgie an Kopf und Hals 136, 359, 1988
(8) STANGE, G.: Rekonstruktion frontobasaler Stirnhöhlenfrakturen, Laryng. Rhinol. Otol. 11, 51-57, 1972
(9) STANGE, G., FRANK, R.: Vorteile neuer Verfahren bei verschiedenen Tympanoplastiktypen in Fibrinklebung in der Otorhinologie. In: B. Freigang, H. Weerda (Hrsg.). Springer, Berlin - Heidelberg - New York, 21-26, 1992

Typische Komplikationen nach kraniofazialen Traumen, kann man sie vermeiden?

B. Hell • T.-N. Lehmann • H. Menneking • P. Gonschior • W. R. Lanksch • J. Bier

Zusammenfassung
Einige ausgewählte Krankheitsbilder nach der Versorgung kraniofazialer Verletzungen werden bezüglich der Pathogenese, Diagnostik und Therapie besprochen.

Einleitung
Die Versorgung kraniofazialer Verletzungen ist eine anspruchsvolle Aufgabe, die mehrere Fachgebiete involviert. Trotz umfangreicher Erfahrungen können zahlreiche Komplikationen auftreten, wie Liquorrhoe, Meningitis, Enzephalitis, intrazerebraler Abszeß, (Spannungs-) Pneumatozephalus, Amaurose, Anosmie, (Pyo-)Mukozele, infizierte Fremdkörper (z. B. Pallakos), Osteomyelitis, Diplopie, Tränenwegsobstruktion, Fehlstellung bzw. Deformitäten im Bereich der Stirnhöhle, interorbital, am Übergang vom Neuro- zum Viszerokranium und im Bereich des Mittelgesichtes.

Typische Komplikationen
Einige dieser ungünstigen Verläufe sollen im folgenden besprochen werden.
Der Komplex, bestehend aus Liquorrhoe, Meningitis, Enzephalitis, intrazerebralem Abszeß und (Spannungs-)Pneumatozephalus, ist Ausdruck einer ungenügenden Abdeckung frontobasaler Frakturen mit persistierender Verbindung zwischen Viszero- und Neurokranium. Die Therapie besteht nach einer sorgfältigen Diagnostik, die sich auf die klinische Untersuchung, Computertomographie, nuklearmedizinische Methoden und dem Beta-Transferrinnachweis stützt, in einer Revision der Frontobasis mit Duraplastik und Einschlagen eines gestielten Periostlappens. Eine perioperative Lumbaldrainage kann hilfreich sein (MACHTENS und KLUG 1977, PROBST 1986, WILSON et al. 1988, RAVEH et al. 1992, SCHNEIDER und RICHTER 1993).

Besonders herausgehoben werden soll der (Spannungs-)Pneumatozephalus, der wegen seiner Seltenheit relativ unbekannt ist (Abb. 1). Es besteht dabei ein Ventilmechanismus, so daß beim Husten bzw. Niesen Luft nach intrakraniell gepumpt wird, die nicht spontan resorbiert werden bzw. entweichen kann. Daraus kann eine akute Raumforderung durch Luft entstehen, die eine umgehende Therapie zur Folge haben muß. Die Behandlung erfordert zur Durchbrechung des Pathomechanismus die Beatmung, zur Druckentlastung die Drainage der Luft und schließlich den suffizienten Duraschluß (HUANG et al. 1992a).

Die Mukozele besteht aus Granulationsgewebe und desquamiertem Epithel. Ist sie mit einer entzündlichen Komponente vergesellschaftet, spricht man von einer Pyomukozele (HAYASAKA et al. 1991, KUO et al. 1993). Sie entsteht durch das Verbleiben von Schleimhaut im Nasennebenhöhlensystem, ohne daß deren Drainage zur Nasenhaupthöhle gewährleistet ist. Therapeutisch sollte die Exzision der Zele mit der Schaf-

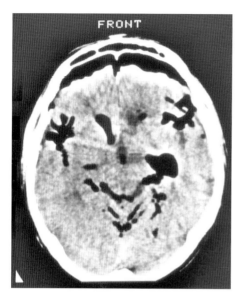

Abb. 1: Axiales CT, Weichteilfenster: Pneumatocephalus mit intrakraniellem Druckanstieg.

zungen in diesem Bereich behandelt werden, müssen langfristig kontrolliert werden (WILSON et al. 1988, IOANNIDES et al. 1993). Abbildung 2 zeigt den intrakraniellen Anteil einer Pyomukozele, die ihren Ursprung im Siebbein hatte. Abbildung 3 demonstriert die Situation im koronaren Strahlengang nach Entfernung der Zele und Embolisation der rechten Stirnhöhle bis in den Siebbeinbereich mit autologer Spongiosa.

Bringt man Fremdkörper in ein ersatzschwaches Transplantatlager, kann es auch noch nach vielen Jahren zu entzündlichen Komplikationen kommen. Entzündlich verändertes Gewebe muß mit dem verursachenden Fremdkörper entfernt werden. Die Defektdeckung kann mit lokalen Lappenplastiken erfolgen, im Zweifelsfall - bei sehr umfangreichen Defekten - müssen freie Transplantate mit mikrochirurgischem Gefäßanschluß verwendet werden.

fung eines ausreichenden Abflusses zur Nasenhaupthöhle durchgeführt werden. Insbesondere muß eine sichere Trennung zwischen Neuro- und Viszerokranium hergestellt werden, wenn bereits eine intrakranielle Symptomatik bestand (AKUAMOA-BOATENG et al. 1991, MORIYAMA et al. 1992). Eine Mukozelenbildung kann durch ein sorgfältiges Entfernen der Schleimhaut bei der Stirnhöhlenkranialisierung bzw. Obliteration vermieden werden. Am besten eignet sich dazu das Ausfräsen der restlichen Schleimhaut aus den betroffenen Nasennebenhöhlen (STANLEY 1991). Ferner muß in der Nebenhöhlenchirurgie bzw. -traumatologie prinzipiell die Gewährleistung einer freien Verbindung zwischen Nebenhöhle und der Nasenhaupthöhle verlangt werden (AKUAMOA-BOATENG et al. 1991, MORIYAMA et al. 1992). Patienten, die mit Verlet-

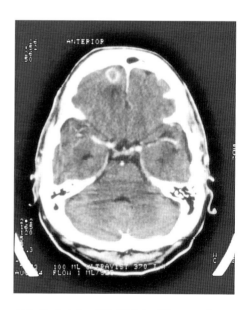

Abb. 2: Axiales CT, Weichteilfenster: Intrakranieller Anteil einer Pyomukozele.

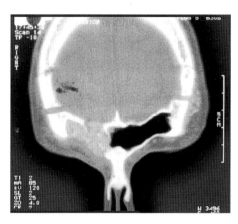

Abb. 3: Koronares CT, Knochenfenster: Zustand nach Entfernung der Pyomukozele und Obliteration der Stirnhöhle mit Spongiosa.

Doppelbilder als Folge kraniofazialer Traumata können verschiedene Ursachen haben. Sie können zentral bedingt sein oder durch Schädigung im Hirnnervenbereich (N. oculomotorius, trochlearis, abducens) bzw. durch Einklemmung der Augenmuskulatur oder Orbitafett hervorgerufen sein. Bei neurogenen Schädigungen ist eine ursächliche Therapie schwierig. Lediglich durch Muskelverlagerung kann ein gewisser Ausgleich erzielt werden. Mechanisch bedingte Doppelbilder, die wegen einer Bewegungshemmung durch Einklemmung von Fett oder Muskulatur entstanden sind, können durch eine Orbitarevision erfolgreich behandelt werden. Im Zweifelsfall und bei ungenügendem Erfolg können mit Hilfe einer konsequenten Sehschule, der Verordnung von Prismenbrillen und durch Strabismusoperationen Besserungen erzielt werden (LAMBRECHT und DE DECKER 1991).

Tränenwegsobstruktionen machen sich durch rezidivierende Schwellungen nasoorbital mit Tränenträufeln bemerkbar. Ausschlaggebend zur Therapieplanung ist die Dakryographie, wobei eine präsakkale und postsakkale Stenose unterschieden wird. Bei präsakkalen Stenosen erscheint eine konjunktivale Ableitung indiziert (HUANG et al. 1992b), während sich bei einer postsakkalen Stenose die Dakryozystorhinostomie nach TOTI bewährt hat (THEISSING 1988, BENDER et al. 1991). Nach SCHOBEL et al. (1994) ist die primäre Revision des Ductus lacrimalis nicht sinnvoll, weil eine Verletzung desselben wesentlich seltener auftritt als vermutet wird. Es handelt sich bei der Dakryozystorhinostomie um eine typische Sekundärmaßnahme. Andererseits ist es bei einem dringenden Verdacht auf eine präsakkale Verletzung erforderlich, eine primäre Revision vorzunehmen.

Deformitäten im Bereich der Stirnhöhle können mit unterschiedlichen Methoden behandelt werden. Einerseits kann durch autologe Knochentransplantation, z. B. im Sinne einer „Calvarian-split-Operation", die Deformität korrigiert werden, andererseits können Fremdmaterialien (Titan und Kunststoff) zur Verbesserung der Ästhetik eingepflanzt werden. Hierzu werden heute computergestützt hergestellte Alloplastiken verwendet (STANLEY 1991, FÜRST et al. 1992, MOHR et al. 1995, BILL et al. 1995, EUFINGER et al. 1995). Die Differentialindikation wird nicht zuletzt von der Größe des Defektes beeinflußt. Kleinere Deformitäten eignen sich gut zur Korrektur mit autologem Knochen, große Defekte werden vorzugsweise durch Alloplastiken korrigiert.

Deformitäten im Bereich des Augenwinkels gehen mit einem Telekanthus, d. h. einem erweiterten interorbitalen Abstand einher. Diese Komplikation ist durch die primäre innere Kanthopexie nach ZIDE und MCCARTHY (1983), GRUSS und MACKIN-

NON (1986) oder RAVEH (1992) zu vermeiden. Sekundäre Maßnahmen haben häufig eine ungenügende Reposition zur Folge und gehen oft mit unbefriedigenden Ergebnissen einher (SCHOBEL et al. 1994). Abbildung 4 zeigt einen Zustand nach sekundärer innerer Kanthopexie. Die Fragmente sind nicht korrekt reponiert, weil durch die vorangegangene Plattenosteosynthese eine Repositon erschwert wird.

Deformitäten am Übergang vom Neuro- zum Viszerokranium entstehen insbesondere dann, wenn durch einen gestielten Periostlappen die Übersicht von kaudal und von kranial eingeschränkt wird. Dies führt zu korrekten Repositionen und Osteosynthesen im Bereich kaudal wie auch kranial dieses Überganges, jedoch zu einer falschen Verbindung zwischen beiden Komplexen. Es hat sich bewährt, durch Schlitze im Periost mit Durchziehen der Osteosyntheseplatten diese Komplikationen zu vermeiden. Eine adäquate Übersicht bei der Operation ist eine Conditio sine qua non zur Schaffung anatomisch korrekter Relationen.

Deformitäten im Bereich des Mittelgesichtes im Rahmen kraniofazialer Verletzungen sollten vermieden werden, indem zunächst alle Frakturen vor Osteosynthesemaßnahme dargestellt werden. Es ist empfehlenswert, zunächst den Unterkiefer mit Kiefergelenken und die Jochbögen zu reponieren, weil sie dem Gesicht die transversale und sagittale Projektion verleihen. Dann erst erfolgen die Repositionen und Fixationen im Bereich der paranasalen Stirnpfeiler inter- und intraorbital. Sowohl die neurochirurgischen Verletzungen als auch die Gesichtsverletzung sollten dabei in einer Sitzung stabilisiert werden. Eine Versorgung von kaudal nach kranial hat sich bewährt, um Manipulationen am Mittelgesicht nach Versorgung der Dura zu vermeiden. Präoperativ sollte zwischen allen beteiligten Fachgebieten eine exakte Absprache erfolgen (GRUSS et al. 1985, GRUSS und MACKINNON 1986, LUHR 1991, HÖLTJE und SCHEUER 1991).

Im Zweifelsfall muß jedoch als Grundsatz gelten „Life for face". Es ist bei einzelnen Patienten notwendig, die Vitalfunktionen unter Inkaufnahme einer ungenügenden Abheilung im Bereich des Gesichtes zu stabilisieren. Es kann dann durch sekundäre Maßnahmen mit entsprechenden Osteotomien und Verschiebungen von Gesichtsanteilen eine akzeptable Fazies erzielt werden. Oft wird so zwar eine Verbesserung, nicht aber die prätraumatische Situation erreicht, weil durch die vorhandenen Narbenbildungen die anatomisch absolut korrekte Reposition verhindert wird. Die Limitationen liegen dabei stärker in den Weichteilen als in den ossären Strukturen (COHEN und KAWAMOTO 1992).

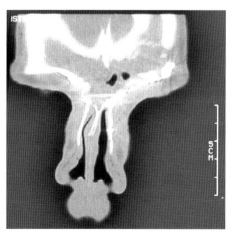

Abb. 4: Koronares CT, Knochenfenster: ungenügende Medianbewegung der medialen Orbitawände bei sekundärer Revision interorbital und innerer Kanthopexie.

Schlußfolgerung

Die Versorgung kraniofazialer Verletzungen erfordert eine enge interdisziplinäre Kooperation. Dies betrifft sowohl die Diagnostik als auch die Therapie. Die Versorgung ist um so komplizierter, je schwerer das Trauma ist. Die besten Ergebnisse sind bei einer kompetenten und umfassenden Primärversorgung zu erwarten, wenn noch keine sekundären Veränderungen des Knochens und der Weichgewebe eingetreten sind. Eine langfristige Kontrolle dieser Patienten ist notwendig.

Literatur

(1) AKUAMOA-BOATENG, E., MACHTENS, E., STINDT, D.: Zelenbildung als Spätkomplikation nach Traumen im Nasennebenhöhlenbereich. Fortschr. Kiefer-Gesichtschir. 36, 181-183, 1991
(2) BENDER, E., SPITZER, W. J., RUPRECHT, W.: Modifizierte Intubationstechnik bei der Rekonstruktion traumatisch zerstörter Tränenwege. Fortschr. Kiefer-Gesichtschir. 36, 242-244, 1991
(3) BILL, J.S., REUTHER, J.F., DITTMANN, W., KÜBLER, N., MEIER, J.L., PISTNER, H., WITTENBERG, G.: Stereolithography in oral and maxillofacial operation planning. Int. J. Oral Maxillofac. Surg. 24, 98-103, 1995
(4) COHEN, S.R., KAWAMOTO, H.K.: Analysis and results of treatment of established posttraumatic facial deformities. Plast. Reconstr. Surg. 90, 574-584, 1992
(5) EUFINGER, H., WEHMÖLLER, M., HARDERS, A., HEUSER, L.: Prefabricated prostheses for the reconstruction of skull defects. Int. J. Oral Maxillofac. Surg. 24, 104-110, 1995
(6) FÜRST, G., MAURER, J., MANN, W.: Deckung von Stirnhöhlenvorderwanddefekten mittels eines durch calvarian split gewonnenen autologen Knochentransplantates. Laryngol. Rhinol. Otol. 71, 128-131, 1992
(7) GRUSS, J.S., MACKINNON, S.E., KASSEL, E.E., COOPER, P.W.: The role of primary bone grafting in complex craniomaxillofacial trauma. Plast. Reconstr. Surg. 75, 17-24, 1985
(8) GRUSS, J.S., MACKINNON, S.E.: Complex maxillary fractures: Role of buttress reconstruction and immediate bone grafts. Plast. Reconstr. Surg. 78, 9-22, 1986
(9) HAYASAK, A.S., SHIBASAKI, H., SEKIMOTO, M., SETOGAWA, T., WAKUTANI, T.: Ophthalmic complications with paranasal sinus mucopyoceles. Ophthalmologica 203, 57-63, 1991
(10) HÖLTJE, W.-J., SCHEUER, H.: Profilstörungen nach Mittelgesichtsfrakturen. Fortschr. Kiefer Gesichtschir. 36, 172-175, 1991
(11) HUANG, C.-F., CHOU, T.-Y., CHANG, C.-K.: Traumatic tension pneumocephalus - intracranial pneumatocele: a case report. Kaohsiung J. Med. Sci. 8, 113-116, 1992a
(12) HUANG, T.T., SASAKI, K., NOZAKI, M.: Reconstruction of the lacrimal excretory system. Plast. Reconstr. Surg. 90, 399-404, 1992b
(13) IOANNIDES, CH., FREIHOFER, P., FRIENS, J.: Fractures of the frontal sinus: a rationale of treatment. Br. J. Plast. Surg. 46, 208-214, 1993.
(14) KUO, W.-R., JUAN, K.-H., TAI, P.-Y., LIN, I.-F., LEE, K.-W., CHING, F.-Y., TSAI, R.-K., CHIANG, C.-H.: The mucoceles or pyoceles of the paranasal sinuses. Kaohsiung J. Med. Sci. 9, 578-584, 1993
(15) LAMBRECHT, J., DE DECKER, W.: Bulbusmotilitätsstörungen vor und nach Orbitaringfrakturen. Fortschr. Kiefer-Gesichtschir. 36, 222-224, 1991
(16) LUHR, H.-G.: Plattenosteosynthese in der Traumatologie des Mittelgesichtes - ein Fortschritt? Fortschr. Kiefer-Gesichtschir. 36, 30-33, 1991
(17) MACHTENS, E., KLUG, W.: Spätfolgen unzureichender Primärversorgung im Bereich der Frontobasis. In: Schuchardt,

K., Becker, R. (Hrsg.): Periorbitale Chirurgie. Fortschritte der Kiefer- und Gesichtschirurgie, Band 22. Thieme, Stuttgart, 64-66, 1977

(18) Mohr, C., Seifert, V., Schettler, D.: Zur Rekonstruktion der Orbita und Frontobasis nach Traumata und Tumoren. Vortrag 1. Kongress der Deutschen Gesellschaft für Schädelbasischirurgie e.V., Hannover, 14. - 17. Mai 1995

(19) Moriyama, H., Hesaka, H., Tachibana, T., Hondy, Y.: Mucoceles of ethmoid and sphenoid sinus with visual disturbance. Arch. Otolarygol. Head neck Surg. 118, 142-146, 1992

(20) Probst, Ch.: Neurochirurgische Aspekte bei fronto-basalen Verletzungen mit Liquorfisteln: Erfahrungen bei 205 operierten Patienten. Akt. Traumatol. 16, 43-49, 1986

(21) Raveh, J., Laedrach, K., Vuillemin, T., Zingg, M.: Management of combined frontnaso-orbital/skull base fractures and telecanthus in 355 cases. Arch. Otolaryngol. Head Neck Surg. 118, 605-614, 1992

(22) Schobel, G., Millesi, W., Ewers, R.: Nasoethmoidalfrakturen - Diagnose und Therapie. Acta Chir. Austriaca 24, 282-285, 1994

(23) Schneider, O., Richter, H.-P.: Die Besonderheiten in der Diagnostik und Behandlung offener Schädel-Hirn-Verletzungen einschließlich der Basisfrakturen. Unfallchirurg 96, 591-594, 1993

(24) Stanley, R.B.: Management of severe frontobasilar skull fractures. Otolaryngol. Clin. North America 24, 139-150, 1991

(25) Theissing, J.: Mund-, Hals- und Nasenoperationen. 2. Auflage. Thieme, Stuttgart - New York, 1988

(26) Wilson, B.C., Davidson, B., Corey, J.P., Haydon, R.C.: Comparison of complications following frontal sinus fractures managed with exploration with or without obliteration over 10 years. Laryngoscope 98, 516-520, 1988

(27) Zide, B.M., McCarthy, J.G.: The medial canthus revisited - an anatomical basis for canthopexy. Ann. Plast. Surg. 11, 1-9, 1983

Interdisziplinäre Versorgung komplexer frontobasaler Schädelhirnverletzungen im Kindesalter

M. Rittierodt • R. Schmelzeisen • J.-E. Hausamen

Zusammenfassung

Das kindliche Hirn zeigt im Vergleich zum Hirn des Erwachsenen eine erhöhte Permeabilität der Bluthirnschranke und ist wesentlich ödemgefährdeter und vulnerabler; es reagiert besonders empfindlich auf Sauerstoffmangel. Der kindliche Kreislauf ist labiler, die allgemeinen Traumafolgen wie Volumenmangel, Elektrolytverschiebungen und Unterkühlung können nur bedingt kompensiert werden, so daß insbesondere im Kleinkindesalter häufiger als bei Jugendlichen und Erwachsenen ein zweizeitiges operatives Vorgehen bei frontobasalen Schädelhirnverletzungen indiziert ist.

Gerade im Kindesalter sollte neben der Versorgung der Hirn-Duraverletzung eine exakte Rekonstruktion der Frontobasis durchgeführt werden, um ein symmetrisches Wachstum des Schädels einschließlich des Gesichtsschädels zu gewährleisten. Im Rahmen der sekundären Versorgung sollte der bifrontale Zugang gewählt werden, der nicht nur die problemlose Darstellung der Frontobasis ermöglicht, sondern auch die Entnahme autologer Knochenfragmente durch Kalvariasplitting erlaubt. Ziel des interdisziplinären chirurgischen Vorgehens ist die Minimierung der intraoperativen Komplikationen, ein gutes neurologisches Outcome und eine langfristig zufriedenstellende Rekonstruktion der Schädelbasis einschließlich des Gesichtsschädels.

Einleitung

In der Statistik der kindlichen Todesursachen bis zum 15. Lebensjahr steht das Trauma an erster Stelle, wobei Schädelhirnverletzungen die häufigste Todesursache sind.

Ursächlich stehen bis zum 4. Lebensjahr Stürze vom Wickeltisch, Treppen- und Fensterstürze und insbesondere bei der Gruppe der bis zu 2jährigen die Kindesmißhandlung im Vordergrund; bei den älteren Kindern nimmt dann die Zahl der Verkehrsunfälle und Freizeitunfälle zu.

Eine schwere Form des kindlichen Schädelhirntraumas ist die komplexe frontobasale Schädelhirnverletzung, die etwa 2% aller Verletzungen darstellt.

Bei der Betrachtung der frontobasalen Schädelhirnverletzungen unter dem Gesichtspunkt der Proliferation und Myelinisierung des Gehirns, die ihr Maximum im ersten Lebensjahr hat und bis zum 5. Lebensjahr fortdauert, wird deutlich, daß die kindlichen Verletzungen in zwei Altersgruppen, die der Kleinstkinder und die der älteren Kinder und Jugendlichen, unterteilt werden sollten.

Eine Untergruppe stellen die Säuglinge dar, die zwar primär bezüglich ihrer Hirnverletzungen von der besseren Regenerationstendenz profitieren, bei denen rekonstruierenden Maßnahmen jedoch in ihren Langzeitergebnissen wesentlich kritischer einzuschätzen und zu betrachten sind.

Kasuistik
Fall 1

Es handelt sich um ein zum Unfallzeitpunkt 12jähriges Mädchen, das einen Reitunfall erlitt (Pferdetritt an die Schläfe). Das Kind war primär ansprechbar, trübte rasch ein und wurde ateminsuffizient. Bei der stationären Aufnahme war das Kind intubiert und beatmet, es bestand eine Anisokorie zuungunsten rechts.

Es zeigte sich eine offene Impressionsfraktur fronto-temporal rechts mit Orbitadach- und Orbitahinterwandfraktur, unter der Impressionsfraktur eine Kontusionsblutung.

Radiologisch versuchen wir neben der konventionellen Röntgendiagnostik und dem hochauflösenden CT zur Operationsplanung auch in der Akutphase eine 3-dimensionale CT-Darstellung durchzuführen (Abb. 1 und 2).

Es erfolgte die Versorgung der Impressionsfraktur mit gleichzeitiger Rekonstruktion und Osteosynthese der Orbitafrakturen. Bei komplikationslosem postoperativen Verlauf klagte das Mädchen für ca. 6 Wochen über Doppelbilder.

6 Monate postoperativ erfolgte die Metallentfernung. Klinisch lagen ein unauffälliger Befund und keine Hirnnervenausfälle vor.

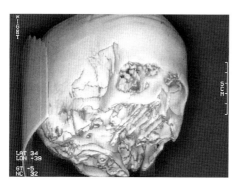

Abb. 1

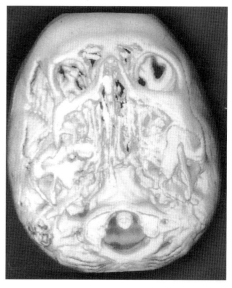

Abb. 2

Abb. 1, 2: 3-D-Reformation der kleinen Patientin mit dislozierter Jochbeinfraktur und Impressionsfraktur frontotemporal rechts.

Fall 2

Es handelt sich um ein zum Unfallzeitpunkt 9jähriges Mädchen, das als Beifahrerin in einem Pkw verunglückte. Am Unfallort war das Kind zunächst wach und ansprechbar, trübte dann rasch ein, war bei der Aufnahme intubiert, beatmet und zeigte eine Herzkreislaufinstabilität infolge von Unterkühlung und erheblichem Blutverlust bei ausgedehnten Mittelgesichtsfrakturen und großer frontaler Rißquetschwunde. Neurologisch bestand eine diskrete Anisokorie zuungunsten rechts.

Computertomographisch zeigte sich neben ausgedehnten Frakturen in der LE FORT-III-

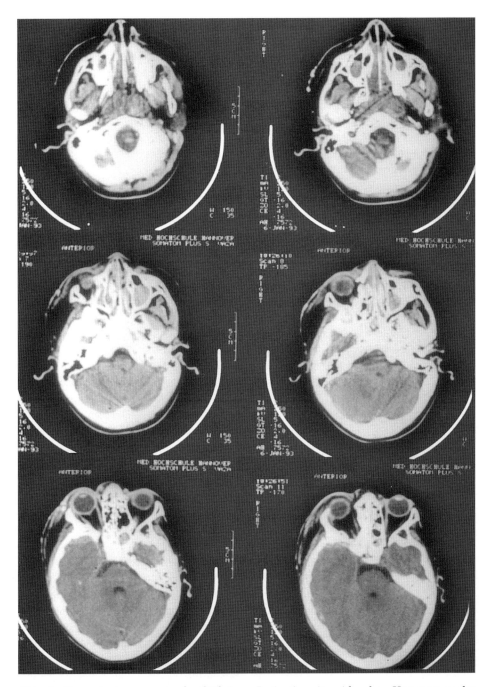

Abb. 3: Computertomogramm der 9jährigen Patientin mit epiduralem Hämatom rechts temporoparietal und Frontobasisfraktur.

Ebene ein epidurales Hämatom rechts temporoparietal, das sofort versorgt wurde (Abb. 3). Das Kind wurde zur Stabilisierung auf die Intensivstation übernommen. Nach etwa 4 Stunden zeigte sich bei zunächst postoperativ seitengleichen Pupillen, rechts eine weite lichtstarre Pupille, wobei ursächlich eine direkte Optikuskompression anzunehmen war.

Zunächst war versucht worden, über einen medialen Zugang den N. opticus zu dekomprimieren und die Siebbeinzellen auszuräumen.

Klinisch stabilisierte sich das Kind rasch und konnte extubiert werden. Es zeigte rechtsseitig eine Amaurose, gleichzeitig intermittierender Liquoraustritt aus der Nase, so daß nach Abklingen der Hirnschwellung über einen bifrontalen Zugang der Duradefekt und die Frontobasis mit einem Galea-Periostlappen gedeckt wurden. Intraoperativ zeigte sich, daß der rechte N. olfactorius abgerissen war. Gleichzeitig erfolgte die Reposition und Fixierung des Jochbeines und, nach Kalvarium-splitting, die Rekonstruktion des Os nasale und der medialen Orbitawand nach Kranialisierung der Stirnhöhle.

Postoperativ bestanden weiterhin die rechtsseitige Amaurose, eine rechtsseitige Okulomotoriusparese und eine rechtsseitige Anosmie (Abb. 4).

Fall 3

Es handelt sich um einen zum Unfallzeitpunkt 4 Monate alten Säugling, der aus dem Kinderwagen stürzte, nachdem der begleitende Großvater von einem Traktor angefahren wurde. Das Kind wurde noch suffizient atmend, seitengleich bewegend eingeliefert; zu diesem Zeitpunkt bereits mittelweite lichtstarre Pupillen. Die Schädelübersichtsaufnahme zeigte eine Schädelberstungsfraktur. Im Computertomogramm imponierten ausgedehnte Kontusionsblutungen und eine LE FORT III-Fraktur beidseits. Zusätzlich bestand eine Milzruptur.

In Anbetracht des schweren Polytraumas erfolgte zunächst eine konservative antiödematöse und Hyperventilationstherapie. Bei stabilen Herzkreislaufverhältnissen, Demarkierung der Blutung und Abnahme der Hirnschwellung wurden 10 Tage nach dem Trauma über einen bifrontalen Zugang die frontale Hirn-Duranekrose und der Hirnprolaps im Nasenbereich reseziert und gleichzeitig eine Mobilisierung der Knochenfragmente vorgenommen. Anschließend erfolgte die Rekonstruktion und Fixierung von Orbita und Jochbogen links. Das imprimierte Orbitadach links wurde zum Hirn mit einer PDS-Platte abgestützt. Nach Entnahme eines okzipitalen Periostlappens erfolgte die Rekonstruktion und Abdeckung der gesamten Frontobasis einschließlich des Duraverschlusses.

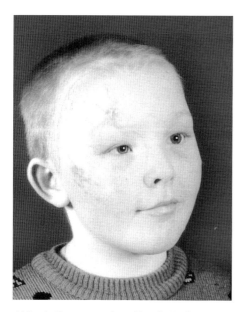

Abb. 4: Postoperatives Ergebnis 6 Monate p.o.

Das Kind weist nach einer langen Rehabilitationsbehandlung bis auf eine leichte psychomotorische Retardierung und ein Anfallsleiden lediglich eine diskrete Asymmetrie zuungunsten des linken Auges auf.

Der Kopf wächst parallel zur 25er Perzentile. Inwieweit das Gesamtschädelwachstum regelrecht erfolgen wird, werden Langzeitbeobachtungen zeigen.

Literatur beim Erstautor.

Frontobasale Liquorfistel bei Frühgeborenem der 26. SSW infolge aberrierender naso-trachealer Intubation
- Mehrzeitige rhino- und neurochirurgische Deckung -

F. K. Albert • D. Sontheimer • B. Beedgen • H. Maier

Zusammenfassung
Bei einem Frühgeborenen der 26. SSW kommt es unmittelbar nach Sectio unter dem Versuch der naso-trachealen Intubation zu einer Aberration des Tubus nach intrazerebral. Sonographisch kann das Eindringen des Tubus in den rechten Seitenventrikel dokumentiert werden, offenbar nach Perforation der Frontobasis im Bereich des Siebbeindachs.
Beatmung über vier Wochen. Kontinuierliche Liquorrhoe; Langzeit-Antibiose. Wegen der anfangs sehr kritischen Gesamtsituation, kompliziert durch einen Mekoniumileus mit Anus praeter-Anlage, kann eine operative Versorgung der frontobasalen Liquorfistel erst mit zeitlicher Verzögerung erfolgen. Sie besteht in einer primären HNO-chirurgischen Revision der Frontobasis über einen medial-kanthalen Zugang: Durch zwei Eingriffe im Alter von 9 bzw. 14 Wochen kann eine deutliche Reduktion, jedoch kein völliges Sistieren der Liquorrhoe erzielt werden. Daraufhin wird nach Erreichen eines stabilen körperlichen Gesamtzustands, vier Monate nach Geburt und bei einem Gewicht von 3200 g, eine intradurale Revision der Frontobasis von neurochirurgischer Seite vorgenommen: Nach bifrontaler Kraniotomie wird der im Bereich des vorderen Siebbeindachs gelegene Basisdefekt dargestellt und mehrschichtig durch einen Galeaperiost-Lappen und Auflage eines knöchernen Kalottenseg-
ments stabil gedeckt. Der postoperative Verlauf ist unkompliziert, eine Liquorrhoe tritt nicht mehr auf.

Einleitung
Die Versorgung Unreifgeborener in Neonatologischen Zentren hat einen sehr hohen Standard erreicht. Die erfolgreiche Stabilisierung von Frühgeborenen mit einem Geburtsgewicht auch deutlich unter 1000 Gramm ist keine Seltenheit. Zweifellos sind wir hier mit einem Extrembeispiel moderner Hochleistungsmedizin konfrontiert, die nicht nur ihren personellen und materiellen Preis hat, sondern auch zahlreiche neue, hochdiffizile Probleme in sich birgt; müssen hier doch Organfunktionen künstlich gestützt oder ersetzt werden, die noch weit vom Erreichen ihres physiologischen Reifezustands entfernt sind.
Eines der vielen kritischen Probleme stellt die Beatmung des Unreifgeborenen dar. Diese Kinder müssen in einem hohen Prozentsatz über lange Zeit maschinell beatmet werden. Die Intubation findet bevorzugt naso-tracheal statt, da hierdurch der Tubus wesentlich besser zu fixieren ist und die Gefahr von Druckschäden im Gaumen- und Rachenbereich gemindert wird (1).
Die sehr seltene, gleichwohl dramatische Komplikation einer frontobasalen Verletzung bei der naso-trachealen Intubation eines Frühgeborenen soll nachfolgend vorgestellt und hinsichtlich ihrer therapeutischen

Möglichkeiten sowie hinsichtlich der Maßnahmen zu ihrer Vermeidung diskutiert werden.

Kasuistik

Im Mai 1994 wurde in der Universitäts-Frauenklinik Heidelberg ein Knabe in der 26. SSW wegen vorzeitiger Wehentätigkeit bei Rhesus-Inkompatibilität durch Sectio entbunden (Apgar 2). Das Geburtsgewicht betrug 1310 g, wobei ein ausgeprägter Hydrops fetalis und ein Ascites von ca. 200 ml zu berücksichtigen waren, so daß von einem geschätzten „Trockengewicht" von etwa 900 g auszugehen war. Wegen insuffizienter Atemfunktion mußte eine sofortige naso-tracheale Intubation vorgenommen werden. Diese gestaltete sich insbesondere wegen des generalisierten Hydrops schwierig. Der erste Versuch mußte wegen offenbarer Hemmnisse beim Vorschieben im Nasenbereich abgebrochen werden. Über eine als „Guide" nasal eingeführte Magensonde wurde dann der Tubus erneut vorgeschoben und in der angestrebten Eindringtiefe plaziert, bis plötzlich eine leicht blutige, wässrige Flüssigkeit und weißer Gewebsdetritus aus dem Tubus tropften. Die Vermutung der Via falsa in den fronto-basalen Liquorraum wurde sofort erkannt, der Tubus zurückgezogen und durch einen orotrachealen ersetzt.

Nach Stabilisierung des Frühgeborenen wurde eine kraniale Ultraschall-Untersuchung vorgenommen. Diese bestätigte den Verdacht der akzidentellen naso-zerebralen Fehlintubation, indem sie eine echogene, offenbar frischen Parenchym-Einblutungen entsprechende Struktur nachwies, die vom Siebbeindach bis in das rechte Seitenventrikel-Vorderhorn reichte. Daneben war auch ein größerer Blutclot im Ventrikel zu erkennen (Abb. 1).

Während zunächst keine auffälligen zerebralen Symptome festzustellen waren, erlitt das Kind am 2. Lebenstag mehrere

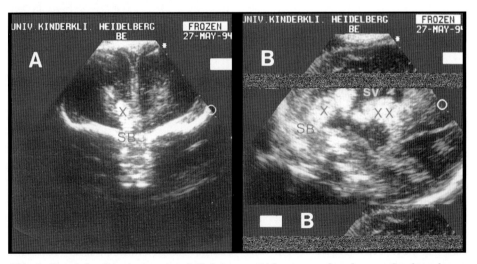

Abb. 1: Kraniales Sonogramm am 1. Lebenstag; A) koronar: als echogene Struktur dargestellte Parenchymblutung im rechten basalen Stirnhirn (X), vom Siebbeindach (SB) zum Seitenventrikelvorderhorn ziehend; B) sagittal: frontobasale Einblutung (X), zusätzliche Ventrikelhämorrhagie (XX) im Seitenventrikel (SV).

Krampfanfälle, die sich jedoch medikamentös leicht kupieren ließen und im weiteren sistierten. Eine nasale Liquorrhoe wurde erst in der darauffolgenden Woche manifest, nach erfolgreicher Therapie des Hydrops fetalis und daraus resultierender Abnahme der allgemeinen Gewebsanschwellung.

Der weitere Verlauf war bestimmt durch eine bronchopulmonale Dysplasie und die Folgen der zugrundeliegenden hämatologischen Problematik, die wiederholte Bluttransfusionen erforderlich machte und in der 3. Woche durch einen Mekoniumileus mit der Notwendigkeit eines Anus praeter zusätzlich kompliziert wurde. Unter diesen Bedingungen und bei dem ohnehin nur sehr labilen körperlichen Allgemeinzustand des Frühgeborenen erschien eine operative Revision der frontobasalen Liquorfistel von neurochirurgischer Seite zunächst nicht durchführbar. Man entschloß sich deshalb zu einer Revision der Siebbeinregion von HNO-chirurgischer Seite, die in der 9. Lebenswoche über einen Hautschnitt im rechten medialen Augenwinkel erfolgte. Trotz der anatomischen Enge erschien es möglich, die im Bereich des rechten Siebbeindachs bestehende Duraverletzung durch ein Gewebs-Interponat und Fibrinkleber von extradural her zu verschließen. Wegen dennoch persistierender Liquorrhoe wurde dieser Eingriff nach einigen Wochen nochmals wiederholt. Auch jetzt war allerdings immer noch Liquorabfluß zu beobachten, wenngleich in deutlich geringerem Umfang.

Deshalb erschien schließlich die Entscheidung zu einer Frontobasis-Revision von neurochirurgischer Seite unumgänglich. Das Kind hatte mittlerweile ein Gewicht von 3200 g erreicht, die pulmonale Situation war konsolidiert. Am 04.10.94 wurde über einen bifrontalen Bügelschnitt und nach sinus-überschreitender Kraniotomie die Frontobasis beiderseits intradural dargestellt. Bei intakten anatomischen Verhältnissen linksseitig war auf der rechten Seite ein von Dura ausgekleideter Defekt von ca. 10 mm Durchmesser im vorderen Abschnitt des Siebbeindachs mit einem Prolaps von Hirn- und Narbengewebe anzutreffen. Dieser wurde unter dem Operationsmikroskop vorsichtig abgetragen, woraufhin man unmittelbar in das Nasenlumen blickte (Abb. 2).

Der große Defekt wurde in mehreren Schichten von intradural verschlossen: erstens durch ein freies Galea-Periost-Läppchen, mit Fibrinkleber fixiert; hierauf wurde - zweitens - zur Stabilisierung ein durch Splitting des frontalen Kalottensegments

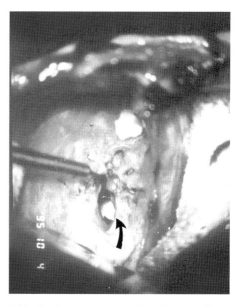

Abb. 2: Intraoperativer Aspekt: von Dura ausgekleideter Defekt im vorderen Abschnitt des Siebbeindachs. Nach Entfernung des Hirnprolaps blickt man in das Nasenlumen (Pfeil).

gewonnenes Knochenplättchen gelegt; drittens wurde dann ein frontal gestielter Galeaperiost-Lappen breitflächig eingeschwenkt (Abb. 3) und seinerseits mit Fibrinkleber fixiert.

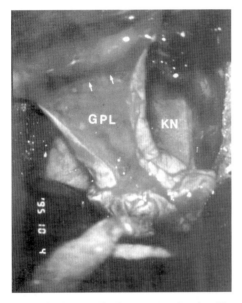

Abb. 3: Mehrschichtige intradurale Abdeckung des Basisdefekts: durch Kalottensplitting gewonnene Knochenplatte (KN), die ein frei in den Defekt eingebrachtes Galeaperiost-Läppchen abdeckt; frontal (Pfeile) gestielter Galeaperiost-Lappen (GPL) als letztes Element der 3schichtigen Abdeckung.

Der postoperative Verlauf war ohne Komplikationen, eine Liquorrhoe trat nicht mehr auf. Das Kind konnte schließlich Anfang 1995 nach Hause entlassen werden, nachdem zuvor ein Bridenileus zu einer nochmaligen Operation gezwungen hatte.

Diskussion

Die naso-zerebrale Via falsa stellt eine typische und gefürchtete Komplikation nach fronto-basaler Schädelfraktur dar. Aus diesem Grunde ist die nasale Intubation bzw. Sondierung auch im bloßen Verdachtsfall unbedingt zu vermeiden und allenfalls geplanten Eingriffen unter kontrollierten Bedingungen vorbehalten, wie z. B. der operativen Versorgung begleitender Läsionen im Kiefer-Gesichtsbereich, die eine orale Intubation nicht erlauben. Eine weitere Prädisposition für diese Komplikation ist bei Neugeborenen mit nasaler Enzephalozele gegeben. In unserem Fall lagen weder nach dem äußeren Aspekt noch ultrasonographisch Hinweise auf eine derartige Fehlbildung vor; der intraoperativ angetroffene, von einer duralen Auskleidung umgebene Hirnprolaps zum Vestibulum nasi war sicher Folge der primären Basisperforation und nachfolgender Organisationsvorgänge i. S. einer Pseudoenzephalozele.

Bei extrem unreifen Frühgeborenen ist die Gefahr einer derartigen Intubationskomplikation realistisch gegeben, da hier das Siebbeindach noch keinen schützenden Widerstand darzustellen vermag und die anatomische Enge des Vestibulum nasi sowie die zur Intubation zwingende Akutsituation ihrerseits komplikationsfördernd wirken dürften. Nach SCHMID und WEBER (1955) weist das Os ethmoidale im Vergleich zu den anderen chondral-ossifizierenden Knochen der Schädelbasis einen relativ späten Beginn seiner Verknöcherung auf. Die ersten Ossifikationskerne sind im 5. - 6. Fetalmonat zu erkennen, also zu dem Zeitpunkt, an dem der von uns beschriebene Fet frühzeitig hatte entbunden werden müssen.

In der Literatur finden sich bislang nur sehr wenige vergleichbare Berichte über eine

Perforation der Lamina cribrosa bei nasotrachealer Intubation eines Frühgeborenen. Dies mag sich mit zunehmender Zahl erfolgreich stabilisierter, extrem unreifer Frühgeborener ändern. CAMERON und LUPTON beschreiben 1993 den Fall eines Frühgeborenen (29. SSW, 1370 g), bei dem es zur Penetration des nasalen Tubus in das Frontalhirn gekommen war (1). Von niederländischen Neonatologen wurde der Fall einer intrakraniellen Plazierung der Magensonde bei einem 1480 g schweren Frühgeborenen der 32. SSW berichtet (3). In diesem Fall war der Sondierung eine als „schwierig" beschriebene naso-tracheale Intubation vorangegangen. Von beiden Autorengruppen wurde eine spätere operative Revision des iatrogenen Basisdefekts nicht beschrieben, möglicherweise erfolgte sie nicht.

Was können wir aus diesen Fällen lernen? Zunächst aus neonatologischer Sicht mögliche Maßnahmen zur Vermeidung dieser Komplikation: Denkbar wäre die bevorzugt oro-tracheale Intubation, die mit diesem speziellen Risiko der kranialen Via falsa nicht behaftet ist. Allerdings sprechen gewichtige Gründe, wie schlechtere Fixierbarkeit des Tubus und damit erhöhtes Risiko der akzidentellen Extubation sowie beträchtliche Probleme mit intubationsbedingten Gaumen-Deformitäten, gegen die orale Intubation (1). Eine vergleichsweise einfache, aber wirkungsvoll vorbeugende Maßnahme dürfte der regelmäßige primäre Gebrauch einer weichen Magensonde sein, die nasal eingeführt und dann als Guide für den Tubus genutzt wird. Wichtig sind dabei allerdings zwei Dinge: Erstens muß diese Sonde immer vor dem eigentlichen Intubationsversuch eingeführt werden, da ein vorausgegangener, traumatisierender Intubationsversuch auch der weichen Sonde den falschen Weg bahnen kann; zweitens muß man sich nach Vorschieben der Sonde davon überzeugen, daß diese auch tatsächlich im Pharynx angelangt ist, bevor der nasale Tubus hierüber aufgefädelt wird.

Bei allen „verdächtig traumatisierenden" Intubationen bzw. Sondierungen in dieser speziellen Frühgeborenen-Situation sollte außerdem immer frühzeitig eine röntgenologische Überprüfung der korrekten Tubus- resp. Sondenlage erfolgen. Im Verdachtsfall sollte rasch eine sonographische Kontrolle der intrakraniellen Anatomie erfolgen.

Wie es für alle posttraumatischen frontobasalen Liquorfisteln gilt, muß nach unserer Auffassung auch in dieser speziellen Situation der iatrogenen Basis- und Duraverletzung beim Frühgeborenen grundsätzlich ein operativer Verschluß herbeigeführt werden. Das Ausmaß der Traumatisierung der perforierten anatomischen Strukturen ist als sehr erheblich einzuschätzen. Eine „spontane Heilung" kann nicht erwartet werden oder wird allenfalls nur über einen begrenzten Zeitraum vorgetäuscht. Diese Einschätzung wird auch durch unseren Fall eindrucksvoll bestätigt, bei dem ein großer Hirngewebsprolaps unmittelbar in den Nasenraum hinein stattgefunden hatte und im Falle der Fortdauer mit Sicherheit früher oder später zu einer entzündlichen zerebralen Komplikation geführt hätte.

Die Problematik der operativen Versorgung eines ausgedehnten fronto-basalen Duradefekts unter den erschwerten High risk-Bedingungen des Frühgeborenen ist jedoch deutlich erkennbar: Die Notwendigkeit eines möglichst raschen Verschlusses des duralen Lecks läßt den Versuch einer frühzeitigen Abdichtung durch den weniger belastenden HNO-chirurgischen Eingriff sinnvoll erscheinen. Allerdings sind dessen Erfolgsaussichten durch die engen anatomischen Verhältnisse im Zugangsbereich und angesichts der ausgedehnten Traumatisierung a priori eingeschränkt.

Die definitive intradural-bilaterale Frontobasisrevision über einen neurochirurgischen Zugang ist auch beim Frühgeborenen mit vertretbarem Risiko und effektiv durchzuführen. Eine wichtige Rolle spielen hierbei die Wahl des geeigneten Operationszeitpunkts nach Erreichen eines stabilisierten körperlichen Gesamtzustands, der unabdingbare Einsatz mikrochirurgischer Methoden, die sichere Anwendung der Prinzipien zur Schädelbasis-Rekonstruktion und nicht zuletzt die erfahrene neuro-anästhesiologische Narkoseführung sowie die postoperative neonatologische Versorgung.

Literatur

(1) CAMERON, D., LUPTON, B.A.: Inadvertent brain peneration during neonatal nasotracheal intubation. Arch. Dis. Child 69, 79-80, 1993

(2) SCHMID, F., WEBER, G.: Röntgendiagnostik im Kindesalter. Verlag J. F. Bergmann, München, 127-128, 1955

(3) VAN DEN ANKER, J.N., BAERTS, W., QUAK, J.M.E., ROBBEN, S.G.F., MERADJI, M.: Iatrogenic perforation of the lamina cribrosa by nasogastric tube in an infant. Pediatr. Radiol. 22, 545-546, 1992

Laterobasale Verletzungen

Laterobasale Verletzungen - Einführung in das Thema

E. Stennert

Zusammenfassung
Grundlegende Erkenntnisse über Mechanismen der Krafteinwirkung am Schädelknochen wurden u. a. durch VON BERGMANN (1880), HEER (1892) und BRUNS (1903) beschrieben. Nachdem VOSS 1936 die Bedeutung der pneumatischen Räume des Mittelohres für aufsteigende Infektionen herausstellte, wurden insbesondere in den 60er und 70er Jahren Erkenntnisse über die Ätiologie, Symptomatologie und Diagnostik der laterobasalen Verletzungen vertieft (ESCHER 1969, 1973, 1974, 1978, BOENNINGHAUS 1960, 1966, 1974, 1979).
Trotz einer Vielzahl namhafter Autoren mit Untersuchungen über traumatische Fazialisparesen sind die Häufigkeitsverteilungen von Fazialisparesen in Abhängigkeit von der Art der Felsenbeinfrakturen auch heute noch nicht restlos geklärt. Deshalb ist zu fordern, daß zukünftigen Untersuchungen eine präzise Definition der Frakturtypen mit einheitlicher radiologischer Klassifikation (Hochauflösungs-CT) zugrunde liegt. Dabei erscheint eine Einteilung in Längs-, Quer-, Komplex-, atypische und bilaterale Frakturen für die Subtypisierung adäquat. Zusätzlich müssen den Frakturtypen Komplikationen, wie geschlossene/offene Frakturen, Blutungen, Liquorrhoe, Läsionen des N. facialis und anderer Hirnnerven und intrakranielle Komplikationen zugeordnet werden.
Aus einer solchermaßen verbesserten Untersuchungsmethodik lassen sich perspektivisch in der Zukunft verbesserte radiologische Darstellungsverfahren mit frühzeitiger Routinediagnostik von Hirnnervenfunktionen und einer intensiveren interdisziplinären Zusammenarbeit auf diagnostischem und therapeutischem Gebiet erwarten.

Einleitung
Das Hauptthema des Kongresses lautet: „Traumatologie der Schädelbasis". Wir sprechen also nicht über die Destruktionen durch Tumoren, die besonders komplexe Zugänge zur seitlichen Schädelbasis mit ihren besonderen Anforderungen an rekonstruktive Maßnahmen verlangen. Ich möchte auch bewußt nicht über die schweren Trümmerfrakturen des Felsenbeins und der angrenzenden Schädelbasis mit ihren lebensbedrohlichen Blutungen aus den verschiedenen Sinus und/oder der A. carotis interna sprechen, weil sie zum einen sehr selten sind und zum anderen fast alle, abgesehen von ganz wenigen glücklichen Ausnahmen, letal enden. Vielmehr möchte ich mich bei der Einführung in das Thema auf die klinisch relevanten Aspekte konzentrieren, die in der täglichen Routine von Bedeutung sind. Dabei bedeutet für mich die „Einführung" in eine solche Thematik, das durchzuführen, was man heute mit dem Schlagwort „Standortbestimmung" bezeichnet: Also zu hinterfragen, was bisher an Wissen zusammengetragen wurde und was somit heute allgemein anerkannter

Standard ist. Es bedeutet aber auch zu resümieren, welche erkennbaren Probleme noch ungelöst sind.

Dabei sollten wir uns von Zeit zu Zeit vor Augen halten, daß unsere etwas älteren Brüder, unsere Väter und Großväter nicht weniger intelligent und auch keineswegs weniger fleißig waren (einer der Altmeister meines Fachs, H. J. DENECKE, hat auf Kongressen die jüngeren unter uns sehr kritisch an diesen Tatbestand immer wieder erinnert). Mit anderen Worten: Wir müssen das Rad nicht stets auf's neue erfinden. Begeben wir uns stattdessen in die Geschichte, um unseren gegenwärtigen Standort zu bestimmen!

Historie

Diese Geschichte reicht zurück bis in die gesamte zweite Hälfte des 19. Jahrhunderts, in der bereits erste grundlegende Erkenntnisse über die Ursachen laterobasaler Verletzungen gesammelt und erarbeitet wurden. Dabei spielte nicht nur die Typologie der klinischen Folgen solcher Verletzungen, also ihre Symptome und Symptomen-Komplexe, eine Rolle. Vielmehr standen auch die Fragen nach den Mechanismen der Krafteinwirkung sowie der Bedeutung und Lokalisation elastischer Elemente des Schädelknochens im Blickpunkt des Interesses. In diesem Zusammenhang sind die Arbeiten zu nennen von BRUNS (1903), VON BERGMANN (1880), VON WAHL (1883), SCHWARTZE (1885) und HEER (1892).

Um die Jahrhundertwende konzentrierte sich das Interesse dann auf die Verletzungen des Mittel- und Innenohrs mit grundlegenden Arbeiten von LINCK (1909, 1920). PASSOW (1905) schrieb eine erste bedeutsame Monographie über „Die Verletzungen des Ohres", in der er u. a. eine Synopsis der Ätiologie und Symptomatologie gab und daraus seiner Zeit gemäße Therapiekonzepte entwickelte.

Das erste Drittel des 20. Jahrhunderts war geprägt von Postmortem-Studien zur Biomechanik der Schädelbasis-Frakturen mit grundlegenden Arbeiten wiederum von Linck (1909), sowie von VOSS (1910), MATTI (1918, 1922), UFFENORDE (1924) sowie ULRICH (1926).

1936 veröffentlichte VOSS dann seine Monographie über „Die Chirurgie der Schädelbasisfrakturen aufgrund 25jähriger Erfahrung". Sie hatte eine große klinische Bedeutung, weil sie die Bedeutung der pneumatischen Räume des Mittelohrs im weiteren Sinne für die aufsteigenden Infektionen herausstellte und auf diesen Erfahrungen die Erarbeitung der Indikationen zur chirurgischen Versorgung basierte.

In den 50er Jahren kam es dann mit der Einführung der Mikrochirurgie zu einer Revolutionierung der Behandlung laterobasaler Verletzungen. Vor allem F. ZÖLLNER und H. L. WULLSTEIN schrieben Medizingeschichte, indem sie die Prinzipien der Tympanoplastik erarbeiteten und damit eine funktionelle operative Rehabilitation des Mittelohrs etablierten. Von F. ESCHER (1964) stammt dann die Monographie über die „Funktionelle Ohrchirurgie traumatischer Mittelohrläsionen", die u. a. auch zum Ziel hat, die Entwicklung traumatisch bedingter Mittelohr-Cholesteatome zu vermeiden.

In den 60er und 70er Jahren wurden dann die Erkenntnisse über die Ätiologie, Symptomatologie und Diagnostik der laterobasalen Verletzungen vertieft und daraus absolute und relative Indikationen zu a) operativen Eingriffen und b) konservativen Maßnahmen erarbeitet. In diesem Zusammenhang sind neben den Publikationen von F. ESCHER (1969, 1973, 1974, 1978) vor allem die Arbeiten von H.G. BOENNINGHAUS (1960, 1966, 1974, 1979) zu nennen.

In diese Phase fallen aber auch erste und von nun an sehr bedeutsame Erfahrungen mit der interdisziplinären Zusammenarbeit in der Versorgung basaler Schädel- bzw. Schädel-Hirn-Verletzungen, also mit der Neurochirurgie, der Mund-, Kiefer- und Gesichtschirurgie und der Ophthalmologie. Eine ganz neue Dimension erhielten diese operativen Eingriffe aber auch durch die dramatische Weiterentwicklung der Anaesthesiologie.

Eine revolutionierende Bedeutung hatte schließlich ebenfalls in dieser Epoche die Einführung der Computertomographie in die radiologische Diagnostik, wodurch die Indikationsstellung auf eine ganz neue Basis gestellt werden konnte.

Aus diesen Jahren stammt ein weiteres Grundsatz-Referat über „Die Unfallchirurgie der Schädelbasis und der pneumatischen Räume" von W. KLEY (1968). Unter anderem nimmt er darin auch Stellung zur Versorgung von Labyrinthfisteln und Rupturen des ovalen und runden Fensters, ein Thema, dem sich auch GOODHILL (1971, 1976, 1981), HEALY et al. (1976), BOENNINGHAUS und GÜLZOW (1981) sowie LOVE und WAGNESPACH (1981) widmen.

Ein umfangreicherer Beitrag zu den „Spätfolgen stumpfer lateraler Schädel-Traumen" stammt schließlich von FELDMANN (1987).

Bereits aus den Anfangen der 60er Jahre verdient eine Arbeit ganz besonders hervorgehoben zu werden: Es ist die Beschreibung der „Surgical exposure of the internal auditory canal and its contents through the middle cranial fossa" von W. F. HOUSE (1961), mit der der Autor eine Neuentwicklung und Erweiterung der operativen Zugangswege zur Laterobasis etablierte.

Traumatische Fazialisparesen

Ein eigenes Stück Medizingeschichte stellt die Literatur dar, die sich mit der Versorgung der traumatischen Fazialisparesen befaßt. Aus der großen Zahl der namhaften Autoren seien nur einige genannt: HOUSE und CABTREE (1965), JONGKEES (1965), KETTEL (1965), A. MIEHLKE (1965, 1973, 1979, 1986), U. FISCH (1970, 1974, 1976, 1979, 1980), J. HELMS (1976), E. STENNERT (1982, 1982, 1992), M. WIGAND (1983) u. a. Eine bis heute nur scheinbar beantwortete Frage betrifft die Häufigkeitsverteilung von Fazialisparesen in Abhängigkeit von der Art der Felsenbeinfrakturen. Die klassische Einteilung unterscheidet in Längs- und Querfrakturen, wobei die Längsfrakturen bis zu 50% und die Querfrakturen in 10 bis 25% mit Fazialisparesen vergesellschaftet sein sollen (A. MIEHLKE, [1981], CANNON und JAHRSDOERFER [1983] u. a.) Diese Zahlen werden, einmal in die Welt gesetzt, seither unkritisch fortgeschrieben. Ein sorgfältiges Studium der Weltliteratur zeigt jedoch, daß gesicherte Daten hierüber nicht vorliegen. Die Literaturanalyse macht deutlich, warum es zu dieser klinisch wichtigen Frage bisher kein verläßliches Zahlenmaterial gibt:

1. Die beiden größten in der Literatur dokumentierten Kollektive, die Aussagen über die Relation von Schädeltraumen, Schädelbasis-Frakturen und Felsenbein-Frakturen machen, stammen von KOSLOWSKI und THIES (1964) sowie von DIETZ (1966) (siehe Tab. 1). Leider machen sie keine Aussage über die Art der Felsenbein-Frakturen und die Häufigkeit der dabei aufgetretenen Fazialisparesen. Alle anderen Publikationen, vor allem aus dem angelsächsischen Schrifttum, berichten über Kollektive mit deutlich unter 100 Patienten.

Tab. 1: Relation Schädelhirntrauma - Schädelbasisfraktur - Felsenbeinfraktur

Autoren (Jahr)	Schädel-Trauma	Schädelbasis-Fraktur	Felsenbein-Fraktur
KOSLOWSKI und THIES (1964)	5.900 / 100 %	-	1.062 / 18 %
DIETZ (1966)	3.230 / 100 %	433 / 13,4 %	303 / 9 %

2. Sinnvollerweise ist inzwischen die simplifizierte Einteilung in Längs- und Querfrakturen zugunsten einer differenzierteren Einteilung verlassen worden, Die Subtypen der Felsenbeinfrakturen werden heute unterteilt in Längs-, Quer-, Komplex-, atypische und bilaterale Frakturen.
3. Auch die Art und Ausprägung der Fazialisparesen verlangt im Hinblick auf ihre Prognose eine Subtypisierung: Zu unterscheiden ist eine Sofort- und Spätparese sowie in eine komplette und inkomplette Lähmung.
4. Solche klinisch wichtigen Differenzierungen führen verständlicherweise zu sehr kleinen Untergruppen innerhalb der Kollektive, so daß zur Zeit eindeutige Aussagen nicht möglich sind. In der Weltliteratur finden sich bis heute nur drei Studien, die die Felsenbeinfrakturen einheitlich wenigstens in Längs-, Quer- und Komplex-Frakturen unterscheiden und diese in Relation zu den dabei vorgefundenen Fazialisparesen gesetzt haben, wobei die Paresen aber bereits nicht mehr subspezifiziert werden (siehe Tab. 2). Bereits aus diesen wenigen Zahlen ergeben sich ganz erhebliche Abweichungen!

Eine aufschlußreiche Information stammt von LAMBERT und BRACKMANN (1984), die bei 26 Patienten den Ort der intratemporalen Fazialisläsion bestimmt haben und dabei in 20% der Fälle Zweifachläsionen des N. facialis mit Beteiligung des Ganglion geniculi fanden. Auf diese zusätzliche Verletzung des Gesichtsnerven am Ganglion geniculi hatte bereits ULRICH (1926) hingewiesen.

Tab. 2: Korrelation Frakturtyp - Fazialisparesen

Autoren (Jahr)	Frakturen N	Paresen N	Paresen %	Frakturen Typen	N	Paresen N	Paresen %
SCHUBIGER et al. (1986)	86	27	30	longit. transv. komplex	63 13 10	15 8 4	24 62 40
COKER et al. (1987)	18	18	100	longit. transv. komplex	15 2 1	15 2 1	100 100 100
WIET et al. (1985)	15	5	100	longit. transv. komplex	11 4 0	3 2	27 50

Die fehlende Genauigkeit und die mangelnde Einheitlichkeit der Dokumentation von Verletzungstypen einerseits und Verletzungsfolgen andererseits gilt nicht nur für die Fazialisparesen. Daraus ergeben sich zwei Forderungen an die zukünftige Erhebung und Dokumentation von Daten im Rahmen einer Epidemiologie der lateralen Schädelbasisfrakturen:

Folgerungen

Forderung 1 betrifft die präzise Definition der Fraktur-Typen nach einer einheitlichen radiologischen Klassifikation, die durch ein Hochauflösungs-CT zu erzielen wäre. Die Einteilung in Längs-, Quer-, Komplex-, atypische und bilaterale Frakturen erscheint dabei ausreichend für die Subtypisierung. Sie sollte im Interesse einer nicht noch weitergehenden Aufgliederung der Kollektive nicht unnötig vermehrt werden.

Forderung 2 betrifft die präzise Zuordnung der Frakturtypen zu den folgenden Komplikationen:
1. Geschlossene/offene Frakturen,
2. Blutungen,
3. Liquorrhoe,
4. Hörstörungen,
5. Gleichgewichtsstörungen,
6. Fazialisparesen,
7. Läsionen anderer Hirnnerven,
8. intrakranielle Komplikationen.

Welche Perspektiven, Optionen, Visionen und Illusionen zeichnen sich ab für die Zukunft?
1. Verfeinerung der radiologischen Diagnostik zur Darstellung von:
   Peri-, Endo-Lymphfisteln,
   Liquorfisteln und
   Nervenläsionen.
2. Einführung der 3-D-Darstellung in die (bezahlbare) Routine.
3. Frühzeitige Routine-Diagnostik der Hirnnerven-Funktionen, insbesondere der Nn. VII, VIII, IX, X, XII.
4. Optimierung der prognostischen Diagnostik hinsichtlich des N. facialis und der vestibulocochleären Funktion.
5. Intensivierung der interdisziplinären Zusammenarbeit auf diagnostischem und therapeutischem Gebiet.
6. Verbesserung der rekonstruktiven Chirurgie durch:
   a) Optimierung alloplastischer Materialien,
   b) CAS = Computer Assisted Surgery.

Literatur

(1) BERGMANN, E. V.: Die Lehre von den Kopfverletzungen. Deutsche Chir. Nr. 30. Enke, Stuttgart, 1880
(2) BOENNINGHAUS, H.G.: Die Behandlung der Schädelbasisbrüche. Thieme, Stuttgart, 1960
(3) BOENNINGHAUS, H.G.: Primäre und sekundäre Fazialisparesen bei Schläfenbeinfrakturen. Z. Laryngol. Rhinol. Otol. 45, 325-331, 1966
(4) BOENNINGHAUS, H.G.: Rhinochirurgische Aufgaben bei der Chirurgie des an die Schädelbasis angrenzenden Gesichtsschädels. Arch. Otorhinolaryngol. 207, 1-228, 1974
(5) BOENNINGHAUS, H.G.: Ohrverletzungen. In: Berendes, J., Link, R., Zöllner, F. (Hrsg.): Hals-Nasen-Ohrenheilkunde in Klinik und Praxis, Band 5. Thieme, Stuttgart, 20.1-20.48, 1979
(6) BOENNINGHAUS, H.G., GULZOW, J.: Operationsindikation bei Fensterruptur und Hörsturz. Laryngol. Rhinol. Otol. Stuttg. 60, 49-52, 1981
(7) BRUNS, P. V.: Handbuch d. prakt. Chirurgie. Enke, Stuttgart, 1903
(8) CANNON, C.R., JAHRSDOERFER, R.A.: Temporal bone fractures. Review of 90 cases. Arch. Otolaryngol. 109, 285-288, 1983

(9) COKER, N.J., KENDALL, K.A., JENKINS, H.A., ALFORD, B.R.: Traumatic intratemporal facial nerve injury: management rationale for preservation of function. Otolaryngol. Head. Neck Surg. 97, 262-269, 1987
(10) DIETZ, H.: Die frontobasale Schädelhirnverletzung. Klinisches Bild und Probleme der operativen Behandlung. Habilitationsschrift, Universität Mainz, 1966
(11) ESCHER, F.: Funktionelle Ohrchirurgie traumatischer Mittelohrläsionen. Fortschr. Hals-Nasen-Ohrenheilk. 11, 1964
(12) ESCHER, F.: Reparative Chirurgie traumatischer Mittelohrläsionen. HNO 17, 65-70, 1969
(13) ESCHER, F.: Das Schädelbasistrauma in oto-rhinologischer Sicht. Ein Überblick über 3 Jahrzehnte. HNO 21, 129-144, 1973
(14) ESCHER, F.: Rhinochirurgische Eingriffe im Keilbein-Hypophysenbereich. Arch. Otorhinolaryngol. 207, 409-426, 1974
(15) ESCHER, F.: Das Trauma des Ohres. Ther. Umsch. 35, 493-501, 1978
(16) FELDMANN, H.: Spätfolgen nach laterobasalen Frakturen, therapeutische und gutachtliche Gesichtspunkte. Laryngol. Rhinol. Otol. Stuttg. 66, 91-98, 1987
(17) FISCH, U.: Die totale Freilegung des Nervus facialis bei laterobasalen Schädelfrakturen. Arch. Klin. Exp. Ohren. Nasen-Kehlkopfheilkd. 196, 187-193, 1970
(18) FISCH, U.: Facial paralysis in fractures of the petrous bone. Laryngoscope 84, 2141-2154, 1974
(19) FISCH, U.: Richtlinien zur Versorgung traumatischer Verletzungen des Nervus facialis. ORL 38 (1), 42-49, 1976
(20) FISCH, U.: Facialislähmungen im labyrinthären, meatalen und intrakraniellen Bereich. In: Berendes, J., Link, R., Zöllner, F. (Hrsg.): Hals-Nasen-Ohren-Heilkunde in Praxis und Klinik. Thieme, Stuttgart, 21.43-21.66, 1979
(21) FISCH, U.: Management of intratemporal facial nerve injuries. J. Laryng. 94, 129-134, 1980
(22) GOODHILL, V.: Sudden deafness and round window rupture. Laryngoscope 81, 1462-1474, 1971
(23) GOODHILL, V.: Labyrinthine membrane ruptures in sudden sensorineural hearing loss. Proc. R. Soc. Med. 69, 565-572, 1976
(24) GOODHILL, V.: Ben H. Senturia lecture. Leaking labyrinth lesions, deafness, tinnitus and dizziness. Ann. Otol. Rhinol. Laryngol. 90, 99-106, 1981
(25) HEALY, G.B., FREIDMANN, J.M., STRONG, M.S.: Vestibular and auditory findings of perilymph fistula. A review of 40 cases. Trans. Am. Acad. Ophthal. Otolaryngol. 88, 44-49, 1976
(26) HEER, A.: Über Schädelbasisbrüche. Bruns Beitr. Klin. Chir. 9, 1-80, 1892
(27) HELMS, J.: The transmeatal approach to the geniculate ganglion. Acta Oto-rhinolar. Belg. 30, 84-89, 1976
(28) HOUSE, W.F.: Surgical exposure of the internal auditory canal and its contents through the middle cranial fossa. Laryngoscope 71, 1363-1385, 1961
(29) HOUSE, W.F., CRABTREE, J.A.: Surgical exposure of petrous portion of seventh nerve. Arch. Otolaryngol. 81, 506-507, 1965
(30) JONGKEES, L.B.W.: Facial paralysis complicating skull trauma. Arch. Otolaryngol. 81, 518, 1965
(31) KETTEL, K.: Surgery of the facial nerve. Arch. Otolaryngol. 81, 523-526, 1965
(32) KLEY, W.: Die Unfallchirurgie der Schädelbasis und der pneumatischen Räume. Arch. Klin. Exp. Ohren-Nasen-Kehlkopfheilkd. 191, 405-414, 1968
(33) KOSLOWSKI, L., THIES, W.: Bericht über 5900 Schädel-Hirn-Traumen. Unfallheilk. 67, 97-103, 1964
(34) LAMBERT, P.R., BRACKMANN D.E.: Facial paralysis in longitudinal temporal

bone fractures: a review of 26 cases. Laryngoscope 94, 1022-1026, 1984
(35) LINCK, A.: Beitrag zur Kenntnis der Ohrverletzungen bei Schädelbasisfraktur. Z. Ohrenheilk. 57, 7-22, 1909
(36) LINCK, A.: Die Zuständigkeit der Oto-Rhinologie bei der Beurteilung und Behandlung von Verletzungen im Gebiet der vorderen und seitlichen Schädelbasis. Z. Ohrenheilk. 79, 165-189, 1920
(37) LOVE, J.T., JR., WAGUESPACK, R.W.: Perilymphatic fistulas. Laryngoscope 91, 1118-1128, 1981
(38) MATTI, H.: Die Knochenbrüche und ihre Behandlung. Springer, Berlin, 1918
(39) MATTI, H.: Die Knochenbrüche und ihre Behandlung. Springer, Berlin, 1922
(40) MIEHLKE, A.: Intracranial facial nerve repair (Dott's operation). Arch. Otolaryngol. 81, 507-508, 1965
(41) MIEHLKE, A.: Surgery of the facial nerve. Urban & Schwarzenberg, München, 1973
(42) MIEHLKE, A.: Der aktuelle Stand der Diagnostik und Behandlung laterobasaler Schädelfrakturen - frakturbedingte Facialisprobleme. Zbl. HNO Heilk. 133, 273-274, 1986
(43) MIEHLKE, A., FISCH, U.: Facialislähmungen. In: Berendes, J., Link, R., Zöllner, F. (Hrsg.): Hals-Nasen-Ohren-Heilkunde in Klinik und Praxis, Band 5. Thieme, Stuttgart, 21.1-21.66, 1979
(44) MIEHLKE, A., STENNERT, E., AROLD, R., CHILLA, R., PENZHOLZ, K., KÜKNER, A., STURM, V.: Chirurgie der Nerven im HNO-Bereich (Außer N. statoacusticus und olfactorius). Ann. Otol. Rhinol. Laryngol. 231, 89-449, 1981
(45) PASSOW, A.: Die Verletzungen des Gehörorgans. Bergmann, Wiesbaden, 1905
(46) SCHUBIGER, O., VALAVANIS, A., STUCKMANN, G., ANTONUCCI, F.: Temporal bone fractures and their complications. Examination with high resolution CT. Neuroradiology 28, 93-99, 1986

(47) SCHWARTZE, H.: Die chirurgischen Krankheiten des Ohres. Enke, Stuttgart, 1885
(48) STENNERT, E.: Chirurgische Primärversorgung von Verletzungen der lateralen Gesichtsregion. Chirurg. 53, 241-252, 1982
(49) STENNERT, E.: Traumen. In: Kastenbauer, E. (Hrsg.): Oto-Rhino-Laryngologie in Klinik und Praxis, Band 2: Nase, Nasennebenhöhlen, Gesicht, Mundhöhle und Pharynx, Kopfspeicheldrüsen. Thieme Verlag, Stuttgart - New York, 741-749, 1992
(50) STENNERT, E., MIEHLKE, A., SCHRÖDER, M.: Combined approach in extratemporal facial reconstruction. In: Graham, M. D., House, W.F. (eds.): Disorders of the facial nerve. Raven Press, New York, 431-437, 1982
(51) UFFENORDE, W.: Histologische Befunde am Felsenbein bei Schädelschussverletzung als Beitrag zur Frage der Kommotionsschwerhörigkeit. Beitr. Anat. etc. 21, 292-324, 1924
(52) ULRICH, C.: Verletzungen des Gehörgans bei Schädelbasisfrakturen. Acta oto-lar. 6, 1-150, 1926
(53) VOSS, O.: Operatives Vorgehen bei Schädelbasisfrakturen bei Mitbeteiligung von Ohr und Nase. Beitr. Anat. etc. 3, 385-405, 1910
(54) VOSS, O.: Die Chirurgie der Schädelbasisfrakturen aufgrund 25jähriger Erfahrung. Barth, Leipzig, 1936
(55) WAHL, E. V.: Über Fracturen der Schädelbasis. Sammlung klinischer Vorträge. 228, 1945-1970, 1883
(56) WIET, R.J., VALVASSORI, G.E., KOTSANIS, C.A., PARAHY, C.: Temporal bone fractures. State of the art review. Am. J. Otol. 6, 207-215, 1985
(57) WIGAND, M.E.: Latero-basal injuries. In: Samii, M., Brihaye, J. (Hrsg.): Traumatology of the skull base, Band 87. Springer, Berlin - Heidelberg - New York - Tokyo, 76, 1983

Zur Kombination von otobasalen Frakturen mit Traumen der Keilbeinhöhle

E. Beleites • H. Gudziol

Zusammenfassung
Bei der Untersuchung von 283 Krankenblättern von Patienten, die in den letzten 20 Jahren wegen otobasaler Frakturen behandelt wurden, fiel auf, daß in früheren Jahren eine Mitbeteiligung der Rhinobasis in weniger als 20% diagnostiziert wurde. Mit der Einführung hochauflösender CT-Techniken werden Rhinobasis- bzw. Keilbeinhöhlenfrakturen in 70% der Felsenbeinbrüche nachgewiesen. Bei gleichzeitigem Vorliegen einer Oto- und Rhinobasisfraktur hat die Versorgung der Rhinobasis Vorrang.

Einleitung
Felsenbeinbrüche, insbesondere Pyramidenlängsfrakturen, gehen in der Regel mit einer Traumatisierung der Keilbeinhöhlenregion einher. Diese Tatsache wurde und wird in Klinik und einschlägigen Veröffentlichungen noch immer wenig beachtet. Die dramatischen Funktionsausfälle bei otobasalen Frakturen sind für Patient und Arzt oft so beeindruckend, daß es unterlassen wird, intensiv nach einer Mitbeteiligung der Rhinobasis zu fahnden. Wenn die otobasalen Frakturen nicht mit ausgedehnten Trümmerfrakturen der Rhinobasis kombiniert sind, sondern nur die Keilbeinhöhlenregion mitbetroffen ist, entzieht sich diese Verletzung häufig der klinischen Diagnostik. Selbst eine Liquorrhoe aus der Keilbeinhöhle als Ausdruck einer rhinobasalen Duraläsion kann leicht übersehen werden. Sie ist diffus, läuft über den Nasenrachen ab und wird dann unbemerkt geschluckt. Eine Provokation mit entsprechender Lagerung unterbleibt wegen des schlechten Allgemeinzustandes.
Selbst über den Entstehungsmechanismus der bei Felsenbeinfrakturen gelegentlich auftretenden intrakraniellen Lufteinschlüsse besteht in jüngster Literatur Unklarheit. So steht z. B. im 1994 erschienenen Handbuch 'Oto-Rhino-Laryngologie in Klinik und Praxis': „Warum es nach Längsfrakturen zu Luftansammlungen im Endokranium kommt, ist nicht ganz klar" und „Ein Überdruck im Mittelohr scheint für die Entwicklung von Pneumatozelen nicht obligat zu sein, da sie auch bei perforierten Trommelfell beschrieben sind."

Material und Methode
Wir haben 283 Krankenblätter von Patienten, die in den letzten 20 Jahren bei uns wegen einer otobasalen Fraktur behandelt wurden, in Hinsicht auf eine Kombination mit einer rhinobasalen Verletzung durchgesehen. Dabei fiel uns auf, daß in den früheren Jahren in weniger als 20% eine Mitbeteiligung der Rhinobasis diagnostiziert wurde. Heute, nach Einführung der hochauflösenden CT-Diagnostik, finden wir bei über 70% der Felsenbeinbrüche auch eine Traumatisierung mindestens der Keilbeinhöhlenregion - also der Rhinoba-

sis. Allein diese Häufigkeit weist darauf hin, daß die Schädelbasis immer als Ganzheit zu betrachten ist und daß bei allen Otobasisfrakturen, auch wenn das klinische Bild durch noch so beeindruckende Funktionsausfälle beherrscht wird, nach einer Rhinobasisbeteiligung geradezu gefahndet werden muß.

Die Keilbeinhöhlenverletzung wird am sichersten durch das CT diagnostiziert (Verwerfungen, Einblutungen, intrakranielle Luft). Optikusläsionen, Abduzenslähmungen und hypophysäre Störungen sind ebenso wie eine Rhinoliquorrhoe oder Blutung aus der Nase bei fehlender frontaler Gewalteinwirkung fast sichere Zeichen der Rhinobasismitbeteiligung. Doppelseitige Otobasisfrakturen laufen wohl regelmäßig durch die Keilbeinhöhlenwände.

Chirurgische Therapie
Über den endonasalen Weg und unter endoskopischer Sicht läßt sich die Keilbeinhöhle schonend darstellen und versorgen. Durch Ausräumen der Schleimhaut und ggf. Plombierung der Höhle wird eine narbige Verschwartung des Defektes erreicht. Die aufsteigende Infektion wird so gebannt. Wir sahen nach derartiger Versorgung niemals eine Meningitis.

Nach BOENNIGHAUS u. a. ist bekannt, daß endokranielle Komplikationen viel eher von rhinobasalen als von otobasalen Strukturen ausgehen. Aus dieser Tatsache und aus dem Wissen um die haufige Mitbeteiligung der Rhinobasis ergibt sich, daß auch bei durch Otobasisfraktur hervorgerufenen, beeindruckenden Funktionsausfällen die Versorgung der Rhinobasis den Vorrang vor einer Revision der symptombeladenen Otobasisfraktur hat.

Schlußfolgerung
Zusammenfassend möchten wir auf 5 Punkte verweisen:
1. Auch isoliert erscheinende Felsenbeinbrüche sind sehr häufig mit einer Traumatisierung der Keilbeinhöhlenregion vergesellschaftet. Doppelseitige Felsenbeinbrüche sind wohl immer auch Rhinobasisbrüche.
2. Die Schädelbasis ist als Ganzheit zu betrachten. Bei Frakturen sollten die Rhinobasis und Otobasis regelmäßig gezielt in die Diagnostik einbezogen werden. Eine dramatische Ohrsymptomatik darf die Diagnostik der Nasenregion nicht verdrängen.
3. Bei otobasalen Frakturen diagnostizierte intrakranielle Luft ist wohl in den meisten Fällen ein Zeichen der Rhinobasismitbeteiligung. Das Eindringen der Luft über die Ohrregion ist zumindest bei einer Trommelfellperforationen und fehlendem Überdruck schwer erklärbar.
4. Bei einer Kombination von Oto- und Rhinobasisfraktur hat die Versorgung der Rhinobasis Vorrang.
5. Keilbeinhöhlenfrakturen können heute videogestützt unter endoskopischer Sicht relativ sicher und schonend versorgt werden.

Literatur beim Erstautor.

Symptome, Therapie und Langzeitverlauf der laterobasalen Frakturen: Eine retrospektive Studie

V. Schilling • S. Lang • F. Brügel

Zusammenfassung

Im Krankengut der Münchener Universitäts-Hals-Nasen-Ohrenklinik aus den Jahren 1988 bis 1994 wurden 44 laterobasale Schädelbasisfrakturen behandelt, dabei überwogen reine Längsfrakturen (n = 33). Sieben Patienten wiesen eine Querfraktur auf, Längs- und Querfrakturen waren bei 4 Patienten kombiniert. Vorherrschende Symptome bei Felsenbeinfrakturen sind eine blutige Otorrhoe oder ein Hämatotympanon. Bei ca. 50% der Längsfrakturen finden sich Verletzungen der Gehörknöchelchenkette, Fazialisparesen werden bei 27,3% der Patienten angetroffen. Zeitpunkt und Umfang der therapeutischen Maßnahmen mit Rücksicht auf die zugrundeliegende Verletzung und ihre Symptomatik werden beschrieben.

Einleitung

Stumpfe Schädeltraumata führen am Felsenbein zu Quer- oder Längsbrüchen bzw. zu Kombinationsformen, den sog. Komplexbrüchen. Durch die verbesserte Diagnostik, und hier insbesondere durch den Einsatz der hochauflösenden und Spiral-Computertomographie, hat sich herausgestellt, daß es kaum reine Längs- oder Querfrakturen gibt. Dennoch wird in der Literatur, am ehesten wohl aus didaktischen Gründen, die begriffliche Trennung beibehalten. Laterobasale Frakturen sind nach ihrem Entstehungsmechanismus Berstungsfrakturen, die entfernt von einer breitflächig einwirkenden Kraft auftreten und in Richtung dieser Kraft verlaufen.

Längsfrakturen

Längsfrakturen verlaufen in der Regel ausgehend von der Squama temporalis über das Tegmen antri und das Tegmen tympani entlang der Pyramidenvorderfläche. Gleichzeitig sind meistens die hintere Gehörgangswand und das Trommelfell verletzt. Der N. facialis kann in erster Linie in seinem mastoidalen Verlauf geschädigt werden. Aus dem geschilderten Frakturverlauf können die klinisch führenden Symptome einer solchen Fraktur hergeleitet werden:
- Blutige Otorrhoe,
- einseitige Schalleitungsschwerhörigkeit,
- evtl. Fazialisparese.

Querfrakturen

Pyramidenquerfrakturen beginnen meistens in der hinteren Schädelgrube, verlaufen in der Pyramide senkrecht zu deren Längsachse und zerstören die gesamte Labyrinthkapsel. Entweder treffen sie das Innenohr und werden als äußerer Querbruch bezeichnet, oder sie verlaufen quer durch den inneren Gehörgang und werden als innerer Querbruch eingestuft. Die Frakturlinie beim äußeren Querbruch erreicht die mediale Paukenwand zwischen ovalem und rundem Fenster. Die Kardinalsymptome sind:

- Hämatotympanon;
- einseitige Schallempfindungsschwerhörigkeit oder Taubheit;
- Drehschwindel, Erbrechen und Spontannystagmus zur gesunden Seite;
- häufig Fazialisparese (ca. 50%).

Material und Methode

Im hier vorgestellten Krankengut der Münchener Universitäts-HNO-Klinik aus den Jahren 1988 bis 1994 wurden 44 laterobasale Frakturen behandelt. Von diesen waren 33 reine Längsfrakturen, sieben Patienten wiesen eine Querfraktur auf, und in vier Fällen handelte es sich um eine kombinierte Fraktur. Damit ergibt sich eine Rate Längs- zu Querfraktur von 5 : 1, die sich im Rahmen der Literaturangaben befindet, die zwischen 1 : 1 bei ROCHE und 9 : 1 bei BOENNINGHAUS, TOS, GROVE und SCHEIFELE schwanken und im Mittel bei etwa 5,5 : 1 liegen. Die Altersverteilung zeigte keine signifikanten Unterschiede für die einzelnen Frakturtypen, die Spannweite reichte vom Kindesalter bis ins Senium, das mittlere Alter der Patienten lag im dritten bis vierten Dezennium.

Symptomatik

In der Zusammenstellung der verschiedenen Symptome bei Felsenbeinfrakturen (Tab. 1) findet man am häufigsten eine blutige Otorrhoe oder ein Hämatotympanon, letzteres auffälligerweise auch bei Pyramidenlängsfrakturen, die allerdings in unserem Krankengut nur in einem Drittel der Fälle mit einer Trommelfellverletzung einhergingen. Weitere häufig anzutreffende Symptome sind die Verletzung der Gehörknöchelchenkette in etwa der Hälfte der Längsfrakturen sowie jeweils in ca. einem Viertel aller Frakturen ein Trommelfelldefekt, eine Liquorrhoe aus dem Ohr oder sehr viel seltener via Tube aus der Nase. Fazialisparesen wurden in 27,3% der Patienten angetroffen. Dieser Prozentsatz befindet sich im unteren Bereich der Literaturangaben. Eine Ursache dafür kann möglicherweise darin gesehen werden, daß der überwiegende Teil der Patienten, nämlich 64%, unmittelbar im Anschluß an das Unfallgeschehen von der HNO-Abteilung untersucht wurde und die Fazialisparese insofern kein Selektionskriterium darstellte, als sie nicht bevorzugter Einweisungsgrund

Tab. 1: Symptome der Pyramidenfraktur

	Längs (n = 33)	Quer (n = 7)	Komb. (n = 4)	Gesamt (n = 44)
Blutige Otorrhoe	13	-	2	15
Hämatotympanon	6	4	4	14
Liquorrhoe Ohr	9	-	2	11
Nase	-	1	-	1
Gehörgangsstufe	7	-	1	8
Trommelfelldefekt	11	-	1	12
Kettenverletzung	16	-	-	16
Fazialisparese	7	3	2	12
Ertaubung	1	4	-	5
Spontannystagmus	2	1	3	6
Zerebrale Blutung	-	5	-	5

war. Vielmehr stellten bei den mit Latenz zum Unfall behandelten Patienten die Abdeckung der Schädelbasis bei weiterbestehender Liquorrhoe bzw. stattgehabter Meningitis sowie die Schalleitungsschwerhörigkeit aufgrund von Defekten im Bereich des Trommelfells oder der Gehörknöchelchenkette häufige Gründe für die Einweisung in die HNO-Fachabteilung dar. Nur bei sechs Patienten war die Fazialisparese Grund für die Auf- oder Übernahme in die HNO-Abteilung. Weiter ist der Prozentsatz der Patienten auffällig, die bei einer Querfraktur gleichzeitig eine zerebrale Blutung erlitten hatten. Dies waren immerhin fünf von sieben Patienten.

Therapie

Gliedert man die Zeitspanne, die zwischen Trauma und der stationären Aufnahme in der HNO-Klinik vergingen, und trennt dabei nach sofortiger und verzögerter Versorgung, zeigt sich, daß etwa zwei Drittel der Patienten sofort, der Rest z. T. mit erheblicher Verzögerung versorgt wurden. Hier schlagen zum einen die beiden wegen einer Spätmeningitis versorgten Patienten zu Buche, zum anderen die Tympanoplastiken, die teilweise erst nach sehr langer Zeit zur Behandlung kamen. Eine Felsenbeinfraktur lag beispielsweise zum Zeitpunkt der Tympanoplastik bereits 34 Jahre zurück.

Bei 16 Patienten mit Verletzung der Gehörknöchelchenkette fand sich die Unterbrechung in der Hälfte der Fälle im langen Amboßschenkel oder im Amboß-Steigbügel-Gelenk. 25% dieser Ohren zeigten eine Subluxation bzw. Sprengung des Hammer-Amboß-Gelenks, bei drei Patienten waren beide Gelenke der Kette vom Unfallmechanismus betroffen, in einem Fall lag eine Steigbügelfraktur vor. Die restlichen vier mit einer Tympanoplastik versorgten Patienten erhielten wegen eines Trommelfelldefekts lediglich eine Tympanoplastik Typ 1.

Weitere Therapiemaßnahmen in der Folge von Pyramidenfrakturen waren die Abdeckung der Otobasis im Frakturbereich mit Faszie, wobei achtmal eine Liquorrhoe und zweimal eine Spätmeningitis Ursachen für diesen Eingriff waren. Nur bei drei Patienten wurde eine Dekompression des N. facialis in seiner mastoidalen und z. T. auch tympanalen Verlaufsstrecke durchgeführt. Bei keinem der Patienten wurde eine transtympanale Fazialisdekompression im Bereich des Ganglion geniculi durchgeführt. Alle Patienten mit Fazialisparese erhielten eine Infusionstherapie zur Verbesserung der mikrovaskulären Rheologie in Begleitung einer Kortikoidmedikation, wie sie von STENNERT beschrieben wurde. Bei einigen Patienten wurde dieselbe Therapie wegen einer Contusio labyrinthi angewandt. Die beschriebenen Therapien führten in 75% der Fazialisparesen zu einer meistens deutlichen Besserung des Befundes, allerdings nahezu nie zu einem Parese-Index nach STENNERT von 0.

Literatur beim Erstautor.

Zur Lokalisation der Nervenschädigung bei felsenbeinfrakturbedingten Fazialisparesen

J. Hartwein • I. Bergmann

Zusammenfassung

Im Zeitraum von 1986 - 1994 wurden 28 Dekompressionen des N. facialis bei felsenbeinfrakturbedingten Fazialisparesen durchgeführt. Neben der klassischen Topodiagnostik wurden elektrodiagnostische Verfahren und insbesondere die Computertomographie eingesetzt. Bei einer Nachuntersuchung bis zu einem Jahr postoperativ konnte in 25 Fällen (89%) eine unterschiedlich ausgeprägte Besserung der Nervenfunktion erreicht werden, bei 11 der 28 Patienten konnte eine Grad II-Bewertung (HOUSE-BRACKMANN) klassifiziert werden. Eine Operationsindikation ist in jedem Fall bei einer kompletten Fazialisparese mit adäquatem Trauma gegeben, eine Erfolgsrate von ca. 90% bei geringer Komplikationsrate rechtfertigt das beschriebene Vorgehen.

Einleitung

Der N. facialis ist aufgrund seiner langen und komplizierten Verlaufsstrecke innerhalb der Schädelbasis besonders anfällig für Läsionen traumatischer Genese. Wenn im Rahmen einer Felsenbeinlängs- bzw. -querfraktur eine Gesichtsnervenlähmung beobachtet wird, ist stets eine Entscheidung für das weitere therapeutische Procedere - konservativ oder operativ - zu stellen. Bei kompletten Paresen halten wir die chirurgische Darstellung („Dekompression") des Nerven für indiziert und führen diese so früh wie möglich durch, sobald es der Allgemeinzustand der häufig polytraumatisierten Patienten erlaubt.

Material und Methode

Im folgenden wird über Erfahrungen von insgesamt 28 Dekompressionen, die in den Jahren 1986 - 1994 in der Universitäts-HNO-Klinik Hamburg-Eppendorf durchgeführt wurden, berichtet.

Diagnostik

Neben der klassischen Topodiagnostik (SCHIRMER-Test, Stapediusreflex, Gustometrie), die bisweilen Hinweise für die Lokalisation der Schädigung gestattet, erlaubt die Elektrodiagnostik (EMG, E-Neuronographie) weitere Aufschlüsse zur Revisionsindikation (5). Bei den bildgebenden Verfahren kommt dem CCT zur Diagnostik von Frakturen heute die größte Rolle zu. Nicht vergessen werden dürfen die herkömmlichen klinischen Symptome wie Läsionen des Innenohr/Vestibularapparates, Hämatotympanon, Gehörgangsstufe etc. bei der Diagnostik einer Felsenbeinfraktur.

Revisionsindikation

Bei hinreichendem Verdacht auf eine frakturbedingte Fazialisparese halten wir - sofern es sich um eine komplette Parese handelt -, relativ unabhängig von o. g. diagnostischen Parametern, eine möglichst frühzeitige Dekompression des Nerven für indiziert.

Patientengut

In den Jahren 1986 - 1994 wurden in unserer Klinik 28 Patienten mit frakturbedingten kompletten Fazialisparesen einer chirurgischen Therapie zugeführt (Alter 2 - 65 Jahre). Bei den Frakturursachen überwogen Verkehrsunfälle (n = 16), gefolgt von Schlägereien (n = 6), Berufs-/Haushaltsunfällen (n = 5) sowie einem Fenstersprung in suizidaler Absicht.
In 26 Fällen lag eine Längsfraktur zugrunde, je einmal eine Quer- und eine Trümmerfraktur.

Operatives Vorgehen

Nach transmastoidaler Darstellung des mastoidalen Segments wird, wenn sich nicht schon in diesem Bereich eine Läsion auffinden läßt, die Gehörknöchelchenkette im Incudostapedialgelenk unterbrochen und Amboß und Hammerkopf entfernt. Nun läßt sich der Nerv über sein tympanales Segment bis zum Ganglion geniculi darstellen („transattisches" Vorgehen).
Für den Bereich vom Ganglion geniculi bis zum inneren Gehörgang ist das transtemporale Vorgehen indiziert. In unserem Patientengut wurde in allen 28 Fällen transmastoidal vorgegangen, zweimal zusätzlich transtemporal. Der translabyrinthäre Zugang spielt in unserem Patientengut bei der Fazialisdekompression keine Rolle. Ziel des chirurgischen Vorgehens ist das Freilegen des Nerven und das Erkennen von Läsionen. Hierzu wird regelmäßig das Epineurium des Nerven geschlitzt. Der Zeitraum zwischen Trauma und Eingriff betrug zwischen 6 Tagen und 10 Wochen. Neben dem Verlauf der Lähmung spielen hierbei auch nicht fachspezifische Aspekte wie der Allgemeinzustand und die Operationsfähigkeit bei polytraumatisierten Patienten eine wesentliche Rolle.

Intraoperative Befunde

Als Stelle der Nervenschädigung (Kompression durch intrakanalikuläres Hämatom, Ödem, Einspleißung von Knochensplittern) fanden sich folgende Lokalisationen:

labyrinthäres Segment   n = 2,
Ganglion geniculi   n = 3,
tympanales Segment   n = 11,
mastoidales Segment   n = 7.

In fünf Fällen ließ sich keine zirkumskripte Läsion nachweisen. Eine Unterbrechung der Kontinuität des Nervenverlaufs ließ sich nur in einem Fall einer Felsenbein-

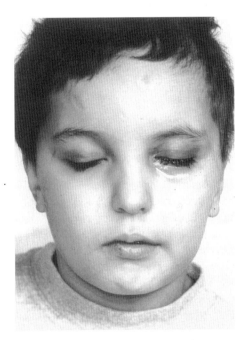

Abb. 1: 8jähriger Patient 7 Monate nach kombiniert transmastoidaler/transtemporaler Fazialisdekompression bei Felsenbeintrümmerfraktur; Nervenabriß im labyrinthären Segment wurde mittels Silastikscheibchen geschient. Funktionell hervorragendes Ergebnis (HOUSE-BRACKMANN Grad II).

trümmerfraktur nachweisen, die transmastoidal und transtemporal revidiert wurde und die zu einer Ruptur im labyrinthären Segment geführt hatte. Die Schienung mittels kleiner Silastikscheibchen führte zu einem hervorragenden funktionellen Ergebnis (Abb. 1). Weitergehende chirurgische Maßnahmen wie Rerouting, Interponate etc. wurden in unserem Patientengut nicht erforderlich.

Funktionelle Ergebnisse

Die Patienten wurden bis zu einem Jahr postoperativ nachuntersucht. In 25 Fällen (89%) war es dabei zu einer unterschiedlich ausgeprägten Besserung der Nervenfunktion gekommen. Die Bewertung wurde nach dem HOUSE-BRACKMANN-Schema (2) vorgenommen:

Grad I (normal)	4,
Grad II (mild dysfunction)	11,
Grad III (moderate dysfunction)	5,
Grad IV (moderately severe dysfunction)	3,
Grad V (severe dysfunction)	2,
Grad VI (total paralysis)	3.

Die Unterbrechung der Schalleitungskette und ihre anschließende Rekonstruktion führte in allen Fällen zu einer Schalleitungskomponente von unter 20 dB, ein vorbestehendes soziales Gehör konnte also in allen Fällen erhalten werden. In zwei Fällen kam es zu einer operationsbedingten (iatrogenen) Innenohrschädigung, in einem Fall (Bogengangsläsion) zu einer Ertaubung.

Diskussion

Wie auch in anderen Arbeiten kann bei unserem Patientengut keine Aussage darüber gemacht werden, in welchem Ausmaß es bei Felsenbeinfrakturen zu Läsionen des N. facialis kommt, da keine Vergleichszahlen über das Gesamtaufkommen dieser Frakturen vorliegen (5). Auffällig im Vergleich zur Literatur ist das deutliche Überwiegen von Längsfrakturen in unserem Patientengut.

Bei der Lokalisation überwiegen bei uns Läsionen im Bereich des mastoidalen und tympanalen Segmentes; hier bestehen Unterschiede zu Angaben von LAMBERT u. BRACKMANN (3), die in 80% ihres sonst vergleichbaren Patientengutes periganglionäre Läsionen beobachten konnten. Kontrovers sind sicherlich nach wie vor die Indikationskriterien zur Fazialisrevision zu diskutieren. Inwieweit man sich hierbei auf elektrophysiologische Untersuchungen (sofern in der nötigen Differenzierung überhaupt vorhanden) allein stützen will, muß dem Behandelnden im Einzelfall überlassen bleiben. Bei einer kompletten Parese und einem adäquaten Trauma sehen wir in jedem Fall die Indikation zur operativen Revision gegeben. Diese Einstellung wird u. E. durch eine Erfolgsquote von annähernd 90% - bei vergleichsweise geringen Komplikationen - bekräftigt. Daß hierbei der eine oder andere Fall evtl. spontan ausgeheilt wäre, läßt sich bei Befolgung dieses Konzeptes nicht vermeiden und muß in Kauf genommen werden. Andererseits lassen die Art und das Ausmaß der häufig festgestellten Nervenläsionen, insbesondere bei Knocheneinspießungen, eine erfolgreiche Spontanheilung nicht erwarten und bestätigen ex post den Entschluß zur operativen Revision.

Eventuell ist in der Zukunft durch eine perfektionierte Darstellbarkeit des Nerven (4) eine Lösung dieser Problematik möglich. Zudem könnte das Erfassen des Ausmaßes der Nervenschädigung nach klinischen Kriterien und die Beurteilung der Funktionswiederkehr, für die über 20 verschiedene Gradationssysteme angegeben wurden, durch eine objektive 3-D-Aufzeichnung der Muskelbewegungen mit gleichzeitiger Registrierung der EMG-Potentiale ermöglicht werden (1).

Literatur

(1) HARTWEIN, J., TÖPFNER, N., DEURETBACHER, G., REHDER, U.: Funktionsanalyse des N. facialis mittels computergestützter 3-D-Bewegungsanalyse. In: Rahmanzadeh, R., Scheller, E. E. (Hrsg.): Alloplastische Verfahren und Mikrochirurgische Maßnahmen. Einhorn-Presse Verlag, Reinbek, 162-163, 1995

(2) HOUSE, J., BRACKMANN, D.E.: Facial nerve grading system. Otolaryngol. Head Neck Surg. 93, 146-147, 1985

(3) LAMBERT, P.L., BRACKMANN, D.E.: Facial paralysis in longitudinal temporal bone fractures: a review of 26 cases. Laryngoscope 94, 1022-1026, 1984

(4) LEUWER, R., SCHUBERT, R., SIEPMANN, G.: Die 3D-Darstellbarkeit hochauflösender MR-Tomographien des Innenohres. Laryngo-Rhino-Otol. 72, 288-290, 1993

(5) STENNERT, E.: Fazialisparesen. In: Naumann, H.H., Helms, J., Herberhold, C., Kastenbauer, E. (Hrsg.): Oto-Rhino-Laryngologie in Klinik und Praxis, Band 1. Thieme, Stuttgart, 666-701, 1994

Antidrome Fazialisdiagnostik

R. Rödel • C. Herberhold

Die bisher üblichen elektrophysiologischen Untersuchungsmöglichkeiten des N. facialis erfassen bei einer Funktionsstörung ausschließlich indirekte myogene Folgereaktionen. Dieses gilt sowohl für den Nervenerregbarkeitstest, die Neuronographie als auch für die Myographie. Auch bei der transkraniellen Magnetstimulation, bei der die Erregung proximal des Defektes erfolgt, werden myogene Reaktionen erfaßt.

Eine direkte Untersuchung des N. facialis auf neuraler Ebene ist bislang klinisch nicht bekannt geworden. Die antidrome Fazialisreizung, die wir erstmals 1978 vorgestellt hatten, hat mittlerweile durch ein differenziertes elektrophysiologisches Verfahren im eigenem Labor die Möglichkeit erbracht, den Funktionszustand des N. facialis über die klinisch häufig entscheidende Defektstrecke im intratemporalen Verlauf bei peripherer Reizung und zentraler (Skalp) elektrischer Ableitung mit Rechnern zu erfassen.

Die Ableitung der Reizantworten erfolgt über Elektroden auf der Haut am Hinterkopf und am kontralateralen Mastoid. Probleme der antidromen Fazialisreizung, die durch Reizartefakt, Gewebeaufladung und myogene Überlagerung entstehen, können unter Verwendung spezieller elektronischer Verstärker bei optimierter Reiz-Ableitgeometrie und nachträglicher Filterung durch Methoden der Nachrichtentechnik gelöst werden.

Bei transkutaner Reizapplikation nahe des Foramen stylomastoideum mit supramaximalen, alternierenden Rechteckimpulsen von 0,2 ms Dauer und einer Reizfolgefrequenz von 1 Hz läßt sich im Normalfall mit Hilfe des Mittelungsverfahrens ein Potential mit einer Latenzzeit von 3 ms ableiten.

Die antidrome Reizleitungsgeschwindigkeit liegt um 40 m/s, so daß der Generator für das antidrom evozierte Potential im Bereich des Hirnstammes vermutet werden kann. Nach Durchtrennung des N. facialis proximal des Reizortes ist ein antidrom evoziertes Potential nicht mehr ableitbar.

Bei erhaltener Kontinuität bzw. unvollständiger Läsion mit kompletter oder inkompletter Parese ist das abzuleitende Potential in Amplitude und Latenzzeit beeinträchtigt, aber vorhanden. Die Ableitbarkeit solcher Potentiale läßt jedoch immer den Ausschluß eines Kontinuitätsverlustes zu.

Verlaufskontrollen an Patienten mit klinisch kompletter Fazialisparese unterschiedlicher Ätiologie zeigen, daß mit der Neuronographie nur eine verzögerte Prognosestellung möglich ist, da die axonale Degeneration zum elektrophysiologischen Nachweis distal fortschreiten muß.

Die antidrome Fazialisreizung hingegen signalisiert sofort den Zustand des neuromuskulären Systems und „klebt" gewissermaßen am klinischen Verlauf.

Während der Nachweis einer antidrom erregten Antwort auch in akutem Stadium zuverlässig eine günstige Prognose anzeigt, weist das Fehlen einer antidrom evozierten Antwort auf eine ungünstige Prognose hin.

Literatur beim Erstautor.

Traumatische Fazialisparese - Indikation zur operativen Therapie?

S. R. Wolf • U. Wunderlich • W. Schneider • M. Gjuric • J. W. H. Krause

Zusammenfassung

Die traumatische Fazialisparese kann im Einzelfall Anlaß zur chirurgischen Freilegung des Nerven im Felsenbein geben. Anhand von 71 Patienten der Erlanger HNO-Klinik mit 75 Fazialisparesen nach Trauma (4 bilaterale Paresen) wurden retrospektiv die Erstbefunde, differenzierende Untersuchungen, besonders elektrophysiologische Tests, Operationsbefunde und Langzeitergebnisse gegenübergestellt.

Die wesentlichen Kriterien für die Entscheidung zur operativen Freilegung des N. VII waren das Vorliegen einer Sofortparese oder eine Unsicherheit über den Zeitpunkt des Eintretens der Parese bei primärer Bewußtlosigkeit und die Ergebnisse der elektrophysiologischen Untersuchungen. In 15 Fällen nahm man die einseitige Freilegung des N. facialis vor, dabei erfolgten in 4 Fällen Nerveninterpositionen.

Bei den chirurgisch behandelten Patienten zeigten die Langzeitergebnisse in $^1/_3$ hervorragende Ergebnisse (HOUSE-BRACKMANN-Index = HBI I und II) und, außer in einem Fall, Defektheilungen geringen bis mäßigen Ausmaßes (HBI III und IV). Da die Fazialisschädigung häufig im Bereich des Ggl. geniculi vorliegt, bietet sich die transtemporale Freilegung, evtl. in Kombination mit transmastoidalem Vorgehen, an. In 3 Fällen war mit einem ausschließlich transmastoidalen Zugangsweg eine ausreichende Exposition des Frakturspaltes und des traumatisierten Nerven erreichbar. In ausgesuchten Fällen ist die Fazialisdekompression, nötigenfalls Rekonstruktion bei einer posttraumatischen Parese oder Paralyse, sinnvoll und zu empfehlen.

Einleitung

Die Fazialisparese stellt ein häufiges Begleitsymptom der lateralen Schädelbasisfraktur dar. In dem Patientengut unserer Klinik ist die Häufigkeit mit 50% zu ermitteln (SCHEUFLER 1987).

Die schwierige Entscheidung, wann operativ vorgegangen werden sollte, ist immer wieder Diskussionsgegenstand (LAUBERT 1986, STENNERT 1994).

Vitale Indikationen, wie heftige Blutungen oder ein massiver Liquorfluß, freiliegendes Hirngewebe u.a., machen nur in seltenen Fällen ein operatives Vorgehen erforderlich. Geringere Blutungen sowie initialer Liquorfluß ohne wesentliches Risiko können der Spontanheilung überlassen werden. Dagegen erfordert das Auftreten einer Fazialisparese im Rahmen der Otobasisfraktur eine sorgfältige Abwägung. Die Parese kann für sich alleine - ohne zusätzliche Schädigungen - die Notwendigkeit chirurgischer Maßnahmen begründen.

In dieser Untersuchung erfolgte anhand der Fälle aus unserer Klinik eine Gegenüberstellung operativ therapierter und abwartend beobachteter Fazialisparesen nach intratemporaler Traumatisierung.

Material und Methode

In der retrospektiven Auswertung der Krankenunterlagen konnten im Zeitraum von 1987 bis 1993 71 Patienten mit traumatischen Fazialisparesen ermittelt werden. Die Paresen überwogen geringfügig auf der linken Seite (59%), in 4 Fällen (6%) wurden bilaterale Paresen beobachtet. Bei einer Altersspanne von 4 bis 79 Jahren lag das mittlere Alter bei 32 Jahren. Weibliche Patienten waren seltener betroffen (42%).

Ursachen der Traumatisierung fanden sich in überwiegendem Maße in Verkehrsunfällen (49%), Auto- und Fahrradunfälle waren beinahe gleich häufig (18% und 16%). Einfacher Sturz oder Sturz aus größerer Höhe waren mit 32% zweithäufigste Ursache. In einem Fall war eine iatrogene, intratemporale Läsion bei einer Tympanoplastik alio loco auslösend.

Zur eingehenden Differenzierung der Fazialisschädigung wurden sämtliche Patienten mehrfach elektrophysiologisch untersucht. Neben der Nadel-Elektromyographie (konzentrische Nadelelektroden, Ableitung mit einer Viking II, Nicolet Biomedical, USA, Filterung 20 Hz ... 20 kHz) und evozierter Myographie nach elektrischer Stimulation im Bereich des For. stylomastoideum (Viking II, eingebauter Stimulator, 0,1 s, Einzel-Reize, 5 - 30 mA) wurden seit 1991 auch die transkranielle Magnetstimulation (Magstim 200, The Magstim Company GB, 9 cm-Spule, Intensität 20-100%) zur Fazialisstimulation eingesetzt. Der Reizort dieser Stimulation liegt vermutlich intratemporal (SCHMID 1991, WOLF 1995). Darüber hinaus wurden die üblichen „topodiagnostischen Methoden" (SCHIRMER-Test, Stapediusreflexmessung, Schmeckprüfung) sowie radiologische, audiologische und neurootologische Verfahren, abhängig von der Symptomatik, eingesetzt.

Ergebnisse

49% der Patienten, von denen der Zeitpunkt des Auftretens der Parese bekannt ist, hatten eine sog. Sofortparese, die unmittelbar posttraumatisch auffiel, erlitten. Die weitere Einteilung zeigte 7% frühe Paresen (bis zum 3. Tag nach dem Schädigungsereignis) und 25% nach diesem Zeitraum verzögert eingetretene Paresen. 17% der Patienten waren im akuten Stadium nicht untersuchbar, die Lähmung wurde erst nach dem Erwachen aus dem Koma festgestellt. In der überwiegenden Zahl der Fälle war das Felsenbein in Längsachse frakturiert (52%), isolierte Querfrakturen fanden sich in 7%, kombinierte in 13%. Gleichzeitige Frakturen der gegenseitigen Felsenbeinpyramide waren in 13 Fällen vorhanden, in 4 Fällen wurden bilaterale Fazialisparesen klinisch manifest (Tab. 1).

Tab. 1: Zeitpunkt des Lähmungseintrittes bei traumatischer Fazialisparese

Zeitpunkt des Pareseeintretens	[n]	[%]
sofort	29	49,2
früh (-3.d)	4	6,8
spät	15	25,4
Koma/intubiert	10	16,9
postop.	1	1,7
(unbekannt)	(16)	

Tab. 2: Einteilung der Felsenbeinfrakturen bei Patienten mit traumatischen Fazialisparesen

Frakturtyp	[n]	[%]
keine	19	25
Längsfraktur	39	52
Querfraktur	5	7
nicht klassifiziert	10	13
komb. Frakturen, Zertrümmerung	2	3
simultane Fraktur kontralateral	9	13

37% der Patienten waren polytraumatisiert. Bei 29% der Patienten lagen zusätzliche Schädelbasisfrakturen (besonders der Frontobasis), in 18% der Fälle Kalottenfrakturen und in 27% begleitende Mittelgesichtsfrakturen vor. Die Begleitsymptome der Felsenbeinfrakturen waren in 89% ein Blutfluß aus dem Gehörgang, in 77% ein Hämatotympanon, eine Gehörgangsstufe in 61%, ein Gehörgangseinriß in 45% und in 37% eine Liquorrhoe. In 28% waren Trommelfellperforationen zum Untersuchungszeitpunkt festzustellen. Zusätzliche neurologische Symptome umfaßten Bewußtlosigkeit in 54%, ein Schädelhirntrauma (aller Grade) in 90% und eine Amnesie in 85% der Fälle. Weitere Hirnnervenlähmungen betrafen besonders die Nn. abducens und trigeminus (ges. 34%), Doppelbilder in 25%, Visusminderung in 20%.

Anhand der Krankenunterlagen wurde eine Einteilung des Patientengutes in nicht-operativ und operativ behandelte Patienten vorgenommen. 15 Patienten wurden operiert, davon hatten 2 bilaterale Paresen, von denen jeweils ausschließlich eine Seite chirurgisch angegangen wurde. Die restlichen 56 Patienten wurden konservativ therapiert. Wesentliche Entscheidungskriterien waren das Vorliegen einer Sofortparese oder einer initialen Bewußtlosigkeit (damit auch die Unsicherheit bezüglich des Vorliegens einer Sofortparese), der ausgeprägte Schweregrad der Lähmung und die Befunde wiederholter elektrophysiologischer Untersuchungen aus der Gesichtsmuskulatur. Insgesamt wurden in den ersten 6 Wochen nach dem Unfallereignis 196 EMG-Untersuchungen ausgeführt.

Operativ behandelte Patienten wiesen durchgehend für die oben genannten Begleitverletzungen eine höhere Inzidenz als die nicht chirurgisch therapierten auf. Die Operation wurde unmittelbar am Tag des Traumas (Ohrrevision nach Schußverletzung) bis zu 153 Tagen posttraumatisch ausgeführt, der Median des Intervalls lag bei 48,5 Tagen.

In der elektrophysiologischen Diagnostik waren besonders die vollständig ausgefallene Willküraktivität (7 Fälle) bzw. nur minimale Restinnervation („Endplattenrauschen", loses Einzelpotentialmuster, evtl. mit abnehmender Innervationsdichte unter EMG-Kontrollen), die auftretenden und zunehmenden degenerativen Zeichen (Spontanaktivitäten, wie Fibrillationen und positiv scharfe Wellen) nachweisbar. Die elektrische Stimulierbarkeit des Nerven war in nur einem Fall noch auslösbar. Eine magnetische Reizung wurde nur in wenigen operierten Fällen ausgeführt, die 3 untersuchten Nn. VII waren magnetisch nicht stimulierbar. Unter den nicht operierten Fällen waren 9 mit normaler magnetischer Erregbarkeit (36%) und 8 (32%) unerregbar. In den restlichen 7 Fällen (28%) ergab sich eine Latenzverzögerung oder Potentialreduzierung unter magnetischer Stimulation.

Die Ergebnisse der topodiagnostischen Testverfahren wurden in dieser Auswertung nicht systematisiert; der Stapediusreflex war wegen der häufigen Inzidenz des Hämatotympanons in der Regel nicht verwertbar.

Die Spätergebnisse der Regeneration der Fazialismotorik werden nach den Indizes von HOUSE-BRACKMANN (HOUSE 1985) und von STENNERT (STENNERT 1977) dargestellt. Dabei lassen sich die nicht-operierten Patienten in drei Gruppen betrachten: 1. Patienten ohne jede Therapie mit leichteren Paresen, die innerhalb kurzer Zeit eine gute Ausheilung erfahren hatten. Eine kleinere Gruppe von Patienten mit schweren Paresen, die lediglich mit Cortisongaben (überwiegend i.v. mit einer Initialdosis von 250 mg Methyl-Prednisolon) behandelt wurden, erholten sich ebenfalls gut. In einem Fall war eine auffallende Restlähmung bei ansonsten guter Tonisierung und Funktion des Gesichts zu verzeichnen. Die mit kombinierter Therapie mit Rheologica und Corticoid therapierten Patienten stellen die größte Gruppe der nicht-operierten Patienten dar und wiesen in 83% eine sehr gute oder gute Funktionswiederkehr auf (Abb. 1).

Summarisch betrachtet ergaben sich die in den Abbildungen 2 und 3 wiedergegebenen Verläufe. Es läßt sich klar darstellen, daß die nicht-operativ therapierten Patienten im überwiegenden Prozentsatz hervorragend ausheilen, wobei die einzelnen Zahlen abhängig sind von dem zugrundegelegten Index. Synkinesien sind nur in 29% der Fälle und hier überwiegend in leichter Ausprägung anzutreffen.

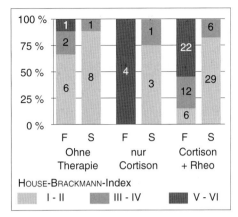

Abb. 1: Verlauf der Fazialisparese bei Patienten mit traumatischen Paresen in Abhängigkeit von der Therapieform bei nicht operativem Vorgehen. Frühbefund (HOUSE-BRACKMANN-Index) (= F) und Spätbefund (= S) für Patienten ohne Medikation, mit ausschließlich Cortisongabe und mit Kombination von Cortison und Rheologika. Die in den Säulen eingebetteten Zahlen dokumentieren die Anzahl der Beobachtungen.

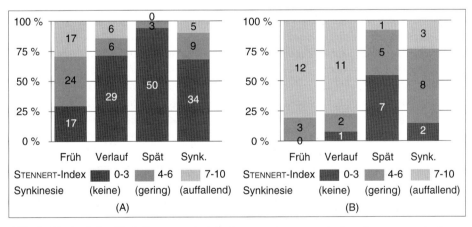

Abb. 2: Verlauf der Fazialisparese bei Patienten mit traumatischen Paresen und abwartender Therapie (A) sowie chirurgischer Nervenfreilegung und Dekompression bzw. Interposition (B). Angaben für den STENNERT-Index zum Zeitpunkt der Erstvorstellung (Früh), im Verlauf (6 Wochen - 6 Monate) und für Spätergebnisse (> 1 Jahr). Synkinesien sind in nicht vorhanden, gering und auffallend klassifiziert.

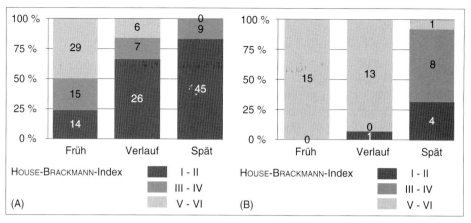

Abb. 3: Wie Abbildung 2, lediglich die Darstellung nach der Eingruppierung im HOUSE-BRACKMANN-Index.

Die 15 operierten Patienten wurden in der Regel transtemporal über die mittlere Schädelgrube (isoliert in 5 Fällen, in Kombination mit transmastoidalem Zugang in 7 Fällen [WIGAND 1982]), und nur in 3 Fällen ausschließlich transmastoidal versorgt. 11 Nerven wurden dekomprimiert, 3 interponiert, 1mal eine Hypoglossus-Fazialisanastomose angelegt.

Die Ergebnisse der chirurgischen Therapie zeigen eine weitaus höhere Tendenz zur Ausbildung von Synkinesien und Defektheilungen. Allerdings verblieb nur in einem Fall die Empfehlung zur Durchführung weiterer chirurgischer Maßnahmen, da eine Paralyse persistierte. In diesem Fall war lediglich eine Dekompression des Fazialisnerven erfolgt, obwohl eine langstreckige Quetschung des Nerven vorlag. Beim transtemporalen Vorgehen ließ sich bis in den Kleinhirnbrückenwinkel kein Nervenstumpf, der zur Interposition geeignet gewesen wäre, nachweisen. Als Sekundäreingriff wurde eine Hypoglossus-Fazialis-Anastomose angeboten, die der Patient nicht ausführen lassen wollte.

Diskussion

Die vorliegende Untersuchung zeigt deutliche Unterschiede zwischen konservativer und operativer Therapie von Patienten mit traumatischen Fazialisparesen, bei denen man sich entweder für oder gegen eine Operation entschied. Generell finden sich bei den später operierten Patienten höhergradige Paresen. Es handelte sich ausschließlich um Patienten mit Sofortparesen oder Patienten mit initialer Bewußtlosigkeit. Die ausführliche elektrophysiologische Diagnostik hilft hier bei der Indikationsstellung (STENNERT 1994, WIGAND 1981). Eine vermeintliche Restbeweglichkeit der Lider, zum Teil sogar mit nahezu vollständigem Lidschluß, könnte fälschlich zu der Annahme verleiten, daß eine bereits von Beginn ausgeprägte Parese als unvollständige Lähmung einzuschätzen sei. Die „Restbeweglichkeit" des Oberlids erreicht oft erstaunliche Ausmaße, wie auch bei Patienten nach radikaler Fazialisresektion im Rahmen der Parotidektomie bei Malignomen, also bei sicher komplett ausgefallener Innervation, regelmäßig zu beobachten ist.

In unserer Klinik wurde die sog. Elektroneuronographie (ENOG) mit Amplitudenverlust von über 90% (FISCH 1980) nicht als wesentliches Entscheidungskriterium angewandt, da wir häufiger Patienten mit idiopathischen Fazialisparesen beobachteten, die trotz eines Potentialabfalls verglichen mit der Gegenseite um mehr als 90% ohne Defekte ausheilten. Zudem ist eine Einstufung nach diesem Kriterium bei bilateralen Paresen hinfällig. Nach der Meinung der Autoren ist die Ableitung elektrisch evozierter Potentiale aus der Gesichtsmuskulatur mit Nadelelektroden nach Fazialisreizung am For. stylomastoideum sensitiver, da ein tatsächlicher Ausfall der elektrischen Stimulierbarkeit mit höherer Sicherheit festgestellt werden kann. Die Artefakteinstreuung ist erheblich geringer, die Schwellenbestimmung genauer und die Frage, ob der N. facialis tatsächlich noch teilweise elektrisch erregbar ist, anhand der sicheren Potentialidentifikation feststellbar. Die Beeinträchtigung des Patienten ist allerdings etwas höher, da die elektrische Stimulation mit unterschiedlichen Nadelpositionen mehrfach wiederholt werden muß.

Eine Unterscheidung der Ergebnisse in gut und mit stärkeren Defekten verheilte Paresen zeigt, daß die Patienten mit dem Endergebnis von STENNERT 0-2 bzw. HOUSE-Index I - III im Durchschnitt innerhalb von ca. 20 Tagen operiert worden waren, während die höhergradigen Restparesen bzw. Synkinesien aus der Patientengruppe stammen, die erst nach durchschnittlich ca. 70 Tagen operiert worden waren. Hier kommt natürlich einerseits die schwerere Traumatisierung des Patienten, die eine Frühoperation ausschließt, andererseits die Unsicherheit, ob beim Patienten mit schwererem Schädelhirntrauma eine Sofortparalyse vorliegen könnte, zum Tragen. Die Degeneration des Fazialisnerven ist folglich bei diesen Patienten weiter vorangeschritten, und die Reinnervation erfolgt in der Regel als Defektheilung unter Ausbildung von Synkinesien. Die Operationsindikation bei einer traumatisch bedingten Fazialisparese sollte im Hinblick auf die Ergebnisse möglichst frühzeitig gestellt werden, die genaue Differenzierung ist nur mit der ausführlichen elektrophysiologischen Diagnostik möglich. Ob die transkranielle magnetische Stimulation in Zukunft für die Prognoseentscheidung hilfreich sein kann, muß in prospektiven Untersuchungen geklärt werden.

Literatur

(1) FISCH, U.: Management of intratemporal facial nerve injuries. J. Laryngol. Otol. 94, 129-134, 1980

(2) HOUSE, J.W., BRACKMANN, D.E.: Facial nerve grading system. Otolaryngol. Head Neck Surg. 93, 146-147, 1985

(3) LAUBERT, A., SCHULTZ-COULON, H.J.: Zur Prognose der Fazialislähmung durch Felsenbeinfraktur. HNO 34, 412-416, 1986

(4) SCHEUFLER, M.: Latero-basale Schädelfrakturen. Eine klinische Studie über 119 Fälle. Med. Dissertation, Erlangen, 1987

(5) SCHMID, U.D., MØLLER, A.R., SCHMID, J.: Transcranial magnetic stimulation excites the labyrinthine segment of the facial nerve: an intraoperative electrophysiological study in man. Neuroscience Letters 124, 273-276, 1991

(6) STENNERT, E.: Fazialisparesen. In: Naumann, H. H., Helms, J., Herberhold, C. (Hrsg): Oto-Rhino-Laryngologie in Klinik und Praxis, Bd.1. 666-701, 1994

(7) STENNERT, E., FRENTRUP, K.P., LIMBERG, C.H.: Parese und Defektheilungsindex. HNO 25, 238-245, 1977

(8) WIGAND, M.E., HAID, C.T., BERG, M., RETTINGER, G.: The enlarged transtemporal approach to the cerebello-pontine angle. Acta otorhinolaryngol. Ital. 2, 571-582, 1982

(9) WIGAND, M.E., Thumfart, W.: Neurosynthesis of the facial nerve; electrical vs. clinical results. In: Samii, M., Jannetta, P.J. (eds.): The cranial nerves. Springer, Berlin - Heidelberg - New York, 463-468, 1981

(10) WOLF, S.R., STRAUSS, C., SCHNEIDER, W.: On the site of transcranial magnetic stimulation of the facial nerve: Electrophysiological observations in two patients after transsection of the facial nerve during neuroma removal. Neurosurgery 36, 346-349, 1995

Unterkiefergelenkfraktur bei gleichzeitiger lateraler Schädelbasisfraktur und Luxation des Unterkiefergelenkfortsatzes in die mittlere Schädelgrube

F. W. Neukam • S. Schultze-Mosgau • M. Rittierodt

Zusammenfassung
Frakturen des Collum mandibulae können in seltenen Fällen, wenn die Gelenkpfanne mitfrakturiert, in Kombination mit einer lateralen Schädelbasisfraktur auftreten. Dabei kann es zu einer kranialen Luxation des Gelenkkopfes in die mittlere Schädelgrube kommen. Exemplarisch wird über eine entsprechende Verletzung berichtet und die Klinik und Diagnostik dieser Verletzungen dargestellt. Unter Berücksichtigung der zugänglichen Literatur werden die Behandlungsmöglichkeiten dargestellt und das eigene Vorgehen beschrieben.

Einleitung
Die Frakturen des Collum mandibulae gehören mit einem Anteil von ca. 25% der Unterkieferfrakturen zu den häufigsten Traumen im Kieferbereich. Sie werden durch Gewalteinwirkung auf das Kinn oder den seitlichen Unterkiefer hervorgerufen. Es resultieren Biegungsbrüche oder Abscherungsfrakturen, die mit einer medialen oder seltener mit einer lateralen oder anterioren Dislokation des Gelenkkopfes einhergehen. Frakturiert das Collum mandibulae nach einer in der Kinnregion angreifenden Gewalteinwirkung nicht, resultiert eine indirekte Gewalteinwirkung auf die Gelenkpfanne. Dann können Gehörgangsimpressionsfrakturen, oder, wenn die Gelenkpfanne frakturiert, laterale Schädelbasisfrakturen auftreten. Sehr selten ist die kraniale Luxation des Gelenkkopfes in die mittlere Schädelgrube (Abb. 1). Hierüber soll exemplarisch berichtet werden.

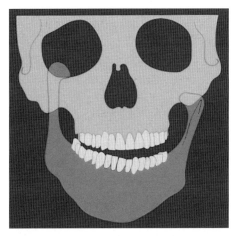

Abb. 1: Schematische Darstellung einer Unterkiefergelenkfraktur mit Luxation des Unterkiefergelenkfortsatzes in die mittlere Schädelgrube nach Gewalteinwirkung auf den Kieferwinkel.

Kasuistik
Ein 18jähriger Mann wurde als Beifahrer bei einem Verkehrsunfall gegen das Armaturenbrett geschleudert und schlug mit dem Kinn auf. Der Pat. wurde im bewußtlosen Zustand mit Blutungen aus Mund, Nase und rechtem Ohr stationär mit der Diagnose einer lateralen Schädelbasisfraktur im Bereich der rechten Pyramide und dem Verdacht auf temporale Kontusionen links

im Heimatkrankenhaus stationär aufgenommen. Der hinzugezogene HNO-Arzt fand einen Tag nach dem Unfallereignis einen vollständigen Hörverlust rechts und eine partielle rechtsseitige Fazialisparese.

Die erstmalige Vorstellung erfolgte 10 Tage nach dem Unfallereignis. Zu diesem Zeitpunkt klagte der Patient über eine unzureichende Mundöffnungsbewegung, Kopfschmerzen und Schmerzen in der rechten Ohrregion, die bei Bewegungen des Unterkiefers erheblich zunahmen. Es bestand ein frontoffener Biß mit einer Mittellinienabweichung nach rechts und einer Luxation des elevierten rechten Unterkiefers. Die Mundöffnungsbewegung war deutlich eingeschränkt; Lateralbewegungen des Unterkiefers waren nicht möglich. Die röntgenologische und CT-Untersuchung ließ neben einer Gehörgangsfraktur eine la-

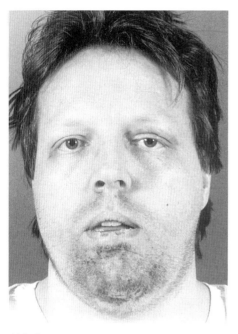

Abb. 2a

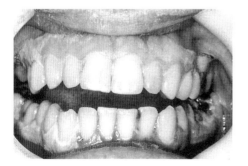

Abb. 2b

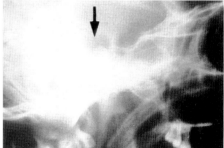

Abb. 2c

Abb. 2: Unterkiefergelenkfraktur mit Luxation des Unterkiefergelenkfortsatzes in die mittlere Schädelgrube.

a, b: Klinischer extra- und intraoraler Befund 10 Tage nach dem Unfall: Okklusionsstörung mit Unterkieferdeviation.

c: Die laterale Schädelaufnahme zeigt die Schädelbasisfraktur mit Luxation des Gelenkkopfes in die mittlere Schädelgrube.

terale Schädelbasisfraktur mit einer zentralen Luxation des rechten Kiefergelenkkopfes in die mittlere Schädelgrube erkennen (Abb. 2).

Therapeutisch wurde zunächst konservativ versucht, den Unterkiefer mit Schienenverbänden im Ober- und Unterkiefer über ein Hypomochlion und Gummizüge im Sinne einer Extension in Okklusion zu führen und hierdurch den Gelenkfortsatz zu reponieren. Als dies nach 14 Tagen nicht gelungen war, entschlossen wir uns zum operativen Vorgehen. Der rechte aufsteigende Unterkieferast wurde von intraoral dargestellt und mit einem in die Inzisur des Unterkiefers eingesetzten Einzinkerhaken reponiert. Unter stetem Zug sprang der Gelenkkopf in die Gelenkpfanne zurück. Anschließend wurde der Unterkiefer über die Okklusion mit Draht-Schienenverbänden stabilisiert. Der weitere Verlauf war unkompliziert. 19 Monate nach der Operation fand sich lediglich noch eine geringe Einschränkung der Mundöffnungsbewegung. Die Fazialisparese hatte sich zurückgebildet, ein Hörverlust bestand nicht mehr.

Diskussion

Frakturen der Fossa articularis des Kiefergelenkes mit einer Dislokation des Unterkiefergelenkfortsatzes in die mittlere Schädelgrube, über die erstmals SCHEFF 1910 berichtete, treten äußerst selten auf (1, 4, 5, 9). Eine der Ursachen ist darin zu sehen, daß der grazile Unterkiefergelenkfortsatz gegenüber Gewalteinwirkungen nur wenig Widerstand bietet und als sog. Schwachpunkt zuerst frakturiert. Eine über den Gelenkkopf auf die Gelenkpfanne einwirkende Gewalt dürfte deshalb nur dann zu einer Fraktur der Gelenkpfanne führen, wenn der Mund maximal geöffnet ist und der Kraftvektor in einer Linie vom Kinn zur Gelenkpfanne verläuft. Prognostisch kommt der exakten Diagnostik einer kombinierten Fraktur des Gelenkfortsatzes und der Gelenkpfanne besondere Bedeutung zu. Einerseits kann durch den Einriß der Haut des Gehörganges das Kiefergelenk eröffnet werden und andererseits kann durch die Fraktur der Gelenkpfanne eine Verbindung zwischen Kiefergelenk und mittlerer Schädelgrube entstehen. Damit ergibt sich die Gefahr einer aufsteigenden bakteriellen Infektion ins Schädelinnere. Die Diagnostik einer zentralen Dislokation des Unterkiefergelenkkopfes ist problematisch. Dies wird auch durch die Tatsache unterstrichen, daß in der Literatur in 12 von 28 dokumentierten Fällen die korrekte Diagnose nicht im Rahmen der initialen Untersuchung gestellt werden konnte. Einer der Gründe mag darin liegen, daß die Patienten oft keine der für diese Verletzung charakteristischen neurologischen Zeichen oder Symptome bieten. So sind Hirnkontusionen und auch Verletzungen des N. facialis und Hörstörungen, die in 50% der Fälle beschrieben wurden, nicht pathognomonisch für eine zentrale Kiefergelenksdislokation.

Demgegenüber gelten als typische klinische Befunde eine Okklusionsstörung mit Deviation des Unterkiefers zur ipsilateralen Seite, die Einschränkung der Mundöffnungsbewegung, die eingeschränkte Laterotrusionsbewegung des Unterkiefers und die Blutung aus dem äußeren Gehörgang bei gleichzeitigem Vorliegen einer Gehörgangsimpressionsfraktur.

Daneben klinisch auffällig ist die Asymmetrie des Gesichtes mit Verkürzung des aufsteigenden Unterkieferastes, eine präaurikuläre Konkavität durch die leere Gelenkpfanne und eine federnde Fixierung der verlagerten Unterkieferseite mit frontoffenem Biß und Behinderung der Mundöffnung. Eine sichere Diagnose erlauben die röntgenologische Darstellung des intrudierten Gelenkkopfes, ggfs. zusätzlich Tomogramm- oder CT-Aufnahmen.

Zur Therapie finden sich in der Literatur (2, 3, 6, 8) sehr unterschiedliche Angaben. So wurde empfohlen, den Gelenkkopf operativ abzusetzen und in der mittleren Schädelgrube zu belassen, ihn zu entfernen oder operativ zu reponieren und bei einer Fraktur osteosynthetisch zu stabilisieren. Andere Autoren empfehlen konservative Behandlungsmaßnahmen, um den Unterkiefer über Gummizüge sukzessiv in die Okklusion zu führen und zu fixieren.

So versuchten wir bei unserem Patienten zunächst eine konservative Unterkieferreposition, jedoch wegen des langen Zeitintervalls von 12 Tagen nach dem Unfallereignis ohne Erfolg. Wir entschlossen uns deshalb zu einem operativen Vorgehen mittels Hakenzug. Als Alternative besteht die Möglichkeit der operativen Freilegung und Reposition des Kiefergelenkköpfchens unter Sicht, allerdings mit der Problematik der Eröffnung des Liquorraumes. Sie ist immer bei einer zentralen Luxation in Kombination mit einer Gelenkfortsatzfraktur indiziert, dürfte sich aber bei der alleinigen zentralen Luxation durch sofortige konservative oder operative Hakenzugreposition vermeiden lassen.

Wegen der Bedeutung der Differentialdiagnose sollte die Symptomatik der Collumfrakturen allgemein bekannt sein. Neben einer präaurikulären Schwellung und Druckschmerzhaftigkeit über der Gelenkregion fühlt die in den Gehörgang eingeführte Fingerkuppe bei der Mundöffnung keine Bewegung des Gelenkköpfchens. Als weiteres untrübliches Zeichen ist wohl bei einseitigen als auch bei doppelseitigen Collumfrakturen eine Störung der Okklusion zu erkennen, die in jedem Fall auch vom Patienten empfunden wird. Bei einer einseitigen Collumfraktur besteht lediglich ein Kontakt der distalen Molaren auf der kranken Seite, der Unterkiefer ist zur gleichen Zeit verschoben. Bei einer doppelseitigen Collumfraktur ist das große Fragment durch den Zug der Mundbodenmuskulatur im Sinne eines frontal offenen Bisses nach dorsal disloziert.

Literatur

(1) DOANE, H.F.: Dislocation of the right mandibular condyle into the middle cranial fossa. J. Oral Surg. 21, 510-514, 1963
(2) IANNETTI, G., MARTUCCI, E.: Fracture of glenoid fossa following mandibular trauma. J. Oral Surg. 49, 405-408, 1980
(3) IHALAINEN, U., TASANEN, A.: Central luxation or dislocation of the mandibular condyle into the middle cranial fossa. Int. J. Oral Surg. 12, 39-45, 1983
(4) KALLAL, R.H., GANS, B.J., LAGROTTERIA, L.B.: Cranial dislocation of mandibular condyle. Oral Surg. 43, 2-10, 1977
(5) PELTIER, J.R., MATTHEWS, T.A.: Mandibular condyle in middle cranial fossa: report of case. J. Oral Surg. 23, 74-77, 1965
(6) PEPPER, L., ZIDE, M.F.: Mandibular condyle fracture and dislocation into the middle cranial fossa. Int. J. Oral Surg. 14, 278-283, 1985
(7) PIROK, D.J., MARRILL, R.G.: Dislocation of the mandibular condyle into the middle cranial fossa. J. Oral Surg. 29, 13-18, 1970
(8) SEYMOUR, R.L., IRBY, W.B.: Dislocation of the condyle into the middle cranial fossa. J. Oral Surg. 34, 180-183, 1976
(9) STOLTMANN, H.F.: Fracture dislocation of the temporomandibular joint. Report of two cases. J. Neurosurg. 22, 100-102, 1965

Knöcherne Rekonstruktion nach traumatischen Defekten der lateralen Schädelbasis und Kalotte

D. Hellner • G. Gehrke • L. Christante • R. Schmelzle

Zusammenfassung

Das kortikospongiöse Beckenknochentransplantat bietet für den sekundären Verschluß großer knöcherner Defekte im Bereich der lateralen Schädelbasis und der Kalotte die besten Voraussetzungen. Die Fixierung mit Osteosyntheseplatten sichert die unproblematische Einheilung und knöcherne Durchbauung.

Einleitung

Bei schwerst hirntraumatisierten Patienten können nach der primären Enttrümmerung vielfach große knöcherne Defekte im Bereich der lateralen Schädelbasis und der Kalotte verbleiben. Eine initiale Rekonstruktion erfolgt dann mit alloplastischen Materialien. Werden nur die Weichteile über dem Defekt verschlossen, kommt es häufig zu funktionellen und kosmetischen Einschränkungen.

Die Indikation für eine sekundäre knöcherne Rekonstruktion ergibt sich aus dem Wunsch der Patienten nach einer ästhetischen Korrektur.

In unserem Krankengut waren in allen Fällen die knöchernen Defekte initial durch alloplastisches Material überbrückt worden.

Auch die Abdeckung und damit der Schutz des frei unter den Weichteilen liegenden Hirns sowie die funktionelle Verbesserung belegen den Vorteil der Rekonstruktion.

Fallbeispiel

Die knöchernen Defekte wurden durch Computertomographische Untersuchungen (CT) dargestellt und in der Regel in einem 3-D-CT visualisiert (Abb. 1). Dieses Vorgehen erlaubt am besten die genaue Beurteilung der Größe und der 3-dimensionalen Ausdehnung des Defektes. Die Rekonstruktion erfolgte über einen koronaren Zugang mit kortikospongiösen Beckenknochen-Transplantaten, die teilweise gesplittet worden waren. Die Knochentransplanta-

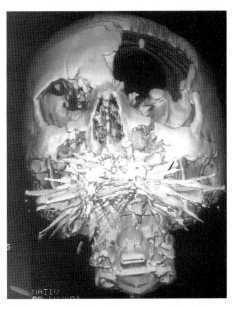

Abb. 1: 3-dimensionale Darstellung des Kalottendefektes links parietal (3 D-Computertomogramm).

te wurden mit Osteosyntheseminiplatten fixiert (Abb. 2). Die praeoperativ sichtbaren kosmetisch beeinträchtigenden Weichteileinziehungen konnten beseitigt und eine sichere knöcherne Abdeckung des Gehirns erreicht werden (Abb. 3, 4).

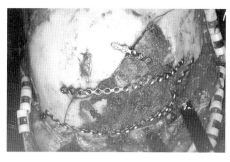

Abb. 2: Gesplittetes kortikospongiöses Beckenkammtransplantat zur Kalottenrekonstruktion mit Osteosyntheseminiplatten fixiert.

Diskussion

Rippen- oder Beckenkammtransplantate sind zur Kalottenrekonstruktion lange etabliert (CONVERSE 1954, LONGACRE und DESTEFANO 1958). Allerdings sind bei Rippentransplantaten stärkere Resorptionen als bei Beckenkammtransplantaten beschrieben (MAERKER und SCHUBERT 1976). HARDT und STEINHAEUSER (1979) fanden bei einem Vergleich tiefgekühlter replantierter Kalottenteile, Rippentransplantate und Beckenkammtransplantate, daß die Beckenkammtransplantate die beste knö-

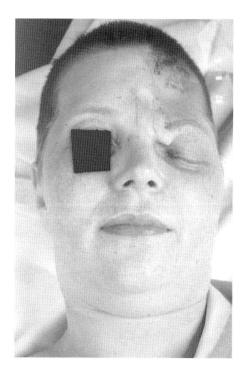

Abb. 3: Einziehung links parietal bei posttraumatischem Kalottendefekt bei einer 36jährigen Patientin.

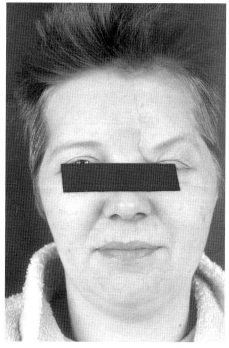

Abb. 4: Zustand 16 Monate nach Kalottenrekonstruktion mit einem Beckenkammtransplantat.

cherne Konsolidierung und die geringsten Resorptionen aufwiesen. Ein mikrovaskuläres Transplantat ist nur selten indiziert. So war in unserem Patientengut nur in einem Fall zur Defektdeckung im lateralen Kalottenbereich wegen massiv vernarbter und insuffizienter Weichteilbedeckung ein mikrovaskuläres Beckenkammtransplantat erforderlich (VOLKENSTEIN et al. 1995). Das mikrovaskuläre Skapulatransplantat bietet für die knöcherne Kalottenrekonstruktion wegen der dünnen Weichteile sowie des großen aber relativ dünnen Knochenangebotes ebenfalls gute Voraussetzungen.

Die Fixierung der Knochentransplantate mit Drahtnaht oder auch Nahtmaterial und auch die erfolgreiche knöcherne Durchbauung wurden beschrieben (ROLFFS und SCHWENZER 1979). Zwar konnten POSNICK et al. (1993) keinen Unterschied zwischen Drahtnaht und Osteosyntheseplatten bei der Einheilung fixierter Knochentransplantate feststellen, dennoch wird allgemein die Verwendung der Osteosyntheseplatten favorisiert.

Während zum primären Verschluß des Kalottendefektes vielfach alloplastische Materialien (z. B. Palacos) eingesetzt werden, favorisieren wir für den sekundären Verschluß autologen Knochen vom Becken.

Literatur

(1) CONVERSE, J.M.: Technique of bone grafting for contour restoration of the face. Plast. Reconstr. Surg. 14, 332, 1954

(2) HARDT, N., STEINHÄUSER, E.W.: Ergebnisse bei 35 Schädeldefektrekonstruktionen mit verschiedenen autoplastischen Verfahren. Fortschritte der Kiefer- und Gesichtschirurgie 24, 64-67, 1979

(3) LONGACRE, J.J., DESTEFANO, G.A.: Experimental observations of the repair of extensive defects of the skull with rib grafts. Plast. Reconstr. Surg. 21, 372, 1958

(4) MAERKER, R., SCHUBERT, H.: Ergebnisse der osteoplastischen Deckung von Schädeldefekten. Fortschritte der Kiefer- und Gesichtschirurgie 20, 47, 1976

(5) POSNICK, J.C., GOLDSTEIN, J.A., ARMSTRONG, D., RUTKA, J.T.: Reconstruction of skull defects in children and adolescents by the use of fixed cranial bone grafts: long-term results. Neurosurgery 32 (5), 785-791, 1993

(6) ROLFFS, J., SCHWENZER, N.: Technik und Ergebnisse der osteoplastischen Deckung von Stirnbeindefekten. Fortschritte der Kiefer- und Gesichtschirurgie 24, 59-61, 1979

(7) VOLKENSTEIN, R., GEHRKE, G., HELLNER, D.: Versorgung eines Kalottendefektes nach Hochvoltverletzung mit einem mikrochirurgischen Osteomyokutanlappen. Vortrag: 31. Jahrestagung der Deutschen Gesellschaft für Plastische und Wiederherstellungschirurgie, Berlin, 1993

Die Rehabilitation traumatisch ertaubter Patienten mit Hilfe eines Cochlear-Implants

Th. Lenarz • R. D. Battmer • R. Hartrampf

Zusammenfassung

Die Ertaubung durch eine beiderseitige Felsenbeinfraktur stellt für den Betroffenen eine der gravierendsten Unfallfolgen dar, da sie ihn von jeglicher sprachlichen Kommunikation ausschließt. Die Ursache ist entweder eine Zerstörung der Cochlea durch eine quer- oder längsverlaufende Fraktur, eine stumpfe Gewalteinwirkung mit konsekutiver Einblutung oder seltener eine Zerstörung des Hörnerven. Bei cochleärer Taubheit kann das ausgefallene Innenohr durch ein sogenanntes Cochlear-Implant ersetzt werden. Es nimmt den Schall über ein Mikrophon auf und wandelt diesen im sog. Sprachprozessor in eine Folge elektrischer Impulse um, die über eine Induktionsspule auf das hinter dem Ohr gelegene Implantat transkutan übertragen werden. Dort werden die Impulse dekodiert und auf die in die Schnecke eingeführten Elektroden gegeben. Die elektrischen Impulse erregen die Hörnervenfasern, die diese Information an das zentrale auditorische System zur Verarbeitung weiterleiten. An der HNO-Klinik der Medizinischen Hochschule Hannover besteht das weltweit größte Zentrum für Cochlear-Implantationen bei Erwachsenen und Kindern. Bisher wurden über 950 Patienten versorgt. Darunter fanden sich auch 28 Patienten mit einer posttraumatischen Taubheit. Nach erfolgter Implantation wurde bei dem Patienten ein Hörtraining zur auditiven Rehabilitation durchgeführt. 19 der operierten Patienten erreichten ein offenes Sprachverständnis. Die Ergebnisse fallen individuell jedoch unterschiedlich aus, wohl aufgrund des unterschiedlichen Schädigungsgrades der Hörnervenfasern sowie zusätzlicher zerebraler, posttraumatischer Schäden. Intraoperative Besonderheiten lagen in drei Fällen mit Zerstörung der Cochlea vor. Die Ergebnisse fallen für diese drei Patienten deutlich schlechter als bei den übrigen aus. Zusammenfassend stellt das Cochlear-Implant eine wirksame Rehabilitationsmaßnahme für Patienten mit posttraumatischer Ertaubung dar. Aufgrund der relativ schnell einsetzenden Obliteration der Schnecke sollten die Implantationen möglichst umgehend vorgenommen werden, um eine vollständige Elektrodeninsertion zu ermöglichen. Bei Hörnerventaubheit bietet sich zukünftig die Möglichkeit einer sog. Hirnstammprothese an.

Einleitung

Die Ertaubung durch eine beiderseitige Felsenbeinfraktur stellt für den Betroffenen eine der gravierendsten Unfallfolgen dar, da sie ihn von jeglicher sprachlichen Kommunikation abschneidet. Die Ursache ist entweder eine Zerstörung der Cochlea durch eine Felsenbeinquer- (Abb. 1) oder -längsfraktur, eine stumpfe Gewalteinwirkung mit konsekutiver Einblutung in die Cochlea oder seltener eine Zerstörung des

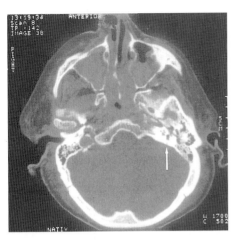

Abb. 1: Hochauflösendes Computertomogramm des Felsenbeins. Querfraktur links mit konsekutiver Ertaubung (→).

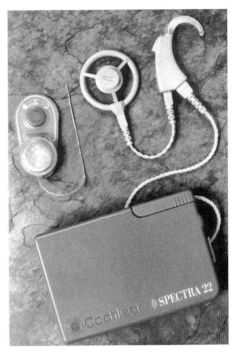

Abb. 2: Cochlear-Implant-System der Fa. Cochlear. Das eigentliche Implant (links oben) wird unter die Haut im Okzipitalbereich eingepflanzt, die Elektrode in die Cochlea eingeführt. Der externe Teil besteht aus dem am Kopf getragenen Mikrophon, der Sendespule sowie dem am Körper getragenen Sprachprozessor, der das aufgenommene akustische Signal in eine Folge elektrischer Impulse umsetzt.

Hörnerven. Bei cochleärer Taubheit kann das ausgefallene Innenohr durch ein sogenanntes Cochlear-Implant ersetzt werden. Dabei handelt es sich um eine elektronische Reizprothese zum funktionellen Ersatz des Innenohres bei noch funktionstüchtigem Hörnerv (LEHNHARDT 1994).

Das Cochlear-Implantat besteht aus zwei Teilen, dem externen sog. Sprachprozessor und dem eigentlichen, unter der Haut gelegenen Implantat (Abb. 2). Das am Ohr getragene Mikrophon nimmt den Schall auf, der im Sprachprozessor in eine Abfolge elektrischer Impulse kodiert wird. Diese Impulse werden auf eine hochfrequente Sendefrequenz analog eines Radiosenders aufmoduliert und über die hinter dem Ohr gelegene Sendespule auf das Implantat transkutan übertragen. Das eigentliche Implantat besteht aus einer Empfängerspule zur Aufnahme der induktiv übertragenen Signale, einem Decoder und der eigentlichen Implantelektronik, mit deren Hilfe die elektrischen Impulse auf die einzelnen Elektroden im Innenohr übertragen werden. Diese bis zu 22 Einzelelektroden sind zu einem Elektrodenbündel zusammengefaßt, das in die aufgebohrte Schnecke eingeschoben wird (Abb. 3). Aufgrund des engen Kontaktes der einzelnen Elektroden zu den Hörnervenfasern kann eine frequenzgerechte Reizung analog des normalen Hörvorganges, wenn auch mit verminderter

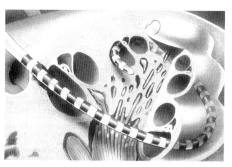

Abb. 3: Schematische Darstellung der Lage des Elektrodenbündels in der Schnecke. Die 22 einzelnen Elektrodenringe liegen dabei in unmittelbarem Kontakt zu den Hörnervenfasern in der Schneckenachse.

Kanalzahl, erfolgen. Die elektrischen Impulse erregen die Hörnervenfasern, die diese Information an das zentrale auditorische System zur Verarbeitung weiterleiten.
An der HNO-Klinik der Medizinischen Hochschule Hannover besteht das weltweit größte Zentrum für Cochlear-Implantationen sowohl bei Kindern als auch Erwachsenen (LENARZ et al. 1994). Seit 1984 wurden mehr als 950 Patienten implantiert. In der Regel erreichen die Patienten ein offenes Sprachverstehen, d. h. sie können ohne zusätzliche Hilfsmittel Sprache verstehen, manche von ihnen können sogar telefonieren. Unter den Patienten befanden sich auch 28 mit einer posttraumatischen Ertaubung, über die berichtet werden soll.

Material und Methode

Bei insgesamt 28 Patienten, die sich mit einer posttraumatischen Ertaubung vorstellten, wurde eine Cochlear-Implantation vorgenommen. Alle Patienten wurden im Rahmen der präoperativen Cochlear-Implant-Eignungsuntersuchung komplett otoskopisch, audiologisch, radiologisch und pädagogisch untersucht. Dabei variierte der Zeitraum zwischen Ertaubung und Voruntersuchung zwischen 2 Monaten und 32 Jahren, mit einem Mittelwert von 3,4 Jahren. Bei allen Patienten wurde neben einer hochauflösenden Computertomographie des Felsenbeines auch eine Kernspintomographie zur Beurteilung des Hörnerven und der zentralen Hörbahnanteile vorgenommen. Dabei wurde unter anderem auch auf ältere Fremdbefunde mit unmittelbarem zeitlichem Zusammenhang zum Unfallgeschehen zurückgegriffen. Die audiologische Topodiagnostik mit Einsatz objektiver audiometrischer Verfahren (otoakustische Emissionen, Elektrocochleographie, Hirnstammaudiometrie, kortikale ERA) und des Promontorialtestes zur elektrischen Erregbarkeitsprüfung des Hörnerven erlaubt eine funktionelle Lokalisation des Schädigungsortes in der Cochlea, dem Hörnerven oder der zentralen Hörbahn. Beim Promontorialtest wird dabei eine Nadelelektrode durch das Trommelfell auf dem Knochen des Innenohres plaziert und elektrische Stimuli appliziert. Bei noch funktionstüchtigem Hörnerven gibt der Patient einen Höreindruck an.

Bei Lokalisation der Schädigung in der Cochlea und noch funktionstüchtigem Hörnerven wird bei den Patienten die Cochlear-Implantation in Narkose vorgenommen. Über einen vom äußeren Gehörgang nach okzipital verlaufenden Schnitt wird ein basal gestielter, gut vaskularisierter Hautmuskellappen gebildet und die Mastoid- sowie Okzipitalregion freigelegt. Nach Ausbohren des Mastoides und des Implantatbettes im Okzipitalknochen erfolgt die Anlage der posterioren Tympanotomie, über die der Einblick in das Mittelohr auf das Promontorium möglich ist. Das Innenohr wird im Bereich der Scala tympani kurz vor und oberhalb des runden Fensters eröffnet

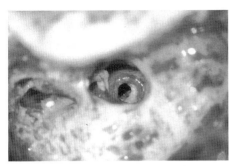

Abb. 4: Blick durch das Mastoid und das Mittelohr in die eröffnete Cochlea. Deutlich ist das Lumen der Scala tympani zur Aufnahme der Elektrode zu erkennen.

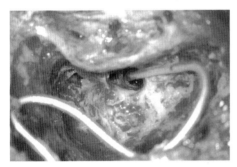

Abb. 5: Die in die Schnecke eingeführte Elektrode wird schlaufenförmig im Mastoid zu dem dahintergelegenen Implantat geführt.

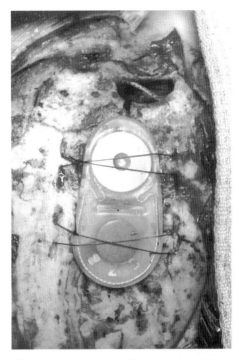

Abb. 6: Lage des Implantatkörpers hinter dem ausgebohrten Mastoid im Okzipitalknochen. Das Implantat wird durch den darüberliegenden Hautlappen komplett abgedeckt. Die Signalübertragung geschieht transkutan über ein Sendesystem. Die Empfangsantenne ist im Silikonkörper unten erkennbar.

(Abb. 4) und die Elektrode in die Cochlea eingeschoben (Abb. 5). Nach intraoperativer Funktionskontrolle wird das Implantat ausreichend mit Hilfe von Vicrylfäden sowie Knochenzement fixiert und der Hautlappen readaptiert (Abb. 6). Bei teilzerstörter Cochlea kann es zur Teil- oder Totalobliteration des freien Schneckenlumens kommen. In diesen Fällen können alternative Plazierungen der Elektrode in der Scala vestibuli, der zweiten Windung oder nach Entfernung des neugebildeten Knochens in der Scala tympani vorgenommen werden. Nach 3 bis 4 Wochen erfolgt postoperativ die individuelle Einstellung des Sprachprozessors auf die bei dem Patienten kritischen Stromstärken für Hörschwellen und Unbehaglichkeitsschwellen. Das sich anschließende Hörtraining ist stufenweise aufgebaut. Dabei werden, ausgehend von einfachen Geräuschdiskriminationen, zunehmend komplexere Übungen vorgenommen, die dem Patienten nach wenigen Wochen ein offenes Sprachverstehen ermöglichen.

Ergebnisse

Anhand der Voruntersuchungsbefunde konnten die in Tabelle 1 aufgelisteten traumatischen Mechanismen der Ertaubung ermittelt werden.

Am häufigsten fand sich dabei eine Felsenbeinquerfraktur (Abb. 1), gefolgt von der Commotio labyrinthi, bei der kein radiologischer Frakturnachweis gelingt, wohl aber eine cochleäre Taubheit vorliegt. Die Fälle mit Zerstörung des Hörnerven oder einer

Tab. 1: Posttraumatische Ertaubung

- Commotio labyrinthi	8
- Contusio labyrinthi	2
- Felsenbeinlängsfraktur	3
- Felsenbeinquerfraktur	11
- Hörnervenzerrung / -zerreißung	2
- Hirnstammblutung / -kontusion	1
- Schädigung kortikaler Hörzentren	1
Gesamt	**28**

zusätzlichen Hirnstammschädigung sind zum Glück selten, schließen jedoch eine Cochlear-Implant-Versorgung aus. Somit war eine Implantation in 24 der 28 Fälle möglich. Intraoperativ fand sich 10mal eine normale Cochlea, bei 7 Fällen war eine Frakturlinie im Bereich des Promontorium erkennbar, ohne daß jedoch eine Obliteration des Schneckenlumens vorlag. Bei 6 Fällen fand sich eine Teilobliteration im Anfangsteil der Basalwindung, die nach Entfernung des neugebildeten Materials überwindbar war. Es konnte somit eine Elektrode normal eingeführt werden. Bei 5 Fällen fand sich eine Totalobliteration, die ein Ausbohren der obliterierten Schnecke erforderlich machte. In diesen Fällen war nur eine Teileinführung der Elektrode möglich.

Diskussion

Die nach mindestens 3 Monaten Rehabilitation erreichten Ergebnisse sind in Tabelle 2 zusammengefaßt. Erstaunlich ist, daß fast 80% der Patienten ein offenes Sprachverstehen erreichen, 50% sogar telefonieren können. Nur bei einem Fall war ein Mißerfolg zu verzeichnen, da keine ausreichende auditorische Stimulation möglich war. Die Ergebnisse zeigen eine starke interindividuelle Streuung, was auf die unterschiedliche

Tab. 2: Posttraumatische Ertaubung

Ergebnisse	
- offenes Sprachverstehen nach > 3 Monaten	19
- Telefonieren	12
- Unterstützung des Lippenlesens	4
- keine auditorische Information	1

Funktion des Hörnerven oder auf zusätzliche zentrale Schädigungen der Hörbahn oder anderer kortikaler Strukturen zurückzuführen sein dürfte.

Zusammenfassend hat sich die Cochlear-Implantation als eine erfolgreiche Methode der Rehabilitation bei posttraumatischer Taubheit erwiesen. Es muß noch darauf hingewiesen werden, daß nach erfolgter Ertaubung eine möglichst umgehende Voruntersuchung und gegebenenfalls Implantation vorgenommen werden sollte, um einer durch Einblutung oder Frakturierung induzierten Obliteration der Schnecke zuvorzukommen. Die bei kompletter Einführung der Elektrode erzielten Ergebnisse sind in der Regel besser als die bei unvollständiger Insertion. Somit kommt der posttraumatischen Ertaubung ein Notfallcharakter zu, der eine möglichst umgehende Versorgung erforderlich macht (LENARZ et al. 1994). Die erzielten Ergebnisse sind vergleichbar mit denen anderer Patientengruppen, die eine akute Ertaubung, z. B. durch Hörsturz, erleiden. Somit sollte umgehend eine Vorstellung des Patienten in einem Zentrum für Cochlear-Implantationen erfolgen.

Literatur

(1) LENARZ, T., LEHNHARDT, E., BERTRAM, B.: Cochlear Implantate bei Kindern. Thieme, Stuttgart, 1994
(2) LEHNHARDT, E.: Cochlear Implant. In: Naumann, H.H., Helms, J., Herberhold, C., Kastenbauer, E. (Hrsg.): Otorhinolaryngologie in Klinik und Praxis, Band 1: Ohr. Thieme, Stuttgart - New York, 893-902, 1994

Orbitaverletzungen

Orbitaverletzungen - Einführung in das Thema

N. Schwenzer

Zusammenfassung

Die laterale Mittelgesichtsregion und somit auch die Orbita gehört zu den am häufigsten traumatisierten Bereichen des Gesichtsskelettes. Die Verletzungen können den Orbitarahmen, die Orbitawände sowie beide Strukturen betreffen. Neben der konventionellen Röntgendiagnostik gibt das Computertomogramm einen genauen Überblick über Frakturlokalisation und Dislokation, insbesondere wenn die Wandungen mitbetroffen sind.

Die operative Strategie beinhaltet die Wiederherstellung des Rahmens mit Hilfe von Miniplatten und die Rekonstruktion der Wandungen. Der am häufigsten frakturierte Boden kann auf verschiedene Weise rekonstruiert werden, wobei je nach Ausmaß des Defektes neben PDS-Schälchen und -Folie, Knochentransplantate von der Kalotte, aber auch Titanplatten in Betracht kommen. Hervorzuheben ist die Tatsache, daß die Wiederherstellung der Orbita bei der Erstversorgung am besten gelingt. Spätere Korrektureingriffe können schwierig und aufwendig werden. Bei zusätzlichen Verletzungen des Bulbus (Hüllen, vorderer und hinterer Augenabschnitt) ist eine frühzeitige Mitbehandlung durch den Ophthalmologen erforderlich und hat erste Priorität.

Einleitung

Die laterale Mittelgesichtsregion ist bei Frakturen des Gesichtsskelettes am häufigsten betroffen. Das bedeutet, daß die Orbita entweder isoliert oder kombiniert mit zentralen und zentrolateralen Frakturen involviert ist (DEUTSCHLÄNDER-WOLFF et al. 1977). Nach wie vor ist dabei das Os zygomaticum, das einen wichtigen Anteil der knöchernen Orbita darstellt und deren laterokaudalen Rahmen bildet, am häufigsten frakturiert (Tab. 1). Reine Weichteilverlet-

Tab. 1: Orbitaverletzungen (n = 478) - Universitätsklinik für Kiefer- und Gesichtschirurgie Tübingen (1993/95)

Jochbeinfrakturen (zygomaticoorbital)	287
Orbitabodenfrakturen (isoliert)	58
Orbitabeteiligung bei LE FORT-II- und -III-Frakturen	133

zungen ohne Knochenbeteiligung, z. B. Fremdkörpereinspießungen, sind im Gegensatz zu Frakturen relativ selten und betreffen in erster Linie den Ophthalmologen, der allerdings auch bei allen Frakturen der knöchernen Orbita in Diagnostik und Therapie miteinbezogen werden sollte. Die Orbita ist eine Region des Gesichtes, die im Hinblick auf schwer zu korrigierende funktionelle und ästhetische Spätfolgen einer optimalen Therapie bedarf.

Anatomische Vorbemerkungen
An der Bildung der Orbita sind mehrere Knochen beteiligt: Os maxillae, Os zygomaticum, Os palatinum, Os frontale, Os ethmoidale, Os sphenoidale und Os lacrimale bilden einen nach vorne offenen Trichter mit nach außen divergierender Achse. Die Orbita, die einen Rauminhalt von ca. 30 cm^3 besitzt, ist so gleichmäßig ausgefüllt, daß jede Einwärtsverlagerung ihrer knöchernen Wand den Augapfel nach vorn drängt (Exophthalmus). Bei einer Verminderung des Inhaltes, z. B. durch Fraktur der Wandungen, entsteht ein Enophthalmus, der meist auch mit einer Verengung der Lidspalte einhergeht. Der größte Durchmesser befindet sich 5 mm hinter der äußeren Knochenbegrenzung. Als anatomische Besonderheit sei hervorgehoben, daß der häufig frakturierte Orbitaboden, der zum größten Teil von der Facies orbitalis des Corpus maxillae gebildet wird, sich bis auf weniger als 0,5 mm verdünnen kann (LANG u. PAPKE 1984). Dies dürfte mit ausschlaggebend sein für die Häufigkeit von Frakturen des Orbitabodens, der sicherlich einen „Locus minoris resistentiae" darstellt. Ausgekleidet ist die knöcherne Augenhöhle von der Periorbita, die die Nerven und Gefäße bedeckt.

Pathomechanismus und Klassifikation des Orbitatraumas
Die Orbitafrakturen können eingeteilt werden in:
- *Fraktur des Rahmens* (Supraorbitalrand, Infraorbitalrand);
- *Fraktur von Rahmen und Wandung:* zygomatico-orbital = Jochbeinfraktur, naso-orbitoethmoidal (LE FORT II), naso-ethmoido-zygomatico-orbital (LE FORT III);
- *Fraktur von Wandungen:* Orbitaboden (blow out, blow in); mediale Wand, laterale Wand, Dach.

Fraktur von Rahmen und Wandungen
Gewalteinwirkungen, die die durch den Jochbein-Jochbogen-Komplex geschützte laterale Gesichtsregion treffen, können je nach Stärke und Richtung zu einer isolierten Fraktur des Orbitarahmens führen. Wir bezeichnen sie als Orbitarandfrakturen. Eine weitere Möglichkeit ist die Fraktur des gesamten Jochbeins, das an seinen Nähten abgesprengt wird. Wie EWERS (1977) feststellte, verlaufen 80% der periorbitalen Frakturen im Bereich der Sutura frontozygomatica. Frakturen des Supraorbitalrandes sind im Gegensatz zu isolierten Infraorbitalrandfrakturen seltener, wie wir an unserem Krankengut bereits 1977 feststellten (DEUTSCHLÄNDER-WOLFF et al. 1977). Bei Jochbein- und zentralen und zentrolateralen Mittelgesichtsfrakturen sind die Wandungen meist mitfrakturiert. Bei Impressionsfrakturen des Jochbeins kann die Orbitabodenfraktur mitunter erst nach der Reposition des Jochbeins in ihrem ganzen Ausmaß sichtbar werden. Neben diesen Frakturen von Rahmen und Wandungen können auch interne Orbitafrakturen auftreten, an denen der Rahmen nicht beteiligt ist. Hier sind zu nennen:
- Fraktur des Bodens (Blow out),
- Fraktur des Bodens (Blow in),
- Fraktur der medialen Wand und des Bodens,
- Fraktur des Orbitadaches.

Für diesen Frakturmechanismus wird zum einen eine Druckerhöhung in der Orbita durch Gewalteinwirkung auf den Bulbus, der zu einer Orbitaboden-/-wand-Fraktur führt, verantwortlich gemacht. Andererseits soll der Orbitaboden aufgrund der Transmissionstheorie, die eine Schlagbelastung des Infraorbitalrandes, ohne daß dieser frakturiert wird, beinhaltet, einbrechen (AUSTERMANN 1979). Dabei kommt es häufig auch zu einer Inkarzeration des M. rectus inferior, wodurch die Bulbusbewegung nach oben eingeschränkt wird. Neben diesen Blow-out-Frakturen, die bei Nichterkennen einen Enophthalmus hinterlassen, gibt es noch die sog. „Blow-in-Fraktur". Sie ist dadurch gekennzeichnet, daß Orbitawandfragmente in die Augenhöhle verlagert werden (ANTONYSHYN et al. 1989). Die laterodorsale Wand soll hierbei bevorzugt betroffen sein (SCHOBEL et al. 1991). Auch andere empfindliche Strukturen der Orbita (Muskeln und Nerven) können geschädigt werden (HOWALDT u. NEUBERT 1991).

In unserem Krankengut fand HROMADNIK (1986) bei 299 Frakturen im Bereich der knöchernen Orbita 217 einfache und 82 Frakturen mit Knochendefekten. Infraorbitalrand und -boden wiesen 52mal Defekte auf. Frakturen der medialen Orbitawand und des Infraorbitalrandes (87) waren gleich häufig. Das Orbitadach war mit 4,2% selten betroffen. Frakturen der medialen Wand sind meist Folge eines starken Traumas auf das Nasenbein. Dabei kommt es zu einer Nasoethmoidalfraktur mit traumatischem Telekanthus und Medialverlagerung der Facies medialis der Orbita. Neben diesen mehr typischen Verletzungen gibt es noch atypische, gekennzeichnet durch schwerste Gewalteinwirkungen wie Hufschlag oder Schußverletzungen, die zu Zertrümmerungen der Orbita, vielfach auch mit Zerreißungen des Bulbus führen.

Klinische Diagnostik

Verschiedene klinische Symptome, die einzeln oder kombiniert auftreten können, deuten auf eine Orbitafraktur hin:
- Nasenbluten einseitig,
- Hyposphagma,
- Anästhesien oder Parästhesien an Wange und Lippe,
- Monokelhämatom,
- Doppelbilder,
- Enophthalmus,
- Exophthalmus,
- Hirnnervenausfälle II, III, IV, V_1, VI,
- Visuseinschränkung bis Erblindung (Optikusschädigung).

Eine exakte Darstellung des ganzen Frakturausmaßes ist nur durch eine Röntgenuntersuchung möglich.

Röntgendiagnostik

Als Standardröntgenaufnahmen sind nach wie vor die halbaxiale und seitliche Schädelaufnahme zu betrachten, die Frakturen der Rahmenstruktur und auch des Orbitabodens (hängender Tropfen) erkennen lassen. Als zusätzliche Aufnahme ist die axiale Schädelaufnahme erforderlich, die einen Überblick über die Jochbogenregion gibt. Eine exakte Diagnostik ist allerdings nur mit Hilfe des Computertomogramms möglich. Durch neue CT-Spiralschichtverfahren kann auch in kürzester Zeit eine 3D-Darstellung erstellt werden. Letztere ist vor allem für eine Spätkorrekturmaßnahme erforderlich. Auch die Ultraschalldiagnostik wird bei Orbitatraumen eingesetzt (FORREST et al. 1993). Nach neueren Untersuchungen liegt der Grad der Übereinstimmung zwischen Operationsbefund und Sonographiebefund zwischen 83 und 92% (MEHRA et al. 1995).

Therapie

Die überwiegende Mehrzahl der Orbitafrakturen erfordert ein operatives Vorgehen. Der Zeitpunkt ist abhängig von vorhandenen Begleitverletzungen des Auges. Ein sofortiges Eingreifen ist indiziert bei:
- perforierenden Bulbusverletzungen,
- Einspießung von Fremdkörpern,
- Visusverlust durch Optikuskompression.

Handelt es sich ausschließlich um knöcherne Verletzungen, kann die Versorgung noch nach 48 Stunden bis zu 3 Tagen erfolgen. Die Erfahrung hat gezeigt, daß nach Abklingen der akuten Schwellung die Gefahr der postoperativen Kompression durch eine zusätzliche Hämatombildung, die für die Erblindung nach Orbitarevisionen verantwortlich gemacht wird, sinkt (HEITSCH u. MOHR 1991, HEMPRICH et al. 1991). Wir können dies aus eigener Erfahrung bestätigen. Es empfiehlt sich daher ein abwartendes Verhalten, worauf auch LENTRODT (1991) und JOOS (1995) hinweisen. Das Behandlungsziel umfaßt folgende Maßnahmen:
- eingeklemmte und verlagerte Strukturen müssen befreit und zurückverlagert werden;
- die knöcherne Orbita muß rekonstruiert werden (Rahmen und Wandungen).

Zugangswege
Der Zugang zur Orbita richtet sich nach Lokalisation und Ausdehnung der Fraktur. Neben den im Infraorbital- und lateralen Augenbrauenbereich möglichen und auch am häufigsten benutzten Zugängen sind auch noch mediale und nasale Schnittführungen möglich. Bei ausgedehnten Zertrümmerungen, insbesondere im Zusammenhang mit Mittelgesichts- und Schädelbasisfrakturen, empfiehlt sich der Koronarschnitt. Der Subziliarschnitt ist zur Zeit der gebräuchlichste, um den Orbitaboden darzustellen.

Operative Strategie
Der frakturierte Orbitarahmen wird durch Miniplattenosteosynthese wiederhergestellt (Abb. 1, 2). Typische Frakturstellen sind die Sutura zygomaticomaxillaris und -frontalis. Isolierte Orbitarandfrakturen supra- und infraorbital werden ebenfalls mit Mini-

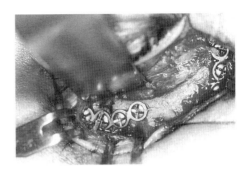

Abb. 1: Miniplattenosteosynthese zur Wiederherstellung des Infraorbitalrandes. Als Zugang wurde ein nach lateral erweiterter transkonjunktivaler Schnitt benutzt.

platten fixiert. Hierzu eignet sich sowohl das Compact-1,5- als auch das -2,0-System (Fa. Synthes, Bochum). Zur Fixierung des Rahmens können auch Drahtnähte benutzt werden. Wie wir im Rahmen einer Nachuntersuchung zeigen konnten, sind die Ergebnisse ebenso gut wie bei Verwendung von Miniplatten (HAGENMAIER 1994). Bei einfachen zygomatico-orbitalen Frakturen reichen zwei Miniplatten aus (HAMMER 1995). Die Orbitabodenfraktur erfordert die Reposition des meist in die Kieferhöhle verlagerten Orbitafettes und mitunter eingeklemmten M. rectus inferior. Der Defekt wird mit einem biokompatiblen Material überbrückt (Abb. 3a - e). Bei extremen Defekten kann auch hier eine Orbitabodenplatte aus Titan benützt werden. Folgende Materialien kommen zur Überbrückung und Wiederherstellung der Wände in Frage:
- lyophilisierte Dura,
- lyophilisierter Knorpel,
- PDS-Folie,
- PDS-Schälchen,
- autologer Knochen von der Kalotte,
- Teflonscheiben,
- Silastikscheiben,
- Titangitter.

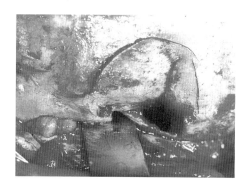 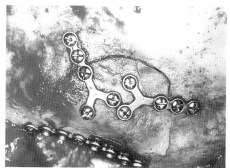

Abb. 2a   *Abb. 2b*
Abb. 2a, b: Fraktur des Supraorbitalrandes vor und nach Versorgung mit Miniplatten.

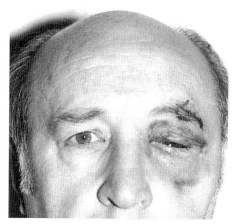 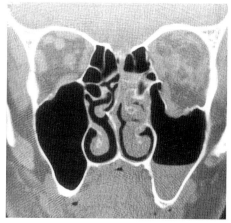

Abb. 3a: Monokelhämatom und Hyposphagma bei einer Orbitabodenfraktur links.

Abb. 3b: CT-Darstellung der Orbitabodenfraktur.

Wir verwenden in den meisten Fällen Lyodura und PDS-Folie oder -Schälchen (Tab. 2). Nur bei ausgedehnten Defekten von Rahmen und Boden ist eine autologe Knochentransplantation angezeigt. Knochen ist unseres Erachtens einer mit Schrauben fixierten Orbitaplatte vorzuziehen. Eine temporäre infraorbitale Resektion, wie sie TESSIER 1982 aus Gründen einer besseren Übersicht angibt, ist bei Sekundärkorrekturen hilfreich.

Tab. 2: Orbitabodenrekonstruktion (n = 182) - Universitätsklinik für Kiefer- und Gesichtschirurgie Tübingen (1993/95)

Lyodura	70
PDS-Schale / -Folie	90
Tabula externa	9
Titangitter	2
Lyoknorpel	2

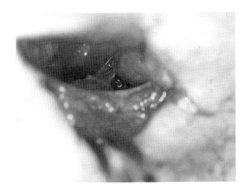

Abb. 3c: Operationssitus mit dargestelltem Orbitabodendefekt. Als Zugang wurde ein subziliarer Schnitt benutzt.

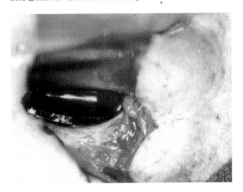

Abb. 3d: PDS-Schälchen, das zur Überbrückung des Defektes eingelagert wird.

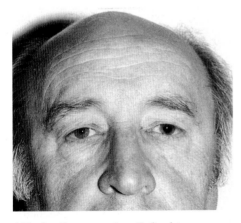

Abb. 3e: Postoperativer Befund.

Grundsätzlich ist auch die transantrale Unterstützung des Orbitabodens mit Ballonkathetern (Salzburger Kieferhöhlenendothese) möglich (MATRAS et al. 1991).

Es sei noch einmal herausgestellt, daß im Rahmen der Primärversorgung die Chancen für eine optimale Wiederherstellung der knöchernen Orbita am günstigsten sind. Spätkorrekturen sind vielfach komplizierter und führen fast nie zu einer vollständigen Beseitigung der einmal vorhandenen Traumafolgen.

Begleitverletzungen und Komplikationen

Nachdem bisher zunächst die knöchernen Verletzungen erörtert wurden, dürfen auch die Komplikationen und Mitverletzungen des Sehorgans nicht unberücksichtigt bleiben. Entsprechende Untersuchungen aus unserer und der Tübinger Augenklinik, durch die alle Augenverletzungen konsiliarisch mitbetreut werden, ergeben vielfältige Verletzungsmuster des Auges (MEYNER u. MÜLLER-DRIVER 1977, GEHRKE et al. 1989). Der Bulbus kann grundsätzlich direkt und indirekt durch Verlagerung der knöchernen Orbita verletzt werden. Dabei können

- die Hüllen des Bulbus,
- der vordere Augenabschnitt (Vorderkammer, Linse, Iris, Sphincter pupillae, vorderer Kammerwinkel),
- der hintere Augenabschnitt (Glaskörper, Retina, Chorioidea)

betroffen sein.

Doppelbildwahrnehmungen sind die häufigsten Begleitsymptome. Sie können verursacht werden durch ein intraorbitales Ödem oder Hämatom, Nerv- oder Muskelverletzungen. Am häufigsten werden sie durch mechanische Verlagerungen des Orbitabodens verursacht. Die schwerwiegendsten ophthalmologischen Spätfolgen sind

Erblindungen, hervorgerufen durch Optikus- oder Bulbusverletzungen. Weiterhin sind Gesichtsfeldausfälle, Motilitätsstörungen, Bulbusfehlstellungen, Störungen an den ableitenden Tränenwegen und Lidfehlstellungen zu nennen.

Da das Ausmaß von Bulbusverletzungen besonders bei bewußtlosen Patienten vielfach nicht zu beurteilen ist, hat eine schnellstmögliche augenärztliche Untersuchung erste Priorität. Durch eine blitzevozierte visuelle Potentialmessung kann die Sehfunktion auch beim Bewußtlosen geprüft werden (CORNELIUS et al. 1991).

Orbitainfektionen

Posttraumatische Orbitainfektionen sind äußerst selten. Dies dürfte auf die routinemäßig durchgeführte peri- und postoperative Antibiotikagabe zurückzuführen sein. Entzündliche Prozesse, die durch Implantat- oder Osteosynthesematerial verursacht wurden, haben wir bisher nicht beobachtet.

Orbitaemphysem

Emphyseme nach Orbitafrakturen werden meist durch Schneuzen hervorgerufen. Die Luft wird durch die frakturierten Orbitawandungen in die Obita gepreßt und kann zu einem Exophthalmus führen. Ein knisterndes Geräusch beim Betasten der Lider ist klinisch meist vorhanden. Eine Spontanremission ist die Regel.

Wachstumsstörungen

Ausgedehnte Trümmerfrakturen bei Jugendlichen können zu einer Wachstumshemmung der gesamten Orbita führen. Meist resultiert daraus ein Enophthalmus mit einem Tieferstehen der betreffenden Orbita. Hier kommt eine Reosteotomie nach abgeschlossenem Wachstum mit Verlagerung der Orbita in Betracht.

Störungen nach unzureichender Versorgung

Werden die knöchernen Orbitaverletzungen nicht oder nur unvollständig reponiert und fixiert, resultiert daraus ein Enophthalmus mit den typischen ästhetischen und funktionellen Störungen. Meist sind Doppelbilder vorhanden. Am häufigsten resultiert aus einer übersehenen Orbitabodenfraktur eine Vergrößerung der Augenhöhle. Die korrektiven Maßnahmen reichen von der Reosteotomie bis zur Einlagerung von Implantaten bzw. Transplantaten zur Rekonstruktion der Wandstrukturen. Eine Implantat- oder Transplantateinlagerung hinter den Bulbus infra- und supraorbital kann zur Beseitigung des Enophthalmus erforderlich sein.

Als Planungsgrundlage für derartige Eingriffe ist heute die 3D-Rekonstruktion ein wertvolles Hilfsmittel.

Literatur

(1) ANTONYSHYN, O., GRUSS, J. S., KASSEL, E. E.: Blow-in-fractures of the orbit. Plast. Reconstr. Surg. 84, 10, 1989

(2) AUSTERMANN, K.H.: Untersuchungen zum Entstehungsmechanismus der „Blow-out"-Frakturen. Dtsch. Z. Mund-Kiefer- u. Gesichtschir. 3, 220, 1979

(3) CORNELIUS, C.P., ALTENMÜLLER, E., EHRENFELD, M.: Blitzevozierte visuelle Potentiale (BVEP) bei Patienten mit kraniofazialen Frakturen. Fortschr. Kiefer-Gesichtschir. Bd. 36. Thieme, Stuttgart - New York, 158, 1991

(4) DEUTSCHLÄNDER-WOLFF, J., RIEDIGER, D., VEIGEL, W.: Ursachen, Häufigkeit und Auftreten periorbitaler Frakturen.

(5) EWERS, R.: Periorbitale Knochenstrukturen und ihre Bedeutung für die Osteosynthese. In: K. Schuchardt, R. Becker (Hrsg.): Periorbitale Chirurgie, Anomalien, Krankheiten u. Geschwülste der Gefäße. Fortschr. Kiefer-Gesichtschirgie, Bd. 22. Thieme, Stuttgart, 45, 1977

(6) FORREST, CH.R., LALA, A.C., MARENZZI, D.W., BAILEY, M.H.: The role of orbital ultra sound in the diagnosis of orbita fractures. Plast. Reconstr. Surg. 92, 28-34, 1993
(7) HAGENMAIER, Ch.: Vergleichende Untersuchungen zwischen Plattenosteosynthesen und Drahtosteosynthese bei der Behandlung von Jochbeinfrakturen. Med. Diss., Tübingen, 1994
(8) HAMMER, B.: Orbital Fractures. Hogrefe and Huber Publ., Seattle - Toronto - Bern - Göttingen, 1995
(9) HEITSCH, M., MOHR, CH.: Erblindung als Komplikation nach operativer Orbitabodenrevision. Fortschr. Kiefer-Gesichtschir., Bd. 36. Thieme, Stuttgart - New York, 152, 1991
(10) HEMPRICH, A., EMMERICH, K., PRINZ, M.: Neurologische und ophthalmologische Spätfolgen nach Frakturen des zygomaticoorbitalen Komplexes. Fortschr. Kiefer-Gesichtschir., Bd. 36. Thieme, Stuttgart - New York, 153, 1991
(11) HOWALDT, H.P., NEUBERT, J.: Blow-in-Frakturen der Orbita, eine Indikation zur Sofortoperation. In: N. Schwenzer (Hrsg.): Traumatologie des Mittelsichtes. Fortschr. Kiefer-Gesichtschir., Bd. 36., Thieme, Stuttgart - New York, 228, 1991
(12) HROMADNIK, H.R.: Mittelgesichtsfrakturen und Begleitverletzungen der Jahre 1975-1983. Med. Diss., Tübingen, 1986
(13) JOOS, U.: Therapie der Orbitafrakturen. In: N. Schwenzer (Hrsg.): Fortschritte der Kiefer- und Gesichtschirurgie, Vorausband 41. Thieme, Stuttgart, 1995
(14) LANG, J., PAPKE, J.: Über die klinische Anatomie des Paries inferior orbitae und dessen Nachbarstrukturen. Gegenbaurs Morph. Jahrb., Leipzig 130, 1-47, 1984
(15) LENTRODT, J.: Therapie der Frakturen der Orbitawandungen. In: N. Schwenzer, G. Pfeifer (Hrsg.): Traumatologie des Mittelgesichts. Fortschr. Kiefer-Gesichtschir., Bd. 36. Thieme, Stuttgart - New York, 184, 1991
(16) MATRAS, H., HACHLEITNER, J., THALLER-ANTLANGER, H.: Salzburger Kieferhöhlenendothese. In: N. Schwenzer, G. Pfeifer (Hrsg.): Traumatologie des Mittelgesichts. Fortschr. Kiefer-Gesichtschir., Bd. 36. Thieme, Stuttgart - New York, 200, 1991
(17) MEHRA, R., NORER, B., ZUR NEDDEN, D.: Zur Treffsicherheit der Computertomographie und der B-Scan-Sonographie bei Frakturen der Orbitaränder und -wandungen. Dtsch. Z. Mund-Kiefer-Gesichtschir. 19, 136-139, 1995
(18) MEYNER, E.-M., MÜLLER-DRIVER, O.: Bulbusverletzungen bei Frakturen der knöchernen Orbita. Fortschr. Kiefer-Gesichtschir., Bd. 22. Thieme, Stuttgart, 106, 1977
(19) SCHOBEL, G.A., MILLESI, W., WATZKE, J. M., STEINER, E., PAPANOS, W.: Blow-in-Frakturen - Vergleich konservative - operative Therapie. Fortschr. Kiefer-Gesichtschir., Bd. 36. Thieme, Stuttgart - New York, 224, 1991
(20) TESSIER, P.: Inferior orbitotomy. A new approach to the orbital floor. Clin. Plast. Surg. 9, 569, 1982

Stellenwert der Spiral-CT in der Primärdiagnostik der traumatisch bedingten Sehnervschäden

B. Luka • D. Brechtelsbauer • N. Gellrich • M. König • W. Zahn

Zusammenfassung
Unter der Fragestellung „Ist der Einsatz der Spiral-CT bei Schädigung des Sehnerven sinnvoll?" wurden retrospektiv die Computertomogramme von 42 Patienten analysiert. 24 Patienten wurden in axialer und/oder koronarer Einzelschichttechnik, 18 Patienten im Spiral-CT-Modus untersucht. Bei 36 Patienten war eine Fraktur im Optikuskanal und/oder im Optikustrichter nachweisbar. Davon wiesen 15 Patienten persistierende Afferenzstörungen auf. Die Vorteile der Einzelschichtuntersuchung lagen in der besseren Beurteilung der Weichteile aufgrund des geringeren Bildrauschens. Durch Wahl entsprechender Faltungskerne und spezieller Schichtinterpolationsalgorithmen können aus dem Spiraldatensatz Bilder rekonstruiert werden, die sowohl eine Analyse der Weichteile als auch der knöchernen Strukturen erlauben. In der Spiral-CT-Technik ermöglichen die kurzen Untersuchungszeiten und die Berechnung von multiplanaren Sekundärrekonstruktionen bereits in der Primärdiagnostik - insbesondere bei polytraumatisierten Patienten - eine Darstellung der extrakraniellen Sehbahn mit einer Kollimation von 1 mm. Bei Erkennen einer Sehbahnschädigung in der Postprimärphase besteht die Möglichkeit, aus dem Rohdatensatz weitere Schnittbilder zur Beurteilung des Optikuskanals zu rekonstruieren. Die zeitaufwendige 3-D-Darstellung des Optikuskanals erbrachte in keinem Fall einen therapeutisch relevanten Informationsgewinn. Die Spiral-CT sollte bei der Beurteilung traumatisch bedingter Sehnervschäden gegenüber der konventionellen CT bevorzugt werden.

Einleitung
Bei einer fraglichen Schädigung des Sehnerven sollte die Computertomographie der Orbita folgende Fragen beantworten:
- Liegt eine Fraktur im Optikuskanal oder im Orbitatrichter vor, ist diese disloziert oder nicht disloziert?
- Sind intraorbitale Knochenfragmente oder Fremdkörper nachzuweisen?
- Kommen intraorbitale Weichteilveränderungen zur Darstellung?
- Ist die Kontinuität des N. opticus erhalten?

Um diese Fragen beantworten zu können, müssen die Computertomogramme folgende Qualitäten aufweisen:
- hohe Ortsauflösung,
- hohe Kontrastauflösung,
- Möglichkeit der multiplanaren Rekonstruktion,
- kurze Untersuchungszeiten.

Material und Methode
14 Patienten wurden in axialer, 10 Patienten in axialer und koronarer Einzelschichttechnik und 18 Patienten im Spiral-CT-Modus in axialer Schichtführung untersucht. Die Spiral-CT-Untersuchung wurde mit ei-

ner Schichtdicke von 1 mm und einer Tischvorschubgeschwindigkeit von 2 mm/s, mit einem Röhrenstrom von 165 mA bei einer Spannung von 120 kV durchgeführt.

Da die Patienten meist polytraumatisiert waren und zu 80% Schädel-Hirn-Traumata aufwiesen, sind die axialen Einzelschichtuntersuchungen, die mit einem CT-Gerät der 3. Generation ohne Schleifringtechnik untersucht wurden, bei der Erstuntersuchung im Rahmen des kraniellen Computertomogramms mit 1,5 bzw. 3mm Schichtdicke und einem Tischvorschub von 1,5 bis 6 mm angefertigt worden.

Um zeitaufwendige Mehrfachangulationen zu vermeiden, wird eine Schichtebene parallel zum Verlauf des Sehnerven und des C. opticus (d. h. -20° bis -25° zur Orbitomeatallinie) gewählt. Als Hilfslinie wird eine Parallele zur McGregor-Linie (Verbindungslinie von der oberen Hinterkante des harten Gaumens zum tiefsten Punkt der Hinterhauptsschuppe) im Übersichtsbild eingezeichnet (1).

Ergebnisse

Bei 11 Patienten lassen sich Frakturen im Optikuskanal nachweisen, nur 4 davon wiesen bleibende Afferenzstörungen auf. Dies korreliert mit den Ergebnisse von GUYON, der eine Inzidenz von Frakturen im Optikuskanal mit traumatisch bedingter Blindheit von 6 - 92% beschreibt (2). Bei allen Patienten mit bleibenden Afferenzsstörungen konnte computertomographisch eine Fraktur im Optikuskanal oder im hinteren Orbitadrittel abgebildet werden. Bei 2 Patienten war ein Knochenfragment, das den N. opticus aufspießte, abgrenzbar, in 3 Fällen ein retrobulbäres Hämatom.

7 Patienten wiesen eine Fraktur im Optikuskanal auf und 14 Patienten eine Fraktur im hinteren Drittel der Orbita, ohne daß klinisch eine bleibende Afferenzstörung nachzuweisen war (Tab. 1). Bei der Beurteilung von Optikusveränderungen (Hämatom, Schwellung) bestehen keine wesentlichen Unterschiede zwischen Patienten mit persistierenden Afferenzstörungen und solchen

Tab. 1: Analyse von pathologischen Veränderungen im Orbita-CT bei Patienten mit bleibenden Afferenzstörungen

	insgesamt	mit bleibenden Afferenzstörungen
Direkte Frakturzeichen		
# Optikuskanal	11/42	04/15
# hinteres Orbitadrittel	25/42	11/15
# Orbitaboden	34/42	12/15
intraorbitales Knochenfragment	04/42	02/15
Indirekte Frakturzeichen		
Verschattung Keilbeinhöhle	30/42	13/15
Verschattung hinterer Siebbeinzellen	38/42	13/15
Epidurales Hämatom tep.-polar	05/42	03/15
Weichteilveränderungen		
Optikushämatom	05/42	03/15
Optikusödem	02/42	01/15
Retrobulbärhämatom	11/42	03/15
Bulbuseinblutung	01/42	01/15

ohne bleibende Sehstörung. Indirekte Frakturzeichen, wie Hämatome der Keilbeinhöhle, der hinteren Ethmoidalzellen, ein epidurales Hämatom temporopolar oder der Nachweis eines Retrobulbärhämatoms geben keinen sicheren Hinweis auf die Entwicklung einer bleibenden Afferenzstörung.

Diskussion
Werden nicht aneinandergrenzende Schichten, d. h. Einzelschichtuntersuchungen mit einem Tischvorschub von 1,5 bis 6 mm angefertigt, wird der N. opticus aufgrund seines sowohl in der vertikalen als auch in der horizontale Ebene gekrümmten Verlaufes nur abschnittsweise erfaßt (5). Ist die gewählte Schichtdicke zwischen 3 - 5 mm, wird die Abgrenzbarkeit der einzelnen Strukturen durch Partialvolumeneffekte verschlechtert, und eine Kontinuitätsbeurteilung des N. opticus ist häufig nicht möglich. Eine höhere Ortsauflösung ist durch die Wahl einer geringeren Schichtdicke möglich; hierdurch nimmt das Bildrauschen zu und die Kontrastauflösung ab (4). Zusätzlich besteht die Gefahr, daß durch Augenbewegungen während der Untersuchung Lücken oder Bewegungsartefakte auftreten, insbesondere bei Einzelschichtuntersuchungen, die lange Interscanzeiten aufweisen. Durch den Einsatz moderner Schichtinterpolationsalgorithmen in der Spiral-CT kann im Vergleich zum Standard-CT eine äquivalente Orts- und Kontrastauflösung erzielt werden (3).

Liegt klinisch eine Afferenzstörung vor, ist anhand des in der CT dargestellten Verletzungsmusters eine Aussage über die Pathogenese der Sehbahnschädigung möglich. Daraus lassen sich Art und Umfang der therapeutischen Maßnahmen ableiten, wie z. B. die Wahl des Zugangsweges bei einer Dekompression.

Die Vorteile der Spiral-CT-Technik liegen in einer Verkürzung der Untersuchungszeit, die zu einer Verringerung von Bewegungsartefakten führt und bereits in der Primärdiagnostik eine Abklärung der gesamten Sehbahn erlaubt. Durch die Volumenakquisition ist es möglich, die Orbita lückenlos darzustellen. Aus den Spiraldaten können Bilder zur Weichteil- und auch zur Knochenbeurteilung berechnet werden, ebenso können multiplanare Rekonstruktionen angefertigt werden, ohne daß der Patient erneut untersucht werden muß.

Von Nachteil ist die häufig sehr zeitintensive Nachrekonstruktion. Werden entsprechend der Fragestellung z. B. nur koronare Sekundärrekonstruktionen und paraxiale Bilder im Bereich des Optikuskanals angefertigt, kann die Nachbearbeitungszeit deutlich verringert werden. Zeitaufwendige 3D-Rekonstruktionen ergaben in keiner der 18 Spiral-CT-Untersuchungen eine therapierelevante Zusatzinformation. Das höhere Bildrauschen führt nach Analyse von 18 Spiral-CT's im Vergleich mit Einzelschicht-Standard-CT's nicht zu Fehlinterpretationen von intraorbitalen Strukturen.

Schlußfolgerung
Unter Berücksichtigung der Orts- und Kontrastauflösung, der Möglichkeit qualitativ hochwertiger multiplanarer Rekonstruktionen und der kurzen Untersuchungszeiten sollte unserer Meinung nach die Spiral-CT bei der Beurteilung traumatisch bedingter Sehnervschäden gegenüber der konventionellen CT bevorzugt werden.

Alle Patienten, die persistierende Afferenzstörungen aufwiesen, zeigten im Orbita-CT eine Fraktur im Optikuskanal oder Orbitatrichter. Frakturen im Optikuskanal stellen sich auch dar, ohne daß klinisch eine Sehbahnschädigung vorliegt.

Literatur

(1) GREEVEN, G.: Anleitung zur computertomographischen Untersuchung der Orbita. Schnetztor-Verlag, Konstanz, 1994
(2) GUYON, J., BRANT-ZAWADZKI, M., SEIFF, S.: CT Demonstration of optic canal fractures. AJNR 5, 575-578, 1984
(3) KALENDER, W., POLACIN, A., SÜß, C.: Kontrast- und Ortsauflösung in der Spiral-CT in drei Ebenen. Zbl. Radiol. 147, 866, 1993
(4) SCHULTZ, E.: Abbildungseigenschaften einer hochauflösenden CT-Anlage. Digit. Bilddiagn. 9, 135-138, 1989
(5) UNSÖLD, R., DEGROOT, J.: Image of the optic nerve. AJNR 1, 317-323, 1980

Stufenplan und interdisziplinäres Vorgehen zur Früherkennung und Behandlung von traumatisch bedingten Sehnervschäden

N.-C. Gellrich • D. Lochner • B. Luka • H. Eufinger •
K. Schmieder • U. Th. Eysel • E. Machtens

Zusammenfassung

In einer Studie zur Früherfassung traumatischer Sehnervschäden wurden anhand von 47 Kopftraumen die klinischen, radiologischen und elektrophysiologischen (Blitz-VEP) Befunde im Hinblick auf die Erfassung eines Afferenzschadens verglichen. Weder der klinische noch der radiologische Befund erlaubten für schwere Mittelgesichts- und/oder Schädelbasistraumen eine sichere Aussage über einen Sehbahnschaden oder dessen Schweregrad. In Verbindung mit der elektrophysiologischen Untersuchung ließen sich alle Afferenzschäden (n = 16) erfassen, so daß die Kombination von klinischem, CT- und Blitz-VEP-Befund als sehr sensitiv im Hinblick auf die Erfassung eines Sehbahnschadens gewertet werden kann. Daraus ergibt sich unabhängig vom Schweregrad des Traumas die Möglichkeit zur frühen Indikationsstellung einer Sehbahntherapie.

Einleitung

Nach der Erstbeschreibung traumatischer Sehnervschäden durch HIPPOKRATES hat es über 2300 Jahre gedauert, bis durch BERLIN 1879 erstmals eine wissenschaftliche Arbeit über die traumatische Sehnervschädigung unter dem Titel „Sehstörungen nach Verletzung des Schädels durch stumpfe Gewalt" veröffentlich wurde (BERLIN 1879, PANJE et al. 1981). PRINGLE berichtete 1916 über die erste Sehnervdekompression, die er in zwei Fällen über einen orbitalen Zugang vorgenommen hatte, und beschrieb auch einhergehende Optikusscheiden-Hämatome (PRINGLE 1922). Aufgrund der Erfahrungen aus den beiden Weltkriegen häuften sich Berichte über Amaurosen aufgrund traumatischer Sehnervschädigungen (BARKAN u. BARKAN 1928, HUGHES 1962, TURNER 1943).

Die Thematik der traumatischen Sehnervschädigung ist geradezu klassisch kontrovers. Klinische Erkenntnisse und Empfehlungen beruhen meistens auf Einzelfallbeschreibungen oder der Zusammenfassung kleiner Kollektive, um ein Krankheitsbild zu erfassen, das von der nur temporären Visusminderung bis hin zur Avulsion des Sehnerven reicht und in der Regel in ein komplexes Gesamtverletzungsmuster eingebettet ist (JOSEPH et al. 1990, SHAKED et al. 1982). Die Einstufung der traumatischen Sehnervschädigung schwankt zwischen Notfall - mit unmittelbarem Diagnostik- und ggf. Therapiebedarf - und elektiv zu behandelndem Krankheitsbild selbst 90 Tage nach stattgehabtem Trauma (LEHNHARDT u. SCHULTZ-COULON 1975, FUKADO 1981).

Material und Methode

Anhand einer länger als 2 Jahre dauernden Studie mit festem interdisziplinärem Stufenplan (siehe Abb. 1) wurde anhand 47 schwerer Mittelgesichts- und Schädelbasistraumen versucht, charakteristische Befun-

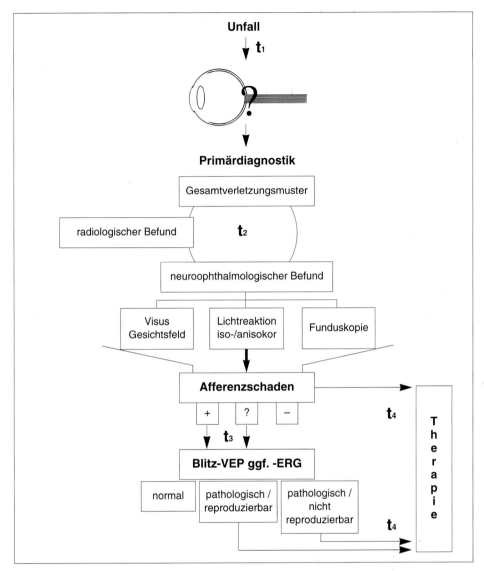

Abb. 1: Stufenplan zur Früherkennung traumatischer Sehnervschäden in der posttraumatischen Akutphase.

de zu erarbeiten, die auf eine Afferenzstörung schließen lassen. Hierfür gingen im Rahmen der Primärdiagnostik kopfchirurgische Disziplinen gemeinsam mit Ophthalmologie und Radiologie gezielt der Fragestellung einer traumatischen Sehnervschädigung nach. Bei jedem dieser Patienten wurde die neurophysiologische Testung der Sehbahnfunktion im Anschluß an die Primärdiagnostik durchgeführt und mit den klinischen Befunden verglichen. Mit t1 bis t4 gekennzeichnet sind in der Abbildung 1 die Zeitabschnitte, die in der Summation den Zeitfaktor darstellen, bis ggf. eine Therapie erfolgt. Am Ende der Primärdiagnostik resultiert ggf. für den Kopftraumatologen die Diagnose einer Afferenzstörung. Ist diese Diagnose klinisch gesichert oder unklar, erfolgt der Einsatz der klinischen Elektrophysiologie.

Versucht man eine systematische Erfassung der traumatischen Sehnervschädigung im Hinblick auf die Vigilanz des Patienten, die Unfallursache, Diagnosen, die nicht das visuelle System betreffen, Sehbahn-bezogene Therapie, pathologische ophthalmologische Primär- und Endbefunde sowie radiologische Zeichen, so zeigt sich, daß kaum ein Krankheitsverlauf mit einem anderen identisch oder direkt vergleichbar ist und eine Korrelation von klinischem Verletzungsumfang und Sehbahnschädigungsgrad für dieses Kollektiv nicht bestand.

Unfallursachen, die mit einem Afferenzschaden einhergehen können, sind zur Hälfte unter den Verkehrsunfällen anzusiedeln. Sie können bei mehr als einem Drittel der Patienten auf Sturzereignisse zurückgeführt werden (Abb. 2). Als polytraumatisiert war ca. ein Viertel der Patienten einzustufen. Zwei Drittel der Patienten waren zum Untersuchungszeitpunkt bewußtlos (Gruppe A); bei diesen Patienten war im Rahmen der Primärdiagnostik und in der posttraumatischen Akutphase keinerlei klinische Aussage zur Funktionstüchtigkeit des peripheren visuellen Systems möglich. In dieser Patientengruppe (A) wurden später bei 4 Patienten eine einseitige, bei einem Patienten eine beidseitige Amaurose und bei einem Patienten eine einseitige relative Afferenzstörung diagnostiziert. Für alle Afferenzstörungen ergab sich hier durch die Blitz-VEP-Ableitung bereits in der posttraumatischen Akutphase ein elektrophysiologisches Korrelat. Bei primär beidseitig fehlender Lichtreaktion zeigten 2 der Bewußtlosen einseitig eine dilatierte Pupille, wofür in einem Fall ein Sphinktereinriß - hier war in der primären neuroophthalmologischen Untersuchung zunächst der Verdacht auf einen Sehnervabriß gestellt worden - und in einem Fall eine Okulomotoriusparese verantwortlich war; bei einem weiteren Patienten mit beidseits maximal weiten Pupillen konnte später eine beidseitige Okulomotoriusparese festgestellt werden. In diesen drei letztgenannten Fällen ließ sich aufgrund der Blitz-VEP-Ableitung eine Afferenzstörung als Ursache für die pathologische Pupillomotorik ausschließen. In der Gruppe der zum Zeitpunkt der klinischen Untersuchung bewußtseinsklaren Patienten (Gruppe B) war bei 2 Patienten keine klinische Aussage zur Sehbahnfunktion möglich. In beiden Fällen bestand eine normale Antwort des visuellen Cortex auf den Blitzstimulus, die später ihr Korrelat in der intakten Afferenz zeigte. Bei 9 Patienten konnte eine einseitige Amaurose bzw. bei zwei Patienten eine relative Afferenzstörung diagnostiziert werden.

- Studiendauer 29 Monate
- mittleres Alter 42,3 Jahre
- 47 Patienten
  (Gruppe A
  [bei Erstuntersuchung bewußtlos]: 62 %)
  (Gruppe B
  [bei Erstuntersuchung nicht bewußtlos]: 38 %)
- Verkehrsunfall (49 %), Sturzereignis (38 %)
- Polytrauma (26 %)
- einseitige Afferenzstörung (36 %)

Abb. 2: Prospektive Studie zur Erfassung von Sehnervschäden in der posttraumatischen Akutphase.

Diskussion

Vergleicht man die Aussagekraft der klinisch-elektrophysiologischen Untersuchung mit dem neuroophthalmologischen Befund, so hatten alle Afferenzschäden ihr elektrophysiologisches Korrelat, d. h. zum Nachweis eines Afferenzschadens erwies die Blitz-VEP-Untersuchung hier eine Spezifität von 96% und eine Sensitivität von 100%. Die Zusammenfassung hierzu gibt Abbildung 4, die die Patienten einschließt, bei denen sich zu einem späteren Zeitpunkt eine klinische Objektivierung der Funktionstüchtigkeit der Sehbahn durch Testung der Pupillomotorik oder Visusbestimmung erzielen ließ (n = 40). Bei 2 Patienten lautete die Diagnose Hirntod, die ebenfalls durch fehlendes VEP beidseits - bei betontem ERG - bereits primär postuliert werden konnte. Um evtl. Rückschlüsse aus dem morphologischen Bild auf den Schweregrad eines Sehbahnschadens zu gewinnen, wurden die CT-Befunde analysiert (Abb. 3). Auffällig ist dabei, daß alle Patienten mit einer Afferenzstörung eine Fraktur im posterioren Orbitadrittel oder im Bereich des knöchernen Sehkanals zeigten. Aber auch hier ließ sich nicht von dem radiologischen Befund auf den Sehbahnschaden schließen, insbesondere lagen Optikusödeme oder -hämatome mit einer geringeren Häufigkeit vor, als es den Literaturangaben entspricht.

	insges.	mit Afferenzstörung
Direkte Frakturzeichen		
# Optikuskanal	11/43	4/16
# posteriores Orbitadrittel	26/43	12/16
# Orbitaboden	35/43	13/16
Indirekte Frakturzeichen		
Verschattung Keilbeinhöhle	30/43	13/16
Verschattung posterior Siebbeinzellen	38/43	13/16
Epidurales Hämatom	5/43	3/16
Weichteilveränderungen		
Optikushämatom	5/43	3/16
Optikusödem	2/43	1/16
Optikusunterbrechung	0/43	0/16
intraorbitale Knochenfragmente	4/43	2/16
Retrobulbärhämatom	12/43	4/16
Bulbuseinblutung	1/43	1/16

Abb. 3: Zusammenfassung der CT-Befunde von 43 Patienten mit Verdacht auf traumatische Sehnervschädigung.

Neuroophthalmologische Diagnose / Blitz-VEP-Testergebnis	Afferenzschaden	kein Afferenzschaden
richtig	16	62
falsch	2	0

Abb. 4: Vergleich des beidseitigen elektrophysiologischen mit dem neuroophthalmologischen Befund im Hinblick auf den Nachweis eines Afferenzschadens (n = 40); für die 2 Patienten mit falsch positivem Nachweis einer Afferenzstörung ergab sich aufgrund des fehlenden radiologischen Befundes keine Indikation zur Sehnervdekompression.

Schlußfolgerung

Zusammenfassend erlaubt weder die klinische noch die radiologische Untersuchung schwerst Kopftraumatisierter in der Primärdiagnostik eine Früherkennung traumatischer Sehnervschäden mit hinreichender

Verläßlichkeit. Die klinische Elektrophysiologie darf keineswegs auf sich gestellt gewertet werden, ist aber in ihrem Einsatz nicht so limitiert wie die neuroophthalmologische Untersuchung (ALTENMÜLLER et al. 1991, FEINSOD u. AUERBACH, 1973, MAHAPATRA u. TANDON 1993, NAU et al. 1987).

Die koordinierte Bewertung klinischer Befunde, bildgebender Verfahren und elektrophysiologischer Werte gestattet es, einen Afferenzschaden früh zu diagnostizieren und zu lokalisieren. Der Sehnervschaden ist eine Verletzung des Zentralnervensystems und erlaubt unseres Erachtens keinen therapeutischen „wait and see"-Ansatz. In jedem Fall des Afferenzschadens leiten wir daher unmittelbar die Urbason®-Hochdosis-Therapie über 48 Stunden ein, die sich aus den Erfahrungen an Rückenmarksverletzten entwickelt hat und Grundlage der in den USA initiierten, internationalen Sehnervtraumastudie ist (BRACKEN et al. 1990, SEIFF 1992).

Wegen der geringen Morbidität halten wir die frühzeitige Sehnervdekompression zusätzlich zur Corticoidtherapie dann für gerechtfertigt, wenn sich ein Afferenzschaden nachweisen läßt und beim bewußtlosen Patienten zusätzlich ein Trauma im posterioren Orbitadrittel bzw. Sehkanal dargestellt werden kann. Im Falle der Gruppe B, also der bewußtseinsklaren Patienten, bedeutet die fehlende Lichtwahrnehmung oder ein progredienter Visusverlust eine Indikation zur Dekompression des kanalikulären Sehnervabschnittes, insofern sich radiologisch ein Trauma im posterioren Orbitadrittel bzw. Sehkanal darstellen läßt.

Dieses Projekt wird von der Deutschen Forschungsgemeinschaft gefördert (Ge 820/2-1).

Literatur

(1) ALTENMÜLLER, E., CORNELIUS, C. P., UHL, H.: Blitz-evozierte visuelle Potentiale in der Frühdiagnostik von Opticusschäden nach kranio-fazialen Frakturen. Z. EEG-EMG 22, 224-229, 1991

(2) BARKAN, O., BARKAN, H.: Fracture of the optic canal. Am. J. Ophthalmol. 11, 767-774, 1928

(3) BERLIN, R.: Sehstörungen nach Verletzung des Schädels durch stumpfe Gewalt. Ber. Ophthalmol. Ges. Heidelberg 8, 9, 1879

(4) FEINSOD, M., AUERBACH, E.: Electrophysiological examinations of the visual system in the acute phase after head injury. Eur. Neurol. 9, 56-64, 1973

(5) FUKADO, Y.: Microsurgical transethmoidal optic nerve decompression: experience in 700 cases. In: Samii, M., Janetta, P. (Hrsg.): The Cranial Nerves. Springer, New York, 126-128, 1981

(6) HUGHES, B.: Indirect injury of the optic nerves and chiasma. Bull Johns Hopkins Hosp. 111, 98-126, 1962

(7) JOSEPH, M., LESSEL, S., RIZZO, J., MOMOSE, K.: Extracranial optic nerve decompression for traumatic optic neuropathy. Arch. Ophthalmol. 108, 1091-1093, 1990

(8) LEHNHARDT, E., SCHULTZ-COULON, H.J.: Zur Indikation und Prognose der transethmoidalen Optikusdekompression bei posttraumatischer Amaurose. Arch. Oto-Rhino-Laryngol. 209, 303-313, 1975

(9) MAHAPATRA, K., TANDON, D.A.: Traumatic optic neuropathy in children: a prospective study. Pediatr. Neurosurg. 19, 34-39, 1993

(10) NAU, H.E., GERHARD, L., FOERSTER, M., NAHSER, H.CH., REINHARDT, V., JOKA, TH.: Optic nerve trauma: clinical, electrophysiological and histological remarks. Acta Neurochir. (Wien) 89, 16-27, 1987

(11) PANJE, W.R., GROSS, C.E., ANDERSON, R.L.: Sudden blindness following facial trauma. Otolaryngol. Head Neck Surg. 89, 941-948, 1981

(12) PRINGLE, J.H.: Atrophy of the optic nerve following diffused violence of the skull. Br. Med. J. 2, 1156-1157, 1922

(13) SEIFF, S.R.: Trauma and the optic nerve. Ophthalmol. Clin. NA5, 389-394, 1992

(14) SHAKED, A., HADANI, M., FEINSOD, M.: CT and VER follow-up of reversible visual loss with fracture of the optic canal. Acta Neurochir. 62, 91-94, 1982

(15) TURNER, J.W.A.: Indirect injury of the optic nerves. Brain 66, 140-151, 1943

Die traumatische Optikusneuropathie

R. Rochels • St. Behrendt

Zusammenfassung
Der Sehnerv kann im Rahmen eines Schädelhirntraumas direkt oder indirekt, isoliert oder kombiniert intraokulär, intraorbital, intrakanalikulär und intrakraniell prächiasmal geschädigt werden. Pathogenetische Mechanismen sind dabei seine Durchtrennung, Zerrung, Kontusion, Kompression durch Hämatom oder Ödem und im Canalis opticus eine Fraktur. Die Leitsymptome der traumatischen Optikusneuropathie bestehen in drastischer Visusminderung bis hin zur Erblindung und afferenter Pupillenstörung bzw. amaurotischer Pupillenstarre. Das Ausmaß der Schädigung ist bei den zumeist nicht ansprechbaren Patienten vielfach nur schwer abzuschätzen; die computertomographischen Befunde und die Ableitung visuell evozierter Potentiale bilden dann die Grundlage für eine je nach Verletzungslokalisation und -mechanismus differenzierte Therapie.

Definition
Die traumatische Optikusneuropathie (1) ist das Ergebnis einer ätio-pathogenetisch sehr heterogenen Schädigung des Sehnerven in seinem Verlauf von der Papille bis zum Chiasma opticum. Bezüglich des Mechanismus sind direkte und indirekte Verletzungen zu unterscheiden. Die Minderung der Sehkraft kann sich sofort nach dem Unfall (primär) oder aber mit einer Latenz von bis zu 48 Stunden (sekundär) manifestieren. Die Visusabnahme reicht bis zur Erblindung, sie ist entweder temporär oder - häufiger - permanent. Die häufigsten Ursachen einer traumatischen Optikusneuropathie sind Verkehrsunfall, Sturz, Verletzung durch herabfallende Gegenstände, Schlägerei, Stich- und Schußverletzung, bei der Schädigung des Sehnerven im Canalis opticus gelegentlich aber auch ein Bagatelltrauma der Frontalregion.

Lokalisation und Pathogenese
Nach anatomisch-topographischen Aspekten kann am Sehnerv in seiner Verlaufsstrecke ein intraokulärer (= Papille), intraorbitaler, intrakanalikulärer und prächiasmaler Anteil unterschieden werden. In allen diesen Abschnitten ist eine isolierte oder kombinierte Schädigung des N. opticus möglich (Tab. 1): Er kann aus dem Auge ausreißen (Avulsio) oder durch einen papillennahen Fremdkörper (Abb. 1) nach Doppelperforation des Bulbus oder durch Kompression der Aa. ciliares posteriores traumatisiert werden. In der Orbita kommt es nach Mittelgesichtsfrakturen häufig zu einem retrobulbären (seltener subperiostalen oder intravaginalen) Hämatom (Abb. 2) mit momentaner Kompression des Sehnerven und seiner nutritiven Gefäße, in deren Folge eine akute Amaurose eintreten kann. Die intraorbitale komplette Durchtrennung des N. opticus durch Knochenfragmente oder Fremdkörper wird nur ausnahmsweise beobachtet.

Tab. 1: *Lokalisation und Ursache der Optikusschädigung*

Intraokular	
Avulsio	
Fremdkörper	
Gefäßkompression	
Intraorbital	
Kompression	Knochenfragment retrobulbäres, subperiostales, intravaginales Hämatom
Durchtrennung	Knochenfragment Fremdkörper
Intrakanalikulär	
Zerrung `	piale Gefäße Nervenfasern
Kontusion	
Kompression	Hämatom Ödem Knochenfragment
Prächiasmal	
Coup-contre coup-Verletzung	
Sphenoidalfraktur	

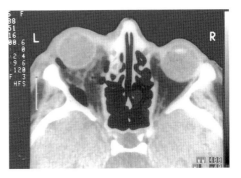

Abb. 2: *Traumatisches Orbitahämatom links mit Lufteinschlüssen und Protrusio bulbi nach Ethmoidalfraktur.*

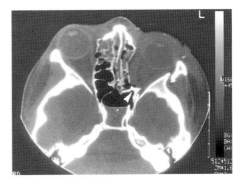

Abb. 3: *Komplexe Mittelgesichtsfraktur mit Kompression des Sehnerven im Canalis opticus durch ein disloziertes Knochenfragment (Pfeil).*

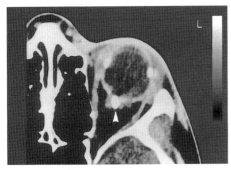

Abb. 1: *Zustand nach Doppelperforation des Bulbus durch einen metallischen Fremdkörper (Pfeil) mit Lokalisation im Sehnervenkopf.*

Durch die feste Verankerung der Sehnervenscheide im engen C. opticus ist dieser Abschnitt besonders vulnerabel. Frakturen (Abb. 3, 4) führen hier fast immer zu einer erheblichen Schädigung des Sehnerven;

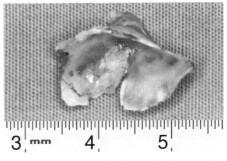

Abb. 4: *Das in Abbildung 3 dargestellte Knochenfragment nach endonasaler Entfernung.*

gleiches gilt für ein intravaginales Hämatom oder Ödem. Neben diesen direkten Pathomechanismen sind indirekte zu berücksichtigen. In interferenz-holographischen Untersuchungen an Leichenschädeln konnte gezeigt werden, daß ein stumpfes Schädeltrauma - vor allem bei fronto-parietaler Einwirkung - auch ohne Frakturentstehung zu einer Schädigung dieses Sehnervenabschnittes führen kann: Die erhebliche Plastizität der Schädelbasisknochen mit Duraauskleidung erlaubt Distorsionen des knöchernen Kanals in der Größenordnung von mehreren Millimetern, die über eine Zerrung der Nervenfasern und/oder Abriß der nutritiven, pialen Gefäße den Sehnerven indirekt schädigen. Intrakraniell prächiasmal führen coup-contre coup-Verletzungen und Sphenoidalfrakturen zur Traumatisierung häufig beider Sehnerven.

Symptomatik und Beurteilungskriterien
Zur umfassenden Abklärung einer traumatischen Optikusneuropathie kann nur selten auf eine exakte Eigenanamnese der vielfach bewußtlosen Patienten zurückgegriffen werden. Besondere Bedeutung erlangt deshalb die Fremdanamnese durch Unfallzeugen und/oder den erstversorgenden Notarzt: Entscheidend ist die Frage nach einer primären oder mit Latenz von Stunden sekundären Minderung der Sehkraft, die sich beim bewußtlosen Patienten in einer Pupillenerweiterung, verzögerten und unergiebigen oder gänzlich aufgehobenen direkten Lichtreaktion manifestiert. Bei ansprechbaren Patienten müssen das Ausmaß der Visusminderung, der Gesichtsfeldausfälle und zusätzlich Motilitätsstörungen zentraler oder peripherer Genese sorgfältig in engmaschigen Abständen analysiert und dokumentiert werden. Vorbestehende, visuslimitierende Augenerkrankungen (z. B. Katarakt, Glaukom) sollten vom Patienten oder Familienangehörigen eruiert werden. Besondere Beachtung verdient hier die Differentialdiagnose, da eine starke Visusminderung auch Folge einer Verletzung des Augapfels (Bulbusperforation, Vorderkammer-Glaskörper-Einblutung, traumatische Katarakt, Netzhautödem oder -blutung) ohne Beteiligung des Sehnerven sein kann.
Die exakte computertomographische Analyse der Schädelhirnregion unter Einbeziehung von Orbita und C. opticus ist vor Einleitung einer wie immer gearteten Therapie unabdingbar. Die Ableitung visuell evozierter Potentiale erleichtert hierbei vielfach die Indikationsstellung.

Therapie
Bei der intraokularen Schädigung des Sehnerven ist eine erfolgversprechende Therapie nicht möglich; gleiches gilt für die intraorbitale Durchtrennung des N. opticus durch Knochenfragmente oder Fremdkörper.
Bei dem traumatischen Orbitahämatom als Ursache einer Optikuskompression hingegen ist die Prognose deutlich besser, wenn notfallmäßig eine suffiziente Dekompression der Orbita vorgenommen wird: Die chirurgischen Maßnahmen bestehen in einer ausgedehnten horizontalen und vertikalen transkutanen Spaltung des lateralen Lidbändchens (laterale Kanthotomie und Kantholyse) und ggf. einer weiteren Entlastung der Augenhöhle durch eine transkutane Eröffnung des Septum orbitale im temporalen Unterlidbereich in Höhe der knöchernen Orbitabegrenzung.
Bezüglich der Therapie der intrakanalikulären Schädigung des N. opticus herrscht weltweit keinesfalls Konsens. Konservatives Zuwarten und/oder Gabe höchstdosierter Steroide (z. B. initial 30 mg Methyl-

prednisolon pro Kilogramm Körpergewicht intravenös; in den folgenden 47 Stunden Methylprednisolon-Infusionen mit 5,4 mg/kg KG pro Stunde) und/oder Dekompression des Sehnerven im knöchernen Kanal sind therapeutische Optionen. Bei in der Computertomographie sicher erwiesener Durchtrennung des N. opticus ist eine operative Intervention nicht indiziert. Bei primärer posttraumatischer Visusminderung bis hin zur Amaurose (!) und unauffälligen computertomographischen Befunden in der Orbita und dem C. opticus hingegen und zwingend bei sekundärem Visusabfall (durch intrakanalikuläres, intravaginales Ödem) favorisieren wir die kombinierte steroidale Therapie (s. o.) und endonasale transethmoidale/intrasphenoidale Dekompression des Sehnerven mit Entfernung der medialen Canaliswand in der gesamten Länge unter kompletter horizontaler Schlitzung der Optikusscheide in diesem Bereich unter Einschluß des Anulus tendineus in der Orbitaspitze; dieser minimal invasive Eingriff kann in aller Regel auch polytraumatisierten Patienten zugemutet werden.

Die intrakranielle prächiasmale Schädigung des Sehnerven ist in aller Regel keiner Therapieform zugänglich.

Literatur

(1) STEINSAPIR, K.D., GOLDBERG, R.A.: Traumatic optic neuropathy. Surv. Ophthalmol. 38, 487-518, 1994

Stellenwert der Pupillomotorik für die Funktionsbewertung der Sehbahn nach experimenteller Sehnervschädigung: ein Tiermodell

N.-C. Gellrich • U. Th. Eysel • M.-M. Gellrich • E. Machtens

Zusammenfassung

Anhand von zwei Modellen wird der Stellenwert der Pupillomotorik als prognostischer Wert zur Erfassung neuronaler Degeneration nach kalibrierter Sehnervschädigung im Tierversuch überprüft. Modell I simuliert die isolierte Querschnittsverengung des Sehnerven, Modell II entspricht der akuten retrobulbären Raumforderung mit einer Kombinationsläsion von Kompression, Stretch und Ischämie für den Sehnerven. Anhand der posttraumatischen Pupillomotorik kann man wohl auf einen Afferenzschaden schließen, doch die Auflösung erlaubte nicht die Aussage, ob eine schwache oder starke Neuronenabnahme vorliegen wird. Eine fehlende Einschränkung der Pupillomotorik direkt posttraumatisch erlaubte den Rückschluß auf eine nicht eintretende Neurondegeneration. Neben der Funktionsbewertung der Sehbahn eignen sich beide Modelle, um auch therapeutische Effekte, z. B. einer Glucocorticoid-Therapie oder Duraschlitzung nach Sehnervschädigung, quantitativ zu erfassen.

Einleitung

In der neuroophthalmologischen Befundung kopfverletzter Patienten hat die Bewertung der Pupillomotorik eine zentrale Bedeutung (BARKAN u. BARKAN 1928, JOSEPH et al. 1990, LESSEL 1991). Sie wird nicht nur als prognostischer Faktor quo ad vitam, sondern auch quo ad visum verwendet. Häufig ist die Pupillomotorik als Parameter zur Erfassung einer traumatischen Sehnervschädigung schwerst Kopftraumatisierter aufgrund des komplexen Gesamtverletzungsmusters bzw. medikamentöser Beeinflussung - vor allem morphinbedingt - nicht immer oder sogar oft nicht erhebbar (ALTENMÜLLER u. CORNELIUS 1991).

Um zu überprüfen, inwieweit die Pupillomotorik durch eine isolierte kalibrierte Sehnervschädigung unter standardisierten Bedingungen beeinflußt wird bzw. wie der Vorhersagewert der intakten oder fehlenden Pupillomotorik auf ein Überleben der Mutterzellen der geschädigten Sehnervaxone, den retinalen Ganglienzellen (RGC), ist, haben wir zwei Modelle zur traumatischen Sehnervschädigung gewählt.

Material und Methode

Im Rahmen eines Tierexperimentes an Wistar-Ratten wurde einerseits die einseitige isolierte Querschnittsverengung des Sehnerven im intraorbitalen Abschnitt über einen supraorbitalen Zugang vorgenommen, um z. B. das knöcherne Trauma im Sehkanalbereich zu simulieren (Modell I). Im Unterschied zu allen bislang veröffentlichten Modellen zur Sehbahnschädigung erlaubt dieses Modell erstmals den zeitlich frei steuerbaren, kalibrierten Crush des Sehnerven in $(cN \cdot mm^{-2})$-Schritten. In einem zweiten Modell (II) wurde ein Mikroballon transkonjunktival im Retrobulbärraum positioniert und mit verschiedenen Volumina aufgefüllt. Hierbei kam es nicht zur direkten Krafteinwirkung auf den Sehnerven, da dieser von seinem Weichgewebsmantel - bestehend aus okulären Muskeln und der großen HARDERschen Drüse - umgeben blieb. Im Unterschied zum Modell I, bei dem die Sehnervaxone direkt mechanisch gequetscht werden, handelt es sich beim Modell II um eine Kombination von Stretch, Ischämie und Kompression. Vor dem Setzen der Läsion, nach Abschluß der einseitigen Sehnervschädigung in der Aufwachphase und 30 Tage postoperativ (Perfusionszeitpunkt) wurde die Pupillomotorik beider Augen protokolliert. Um eine etwaige Efferenzschädigung des Auges, an dessen Peri- oder Intraorbitalbereich manipuliert wurde, auszuschließen, wird im folgenden nur die indirekte Lichtreaktion (ILR) des nicht geschädigten Auges als Bezug gewählt. Bei jedem Tier wurde funduskopisch gesichert, daß nach Abschluß der Läsion und vor in vivo-Fixierung eine regelhafte retinale Perfusion vorlag. Die lichtmikroskopische Untersuchung im Hinblick auf die neuronale Degeneration erfolgte an der RGC-Schicht der Netzhaut.

Ergebnisse

Abbildung 1 zeigt die hohe Auflösung der neuronalen Antwort auf das Sehnervtrauma im Modell I (n = 89) - der Querschnittsverengung. Die mittlere absolute Neuronzahl der RGC-Schicht in der operierten Kontrollgruppe (P) unterscheidet sich nicht signifikant von dem Mittelwert nicht-operierter Kontrolltiere (K). Nach Sehnervdurchtrennung würde ein Wert von 130.000 Neuronen nicht unterschritten werden (SIEVERS et al. 1989, GELLRICH et al. 1993), d. h. die Zellantwort auf eine Sehnervschädigung bewegt sich zwischen 230.000 und 130.000 Neuronen. Sowohl die Läsionsstärke als auch -dauer lassen sich in der Zellantwort wiederfinden, und es zeigen sich lineare Abfälle der Neuronzahl bei konstanten Zeiten in Abhängigkeit von der Läsionsstärke. Abbildung 2 demonstriert den Einfluß der direkten Sehnervschädigung des Modells I auf die indirekte Lichtreaktion des nicht ge-

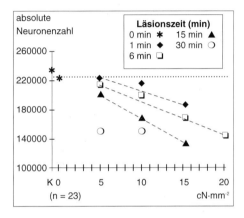

Abb. 1: Mittelwerte der absoluten Neuronzahlen in der RGC-Schicht bei unterschiedlichen Läsionsdauern in Abhängigkeit von der Läsionsstärke.

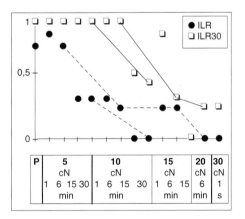

Abb. 2: Darstellung der mittleren ILR und ILR30 für jede Versuchsgruppe von Modell I.

schädigten Auges (ILR) direkt nach Versuch und vor Perfusion (ILR30). Dargestellt sind für jede Tiergruppe mit identischer Läsionsart die Mittelwerte der ILR bzw. ILR30 durch unterschiedliche Symbole. Der Wert 0 kennzeichnet eine nicht vorhandene Lichtreaktion, der Wert 1 steht für die uneingeschränkte Pupillomotorik. Bereits die Kontrollgruppe P weist Einschränkungen der ILR auf. Die ILR des nicht geschädigten Auges zeigt auch bei Traumen geringeren Druckes und Dauer direkt nach dem Versuch eine Beeinträchtigung, hier kommt es in den meisten Fällen bis zur Perfusion (ILR30) zur vollständigen Restitution der Pupillomotorik. Je stärker das Trauma auf den Sehnerven ist und je länger es andauert, umso größer ist die Wahrscheinlichkeit der fehlenden ILR des nicht geschädigten Auges. Für die Läsionszeiten 6 und 30 min ist die ILR durch gestrichelte Linien markiert und der ILR30 - durch die durchgezogenen Linien markiert - gegenübergestellt. Erst für die Läsionsgruppen mit weitgehendem RGC-Verlust zeigt sich eine annähernde Übereinstimmung der ILR mit der ILR30 (Abb. 2). Die Einschränkung der ILR deutet wohl auf einen Afferenzschaden hin, doch die Auflösung erlaubt nicht die Aussage, ob nur eine schwache oder eine starke Neuronenabnahme vorliegen wird. Schädigungsstärken < 5 cN·mm^{-2} führen im Rahmen dieses Experimentes nicht zum Verlust der ILR30. ILR30 ≤ 0,5 bedeutet eine Reduktion der Sehnervaxone > 56%. Ist die ILR30 = 0, so sind die Sehnervaxone > 82% vermindert.
Abbildung 4 zeigt für das Modell II (n = 42) die ILR und ILR30. Für die Kontrollgruppe läßt sich nach Einschieben eines Mikroballon-Katheters über einen inferioren transkonjunktivalen Zugang nach retrobulbär eine Beeinflussung der ILR nach-

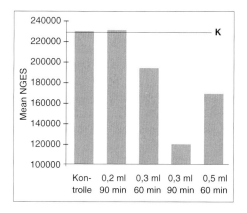

Abb. 3: Mittlere absolute Neuronzahl (N_{ges}) je Versuchsgruppe des Modells II.

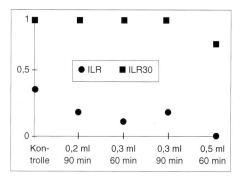

Abb. 4: Beeinflussung der ILR und ILR30 im Modell II durch die Sehnervschädigung.

weisen. Mit Ausnahme der Versuchsgruppe 0,5 ml / 60 min restituiert sich die ILR30 vollständig. Der Vergleich mit den neuronalen Degenerationsvorgängen in der RGC-Schicht (Abb. 3) belegt, daß der Vorhersagewert einer eingeschränkten ILR des ungeschädigten Auges auf die histomorphologischen Veränderungen nach Sehnervschädigung mit diesem Modell gering ist.

Diskussion

Im Gegensatz zur neuroophthalmologischen Untersuchung Schwerstverletzter liegen in diesem Tiermodell ideale Untersuchungsbedingungen für die isolierte Untersuchung eines Sehbahnschadens ohne Interferenz anderer okulärer und nicht-okulärer Verletzungsformen vor. Durch die Registrierung der ILR der nicht geschädigten Seite ist die isolierte Überprüfung eines Afferenzschadens des experimentell beeinflußten Sehnerven gewährleistet. Nachteil dieser Untersuchung ist, daß sie nur den Vergleich von zwei weit auseinander liegenden Erhebungszeitpunkten der ILR bietet.

Ein Fehlen der Pupillomotorik nach direktem Sehnervtrauma der Ratte läßt nicht auf ein histomorphologisches Korrelat in der Netzhaut und im Sehnerven schließen. Erst die spätere Erhebung der Lichtreaktion (ILR30) erlaubt im Falle einer Funktionseinschränkung eine grobe Einschätzung eines RGC-Verlustes. Die intakte Pupillomotorik direkt nach Sehnervtrauma läßt auf eine nicht zu erwartende Neuronendegeneration in der Netzhaut schließen. Hingegen ist die uneingeschränkte Pupillomotorik der nicht geschädigten Seite lange nach Läsionsende (ILR30) sehr unspezifisch zum Nachweis des Ausmaßes eines Neuronschadens, da sie nur an ca. 13% intakter Sehnervaxone gekoppelt ist (THANOS 1992).

Dieses Projekt wird von der Deutschen Forschungsgemeinschaft gefördert (Ge 820/2-1).

Literatur

(1) ALTENMÜLLER, E., CORNELIUS, C.P., UHL, H.: Blitz-evozierte visuelle Potentiale in der Frühdiagnostik von Opticusschäden nach kranio-fazialen Frakturen. Z. EEG-EMG 22, 224-229, 1991

(2) BARKAN, O., BARKAN, H.: Fracture of the optic canal. Am. J. Ophthalmol. 11, 767-774, 1928

(3) GELLRICH, N.-C., GELLRICH, M.-M., MACHTENS, E.: Degeneration nach Sehnervenschädigung. Eine quantitative Analyse der retinalen Ganglienzellschicht. Dtsch. Z. Mund-Kiefer-Gesichtschir. 17, 286-288, 1993

(4) JOSEPH, M., LESSEL, S., RIZZO, J., MOMOSE, K.: Extracranial optic nerve decompression for traumatic optic neuropathy. Arch. Ophthalmol. 108, 1091-1093, 1990

(5) LESSEL, S.: Traumatic optic neuropathy and visual system injury. In: Shingleton, Hersch, Kenyon, (Hrsg.): Eye Trauma. Mosby Year Book, St. Louis, 371-379, 1991

(6) THANOS, S.: Adult retinofugal axons regenerating through peripheral nerve grafts can restore the light-induced pupiloconstriction reflex. Eur. J. Neurosci. 4, 691-699, 1992

(7) SIEVERS, J., HAUSMANN, B., BERRY, M.: Fetal brain grafts rescue adult retinal ganglion cells from axotomy-induced cell death. J. Comp. Neurol. 281, 467-478, 1989

Rhinochirurgische Orbita-Nervus-opticus-Dekompression nach traumatischem Visusverlust

A. Laubert • H. Dankert

Zusammenfassung

Von 1974 bis 1991 wurden 50 Orbita-Optikus-Dekompressionen bei 45 Patienten mit posttraumatischem Visusverlust nach Schädelhirntrauma durchgeführt. 25 von 50 Dekompressionen gingen mit einer postoperativen Visusverbesserung einher. Es besteht eine statistisch gesicherte Abhängigkeit von postoperativer Visusverbesserung und der Latenzzeit zwischen Unfall- und Operationszeitpunkt: bei rhinochirurgischen Dekompressionen innerhalb der ersten 12 Stunden nach dem Unfall waren in 80% der Fälle Visusverbesserungen festzustellen. Ein postoperativer Visus von 0,5 - 1,0 war ebenfalls nur im ersten 12-Stundenintervall erreichbar. Nach 12 Stunden, aber innerhalb des ersten 24-Stundenintervalls, halbiert sich die Erfolgsquote auf 35% (maximaler postoperativer Visus 0,3). Bei operativer Dekompression nach 24 Stunden konnte keine Visusverbesserung erreicht werden.

Einleitung

Die Behandlung posttraumatischer Erblindungen wird intra- und interdisziplinär kontrovers diskutiert. Die Indikation zur operativen Orbita-Optikus-Dekompression wird wegen zweifelhafter Erfolgsaussichten häufig verneint und postoperative Visusverbesserungen dann als Spontanheilungen erklärt. Die Meinung basiert wahrscheinlich auf der neuroanatomisch-physiologischen Kenntnis, daß der II. Hirnnerv, der N. opticus, als weiße Hirnsubstanz nach Zerreißung mikrochirurgisch nicht zu rekonstruieren ist.

Eine irreversible Schädigung darf bei stumpfen Berstungstraumen wohl seltener angenommen werden, ist doch das Nasennebenhöhlensystem des Gesichtsschädels auch als „Knautschzone" des Hirnschädels aufzufassen. Die Orbitaspitze und der knöcherne Kanal des N. opticus befinden sich gleichsam in der Übergangszone von Gesichts- zum Gehirnschädel. Sie ist den traumatischen Kompressionswirkungen meist nur indirekt ausgesetzt, in deren Folge der II. Hirnnerv seine anatomische Kontinuität zwar bewahrt, seine funktionelle Integrität aber - in unterschiedlichem Ausmaß - einbüßen kann.

Diese funktionelle Desintegrität bei erhaltener anatomischer Kontinuität des Sehnervs bei Schädeltraumata mit posttraumatischer Amaurose stellt unseres Erachtens das pathogenetische Korrelat für die Indikation zur rhinochirurgischen Orbita-Optikus-Dekompression dar.

Material und Ergebnisse

Von 1974 bis 1991 wurden 50 rhinochirurgische Orbita-Optikus-Dekompressionen bei 45 Patienten mit posttraumatischem Visusverlust nach Schädelhirntrauma durchgeführt. In der retrospektiven Untersuchung wurden prä- und postoperativer Visus in Abhängigkeit von Verletzungsart,

Unfallursache, Alter des Patienten und insbesondere von der „Latenzzeit" zwischen Unfall- und Operationszeit ermittelt.

Nach 25 von 50 der rhinochirurgischen (transfazial-transethmoidal-transsphenoidalen) Orbita-Optikus-Dekompressionen waren Visusverbesserungen festzustellen, wobei 2 direkte Schußfrakturen ohne Visusverbesserung die Ergebnisse negativ beeinflussen.

Wenngleich Alter des Patienten und Schwere des Schädeltraumas einen tendenziellen Einfluß auf die Prognose des postoperativen Visus nach rhinochirurgischer Intervention vermuten ließen, war nur eine statistisch gesicherte Abhängigkeit von postoperativer Visusverbesserung und „Latenzzeit" zwischen Unfall und Operationszeit festzustellen.

Erfolgte die rhinochirurgische Orbita-Optikus-Dekompression in den ersten 12 Stunden nach dem Trauma, waren in ca. 80% Visusverbesserungen festzustellen. Nach 12 Stunden, aber innerhalb des 24-Stunden-Intervalls, halbierte sich die quantitative Erfolgsquote auf ungefähr 35%. Nach 24 Stunden konnten wir in keinem Fall eine Visusverbesserung erreichen.

Auch die Qualität des postoperativen Visus war zeitabhängig. Ein postoperativer Visus von 0,5 - 1,0 („soziales Sehen") war lediglich erreichbar, wenn im ersten 12-Stunden-Intervall nach dem Trauma operiert wurde. Erfolgte die Operation nach 12 Stunden, aber innerhalb des 24-Stunden-Intervalls, betrug der maximale postoperative Visus 0,3 (Abb. 1).

Schlußfolgerung

Die Abhängigkeit des postoperativen Visus (qualitativ und quantitativ) von der „Latenzzeit" zwischen Unfallereignis und Operationszeit ist als Kriterium für operationsbedingte Visusverbesserungen zu deuten und widerspricht der Annahme postoperativer Spontanheilungen.

Diese Ergebnisse sichern das klinisch-empirische Postulat einer frühzeitigen rhinochirurgischen Intervention nach traumatischem Visusverlust, wohlwissend, daß situationsbedingt die präoperative ophthalmologische Diagnostik und hier insbesondere die Feststellung eines posttraumatischen Visusverlustes/Amaurose der meist polytraumatisierten Patienten häufig schwierig ist.

Literatur beim Erstautor.

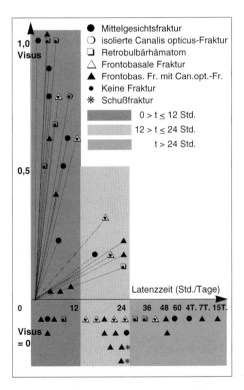

Abb. 1: Prä- und postoperativer Visus in Abhängigkeit von der „Latenzzeit" zwischen Unfall- und Operationszeitpunkt bei traumatischem Visusverlust.

Kriterien für die Auswahl des operativen Zuganges bei der Dekompression des N. opticus

P. Brachvogel • R. Schmelzeisen • H. Schierle • E. Rickels

Zusammenfassung

Bei der Indikation zur Dekompression des N. opticus sind verschiedene operative Zugänge möglich. Die Wahl des Zuganges sollte sich nach dem Verletzungsmuster richten sowie individuell und in interdisziplinärer Absprache nach den operativen Bedingungen und Möglichkeiten. Ein bislang nicht veröffentlichter Zugangsweg von kaudal transmaxillär-transantral-transethmoidal wird vorgestellt. Hierbei handelt es sich um eine besonders übersichtliche Darstellung des N. opticus über passagere Mobilisation des Oberkiefers nach der sog. „down-fracture"-Methode, die sich insbesondere bei gleichzeitig zu versorgenden Mittelgesichtsfrakturen anbietet.

Einleitung

Frakturen des Canalis opticus mit direkten oder indirekten Verletzungen des Nervus opticus ereignen sich nicht nur bei massiven Schädel-Hirn-Traumen, sondern auch bei vergleichsweise umschriebenen Frakturen des Schädels unter Einbeziehung von Teilen der Schädelbasis. Die Diagnostik der drohenden posttraumatischen Opticusneuropathie wird bei bewußtseinsklaren Patienten bestimmt durch eine progrediente Visuseinschränkung in Kombination mit einer Störung der Pupillenmotorik bei erhaltener konsensueller Reaktion. Bei bewußtlosen Patienten, möglicherweise mit massiven Monokelhämatomen, ist weder der Visus zu beurteilen, noch mitunter Pupillenreaktion und Augenhintergrund. Blitzevozierte visuelle Potentiale (CORNELIUS et al. 1991, GELLRICH et al. 1995) zur Diagnostik der Optikusschädigung scheinen alleine unzuverlässig, ebenso alleinige radiologische, auch computertomographische Befunde (MESSERLI et al. 1990). Einheitliche diagnostische Kriterien der drohenden Neuropathie des N. opticus fehlen in der Literatur, in Grenzfällen kann die Indikation zur therapeutischen Intervention nur interdisziplinär abgewogen werden.

Die angemessene Behandlung von Verletzungen des N. opticus mit drohender posttraumatischer Neuropathie ist ebenfalls nach wie vor umstritten. Neben zeitlich unterschiedlichen Angaben mit Versuchen einer alleinigen medikamentösen Behandlung mit hochdosierten Corticosteroiden wird zunehmend eine möglichst frühzeitige chirurgische Dekompression des Canalis opticus empfohlen. Dem Zeitfaktor zwischen dem Trauma und dem Beginn von therapeutischen Maßnahmen, medikamentös und/oder durch eine operative Dekompression, scheint dabei nach allen Literaturangaben eine überragende Bedeutung zuzukommen. Im allgemeinen wird dabei der posttraumatische Zeitfaktor in Stunden und nur hilfsweise in wenigen Tagen bemessen, um noch nennenswerte Verbesserungen der drohenden Erblindung des betreffenden Auges zu erzielen. Bei einer operativen Dekompression 4 bis 6 Wochen nach dem Unfallereignis werden allenfalls noch bei jugendlichen Patienten Verbesserungen der Sehfunktion beschrieben (MAHAPATRA und TANDON 1993), wobei das Alter des Patienten bezüglich der Prognose der Sehfunktion bei der posttraumatischen Neuropathie des N. opticus ohnehin möglicherweise einen eigenen prognostischen Faktor darstellt (LEVIN et al. 1994). Neben der Diskussion des spätestmöglichen Zeitpunktes zur chirurgischen Optikus-Dekompression werden unterschiedliche chirurgische Zugangswege vorgeschlagen.

Transethmoidaler Zugang
Von vielen Autoren wird der Zugangsweg zur Dekompression des N. opticus über einen transethmoidalen-transsphenoidalen Zugang mit Hautschnitt über den medialen Augenwinkel nach KILLIAN beschrieben. (NIHO et al. 1961, LEHNHARDT und SCHULTZ-COULON 1975, SOFFERMAN 1981, SCHRÖDER et al. 1989, JOSEPH et al. 1990, MAHAPATRA 1990, NAYAK et al. 1991, GIRARD et al. 1992, MAHAPATRA und TANDON 1993, KALLELA et al. 1994, KURZEJA et al. 1994, LEVIN et al. 1994, TANDON et al. 1994, GELLRICH et al. 1995). Dieser Zugang folgt dem üblichen Weg der operativen Siebbeinzellausräumung und ermöglicht endoskopie- und/oder mikroskopgestützt einen umschriebenen Zugang zum N. opticus. Erschwert wird die operative Übersicht durch traumatische Veränderungen der Topographie im Vergleich zu den mehr elektiven Siebbeinzellausräumungen bei entzündlichen Erkrankungen (KURZEJA et al. 1994), und die Resektion fast vollständig der medialen Orbitawand beinhaltet ästhetische Nachteile mit der Gefahr des Enophthalmus sowie des Telekanthus (MANN et al. 1991). Die Dekompression am Eingang des C. opticus ist nicht möglich (SCHRÖDER et al. 1989), auch nicht die Dekompression von lateral (KNOX et al. 1990).

Transnasaler Zugang
Mit Fortentwicklung der endoskopischen Möglichkeiten werden transnasale Wege zur Optikusdekompression beschrieben (TAKAHASHI et al. 1989, AURBACH et al. 1991, MANN et al. 1991). Auch dieser Weg erscheint bezüglich der topographischen Orientierung nicht unproblematisch (AURBACH u. Mitarb. 1991), bietet aber Vorteile des besonders schonenden, traumatischen Vorgehens mit Eröffnung nur der dorsalen Siebbeinzellen. Wie bei dem transethmoidalen Zugang ist die laterale Wand des C. opticus nicht erreichbar.

Transfrontaler Zugang
Zu weiter posterior gelegenen Läsionen des C. opticus gelangt man transorbital über eine frontotemporale Kraniotomie (MAURIELLO et al. 1992). Nach temporärer Resektion des Orbitadaches läßt sich über diesen Zugangsweg der gesamte Verlauf des N. opticus vom Orbitatrichter bis zum Chiasma mit maximaler Übersicht darstellen. Allerdings ist dieser Zugangsweg mit Resektion und Rekonstruktion des Orbitadaches vergleichsweise aufwendig und stellt nicht nur vom operativen Zeitbedarf für die doch häufig schwerverletzten Patienten eine große operative Belastung dar.

Temporaler Zugang
Die posttraumatische Dekompression des N. opticus von lateral ist bei vorangegangenem isolierten lateralen Trauma in zwei Fällen von KNOX et al. 1990 beschrieben. Auch dieser Weg führt transkraniell durch die mittlere Schädelgrube.

Transantraler Zugang

Der transantrale Weg ist in der Literatur im wesentlichen nur zur Dekompression der Orbita und des Orbitatrichters beschrieben und hier insbesondere bei der chirurgischen Behandlung des endokrinen Exophthalmus (OGURA und THAWLEY 1980, WARREN et al. 1989, KULWIN et al. 1990, FATOURECHI et al. 1994, GARRITY et al. 1994). Zur auch posttraumatischen Dekompression des C. opticus ist dieser Weg von KENNERDELL et al. 1976 angegeben worden.

Transmaxillärer Zugang

Der Canalis opticus ist von kaudal über eine passagere Oberkiefermobilisation nach der sogenannten „down-fracture"-Technik zu erreichen. Dieser Zugang stellt gewissermaßen eine Modifikation des transantralen Zugangs mit wesentlich verbesserter Übersichtlichkeit dar. Der Zugangsweg leitet sich aus der elektiven Dysgnathiechirurgie ab (HAUSAMEN und BRACHVOGEL 1991). Der Eingriff stellt einen mund-, kiefer- und gesichtschirurgischen Routineeingriff dar, muß bei einer gegebenenfalls notwendigen Mittelgesichtsfrakturversorgung bis auf die Kaudalverlagerung („down-fracture") ohnehin beschritten werden, beinhaltet kaum Risiken oder Nebenwirkungen und ist bislang unseres Wissens für die Dekompression des N. opticus in der Literatur noch nicht beschrieben. Nach Kaudalverlagerung des Oberkiefers ist das Dach der Kieferhöhle breit einsehbar. Unter lateraler Wandresektion nur der dorsalen Siebbeinzellen ist die Dekompression des N. opticus von medial und kaudal auf direktem Wege übersichtlich möglich (Abb. 1).

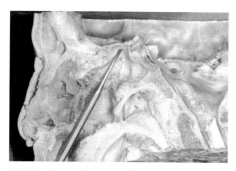

Abb. 1: Darstellung des Zugangsweges zum C. opticus über den in LE FORT I-Ebene mobilisierten Oberkiefer („down-fracture"-Technik) am anatomischen Präparat. Der Zugang ist unter direkter Sicht möglich.

Patienten

An der Medizinischen Hochschule Hannover wurde in den vergangenen 5 Jahren bei 8 Patienten wegen einer traumatischen Kompression des N. opticus interdisziplinär neurochirurgisch und mund-, kiefer-, gesichtschirurgisch eine Dekompression des N. opticus vorgenommen. Die Dekompression wurde zwischen dem ersten posttraumatischen Tag und bis zu 5 Tagen nach dem Unfallereignis vorgenommen. Bei allen Patienten lag eine Fraktur des C. opticus in Kombination mit einer Fraktur des Mittelgesichtes und der Rhinobasis vor. Der Zugang erfolgte transfrontal, bzw. temporo-frontal, wobei zur Verbesserung der Übersicht das zumeist mitfrakturierte Orbitadach passager entfernt und rekonstruiert wurde.

Bei einer Patientin wurde die Optikusdekompression transmaxillär vorgenommen. Bei dieser Patientin lag eine 6 Tage alte, hohe LE FORT I-Fraktur vor, mit einer den C. opticus einengenden Aussprengung einer Siebbeinzellwand. Bei einer anamnestisch seit mindestens 3 Tagen weiten Pupille wurde ophthalmologisch die Prognose quoad visum als minimal eingeschätzt. Zur Wahrung einer Restchance wurde der Oberkiefer in der LE FORT I-

Ebene nach der „down-fracture"-Technik mobilisiert und der C. opticus transmaxillär-transantral-transethmoidal aufgesucht. Der C. opticus ließ sich durch den Zugang über die dorsalen Siebbeinzellen in voller Länge von kaudal freistellen, und das knöcherne Siebbeinzellfragment konnte entfernt werden (Abb. 2 u. 3).

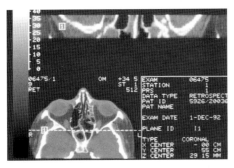

Abb. 2: Computertomographisches Bild eines Knochensplitters aus einer dorsalen Siebbeinzelle am Eingang des C. opticus bei einer LE FORT I-Fraktur.

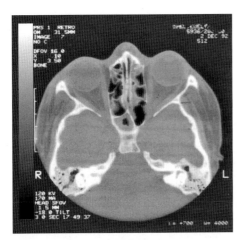

Abb. 3: CT-Kontrollaufnahme nach Entfernung des Knochensplitters. Der Zugang erfolgte transmaxillär-transantral und nur über die dorsalen Siebbeinzellen.

Bei keinem der insgesamt 9 Patienten kam es zu einer vollständigen Wiederherstellung des Sehvermögens. Bei 3 Patienten wurde eine sehr deutliche Verbesserung des Visus festgestellt, wobei naturgemäß unbewiesen ist, ob sich diese Visusverbesserungen kausal durch den operativen Eingriff ergaben oder spontan bzw. therapieunabhängig eintraten.

Diskussion

Die traumatische Läsion des N. opticus bei Frakturen im Bereich des C. opticus hat bezüglich des Visus des betroffenen Auges eine ausgesprochen schlechte Prognose. Konservative Behandlungsversuche, besonders mit hochdosierten Corticosteroiden, werden kontrovers diskutiert. Die Ergebnisse nach operativen Dekompressionen stellen sich allerdings bislang auch noch nicht überzeugend dar (SOLLMANN et al. 1989). Entscheidend für die Prognose scheint der Zeitfaktor bis zur Dekompression zu sein. Nach den Untersuchungen von SCHRÖDER et al. 1989 vergingen alleine bis zur Diagnose der Läsion des N. opticus nach dem Trauma im Durchschnitt 35 Stunden.

Bei der Wahl des Zugangsweges erscheinen 3 Forderungen wesentlich:
1. Bei der wohl indizierten Notwendigkeit, möglichst ohne Zeitverzug die Dekompression des N. opticus vornehmen zu müssen, sollte der individuell am schnellsten organisierbare Zugangsweg beschritten werden.
2. Bei den häufig schwerverletzten Patienten sollte die operative Dekompression des N. opticus möglichst keine unnötigen weiteren Traumen setzen. So bietet sich der transfrontale Zugangsweg bei einer primär notwendigen Kraniotomie wegen eines sub- oder epiduralen Häma-

toms oder z. B. bei gegebener Indikation für eine frontobasale Frakturversorgung an. In vielen anderen Fällen von schwerverletzten Patienten stellt die Kraniotomie eine zusätzliche Belastung dar. Unnötige operative Risiken verbieten sich, weil trotz der hohen Wertigkeit des Augenlichtes die Prognose im allgemeinen wohl auch bei zeitgerechter und adäquater Therapie sehr eingeschränkt ist.

3. Der Zugangsweg sollte sich an der Topographie des Verletzungsmusters orientieren. Verletzungen der lateralen Wand und des Einganges des C. opticus sind von medial, d. h. transethmoidal oder transnasal nicht erreichbar (SCHRÖDER et al. 1989, KNOX et al. 1990). Bei der Kombination der traumatischen Läsion des C. opticus mit Mittelgesichtsfrakturen sollte die Stabilisierung des Mittelgesichtes zeitgleich erfolgen oder vorgeschaltet werden, um das Ergebnis der Optikusdekompression nicht bei einer evtl. notwendigen sekundären Remobilisation des Mittelgesichtes zu gefährden (SCHRÖDER et al. 1989).

Über die Kriterien der Indikationen zur operativen Dekompression des N. opticus kann in Anbetracht geringer Fallzahlen hier keine Aussage getroffen werden. Die Indikation wird an der Medizinischen Hochschule Hannover typischerweise interdisziplinär zwischen Ophthalmologen, Neurologen, Neurochirurgen und Neuroradiologen gestellt. Die operative Ausführung erfolgt dann ebenfalls typischerweise interdisziplinär zwischen Neurochirurgen und MKG-Chirurgen bzw. HNO-Ärzten. Der operative Zugangsweg sollte nach den Kriterien der individuellen Bedingungen gewählt werden. Vorteile sehen wir besonders, wenn die indizierte Optikusdekompression mit der primären Frakturversorgung kombiniert werden kann und diese zusätzliche Maßnahme bei eingeschränkter Erfolgsaussicht keine weiteren Risiken oder Nebenwirkungen beinhaltet. Der dargestellte Zugang zum C. opticus im Rahmen und auf dem Wege einer Mittelgesichtsfrakturversorgung stellt eine neue mund-, kiefer-, gesichtschirurgische und rhinochirurgische interdisziplinäre Alternative der Optikusdekompression dar.

Literatur

(1) AURBACH, G., RECK, R., MIHM, B.: Die endonasale, endoskopisch-mikroskopisch kontrollierte Dekompression des N. opticus. Eine anatomisch-endoskopische Darstellung der Operation. HNO 39, 302-306, 1991

(2) CORNELIUS, C.P., ALTENMÜLLER, E., EHRENFELD, M.: Blitzevozierte visuelle Potentiale (BVEP) bei Patienten mit kraniofazialen Frakturen. In: N. Schwenzer, G. Pfeifer (Hrsg.): Fortschritte der Kiefer- und Gesichtschirurgie, Bd. XXXVI. Thieme, Stuttgart, 158-162, 1991

(3) FATOURECHI, V., GARRITY, J.A., BARTLEY, G.B., BERGSTRAHL, E.J., DESANTO, L.W., GORMAN, C.A.: Graves ophthalmopathy. Results of transantral orbital decompression performed primarily for cosmetic indications. Ophthalmology 101, 938-942, 1994

(4) GARRITY, J.A., FATOURECHI, V., BERGSTRAHL, E.J., BARTLEY, G.B., BEATTY, C.W., DESANTO, L.W., GORMAN, C.A.: Results of transantral orbital decompression in 428 patients with severe Graves' ophthalmopathy. Am. J. Ophthal. 116, 533-547, 1993

(5) GELLRICH, N.-C., GREULICH, W., GELLRICH, M.-M., EYSEL, U.T.: Flash visual evoked potentials (VEP) and electroretinograms (ERG) in the evaluation of optic nerve trauma. Dtsch. Z. Mund-Kiefer-Gesichts-Chir. 19, 98-101, 1995

(6) GIRARD, B.C., BOUZAS, E.A., LAMAS, G., SOUDANT, J.: Visual improvement after transethmoid-sphenoid decompression in optic nerve injuries. J. Clin. Neuro-Ophthal. 12, 142-148, 1992
(7) HAUSAMEN, J.-E., BRACHVOGEL, P.: Die Oberkieferosteotomie in der Le-Fort-I-Ebene - ein weites Indikationsspektrum zur Korrektur verschiedener skelettaler Dysgnathien. Fortschr. Kieferorthop. 52, 8-14, 1991
(8) JOSEPH, M.P., LESSELL, S., RIZZO, J., MOMOSE, K.J.: Extracranial optic nerve decompression for traumatic optic neuropathy. Arch. Ophthalmol. 108, 1091-1093, 1990
(9) KALLELA, I., HYRKÄS, T., PAUKKU, P., IIZUKA, T., LINDQVIST, C.: Blindness after maxillofacial blunt trauma. J. Cranio-Max-Fac. Surg. 22, 220-225, 1994
(10) KENNERDELL, J.S., AMSBAUGH, G.A., MYERS, E.N.: Transantral-ethmoidal decompression of optic canal fracture. Arch. Ophthalmol. 94, 1040-1043, 1976
(11) KNOX, B.E., GATES, G.A., BERRY, S.M.: Optic nerve decompression via the lateral facial approach. Laryngoscope 100, 458-462, 1990
(12) KULWIN, D.R., COTTON, R.T., KERSTEN, R.C.: Combined approach to orbital decompression. Otolaryngol. Clin. North Am. 23, 381-390, 1990
(13) KURZEJA, A., WENZEL, M., KORVES, B., MOSGES, R.: Dekompression des Nervus opticus nach Frakturen des Riechschädels mit Hilfe von CAS (Computer-assisted surgery). Laryngo Rhino Otol. 73, 274-276, 1994
(14) LEHNHARDT, E., SCHULTZ-COULON, H.-J.: Zur Indikation und Prognose der transethmoidalen Opticusdekompression bei posttraumatischer Amaurose. Arch. Oto-Rhino-Laryng. 209, 303-313, 1975
(15) LEVIN, L.A., JOSEPH, M.P., RIZZO, J.F., LESSELL, S.: Optic canal decompression in indirect optic nerve trauma. Ophthalmology, 101, 566-569, 1994
(16) MAHAPATRA, A.K., TANDON, D.A.: Traumatic optic neuropathy in children: A prospective study. Ped. Neurosurg. 19, 34-39, 1993
(17) MAHAPATRA, A.K.: Does optic nerve injury require decompression? J. Ind. Med. Ass. 88, 82-84, 1990
(18) MANN, W., ROCHELS, R., BLEIER, R.: Mikrochirurgische endonasale Dekompression des N. opticus. Fortschr. Ophthal. 88, 176-177, 1991
(19) MAURIELLO, J.A., DELUCA, J., KRIEGER, A., SCHULDER, M., FROHMAN, L.: Management of traumatic optic neuropathy - a study of 23 patients. Brit. J. Ophthal. 76, 349-352, 1992
(20) MESSERLI, J., VUILLEMIN, T., RAVEH, J.: Primäre Opticusdekompression bei Mittelgesichtsfrakturen. Klin. Mbl. Augenheilk. 196, 398-401, 1990
(21) NAYAK, S.R., KIRTANE, M.V., INGLE, M.V.: Transethmoid decompression of the optic nerve in head injuries: An update. J. Laryng. Otol. 105, 205-206, 1991
(22) NIHO, S., YASUDA, K., SATO, T., SUGITA, S., MURAYAMA, K., OGINO, N.: Decompression of the optic canal by the transethmoidal route. Am. J. Ophthalmol. 51, 659-665, 1961
(23) OGURA, J.H., THAWLEY, S.E.: Orbital decompression for exophthalmos. Otolaryngol. Clin. North Am. 13, 29-38, 1980
(24) SCHRÖDER, M., KOLENDA, H., LOIBNEGGER, E., MÜHLENDYCK, H.: Optikusschädigung nach Schädel-Hirn-Trauma. Eine kritische Analyse der transethmoidalen Dekompression der N. opticus. Laryngo Rhino Otol. 68, 534-538, 1989
(25) SOFFERMAN, R.A.: Sphenoethmoid appraoch to the optic nerve. Laryngoscope 91, 184-196, 1981
(26) SOLLMANN, W.P., SEIFERT, V., HAUBITZ, B., DIETZ, H.: Combined orbito-frontal injuries. Neurosurg. Rev. 12, 115-121, 1989

(27) TAKAHASHI, M., ITOH, M., KANEKO, M., ISHII, J., YOSHIDA, A.: Microscopic intranasal decompression of the optic nerve. Arch. Oto-Rhino-Laryng. 246, 113-116, 1989

(28) TANDON, D.A., THAKAR, A., MAHAPATRA, A.K., GHOSH, P.: Trans-ethmoidal optic nerve decompression. Clin. Otolaryngol. and Allied Sciences 19, 98-104, 1994

(29) WARREN, J.D., SPECTOR, J.G., BURDE, R.: Long-term follow-up and recent observations on 305 cases of orbital decompression for dysthyroid orbitopathy. Laryngoscope 99, 35-40, 1989

Frakturen des Orbitadaches

St. Behrendt • Th. Eichmann

Zusammenfassung

Frakturen des Orbitadaches sind im Gegensatz zu Orbitabodenfrakturen selten. Sie entstehen meist im Rahmen schwerer Gesichtsverletzungen. Basis der Diagnostik ist neben der klinisch-ophthalmologischen und klinisch-neurologischen Untersuchung das CT. Komplikationen umfassen im Bereich der Orbita Exophthalmus, Verletzungen des Bulbus, Ptosis, Einklemmung äußerer Augenmuskeln und das Syndrom der Fissura orbitalis superior. Lebensbedrohlich sind die möglichen intrakraniellen Komplikationen wie intrakranielle Blutungen, Durafistel, Pneumocephalus, Encephalocele und Meningitis sowie direkte Hirnverletzungen durch Knochenfragmente oder Fremdkörper. Bei Orbitadachfrakturen mit intrakranieller Beteiligung ist eine interdisziplinär neurochirurgisch-ophthalmologische Versorgung angebracht. Ziel ist die Befreiung des Wundgebietes von Knochenfragmenten und Fremdkörpern, ein dichter Duraverschluß, Entlastung von epiduralen und orbitalen Hämatomen sowie ggf. die Versorgung von Verletzungen der Augenmuskeln und des Bulbus.

Einleitung

Im Gegensatz zur Orbitabodenfraktur ist die Fraktur des Orbitadaches selten, ihre Häufigkeit wird mit 5% aller Gesichtsfrakturen angegeben (15). Wir möchten im folgenden Symptomatik, Diagnostik, Komplikationen und Therapie dieser Verletzungen schildern.

Patienten

Zwischen Januar 1992 und März 1995 wurden im Orbitazentrum Kiel 16 Patienten mit Orbitadachfraktur behandelt. Das Durchschnittsalter lag bei 25,7 Jahren. Bei der überwiegenden Mehrzahl der Patienten (12 von 16 = 75%) lag eine offene Schädel-Hirnverletzung vor, d. h. es bestand eine Duraläsion (Abb. 1, 2). Bei der Beurteilung der Schwere des Hirntraumas fällt auf, daß gehäuft leichtere (Glasgow Coma Scale >12, 6 Patienten) oder schwergradige (GCS <9, 7 Patienten) Traumen auftraten, mittlere Schweregrade waren seltener (2 Patienten) zu beobachten, nur ein Patient zeigte kein Hirntraumazeichen. Die Ursachen der Verletzungen zeigt Tabelle 1. Verkehrsunfälle lagen bei der Hälfte der Patienten vor, insbesondere bei Kindern führten aber auch relativ leichte Stürze zu Orbitadachfrakturen. Ophthalmologische Symptome (Tab. 2) umfaßten Lidverletzungen

Tab. 1: Ursachen der Orbitadachfraktur

Kfz.-Unfall	5
Stumpfes Trauma	4
Fahrradunfall	3
Sturz	2
Perforation	2

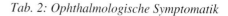

Tab. 2: Ophthalmologische Symptomatik

Lidhämatom, -ödem	2
Lidverletzung	4
Ptosis	3
Contusio bulbi	3
Bulbustiefstand	2
Bulbusverletzung	3

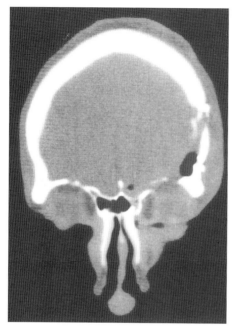

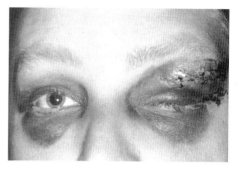

Abb. 1: Koronares CT bei Z. n. Fahrradunfall. Frakturen beider Orbitadächer, freie intrakranielle Luft, Impressionsfraktur links temporal.

Abb. 3: Orbitadachfraktur durch Verkehrsunfall links. Brillenhämatom, Oberlidverletzung und Lidödem links.

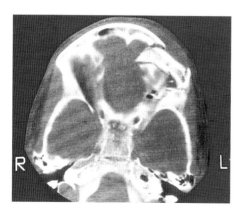

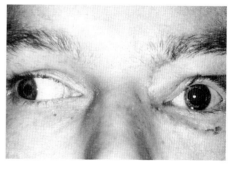

Abb. 2: Impressionsfraktur des Orbitadaches links mit Duraläsion und direkter Hirnverletzung (Fahrradunfall), axiales CT.

Abb. 4: Z. n. perforierender Orbitadachverletzung durch Skispitze links. Vollständige Ophthalmoplegie durch Läsion der Nerven III, IV und VI, Mydriasis, Ptosis (das Lid wird aufgehalten).

(Abb. 3) bei 4 Patienten, lediglich Lidödem- bzw. Hämatom bei 2 Patienten, Bulbustiefstand bei 2 Patienten, Ptosis bei 3 Patienten, eine Contusio bulbi und eine perforierende Verletzung traten je dreimal auf. Die Therapie bestand in den Fällen einer offenen Schädel-Hirnverletzung in einer frontobasalen Revision. Lid- und perforierende Bulbusverletzungen wurden mit zufriedenstellendem Ergebnis operativ versorgt. Frühkomplikationen der frontobasalen Revision im Sinne einer Liquorfistel oder einer Meningitis traten nicht auf. Bei einem Patienten (Abb. 4) war es durch das Trauma (Perforationsverletzung durch Skispitze) zu einer vollständigen Ophthalmoplegie gekommen. Hier konnte keine Besserung erzielt werden.

Diskussion

Die möglichen Ursachen einer Orbitadachfraktur sind breit gestreut. Wie bei unseren Patienten nehmen auch in Literaturberichten die Verkehrsunfälle den ersten Platz ein (18), aber auch relativ leichte Verletzungen wie Stürze aus geringer Höhe (5, 12) und Stromschläge (11) sind möglich.

Die Mechanismen, die zur Fraktur führen, sind letztlich unklar. Die Tatsache, daß eine reine seitliche Kompression des Schädels (14) zu einer Orbitadachfraktur führen kann, spricht für eine Kraftfortleitung unmittelbar über den Knochen, wie sie mittels interferenzholografischer Techniken bereits für die Orbitabodenfraktur demonstriert werden konnte (2). Die Pneumatisation der Stirnhöhle scheint bei der Kraftfortleitung im Knochen eine wichtige Rolle zu spielen. Durch die noch nicht vorhandene Stirnhöhlenpneumatisation und den weniger stabilen Knochen wird das Auftreten einer Orbitadachfraktur bei relativ geringem Trauma bei Kindern erklärt (5, 12).

Mögliche Komplikationen der Orbitadachfraktur bestehen in pulsierendem Exophthalmus (16, 17), traumatischer Encephalocele (6, 8), Pneumocephalus (19), Verletzung der Dura und des Hirns durch Knochenfragmente, selbst ein Prolaps des Bulbus in die vordere Schädelgrube ist möglich (9). Bei Beteiligung der Lamina cribrosa kann eine Hyp- oder Anosmie resultieren. Eine Liquorrhoe kann als Rhinoliquorrhoe auftreten (4), in seltenen Fällen kann sie wie eine Epiphora wirken (3) oder ein Lidödem hervorrufen (1). Mögliche schwere Spätkomplikation sind Meningitis und Hirnabszeß. Typische ophthalmologische Komplikationen sind Lidhämatom und -verletzung, Bulbusdislokation (Exophthalmus, Bulbustiefstand), Ptosis und Motilitätsstörungen sowie Verletzungen des Augapfels.

Diagnostisch wegweisend kann bereits die genaue Unfallanamnese sein. Klinisch sollte neben den allgemeinen Zeichen eines Schädel-Hirn-Traumas bei Verdacht auf Orbitadachfraktur soweit möglich auch die Sensibilität im Stirnbereich geprüft werden. Bei der ophthalmologischen Untersuchung ist auf einen Bulbustiefstand sowie einen Exophthalmus, der u. U. pulsieren kann, zu achten. Motilitätseinschränkungen mit Doppelbildern können durch Nervenläsionen oder durch Muskelschädigung (Einklemmung oder Hämatom) bedingt sein. Beim bewußtlosen Patienten kann hier u. U. der Traktionstest weiterhelfen. Der Visus und die Pupillenreaktion müssen untersucht werden. Wenn der Patient nicht in der Lage ist, Sehschärfenangaben zu machen, kann eine relative afferente Pupillenstarre einen Hinweis auf eine Optikusläsion geben. Schließlich dürfen begleitende Verletzungen der Lider und des Bulbus nicht übersehen werden. Bei starkem Lidödem oder Lidhämatom kann es notwendig werden, die Lider mit Lidhaken zu öffnen, um den Bulbus zu beurteilen und eine akut versorgungsbedürftige perforierende Verletzung auszuschließen.

Da auch bei relativ geringem Trauma und bei Vorliegen nur weniger Begleitverletzungen (7, 12) eine Orbitadachfraktur auftreten kann, ist bei Unfällen insbesondere im Kindesalter der Ausschluß einer solchen Verletzung anzustreben. Das CT in coronarer Schichtung erbringt die beste diagnostische Aussage. Auf konventionellen Röntgenaufnahmen sind die Frakturen nicht immer erkennbar (5). In Sonderfällen, z. B. zum Nachweis einer Encephalocele und der Differenzierung von einem Hämatom, kann auch das NMR hilfreich sein (10).

Bei nicht dislozierten Frakturen ohne wesentliche Begleitverletzungen ist keine Therapie erforderlich. In den übrigen Fällen besteht die Therapie in einer frontobasalen Revision mit Entfernung von Knochensplittern und Fremdkörpern, Entlastung epiduraler und intraorbitaler Hämatome, Duraverschluß und Versorgung von Verletzungen der äußeren Augenmuskeln, des Bulbus und der Lider. Je nach Lage und Ausdehnung der Verletzung kann ein osteoplastischer (bi-)frontaler oder ein pterionaler Zugang gewählt werden. Bei duraeröffnenden Verletzungen ist eine Antibiotikaprophylaxe obligat. Eine lumbale Liquordrainage kann indiziert sein. Der nachbehandelnde Arzt sollte neben neurologischen Frühkomplikationen auch die möglichen Spätkomplikationen im Auge behalten.

Literatur

(1) BAGOLINI, B.: Leakage of spinal fluid into upper fid following trauma. Arch. Ophthalmol. 57, 454-456, 1957

(2) BEHRENDT, S., ROCHELS, R.: Zum Entstehungsmechanismus von Orbitabodenfrakturen. Der Ophthalmologe 90, 84-85, 1993

(3) DRYDEN, R.M., WULC, A.: Pseudoepiphora from cerebrospinal fluid leak: case report. Br. J. Ophthalmol. 70, 570-574, 1986

(4) FIEBACH, A., LANDOLT, H.: Frontobasale Frakturen im Kindesalter. HNO 37, 287-291, 1989

(5) GREENWALD, M.J., BOSTON, D., PENSLER, J. M., RADKOWSKI, M.A.: Orbital roof fractures in childhood. Ophthalmology 96, 491-496, 1989

(6) GREENWALD, M.J., LISSNER, G.S., TOMITA, T., NAIDICH, T.P.: Isolated orbital roof fracture with traumatic encephalocele. J. Pediatr. Ophthalmol. Strab. 24, 141-144, 1987

(7) HUTCHINSON, B.M., WEBB, L.A., PYOTT, A.A., BARRIE, T.: Penetrating orbitocranial trauma in the absence of an externally visible entry wound. Orbit. 14, 53-56, 1995

(8) KING, A.B.: Traumatic encephaloceles of the orbit. Arch. Ophthalmol. 46, 49-56, 1951

(9) MA, C., NERAD, J.A.: Orbital roof fracture with ocular herniation. Am. J. Ophthalmol. 105, 700-701, 1988

(10) MANFRE, L., NICOLETTI, G., LOMBARDO, M., CONSOLI, V., PERO, G., ALBANESE, V.: Orbital „blow-in" fracture: MRI. Neuroradiology 35, 612-613, 1993

(11) MARCHAU, M.: Explosion of the orbital roof due to electric current. Neurosurgery 23, 769-770, 1988

(12) MESSINGER, A., RADKOWSKI, M.A., GREENWALD, M.J., PENSLER, J.M.: Orbital roof fractures in the pediatric population. Plast. Reconstr. Surg. 84, 213-218, 1989

(13) MONO, J., HOLLENBERG, R.D., HARVEY, J.T.: Occult transorbital penetrating injuries. Ann. Emerg. Med. 15, 589-591, 1986

(14) SATO, O., KAMITANI, H., KOKUNAI, T.: Blow-in-fracture of both orbital roofs caused by shear strain to the skull. Case report. J. Neurosurg. 49, 734-738, 1978
(15) SCHULTZ, R.C.: Supraorbital and glabellar fractures. Plast. Reconstr. Surg. 45, 227-233, 1970
(16) SMITH, R.R., BLOUNT, R.L.: Blowout fracture of the orbital roof with pulsating exophthalmos, blepharoptosis and superior gaze paresis. Am. J. Ophthalmol. 71, 1052-1054, 1971
(17) STEWART, C.R., SALMON, J.F., DOMINGO, Z., MURRAY, A.D.N: Proptosis as a presenting sign of extradural haematoma. Br. J. Ophthalmol. 77, 179-180, 1993
(18) SULLIVAN, W.G.: Displaced orbital roof fractures: presentation and treatment. Plast. Reconstr. Surg. 87, 657-661, 1991
(19) WESLEY, R.E., MCCORD, C.D.: Tension pneumocephalus from orbital roof fracture. Ann. Ophthalmol. 14, 184-190, 1982

Primäre und sekundäre Rekonstruktion von Orbitadach und Stirnhöhle nach Trauma

G. Gehrke • L. Cristante • D. Hellner • R. Schmelzle

Zusammenfassung

In unmittelbarer Nachbarschaft zu Nase, Siebbein und Orbita favorisieren wir bei jüngeren Patienten trotz bekannter alloplastischer Materialien autologen Knochen zur Wiederherstellung der Kalottenstabilität als Schutz der Hirnstrukturen bei gleichzeitiger ästhetischer Restitution. Dabei bevorzugen wir in der Traumatologie freie Beckenkammtransplantate in Kombination mit Beckenspongiosa.

Einleitung

Mit einem allgemeinen Rückgang der Verkehrsunfälle in den letzten Jahren (Statistisches Bundesamt 1988 und 1989) und zunehmender Verbreitung moderner Schutzmaßnahmen für PKW-Insassen (Gurtstraffer, Air-bag, Karosseriegestaltung), die unter dem Begriff der „passiven Sicherheit" Eingang in die öffentliche Diskussion gefunden haben, geht nach eigenen, vorläufigen Beobachtungen auch die Zahl schwerer, kombinierter frontobasaler und Gesichtsschädelverletzungen zurück.

Material und Methode

Im Beobachtungszeitraum von 1987 bis 1993 dominieren mit rund 50% noch immer Autounfälle, in die überwiegend junge Männer von 20 - 35 Jahren verwickelt sind (Tab. 1 u. 2). Von 288 Patienten mit Mittelgesichtsfrakturen ergaben sich bei 126 weitere Gesichtsschädelfrakturen, davon 13%

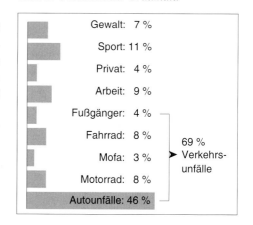

Tab. 1: Ursachen der Traumata

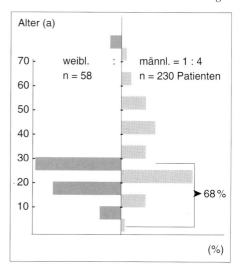

Tab. 2: Alters- und Geschlechtsverteilung

Stirnbeinfrakturen und 2% Kalottenfrakturen (Tab. 3 u. 4). Eine sekundäre Rekonstruktion des supraorbitalen Bereiches erfuhren 17 Patienten. Sie stellten mit 36% die überwiegende Mehrheit der supraorbitalen Rekonstruktionen (n = 63) dar, während Tumoren in dieser Lokalisation 27%, Mißbildungen 29% und Entzündungen 4% ausmachten.

Tab. 3: Lokalisation der Frakturen (n = 288 Patienten)

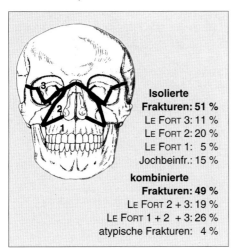

Tab. 4: Zusätzliche Frakturen (n = 288 Patienten

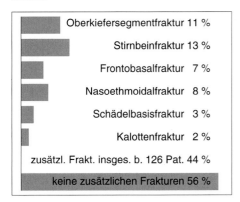

Diskussion

Bei den kombinierten Verletzungen stehen die frontobasalen Frakturen im Vordergrund, nicht selten in Kombination mit Kalottenfrakturen. Demgegenüber spielen Orbitadachfrakturen bei Betrachtung aller Orbitaverletzungen eine sehr untergeordnete Rolle, sie machen unter allen Orbitafrakturen 4,2% und als Frakturen im Rahmen schwerer Mittelgesichtsfrakturen 7,7% aus. Wir haben schon früher auf die unabdingbare Notwendigkeit einer interdisziplinären Abstimmung hingewiesen (GEHRKE et al. 1993). Die von uns geübten Vorgehensweisen werden anhand einiger klinischer Beispiele dargestellt.

Auf den Zeitpunkt der anzustrebenden Primärversorgung gingen auch MACHTENS et al. (1979) ausführlich ein: Der Versuch der primären oder baldigen Rekonstruktion bleibt Ziel der Therapie. Begrenzte Frakturen sollten primär gestellt und versorgt werden. Die unverletzte Schleimhaut bleibt erhalten und eine zusätzliche Drainage ist optional möglich. Eine Stabilisierung von rostral nach kaudal gestattet bei komplexen Trümmerfrakturen die korrekte Positionierung der Orbita und vermeidet sekundäre Korrekturmaßnahmen. Mini- und Mikroplattensysteme aus Titan stabilisieren ausreichend (BULL et al. 1993) und erlauben spätere Kontrollen mittels üblicher bildgebender Verfahren. Nicht nur wegen der latenten Infektgefahr in direkter Nachbarschaft zum Nebenhöhlensystem der Nase, auch durch den Schweregrad der begleitenden Hirn- und Hirnhautverletzungen teilen wir die Ansicht von ESSER und MAY (1990), daß bei ausgedehnten, offenen Trümmerfrakturen die sofortige Rekonstruktion i. d. Regel nicht indiziert ist.

Neben der Vermeidung schwerwiegender Konturstörungen ergeben sich speziell bei

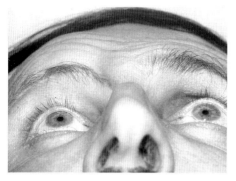
Abb. 1a

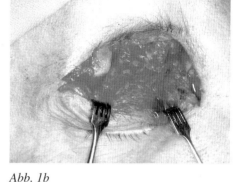
Abb. 1b

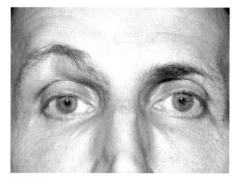
Abb. 1c

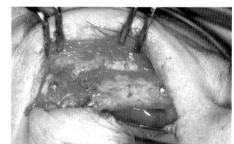
Abb. 1d

Abb. 1a-d: Posttraumatischer Defekt des Supraorbitalrandes vor (a + b) und nach (c + d) der Rekonstruktion mit einem Rippentransplantat.

Traumatisierten nach der sog. Kranialisation der Stirnhöhle mit fehlender Hinterwand und fehlender knöcherner Bedeckung auch funktionelle Indikationen zur dauerhaften autologen, knöchernen Rekonstruktion vor Wiedereingliederung der mehrheitlich jungen Patienten in den Arbeitsprozeß. Für diese Gruppe kommt u. E. alloplastisches Material nur in Frage, wenn andere Verfahren nicht möglich erscheinen.

„Split-rib"-Transplantate unterliegen einem unterschiedlichen, schwer abzuschätzenden Ausmaß der Resorption (MAERKER und SCHUBERT 1976, ROLFFS und SCHWENZER 1979). In diesem Zusammenhang, wie auch bei der Verwendung der Titan-Spongiosa-Methode (SCHMELZLE und GEHRKE 1987) spielt nicht nur das transplantatumgebende Weichgewebslager, sondern auch das Vorhandensein eines funktionellen Reizes (GÜNTHER 1967) durch das unterliegende, pulsierende Gehirn eine Rolle bei der regenerativen Substitution des Transplantates. So kommen Rippenosteoplastiken - wenn überhaupt noch - nur nach Kranialisation und Obliteration des Sinus frontalis in Kombination mit Hydroxylapatitgranulat in Frage oder besser zum Ersatz der Margo supraorbitalis (Abb. 1), da auch in diesem Bereich Substanzverluste neben einer kosmetischen Störung zu funktionellen Beschwerden durch Verlagerung des Orbitainhaltes

i. S. von Doppelbildsehen führen können. Insbesondere bei sekundären Rekonstruktionen nach entsprechenden Defekten bewährt sich u. E. die Transplantation freier Beckenspäne, die am seitlichen Übergang zur Kalotte mit Spongiosa aufgefüttert werden können (CONVERSE 1954, HARDT und STEINHÄUSER 1979). Die Fixation erfolgt über Titan-Mini- oder Mikroplattensysteme (Abb. 2). Die leicht verfügbare Spongiosa gestattet eine Adaptation im Randbereich und kann zum Konturausgleich als zusätzliche Unterfütterung und Auffüllung genutzt werden (WOLFE und JOHNSON 1988). Sekundäroperationen zur Materialentfernung entfallen.

Aus diesem Grunde wenden wir heute das Titan-Mesh-Verfahren bevorzugt in der Rekonstruktion sehr großer Kalottendefekte bei Osteomyelitiden an. In besonderen Fällen unzureichenden Transplantatlagers, wie z. B. nach einem Starkstromtrauma, kann die Indikation für ein mikrovaskulär anastomosiertes Transplantat bei jugendlichen Patienten bestehen, jedoch werden solche Fälle die Ausnahme bleiben.

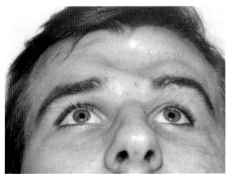

Abb. 2a

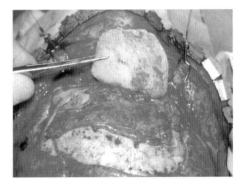

Abb. 2b

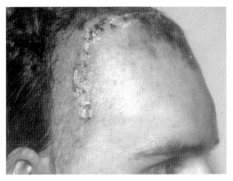

Abb. 2c

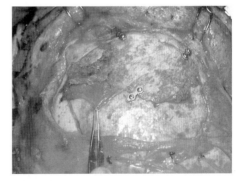

Abb. 2d

Abb. 2a-d: Stirnbeindefekt nach MGF und SHT: Der Beckenspan wird mit der Kortikalis auf die obliterierte Stirnhöhle gelegt. Spongiosa dient zur Unterfütterung und Konturierung im Randbereich.

Trotz umfangreicher positiver Erfahrung in anderen Bereichen wandten wir in der Traumatologie bisher keine Kalottentransplanate an (LUHR und SPOERRI 1986, BULL et al. 1993).

Literatur

(1) BULL, H.G., SCHIRMER, M., WUNDERLICH, S.: Die Zusammenarbeit von Neurochirurgie und Kiefer-Gesichtschirurgie in der rekonstruktiven Chirurgie des Kalottenknochens und der Rhinobasis. In: Draf, W., Rudolph, H. (Hrsg.): 29. Jahrestagung der Deutschen Gesellschaft für Plastische und Wiederherstellungschirurgie. Thieme, Stuttgart, 119-121, 1993

(2) CONVERSE, J.M.: Technique of bone grafting for contour restauration of the face. Plast. Reconstr. Surg. 14, 332-346, 1954

(3) ESSER, E., MAY, H.-J.: Primäre und sekundäre Rekonstruktion der Stirnhöhle durch das Titangitter-System. Dtsch. Z. Mund-, Kiefer-Gesichts-Chir. 14, 190-195, 1990

(4) GEHRKE, G., BSCHORER, R., SCHWENZER, N., FRETSCHNER, R., HEIß, E., WINKLER, K.-H.: Interdisziplinäres Management des Polytraumatisierten: Erstversorgung und Behandlung im Intervall. In: Draf, W., Rudolph, H. (Hrsg.): 29. Jahrestagung der Deutschen Gesellschaft für Plastische und Wiederherstellungschirurgie. Thieme, Stuttgart, 145-148, 1993

(5) GÜNTHER, H.: Zur Indikation der Deckung von Stirndefekten mit autoplastischem Knochen, Knorpel und alloplastischem Material. In: Schuchardt, K. (Hrsg.): Fortschritte der Kiefer- und Gesichtschirurgie, Bd. 12. Thieme, Stuttgart, 247-258, 1967

(6) HARDT, N., STEINHÄUSER, E.W.: Ergebnisse bei 35 Schädeldefektrekonstruktionen mit verschiedenen autoplastischen Verfahren. In: Schuchardt, K., Schwenzer, N. (Hrsg.): Fortschritte der Kiefer- und Gesichtschirurgie, Bd. 24. Thieme, Stuttgart, 64-67, 1979

(7) LUHR, H.-G., SPOERRI, O.: Autologe und homologe Kalottentransplantate zur Schädeldachrekonstruktion. In: Kastenbauer, E., Wilmes, E., Mees, K. (Hrsg.): Das Transplantat in der plastischen Chirurgie. 24. Jahrestagung der Deutschen Gesellschaft für Plastische und Wiederherstellungschirurgie. K. Sasse, Rotenburg/Wümme, 62-66, 1986

(8) MACHTENS, E., LAUSBERG, G., STURSBERG, W.: Prinzipielle Überlegungen zur Rekonstruktion von Stirnbeindefekten und Stirnbeindislokation nach Trauma. In: Schuchardt, K., Schwenzer, N. (Hrsg.): Fortschritte der Kiefer- und Gesichtschirurgie, Bd. 24. Thieme, Stuttgart, 61-64, 1979

(9) MAERKER, R., SCHUBERT, H.: Ergebnisse der osteoplastischen Deckung von Schädeldefekten. In: Schuchardt, K. (Hrsg.): Fortschritte der Kiefer- und Gesichtschirurgie, Bd. 20. Thieme, Stuttgart, 47-50, 1976

(10) ROLFFS, J., SCHWENZER, N: Technik und Ergebnisse der osteoplastischen Deckung von Stirnbeindefekten. In: Schuchardt, K., Schwenzer, N. (Hrsg.): Fortschritte der Kiefer- und Gesichtschirurgie, Bd. 24. Thieme, Stuttgart, 59-61, 1979

(11) SCHMELZLE, R., GEHRKE, G.: Ergebnisse der Spongiosatransplantation unter Verwendung des Titan-Mesh-Verfahrens. Z. Zahnärztl. Implantol. 3, 76-80, 1987

(12) STATISTISCHES BUNDESAMT: Verkehr Fachserie 8, Reihe 7. Metzler-Poeschel, Stuttgart, 24-33, 1988 u. 1989

(13) WOLFE, S.A., JOHNSON, P.: Frontal sinus injuries: primary care and management of late complications. Plastic Reconstr. Surg. 82, 781-791, 1988

Kombinierte orbitofrontale Verletzungen

W.-P. Sollmann • C. Goetz • R. Schmelzeisen • J.-E. Hausamen

Zusammenfassung

Die Prognose orbitofrontaler Verletzungen wird durch das Ausmaß der Hirnverletzungen und zerebralen Komplikationen bestimmt. Die Behandlungsergebnisse von 100 Patienten mit orbitofrontalen Verletzungen werden diskutiert. Die Relation der frontobasalen, orbitalen und maxillofacialen Frakturen zu den begleitenden Hirnverletzungen und dem Orbitainhalt werden am besten mit hochauflösendem CT dargestellt. Die operative Versorgung ist in den meisten Fällen in einer interdisziplinären Sitzung möglich. Penetrierende Verletzungen mit Liquor- oder Hirnaustritt erfordert eine primäre operative Therapie, indirekt offene frontobasale Frakturen sollten sekundär innerhalb von 2 Wochen nach der Verletzung versorgt werden. Eine Ausräumung der Nebenhöhlen ist erforderlich, wenn die Drainage verlegt ist oder Infektionen auftreten. Typische Komplikationen sind systemische oder zentralnervöse Infektionen, seltener Gefäßverletzungen, Pneumato- oder Encephalocelen.

Einleitung

Orbitofrontale Verletzungen stellen eine besondere Herausforderung für das interdisziplinäre Team von Neurochirurgen, Ophthalmologen, Mund-, Kiefer- und Gesichtschirurgen und Hals-Nasen-Ohren-Ärzten dar: Die Prognose dieser Verletzungen quo ad vitam ist günstiger als die von Läsionen anderer Schädellokalisationen, da ein Teil der beim Unfall einwirkenden Energie von den Gesichtsweichteilen und dem knöchernen Gesichtsschädel aufgenommen wird (1, 2, 4, 5, 6). Hingegen kann die Verletzung der sensiblen intraorbitalen Strukturen, der Hirnnerven und Gefäße sowie der Nasennebenhöhlen zu schweren Komplikationen und permanenten neurologischen Störungen führen (1, 2, 10, 11, 12).

Material und Methode

Wir haben in unserer Klinik über einen Zeitraum von 5 Jahren 100 Patienten mit schweren kombinierten orbitofrontalen Schädel-Hirnverletzungen versorgt. Es handelte sich überwiegend um jüngere Männer und Kinder, von denen 2/3 im Straßenverkehr verunglückten. Bei der frontalen stumpfen Gewalteinwirkung sehen wir an äußeren Verletzungen ausgedehnte Riß-/Quetschwunden und massive Weichteilhämatome, die einen beträchtlichen Blutverlust zur Folge haben können. Dies erfordert gelegentlich eine notfallmäßige Tracheotomie und BELLOCQ-Tamponade. Bei der Aufnahme waren 68 Patienten komatös mit einem Glasgow-Coma-Score zwischen 3 und 8 und kontrollierter Beatmung. 80 Patienten hatten Störungen der Pupillen-Lichtreaktion. Lidverletzungen sahen wir bei 32, Bulbusläsionen - im Extremfall eine Luxation des Bulbus aus der Orbita - bei 25 Verunglückten. Feststeckende perforierende Fremdkörper wurden bei 3 Patienten bis zum Abschluß der Diagnostik belassen (1, 3).

Orbitaverletzungen
Die Augenlider waren bei 51 Patienten verletzt. Der Bulbus war bei 47 Patienten kontusioniert, rupturiert oder disloziert. Diese Verletzungen führten stets zur Erblindung, selbst wenn keine Fraktur vorlag. Bei frontalem Anprall kann das Os frontale, das Os nasale, das Os ethmoidale oder Os lacrimale in die Orbita disloziert sein. Die retrobulbären Strukturen können durch Knochensplitter, Projektile oder Sicherheitsglasfragmente verletzt sein oder durch ein Hämatom komprimiert werden. Bei direktem Bulbusanprall kann die mediale oder inferiore Orbitawand im Sinne einer Blow out-Fraktur verschoben sein. Auch bei lateralem Anprall können Fragmente den Bulbus oder N. opticus imprimieren (Abb. 1-4).

Orbitadach und Canalis nervi optici können durch vertikale oder diagonale Schußverletzungen oder bei fortgeleiteten frontalen oder temporalen Anprallverletzungen frakturieren. 47 Patienten hatten eine einseitige

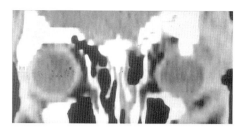

Abb. 2: Kompression des linken Bulbus durch Knochenfragmente vom lateralen und oberen Orbitarand.

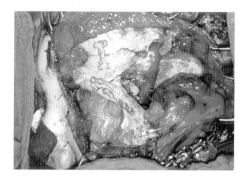

Abb. 3: Operationssitus nach Hebung der Imprimate, plastischer Deckung mit Galea/Periost und Miniplattenosteosynthese.

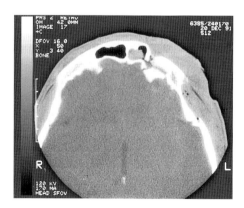

Abb. 1: Orbitofrontale Verletzung mit Stirnhöhlenbeteiligung, Hirnprolaps im linken Sinus frontalis.

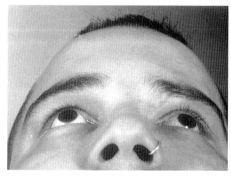

Abb. 4: 23jähriger Patient 2 Monate nach operativer Therapie. Günstiges ästhetisches Ergebnis, persistierende Amaurose links durch direktes Bulbustrauma.

und 11 eine beidseitige Visusverminderung. Eine Anosmie lag bei 30 Patienten vor, Augenmuskelstörungen bei 21 Patienten. Der VII. und VIII. Hirnnerv waren bei 3 Patienten mitbetroffen.

Hirnverletzungen
Hirnverletzungen konnten computertomographisch bei 87 Patienten nachgewiesen werden. 69 von diesen wiesen Kontusionen mit Einblutungen, penetrierenden Fragmenten oder freier intracranieller Luft auf. Die Kontusionen waren zum Teil multipel oder von Contre-coup-Verletzungen begleitet. Epidurale Hämatome fanden wir bei 13 Patienten, subdurale hingegen nur bei 9 Patienten.

Operative Therapie
67 Patienten wurden interdisziplinär in einer Sitzung operativ versorgt, 28 mußten bis zu 4 Sekundäreingriffen unterzogen werden. Perforierende Fremdkörper sollten nur nach vollständiger radiologischer Diagnostik mit hochauflösender CT und Angiographie unter operativen Bedingungen entfernt werden, wenn eine Gefäßverletzung vermutet wird. Als Akuteingriff erfolgte stets die Hebung von Impressionsfrakturen und Ausräumung intracranieller Hämatome, anschließend die Rekonstruktion der knöchernen Orbitabegrenzungen und Augen- sowie Lidverletzungen. Große Duradefekte wurden primär mit Galea-Periost-Lappen gedeckt, sofern der Duradefekt ohne Retraktion des traumatisierten Hirns erreicht werden konnte. Die meisten frontobasalen Verletzungen wurden in der 2. Woche nach Abklingen des Hirnödems operiert. Sekundäre Schädeldachplastiken führten wir zeitlich verzögert bei 4 Patienten durch. 5 Carotis cavernosus-Fisteln und ein traumatisches Aneurysma der Carotis interna im Bereich des Sinus sphenoidalis wurden mit ablösbaren Ballons embolisiert oder chirurgisch getrappt. Die Hals-Nasen-Ohren-Ärzte entfernten Fragmente und Hämatome aus den Nebenhöhlen bei 21 Patienten und dekomprimierten den N. opticus in 9 Fällen. Bei 3 Patienten wurden Liquorfisteln über einen transethmoidalen Zugang verschlossen. Instabile Ober- und Unterkieferfrakturen wurden primär im Rahmen der Wundversorgung geschient. Die definitive Osteosynthese des Gesichtsskeletts durch Kieferaufhängung und Miniplattenosteosynthese erfolgte jedoch überlicherweise in der zweiten Woche nach dem Trauma, gegebenenfalls in Kombination mit anschließender plastischer Deckung der Frontobasis. Augenlidverletzungen wurden notfallmäßig durch die Augenärzte ausgeführt, eine Enukleation war in 7 Fällen erforderlich, eine Vitrektomie führte bei 4 Patienten zur Visusverbesserung.

Tab. 1: Operative Behandlung (n = 100)

Neurochirurgische Operation	89
Débridement und Entsplitterung	32
Imprimathebung	23
frontobasale Duraplastik	17
Hämatomausräumung	13
Schädeldachplastik	4
Embo/Trapping Carotis cavernosus Fistel	6
HNO-ärztliche Operation	32
Enttrümmerung der Nasennebenhöhlen	21
Opticus-Dekompression	9
transethmoidale Duraplastik	3
MKG-chirurgische Operation	34
Mittelgesichtsosteosynthese	20
Unterkieferosteosynthese	10
Hebung des Orbitabodens	6
Ophthalmologische Operationen	45
Rekonstruktion der Augenlider	45
Enukleation	7
Vitrektomie	4

Komplikationen

8 Patienten entwickelten ein prolongiertes hirnorganisches Psychosyndrom. Frakturen im Bereich des Canalis caroticus verursachten Carotis cavernosus-Fisteln bei 5 Patienten und ein großes Aneurysma bei einem Patienten. Epileptische Anfälle traten lediglich bei 4 Patienten mit Impressionsfrakturen auf und sistierten nach Hebung der Imprimate und antikonvulsiver Abschirmung. Bei weiteren 4 Patienten mußten raumfordernde subdurale Hygrome drainiert werden, 3 Patienten entwickelten hypothalamische Störungen und 2 Patienten einen ausgeprägten Pneumatocephalus nach indirekt offenen frontobasalen Frakturen. Diese wurden durch notfallmäßige Punktion und Aspiration der Luft und anschließender Rekonstruktion der frontalen Dura behandelt. 2 Patienten entwickelten nach Frakturen von Orbitadach und Siebbein einen Hirnprolaps in die Orbita mit massivem Exophthalmus. Das Risiko dieser Komplikation ist bei Patienten mit ausgeprägtem Hirnödem nach ausgedehnter Siebbeinenttrümmerung erhöht. Die Encephalocelen sollten sekundär nach Abklingen des Hirnödems von subfrontal abgetragen und der knöcherne - sowie Duradefekt über dem Orbitadach mehrschichtig gedeckt werden.

15 Patienten entwickelten Infektionen. Meist handelte es sich um Pneumonien nach prolongierter Beatmung, bei 3 Patienten trat eine Osteomyelitis auf. Ein aus dem Ausland verlegter Patient mit unzureichend versorgten Gesichtswunden entwickelte eine Mittelgesichtsphlegmone.

Behandlungsergebnis

Verglichen mit Verletzungen anderer Hirnregionen sind die Behandlungsergebnisse nach orbitofrontalen Verletzungen relativ gut. 27 Patienten erholten sich vollständig, 34 konnten sich ohne fremde Hilfe mit geringen neurologischen Störungen selbst versorgen. 18 Patienten blieben schwerbehindert, zumeist wegen Sehstörungen oder hirnorganischen Veränderungen. 19 Patienten verstarben, 2 verblieben im vegetativen Status.

Diskussion

Die Prognose orbitofrontaler Verletzungen wird durch die Schwere der Hirnverletzungen und der zerebralen Komplikationen bestimmt. Wichtigste Erstmaßnahme ist daher die neurochirurgische Versorgung der Hirnverletzung, die Hebung von frontalen Imprimaten und der wasserdichte Duraverschluß (1, 4, 5, 7). Die zur Funktionserhaltung essentiellen weiteren operativen Maßnahmen - die Stabilisierung des Mittelgesichtes, Rekonstruktion von Augenlidern

Tab. 2: Komplikationen (n = 100)

Zerebrale Komplikationen	
Psychosyndrom	8
Carotis cavernosus-Fistel	6
Krampfanfälle	4
subdurales Hygrom	4
Diabetes insipidus	3
Pneumatocephalus	2
Hirnprolaps	2
Mediainfarkt	2
Knochendeckelfraktur	1
Infektionen	
Pneumonie	5
Meningitis	3
Osteomyelitis	3
Mittelgesichtsphlegmone	3
infiziertes Tracheostoma	1
Internistische Komplikationen	
Respiratorische Insuffizienz	3
kardiale Insuffizienz	2

und Bulbus und Débridement und Drainage der Nebenhöhlen - können häufig in gleicher Sitzung mit der neurochirurgischen Primärversorgung erfolgen (2, 5, 8). Penetrierende offene Hirnverletzungen müssen sofort versorgt werden. Indirekt offene frontobasale Frakturen sollten nach Abklingen des Hirnödems sekundär innerhalb der zweiten Woche nach dem Trauma versorgt werden (1, 3, 9). Der subfrontale Zugang wird bevorzugt, wenn ausgedehnte und beidseitige Frakturen vorliegen, bei sicherer einseitiger Verletzung führen wir einen einseitigen pterionalen Zugang unter Erhaltung des N. olfactorius durch. Eine rhinochirurgische Versorgung ist nötig, wenn die Drainage der Nebenhöhlen verlegt ist oder eine Infektion auftritt. Bei unseren 9 Patienten, die einer transethmoidalen oder transkraniellen Optikusdekompression unterzogen wurden, konnte keine Visusverbesserung erreicht werden. Dieses Behandlungsverfahren erscheint daher bei schweren kombinierten orbitofrontalen Verletzungen mit vermuteter Amaurose nicht aussichtsreich und sollte lediglich empfohlen werden, wenn bei einem wachen Patienten ein objektivierbarer Visusverlust mit entsprechender Fraktur oder einem Orbitahämatom vorliegt (10, 11, 12). In dieser Serie erholte sich der Visus lediglich bei einem Patienten nach Entfernung eines Knochenfragmentes, das den Bulbus von lateral her imprimierte. Typische Komplikationen sind lokale oder systemische Infektionen. Seltener beobachten wir Gefäßverletzungen mit Carotis cavernosus-Fisteln und Pneumato- oder Encephalocelen. Zum Vermeiden dieser Komplikationen und zum Erreichen des optimalen Behandlungsergebnisses für diese komplexen Verletzungen ist eine enge interdisziplinäre Zusammenarbeit erforderlich.

Literatur

(1) Dietz, H.: Über orbitofrontale perforierende Verletzungen. Neurochirurgia 23, 219-223, 1980

(2) Ey, W.: Mitbeteiligung der Orbita bei frontobasalen Traumen. Laryngol. Rhinol. 60, 162-167, 1981

(3) Kieck, C.F., de Villiers, J.C.: Vascular lesions due to transcranial stab wounds. J. Neurosurg. 60, 42-46, 1984

(4) Samii, M., Draf, W.: Indikation und Versorgung der frontobasalen Liquorfistel aus HNO-chirurgischer und neurochirurgischer Sicht. Laryngol. Rhinol. 57, 689-697, 1987

(5) Sollmann, W.-P., Seifert, V., Haubitz, B., Dietz, H.: Combined orbito-frontal injuries. Neurosurg. Rev. 12, 115-121, 1989

(6) Lee, K.F., Wagner, L.K., Lee, Y.H., Suh, J.H., See, S.R.: The impact absorbing effects of facial fractures in closed head injuries. J. Neurosurg. 66, 542-547, 1987

(7) Sollmann, W.-P., Hussein, S., Dietz, H.: Behandlungsergebnisse von schweren Schädel-Hirn-Traumen mit und ohne Dexamethasontherapie. Neurochirurgia 28, 46-50, 1985

(8) Reich, R.H., Hausamen, J.-E.: Operative Versorgung von Weichteilverletzungen und Frakturen im Kiefer- und Gesichtsbereich. Klinikarzt 16, 732-741, 1987

(9) Krüger, C.J., Seifert, V., Becker, H., Friedrich, H., Brewitt, H.: Außergewöhnliche Pfählungsverletzung von Orbita und Gehirn. Fortschr. Ophthalmol. 83, 214-216, 1984

(10) Brihaye, Y.: Transcranial decompression of optic nerve after trauma. In: Samii, M., Janetta, P. (eds.): The Cranial Nerves. Springer, Berlin, 1981

(11) Fukado, Y.: Microsurgical transethmoidal optic nerve decompression; Experience on 700 cases. In: Samii, M., Janetta, P. (eds.): The Cranial Nerves. Springer, Berlin, 1981

(12) Horaczek, A., Perneczky, A.: Subperiostales Hämatom der Orbita. Unfallchirurgie 9, 125-128, 1983

Offenes transorbitales basales Schädel-Hirn-Trauma durch einen kleinen Ast: Bericht über zwei Fälle mit Beschreibung der diagnostischen Leitfäden in CT/MRI

C. Smely • M. Orszagh • V. Van Velthoven

Zusammenfassung
Anhand von zwei Fallbeispielen wird über die diagnostischen Schwierigkeiten im Computertomogramm mit nicht röntgendichten Fremdkörpern, z. B. Holz, berichtet. Vom 4. Tag an zeigen Verlaufs-Computertomographien bei solchen intrakraniellen Fremdkörperverletzungen eine Wandlung vormals Luft-typischer hypodenser Strukturen in hyperdense Strukturen. Im MRI stellt sich Holz intrakraniell hirnisointens in T1 und hypointens in T2 dar, bei Gadolinium-Gabe besteht eine randständige Signalanhebung.

Einleitung
Nicht-röntgendichte Fremdkörper, z. B. Holz, welche die pyramidenförmige Orbita als Eintrittspforte in das Kranium nehmen, können aufgrund ihrer röntgenologischen Eigenschaften lange Zeit verkannt bleiben, insbesondere wenn aufgrund besonderer Umstände beim Unfallhergang, z. B. bei fehlenden Zeugen, bei Kleinkindern oder Bewußtseinsgetrübten genaue Angaben zum Unfallhergang fehlen oder nicht erhebbar sind und wenn auch diskrete Hinweise auf periorbitale Begleitverletzungen nicht ausreichend gewürdigt werden.

Kasuistik
Patientenbeispiel 1
Ein alkoholisierter Patient stürzt mit dem Gesicht in einen Gertenzweig, den er sich anschließend selbst entfernt. In einer Chirurgischen Ambulanz wird anschließend eine ca. 1 cm lange horizontale Platzwunde unterhalb des rechten Unterlids chirurgisch versorgt.
Am folgenden Morgen wird er komatös aufgefunden, das CT bei stationärer Aufnahme wird in Abb. 1a gezeigt. Bei stattgefundenem offenen Schädel-Hirn-Trauma mit inzwischen entferntem Ast wird nach Resorption der Blutungsfolgen die frontobasale Revision und plastische Duradeckung vorgesehen.
Nach Absetzen der anfangs begonnenen Antibiose entwickelt der Patient mehrere

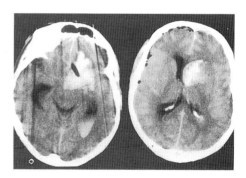

Abb. 1a: Nachweis einer hypodensen länglichen Läsion (-400 HU), von frontobasal rechts nach links in eine frische Stammganglienblutung einmündend, mit Ventrikelbeteiligung. Traumat. Subarachnoidalblutung. Kortikale kleine Luftbläschen rechts frontal.

aufeinanderfolgende Meningitiden, die nachfolgenden CT zeigen eine Dichteänderung der anfänglichen intrazerebralen Hypodensität (Abb. 1b, c).

Bei der Operation am 90. Behandlungstag wird schließlich ein 8 x 0,6 cm langer Zweig, der von intraorbital rechts über die Ethmoidalzellen, bzw. das rechte Orbitadach über die Mittellinie in das Vorderhorn des linken Seitenventrikels reicht, entfernt.

Patientenbeispiel 2

Ein 14 Monate altes Kleinkind stürzt unbeobachtet aus dem Fenster 3 m tief in eine Hecke. Initial besteht ein Monokelhämatom, Ptose sowie eine Mydriasis rechts. Das initiale CT (Abb. 2a) zeigt eine hypodense Struktur, von der Orbitaspitze bis nach parapontin rechts reichend. Eine vertikale Platzwunde des rechten Unterlids von 4 mm Länge wird augenärztlich chirurgisch versorgt.

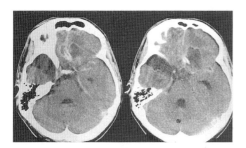

Abb. 1b: Im CT + KM am 18. Tag jetzt großteilig hyperdense strangförmige Struktur in der ehemaligen hypodensen Läsion, in eine posthämorrhagische Läsion einmündend, die randständig KM aufnimmt entsprechend einem abszedierenden Prozeß.

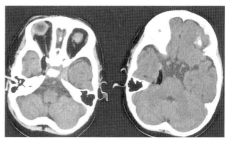

Abb. 2a: Hypodense längliche Struktur, von der Orbitaspitze temporal medio-basal bis nach parapontin reichend (-500 HU).

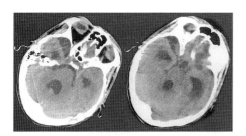

Abb. 1c: Persistierende hyperdense längliche Struktur am 88. Tag im präop. Nativ-CT.

Nachdem das Mädchen bereits am 1. Tag septische Temperaturen entwickelt und antibiotisch behandelt wird, zeigt ein zweites CT am 4. Behandlungstag bereits einen Wandel in der Densität der vormalig hypodensen Struktur (Abb. 2b). Diese wird schließlich am 9. Behandlungstag fast vollständig hyperdens (Abb. 2c). Eine Kernspintomographie des Neurokraniums weist erstmals eine intracranielle fremdkörperverdächtige Struktur nach (Abb. 3).

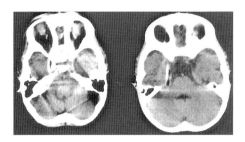

Abb. 2b: Am 4. Tag Wandel der hypodensen Struktur in eine teils hyperdense Struktur mit hypodensen zentralen Anteilen.

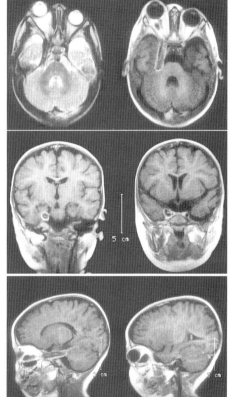

Abb. 2c: Am 9. Tag fast totale Dichteänderung in eine hyperdense längliche Struktur.

Abb. 3: Das MRI der Patientin vom 9. Tag zeigt eine 4 x 0,5 cm messende stabförmige intrakran. Struktur. In T1 stellt sich diese hirnisointens, in T2 hypointens dar. Mit Gadolinium-DTPA besteht randständig ein hyperintenses Signal.

Eine operative augenärztliche Inspektion des Bulbus am 10. Tag zeigt einen permanenten Liquorfluß in die Orbita, wahrscheinlich aus einem Duraleck der Fissura orbitalis superior.

Bei der neurochirurgischen Operation am 12. Tag über rechts pterionalen Zugang findet man lateral des N. oculomotorius weißliche fibrinöse Stränge, bei deren Aufspreizung sich zunächst Eiter entleert, dann kommt ein 4 x 0,5 cm langer Ast zum Vorschein, der von der Fissura orbitalis superior temporomedial bis nach parapontin verläuft.

Diskussion

Holz zeigt als intrakranieller Fremdkörper häufig eine Dichte im primären CT, die von Luft oder Fettgewebe, wie periorbitales Fett, zunächst nicht unterschieden werden kann. Falls die Traumaanamnese unsicher erscheint oder in Verbindung mit hölzernem Material steht, muß eine intrakranielle Fremdkörperverletzung mit Holzmaterial besonders berücksichtigt werden, insbesondere bei auch noch so banal erscheinenden begleitenden periorbitalen äußeren Verletzungen.

Die Orbita stellt mit ihrem trichterförmigen Aufbau, dünnen Wandstrukturen (Lamina papyracea) und Knochenlücken (Fissura orbitalis superior) eine leichte Eintrittspforte für mäßig beschleunigte weichere Fremdkörper wie Holzäste dar.

Kommt es nach einem offenen Schädel-Hirn-Trauma mit begleitenden periorbitalen Verletzungen und eventueller Holzbeteiligung zu einer klinischen Verschlechterung beim Verletzten oder zum Auftreten einer Meningitis, so muß man in den weiteren CT-Kontrollen besonders auf Änderungen der anfänglichen Luft-typischen Dichtewerte achten:

Verlaufs-CT-Kontrollen zeigen im Fall intrakranieller Fremdkörperverletzung mit Holz ab dem 4. Tag eine Wandlung vormals Luft-typischer hypodenser Strukturen in eine hyperdense Struktur, die unverändert fortbestehen bleibt.

Im MRI stellt sich Holz als intrakranieller Fremdkörper hirnisointens in T1 dar und hypointens in T2. Bei Gadolinium-Gabe besteht eine randständige Signalanhebung.

Zur Rekonstruktion der Orbita und Schädelbasis nach Traumata und Tumoren

Ch. Mohr • V. Seifert

Zusammenfassung

Von 1974 bis 1995 wurden 111 Patienten mit knöchernen Defekten der Orbita und/oder der Schädelbasis in der Klinik für Gesichts- und Kieferchirurgie Essen operativ behandelt. 71 Knochendefekte (64%) waren durch eine Tumorresektion entstanden, bei 32 Patienten (29%) handelte es sich um die Folge eines Traumas und bei 8 Patienten (7%) bestanden Knochendefekte im Rahmen einer kraniofazialen Fehlbildung. Isolierte Knochendefekte der Orbita (25%) bzw. der Kalotte (11%) waren seltener als kombinierte frontoorbitale (20%) und komplexe fronto- und temporobasale Knochendefekte (44%). Begleitende Duradefekte bestanden in 35% der Fälle. Bei 53 Patienten (48%) wurde die Deckung des Knochendefektes primär vorgenommen, bei 43 Patienten (39%) erfolgte sie sekundär. Umschriebene Orbitadachdefekte bedurften keiner knöchernen Rekonstruktion (13%). Bei 25% der Defekte wurden freie oder gestielte Weichteiltransplantate zur Rekonstruktion eingesetzt. Bis 1989 wurden präoperativ gefertigte Paladonimplantate oder autologe Beckenkammspongiosa-Transplantate zum Hartgewebsersatz bevorzugt. Seit 1989 wurden bei 37 Patienten autologe Calvariatransplantate zur Rekonstruktion verwendet. Die Schädelknochentransplantate erwiesen sich als resorptionsstabil. Durch geeignete Auswahl des Spenderareals konnte auch bei großen Defekten mit ausgezeichneten ästhetischen Ergebnissen rekonstruiert werden. Dauerhafte Schäden durch die Kalottenentnahme wurden nicht beobachtet.

Einleitung

In der Traumatologie des Gesichtsschädels hat die Entwicklung hochwirksamer Antibiotika und die Verbesserung der Osteosynthesetechniken zu einem knochenerhaltenden Operationskonzept beigetragen. Primäre Enttrümmerungen sind nur noch bei offenen Extremverletzungen mit Hirnbeteiligung zu vertreten (MOHR u. SCHETTLER 1993). So wurde z. B. die von RIEDEL 1898, KILLIAN 1903 und LYNCH 1921 propagierte osteoklastische Radikaloperation der verletzten Stirnhöhle zugunsten einer subtilen Fragmentreposition und Stabilisation weitgehend verlassen.

Auch in der kraniofazialen Tumorchirurgie werden heute die freien Knochensegmente z. B. aus dem Kraniotomie- oder Orbitotomiezugang in der Regel replantiert. Diese Erfahrungen kamen auch der Fortentwicklung der kraniofazialen Fehlbildungschirurgie zugute, wo mit hoher Erfolgsquote große Kalottensegmente osteotomiert, verlagert und refixiert werden (TESSIER 1967, MARCHAC, 1978, MÜHLING et al. 1984).

Obwohl dadurch die Häufigkeit frontoorbitaler Knochendefekte bei herkömmlichen Operationen reduziert werden konnte, hat die rasante Weiterentwicklung der Schädelbasischirurgie mit Ausweitung des operativen Indikationsspektrums bei Schädelbasistumoren umgekehrt dazu geführt, daß häufiger komplexe Knochendefekte evtl. mit gleichzeitigen Duradefekten plastisch gedeckt werden müssen. Fremdmaterialien sind hierzu, bei Kontakt zum Nebenhöhlensystem und damit zur Außenwelt, weniger geeignet, so daß die Ansprüche an orbitokraniale Knochenrekonstruktionen mit autologen Materialien deutlich gestiegen sind. Dies gab Anlaß, die Rekonstruktionstechniken und Ergebnisse der letzten Jahre kritisch zu überprüfen.

Material und Methode
Von 1974 bis 5/1995 wurden 111 Patienten mit knöchernen Defekten der Orbita und/oder der Schädelbasis in der Klinik für Gesichts- und Kieferchirurgie Essen operativ behandelt. Alle Altersgruppen waren vertreten (4-81 Jahre), die Geschlechtsverteilung war annähernd gleichmäßig.
71 Knochendefekte (64%) waren durch eine Tumorresektion entstanden, bei 32 Patienten (29%) lag ursächlich ein schweres Trauma zugrunde, und bei 8 Patienten (7%) bestanden Knochendefekte im Rahmen einer kraniofazialen Fehlbildung.
Isolierte Knochendefekte der Orbita (25%) bzw. der Kalotte (11%) waren seltener als kombinierte frontoorbitale (20%) und komplexe fronto- und temporobasale Knochendefekte (44%). Begleitende Duradefekte bestanden in 35% der Fälle.
Von den Patienten der Jahre 1974 bis 1984 wurden die Krankenblattunterlagen, Röntgenbilder und Fotodokumentationen ausgewertet. Alle Patienten der Jahre 1985 bis 1995 wurden prospektiv erfaßt und mehrjährig nachkontrolliert. 65 der 111 Patienten (59%) wurden in den Jahren 1990 - 1995 behandelt, 95 Patienten (86%) in den Jahren 1985 - 1995.

Ergebnisse
Bei 53 Patienten (48%) wurden bereits primär Rekonstruktionsmaßnahmen im Bereich des Knochendefektes eingeleitet, bei 43 Patienten (39%) erfolgte die Rekonstruktion sekundär. Bei 15 isolierten Knochendefekten des Orbitadaches (13%) wurde ohne nachteilige Folgen auf einen Hartgewebsersatz verzichtet.
Bei Tumoren wurden die intraoperativ entstandenen Knochendefekte, meist in Verbindung mit einer Duraplastik, vorzugsweise primär stabil korrigiert. Von 35 Knochenersatzplastiken nach Entfernung von Schädelbasis- und Orbitatumoren wurden 25 primär im Rahmen der Tumoroperation durchgeführt; nur 10 Patienten erhielten nach Tumorresektion einen sekundären Knochenersatz.

Tab. 1: Rekonstruktionstechnik und Zeitpunkt bei 96 operativ gedeckten Knochendefekten (4x Doppelnennung). Während bei Tumoren überwiegend primär rekonstruiert wurde, erfolgte der Hartgewebeersatz nach Traumata meist sekundär

	Defekt durch Tumor	Defekt durch Trauma	Defekt durch Fehlbildung
Primärer Knochenersatz (n = 36)	25	3	8
Sekundärer Knochenersatz (n = 35)	10	25	0
Primäre Lappenplastik (n = 21)	21	0	0
Sekundäre Lappenplastik (n = 8)	7	1	0

Eine sichere Weichteilbedeckung hatte bei komplexen Schädelbasisdefekten mit Durabeteiligung Vorrang vor dem Ersatz knöcherner Strukturen. Bei 21 Patienten wurden deshalb bereits primär Weichteillappen in den Defektbereich eingebracht, bei 8 tumorbedingten Defekten erfolgte der Weichteilersatz sekundär (Tab. 1).

Orbitokraniale Rekonstruktionen nach Traumata waren dagegen meist Sekundäreingriffe nach Knochenverlusten oder primären Enttrümmerungen in Verbindung mit offenen Schädel-Hirn-Verletzungen. Nur drei Patienten mit frontoorbitalen Verletzungen erhielten primär ein Knochentransplantat, während 25 Knochenrekonstruktionen nach Trauma sekundär erfolgten.

Zur Rekonstruktion wurde überwiegend autologes Material verwendet (Tab. 2). Autologe Beckenkamm- und Rippentransplantate zeigten deutliche Spontanresorptionen, die im ersatzschwachen Weichteillager nach vorangegangener Strahlentherapie bis hin zum schleichenden Totalverlust des eingebrachten Knochens reichten. Die gute Formbarkeit der Beckenkammtransplantate und die frei wählbare Transplantatmenge erleichterten die Rekonstruktion, so daß gute Frühresultate erzielt wurden. Im Bereich sichtbarer Konturen wie den frontoorbitalen Knochen führte die Resorptionsanfälligkeit aber zu sekundären Asymmetrien, so daß bei periorbitalen Rekonstruktionen die Beckenkammspongiosa seit 1990 als Material nicht mehr verwendet wurde.

Seit 1990 wurden zum frontoorbitalen Hartgewebsersatz bevorzugt Kalottentransplantate eingesetzt. Nur bei 3 Patienten wurden dabei Transplantate aus der Tabula externa verwendet, die am geschlossenen Schädel gewonnen und zur Primärversorgung von Defektfrakturen eingesetzt wurden. Wurden mehr als 3 cm große Transplantate benötigt, so wurden für alle Rekonstruktionen vollschichtige Kalottentransplantate bevorzugt. Dazu wurde bei 34 Patienten mit der GIGLI-Säge ein in Form und Größe dem Defekt entsprechendes Kalottenstück entnommen und in der Diploeschicht geteilt. Durch facettierte Entnahme des Kalottenstückes gelang in allen Fällen eine paßgenaue Reposition der Tabula externa an der Entnahmestelle, so daß in keinem Fall ein sichtbarer Entnahmedefekt verblieb. Zur Prophylaxe eines epiduralen Hämatoms wurden prinzipiell Durahochnähte angelegt.

Mit Hilfe dreidimensionaler Visualisierungstechniken und, in ausgewählten Fällen, von Fräsmodellen des Schädels ließ sich eine genaue räumliche Darstellung der tiefen Defektbereiche erzielen. Dadurch konnten Kalottentransplantate entnommen werden, die in Form und Größe dem Defekt exakt angepaßt waren. Mit dieser Technik konnten anatomisch exakte Symmetrieverhältnisse bei komplexen (d. h. in unterschiedlichen Raumrichtungen gelegenen) frontoorbitalen Defekten rekonstruiert werden (Abb. 1 bis 4).

Tab. 2: Rekonstruktionsmaterial bei 96 operativ gedeckten Knochendefekten. Ein autologer Gewebsersatz ist fast ausnahmslos anzustreben. Fremdmaterial bleibt ausgewählten Indikationen vorbehalten

autologe Spongiosa (Beckenkamm, Rippe)	20
Calvariatransplantate	37
alloplastisch (11/14 vor 1985)	14
Lappenplastik	29
Gesamtzahl (4x Doppeltnennung)	n = 100

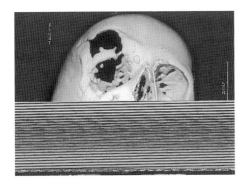 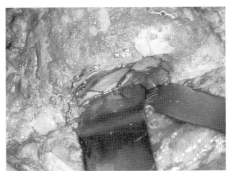

Abb. 1: 3-D-Computertomographie eines knöchernen Defektes im rechten Stirnbein und Orbitadach nach Schußverletzung in Bosnien. Das rechte Auge war bereits enukleiert.

Abb. 2: Intraoperativer Situs nach Rekonstruktion des Orbitadaches und des Stirnbeines mit einem dreieckigen, resp. ovalären Tabula interna-Transplantat. Die aufeinander senkrecht stehenden Knochenstücke wurden mit Mikroplatten und Einzelschrauben fixiert, Konturunregelmäßigkeiten mit Knochenmehl aus dem Trepanationszugang ausgeglichen.

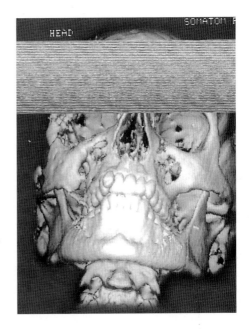

Abb. 3: Postoperatives 3-D-Computertomogramm des gleichen Patienten. Trotz der Störartefakte durch das Osteosynthesematerial ist die exakte, symmetrische Wiederherstellung der frontoorbitalen Anatomie deutlich erkennbar.

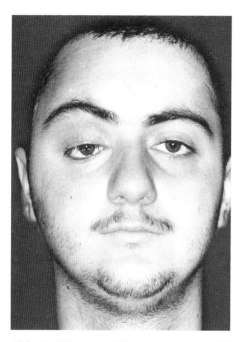

Abb. 4: *Klinisches Bild des Patienten 16 Tage nach der Operation und nach Versorgung mit einem Kunstauge. Durch geeignete Auswahl des Spenderareals ist die Kurvatur des Tabula interna-Transplantates exakt der Gegenseite angepaßt.*

Eine passagere motorische Aphasie über einige Wochen war die einzige Komplikation. Sie war aufgetreten, nachdem wegen eines ausgedehnten Defektes die Transplantatentnahme auf der sprachdominanten linken Seite unvermeidlich war.

In der Zone der Transplantateinlagerung kam es in zwei Fällen zu einer Infektion. In beiden Fällen bestand ein ersatzschwaches Lager durch eine vorausgegangene Strahlentherapie, so daß auch ein antibiotischer Behandlungsversuch erfolglos blieb und das Knochentransplantat letztlich entfernt werden mußte (Tab. 3).

Alloplastische Materialien wurden zum frontoorbitalen Hartgewebsersatz in den letzten Jahren nur noch selten eingesetzt. 11/15 PMMA-Implantate in unserem Patientenkollektiv stammten aus der Zeit vor 1985. Die Indikation wurde nur bei alten Patienten in reduziertem Allgemeinzustand und bei extrem ausgedehnten Kalottendefekten mit Defektdurchmessern von mehr als 15 cm gestellt. In den zuletzt genannten Fällen reicht das Knochenangebot am Rest-

Knochenflächen mit einer Kantenlänge bis zu 14 cm ließen sich bei geeigneter Wahl der Spenderregion auf diese Weise wiederherstellen. Die Transplantatfixation erfolgte dabei mit Mikroplatten oder einzelnen Mikroschrauben, die zuverlässig eine dreidimensionale Stabilisierung gewährleisten. Sekundäre Resorptionen der Kalottentransplantate wurden bis jetzt bei maximal 8jähriger Nachkontrolle nicht beobachtet. Die intraoperativ erzielten Rekonstruktionsergebnisse erwiesen sich in allen Fällen als stabil. Dauerhafte Probleme durch die Kalottenentnahme wurden an der Entnahmestelle bei keinem Patienten beobachtet.

Tab. 3: *Komplikationen nach 37 Calvariatransplantaten. Die Methode erwies sich zum frontoorbitalen Knochenersatz als sehr komplikationsarm*

	Ort der Entnahme	Ort der Einlagerung
sichtbarer Defekt	-	-
tastbarer Defekt	3 x	-
Liquorfistel	-	-
neurologische Ausfälle	-	-
passagere motorische Aphasie	1 x	-
Infektion	-	2 x
Transplantatverlust	-	2 x

schädel für eine gefahrlose, autologe Calvariarekonstruktion nicht aus. In diesen Ausnahmefällen werden bis heute präoperativ gefertigte Kunststoffimplantate bevorzugt. Komplikationen traten jedoch nicht auf.

Diskussion

Kein Material zur knöchernen Rekonstruktion der Orbitawandungen und der Frontobasis erfüllt bislang alle Anforderungen des Operateurs und des Patienten in allen Belangen. Das ideale Material muß in beliebiger Menge zur Verfügung stehen, leicht den komplexen Defektformen der Stirn und der Orbita angepaßt werden können und fest knöchern integriert werden. Darüber hinaus muß eine ausreichende Resistenz gegen sekundäre Resorptionen bestehen, damit eine dauerhafte Korrektur erreicht wird.

In der Sekundärrekonstruktion nach schweren frontobasalen Traumata lassen sich mit alloplastischen Materialien ästhetisch exzellente Ergebnisse erzielen. Das Material ist individuell anformbar und in beliebiger Menge verfügbar. Allerdings bleiben alloplastische Materialien auf PMMA-Basis auch nach Jahren ohne echte biologische Integration. Deshalb bleibt die Gefahr von Spätverlusten als Folge von Bagatelltraumata der bedeckenden Haut stets bestehen, was ihren Einsatzbereich besonders bei jungen Patienten limitiert (SCHETTLER u. HAUENSTEIN, 1985). Nach Stirnhöhlendefektfrakturen bleibt, auch nach einer evtl. durchgeführten Veröden der Nebenhöhle, das Risiko posttraumatischer Mukozelen bestehen (MOHR 1988), so daß es noch nach Jahren zu Infektionen und dadurch bedingt zum Verlust des eingebrachten Fremdmaterials kommen kann.

Trotz ihrer, zumindest im nicht bestrahlten Gebiet, meist problemlosen knöchernen Integration haben sich autologe Spongiosatransplantate aus dem Beckenkamm oder der Rippe in der frontoorbitalen Region bei unseren Patienten nicht bewährt. Erhebliche Resorptionen, die im ersatzschwachen Lager bis zum schleichenden Totalverlust reichten, waren die Ursache dafür, daß anfangs gelungenen Rekonstruktionen ernüchternde Spätresultate gegenüberstanden.

Die Härte der autologen Kalottentransplantate erwies sich wegen der damit verbundenen Langzeitformkonstanz als Vorteil und wegen der schwierigen Bearbeitbarkeit gleichzeitig als Nachteil gegenüber allen anderen Rekonstruktionsmaterialien. Nachdem wir wegen der fehlenden Formbarkeit der Calvaria anfänglich nur kleinere, flächige Defekte einzelner Orbitawandungen mit Tabula externa-Transplantaten korrigiert hatten, ermöglichten Verbesserungen der Operationsplanung durch dreidimensionale bildgebende Verfahren und die Entwicklung von Mikro-Osteosynthesesystemen (LUHR 1988) die anatomische Wiederherstellung mit größeren Tabula interna-Transplantaten auch bei komplexen Defekten. Allerdings mußten entsprechend der Angaben von SULLIVAN et al. 1994 erhebliche Störartefakte bei NMR-Kontrollen in Kauf genommen werden (Abb. 3).

Die von ZINS und WHITAKER bereits 1983 experimentell und von MCCARTHY und ZIDE (1984) klinisch nachgewiesene höhere Resorptionsstabilität membranöser Kalottentransplantate bestätigte sich bei den 37 so behandelten Patienten im hier untersuchten Patientenkollektiv. Die Komplikationsrate war niedrig, und die ästhetischen Ergebnisse waren ansprechend. Für frontoorbitale Defekte unter 15 cm Durchmesser sollte daher der Wiederherstellung mittels autologer Kalottentransplantate der Vorzug gegeben werden, sofern der Allgemeinzustand des Patienten dies erlaubt.

Literatur

(1) LUHR, H.G.: A micro system for craniomaxillofacial skeletal fixation. J. Cranio. Max. Fac. Surg. 16, 312-314, 1988

(2) LYNCH, R.C.: The technique of a radical frontal sinus operation which has given me the best results. Laryngoscope 31, 1-4, 1921

(3) KILLIAN, G.: Die Killiansche Radikaloperation chronischer Stirnhöhleneiterungen. II. Weiteres kasuistisches Material und Zusammenfassung. Arch. Laryngol. Rhinol. 13, 59-62, 1903

(4) MARCHAC, D.: Radical forehead remodelling for craniosynostosis. Plast. Reconstr. Surg. 61, 823-835, 1978

(5) MCCARTHY, J.G., ZIDE, B.M.: The spectrum of calvarial bone grafting: Introduction of the vascularized calvarial bone flap. Plast. Reconstr. Surg. 74, 10-15, 1984

(6) MOHR, Ch.: Zur Prävention und Therapie von Okklusionszysten der Nasennebenhöhlen. Dtsch. Zahnärztl. Z. 43, 1338-1342, 1988

(7) MOHR, CH., SCHETTLER, D.: Indikation, Zeitpunkt und Technik der frontoorbitalen Knochenrekonstruktion. OP-Journal der Arbeitsgemeinschaft für Osteosynthese 2, 30-37, 1993

(8) MÜHLING, J., REUTHER, J., SÖRENSEN, N.: Operative Behandlung craniofazialer Fehlbildungen. Kinderarzt 15, 1022-1023, 1984

(9) RIEDEL, K.: Totale Resektion der facialen und orbitalen Stirnhöhlenwand. In: Denker, A., Kahler, O. (Hrsg.): Handbuch der Hals-Nasen-Ohrenheilkunde, Vol. 2. Springer, Berlin, 806, 1926

(10) SCHETTLER, D., HAUENSTEIN, H.: Komplikationen und Spätfolgen bei Trümmerfrakturen der Mittelgesichts- und Stirnbeinregion. Fortschr. Mund-Kiefer-Gesichts. Chir. 30, 128-131, 1985

(11) SULLIVAN, P.K., SMITH, J.F., ROZZELLE, A.A.: Cranio-orbital reconstruction: safety and image quality of metallic implants on CT and MRI scanning. Plast. Reconstr. Surg. 94, 589-96, 1994

(12) TESSIER, P.: Osteotomies totales de la face: syndrome de Crouzon, syndrome d'Apert; oxycephalies, scaphocephalies, turricephalies. Ann. Chir. Plast. 12, 273-281, 1967

(13) ZINS, J.E., WHITAKER, L.A.: Membranous versus endochondral bone: implications for craniofacial reconstruction. Plast. Reconstr. Surg. 72, 778-782, 1983

Interdisziplinäre Orbitarekonstruktion bei posttraumatischen und tumorösen Defekten

R. Schmelzeisen • W.-P. Sollmann • M. Rittierodt • M. Hagenah

Zusammenfassung

Die enge interdisziplinäre Kooperation bei der Versorgung und Rekonstruktion von posttraumatischen und tumorbedingten Defekten im Bereich der Orbita wird für das Erreichen eines guten ästhetischen und funktionellen Ergebnisses als unabdingbar angesehen.

Für die erfolgreiche Rekonstruktion von Defekten in der Umgebung der Orbita sind eine dem Defekt angemessene Wahl des operativen Zuganges, eine angemessene Kombination von Zugängen sowie die routinemäßige Verwendung von Knochentransplantaten (Tabula externa- bzw. Calvarium split-Transplantate) entscheidende Voraussetzungen. Die Nachbetreuung durch Neurochirurgen, Mund-, Kiefer- und Gesichtschirurgen und Ophthalmologen ist als obligat anzusehen.

Einleitung

Tumorbedingte und posttraumatische Defekte der Orbita und der Umgebung machen unabhängig von der Ausdehnung und Lokalisation des Defektes oft eine interdisziplinäre Rekonstruktion zum Vermeiden bzw. zur Korrektur funktioneller und ästhetischer Beeinträchtigungen erforderlich.

Bei der Akutversorgung von komplexen Orbita- und Schädelbasisverletzungen hat meist die Behandlung neurochirurgischer Befunde oberste Priorität. Läßt es der Allgemeinzustand des Patienten zu, sollte jedoch auch eine primäre knöcherne Rekonstruktion des Mittelgesichtes mit Stabilisierung des Mittelgesichtes am Neurokranium erfolgen. Die Reihenfolge der Rekonstruktion richtet sich dabei nach dem Verletzungsmuster und vorhandenen Knochenverlusten (GRUSS et al. 1992).

Neben dieser Stabilisierung der Gesichtspfeiler gegenüber dem Neurokranium durch Mini- oder Mikroplatten kommt einer frühzeitigen Versorgung knöcherner Defekte der Orbita und ihrer Umgebung eine sehr hohe Bedeutung zum Vermeiden bzw. zur Therapie eines Enophthalmus oder anderer posttraumatischer Komplikationen zu (CONVERSE und SMITH 1957, MANSON et al. 1986a, 1986b).

Material und Methode

Im Zeitraum von 1992 bis 1995 wurden bei 35 Patienten interdisziplinäre Rekonstruktionen der Orbita durchgeführt. Dabei handelt es sich um 6 Patienten mit primärer Rekonstruktion von Orbitadefekten, bei 10 Patienten wurden posttraumatische Defektfolgen (in Dislokation verheilte Frakturen, Enophthalmus) korrigiert.

Bei der primären Versorgung der knöchernen Defekte der Orbita bei diesen Patienten wurden in allen Fällen Kalottentransplantate als Tabula externa- oder Calvarium split-Transplantate eingesetzt. Einer Rekonstruktion der dünnen Orbitawände mit den Knochentransplantaten ging regelmäßig die Reposition und osteosynthetische Stabilisierung des Orbitarahmens mit Mini- und Mikroplatten voraus.

Auch bei den Patienten mit sekundären Korrekturen von in Fehlstellung verheilten Orbitaanteilen und Enophthalmus wurden Kalvariumknochentransplantate eingesetzt. Diese wurden von den Kollegen der Neurochirurgie in der Regel von der nicht dominanten Kalottenseite gehoben. Bei einem Patienten machte das Ausmaß der knöchernen Defekte das Gewinnen von zwei Calvarium split-Transplantaten jeweils parietal erforderlich.

Bei 19 Patienten wurden Tumoren der Orbita bzw. Tumoren mit Infiltration der Orbita interdisziplinär operativ behandelt. Meist lagen Plattenepithelkarzinome oder ausgedehnte Meningiome vor, die über kombinierte transkranielle, faziale bzw. transkranielle und laterale Zugänge operiert wurden. Hierbei wurden ebenfalls Knochentransplantate zur Rekonstruktion von Orbitaanteilen verwendet. Bei den Patienten mit Tumoren der Orbita waren 2 jünger als 10 Jahre. Bei 7 der 19 Patienten wurden mikrochirurgisch anastomosierte Weichgewebetransplantate oder kombinierte Knochen-Weichgewebetransplantate zur Abdeckung ausgedehnter Defekte der Orbita und der Schädelbasis eingesetzt. Diese wurden in vier Fällen durch die Ausdehnung der Tumoren mit einer Duraplastik kombiniert. In der überwiegenden Zahl der Fälle kamen volumenstarke muskulokutane Transplantate (M. rectus abdominis, M. latissimus dorsi) zur Anwendung (Tab. 1).

Ergebnisse

Bei der primären und sekundären Orbitarekonstruktion durch Kalvariumtransplantate ließ sich in der überwiegenden Zahl der Fälle ein posttraumatischer Enophthalmus vermeiden bzw. korrigieren. Exemplarisch sind die Ergebnisse einer postoperativen CT-Auswertung von 15 Patienten wiedergegeben, die im Seitenvergleich auch eine gute Symmetrie des rekonstruierten Orbitarahmens bei einseitigen Orbitarekonstruktionen zeigen (Tab. 2).

Die Resektion von Tumoren der Orbita und ihrer Umgebung über kombinierte neurochirurgische / mund-, kiefer- und gesichtschirurgische Zugänge erlaubte eine übersichtliche Freilegung insbesondere auch der posterioren Orbitaabschnitte und des orbitokranialen Überganges. Bei der Resektion von Orbitawandanteilen ließ sich durch die Verwendung von Kalvariumtransplantaten das Auftreten eines Enophthalmus sicher vermeiden.

Bei der Anwendung der oben beschriebenen muskulokutanen mikrovaskulären Transplantate kam es in allen Fällen zu einer problemlosen Einheilung mit sicherer Abdeckung des Defektes ohne entzündliche Komplikationen. Auch nach ausgedehnten Resektionen mit Duraplastik trat im Beobachtungszeitraum bei keinem der 4 Patienten eine Liquorfistel auf.

Tab. 1: Interdisziplinäre Orbitarekonstruktionen 1992 - 1995 (n = 35)

Interdisziplinäre Tumorresektion/ Rekonstruktion	n = 19
Primäre mikrochirurgische Rekonstruktionen 7 von 19	
Interdisziplinäre Behandlung bei Trauma mit komplexen Knochenrekonstruktionen	n = 6
Sekundäre Korrekturen	n = 10

Tab. 2: Postoperative Befunde (n = 15) nach interdisziplinärer Orbitarekonstruktion unter Verwendung von Knochentransplantaten. Die ästhetische Beurteilung des Orbitaprofils erfolgte in drei Graden (1.0 = Grad I: unauffälliges Profilbild im Seitenvergleich; 2.0 = Grad II: sichtbare Differenz; 3.0 = Grad III: ausgeprägte Differenz). Bei 4 von 6 Patienten mit unauffälligem Profilbild zeigt sich eine Tendenz zu einer geringgradigen Überkorrektur, d. h. zum Einbringen eines im Seitenvergleich etwas voluminöseren Knochenmaterials

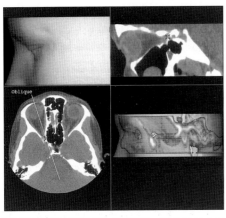

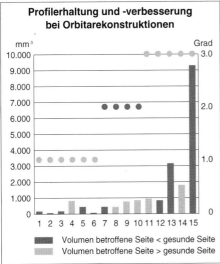

Diskussion

Die interdisziplinäre Versorgung von posttraumatischen und tumorösen Defekten der Orbita ist als entscheidende Grundlage einer erfolgreichen chirurgischen Therapie anzusehen. Dabei ist die enge prä-, intra- und postoperative Zusammenarbeit zwischen Neurochirurgen, Augenärzten, Hals-Nasen-Ohrenärzten und Mund-, Kiefer- und Gesichtschirurgen unabdingbar.

Lediglich isolierte, ausschließlich ästhetisch beeinträchtigende Defekte des Orbitarahmens und vorderer Orbitaabschnitte können allein über Inzisionen im Gesicht korrigiert werden. Dies kann z. B. indiziert sein, wenn neben einer knöchernen Rekonstruktion auch eine Narbenkorrektur erforderlich ist und die vorbestehende Inzisionen einen ausreichenden Überblick über den gesamten Defekt bietet. Wenn Zugänge zum Orbitabereich auch bei umschriebenen Rekonstruktionen über koronare Inzisionen verwirklicht werden, die ggf. mit entsprechenden Inzisionen im Gesichtsbereich kombiniert werden, wird von uns in der Regel ein interdisziplinäres Vorgehen gewählt. Der Bügelschnitt erlaubt neben dem Seitenvergleich beider Orbitarahmen insbesondere auch in Kombination mit einer medianpalpebralen Inzision den Zugang zur medialen Orbitawand. Der zentralen Bedeutung dieser knöchernen Begrenzung zu den Siebbeinzellen und insbesondere auch des Überganges von Orbitaboden zu medialer Orbitawand wurde in der Vergangenheit insbesondere auch bei der Enophthalmuskorrektur zu wenig Aufmerksamkeit gewidmet. Heute gilt die Rekonstruktion und konvexe Konturierung dieses Bereiches bis in posteriore Orbitaanteile als unabdingbar. Auch zur Rekonstruktion tumorbedingter Knochen- und Weichgewebedefekte bietet die Kombination eines Bügelschnittes mit zusätzlichen Inzisionen, die von den Gegebenheiten des Tumors bestimmt werden, einen guten Überblick über das Operationsgebiet. Wesentlicher Vorteil des Bügelschnittes ist die Möglichkeit, die gesamte Frontobasis und die medialen und lateralen Orbitawände übersichtlich und insbesondere auch im Seitenvergleich darzustellen. Dabei ist die laterale Orbitawand auch von posterior über die Fossa infratemporalis darstellbar. Variationen von temporären Orbita- und Jochbeinosteotomien ermöglichen einen übersichtlichen Zugang auch zu posterioren und medialen Orbitaanteilen (Abb. 1, 2, 3). Zusätzlich bietet der Bügelschnitt die Möglichkeit, Knochentransplantate als Tabula externa- oder Calvarial split-Transplantate zu gewinnen. Die routinemäßige Verwendung dieser Knochentransplantate zur anatomischen Rekonstruktion der Orbitawände ist dabei als entscheidender Fortschritt bei der Behandlung von Orbitadefekten anzusehen. In unserem Hause erfolgt die Entnahme der Knochentransplantate gemeinsam mit den Neurochirurgen. Die Gefahr für das Auftreten von volumetrischen Überkorrekturen ist gering, insbesondere, wenn geeignete Fixationsmethoden für die Knochentransplantate gewählt werden (DUFRESNE 1992, RUBIN et al. 1992, HAMMER 1995).

Komplexe Orbitadefekte, z. B. nach lateralen, in Fehlstellung verheilten Mittelgesichtsfrakturen, machen aufwendige Re-Osteotomien der Periorbita, in der Regel wiederum unter Verwendung von Knochentransplantaten, erforderlich, um auch die anatomisch korrekte Bulbusposition zu gewährleisten (YAREMCHUK 1992).

Nach einer Enukleation ist das Schaffen einer prothesenfähigen Augenhöhle, z. B. unter Verwendung von Mundschleimhauttransplantaten und Miniexpandern, eine

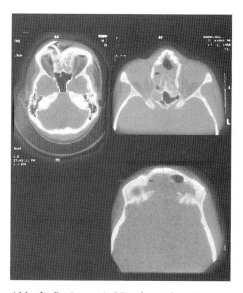

Abb. 1: Patient mit Mittelgesichtstrümmerfraktur in LE FORT III-Ebene mit massiver Impression des Nasoethmoidalkomplexes. Interdisziplinäre Rekonstruktion des Os frontale, der Stirnhöhlenvorderwand und ausgedehnter Orbitaanteile durch Knochentransplantate, die von der temporären Kraniotomie gewonnen wurden.

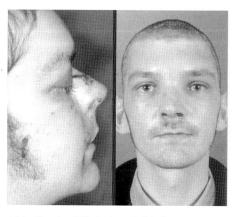

Abb. 2a, b: Klinisches Bild des Patienten prä- und postoperativ.

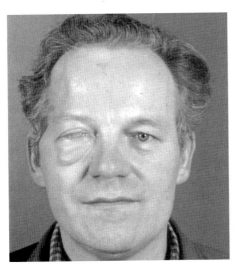
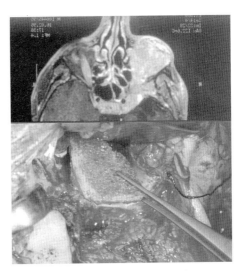

Abb. 3a: Patient mit einem Rezidiv eines voroperierten ausgedehnten Meningioms, das in die kaudalen Orbitaanteile infiltriert war. Bulbushochstand nach Resektion des Orbitadaches bei der vorangegangenen alleinigen neurochirurgischen Operation alio loco.

Abb. 3b: Resektion des Tumors über eine kombinierte koronare und medianpalpebrale Inzision, Kraniotomie und Marginotomie des Infraorbitalrandes. Primäre Rekonstruktion des Orbitabodens mit einem Knochentransplantat.

entscheidende Voraussetzung für eine weitreichende ästhetische Rehabilitation des Patienten. Zusätzlich können im Umfeld der Orbitarekonstruktionen weitere Weichgewebekorrekturen und auch zusätzliche funktionelle Verbesserungen, z. B. unter Verwendung von neurovaskulär anastomosierten Muskeltransplantaten, Anwendung finden.

Es darf nicht unerwähnt bleiben, daß Patienten mit schweren Mittelgesichtsfrakturen mit Orbitabeteiligung nach einer evtl. zurückliegenden langwierigen intensivmedizinischen Betreuung pulmonologische Probleme oder zusätzliche vorbestehende intrazerebrale Folgezustände aufweisen können, die zu lebensbedrohlichen postoperativen Komplikationen im Rahmen der intensivmedizinischen Nachbetreuung Anlaß geben können. Diese möglichen Komplikationen sind in Abhängigkeit vom Schweregrad des Defektes in die Planung einzubeziehen und erfordern auch eine exakte

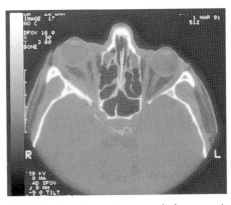

Abb. 3c: Postoperativ ausgeglichene vertikale Position des Bulbus.

Koordination der Eingriffe mit der Anästhesie. Die bei der Planung durchgeführten Computertomogramme müssen auch hinsichtlich bestehender Befunde an der Hirnsubstanz, die ggf. Anlaß für postoperative Komplikationen sein können, beurteilt werden. Die Interpretation posttraumatischer computertomographischer Befunde und deren Bedeutung für das operative Vorgehen kann jedoch ebenso erschwert sein wie die diagnostische Differenzierung von Raumforderungen durch die bildgebenden Verfahren (HANSEN-KNARHOI und POOLE 1994).

Zusammenfassend zeichnet sich das aktuelle Rekonstruktionskonzept bei posttraumatischen und tumorbedingten Orbitadefekten durch eine intensive interdisziplinäre Planung des Rekonstruktionsverfahrens aus und ist in der Regel nur als Mehrschritt-Therapie durchführbar. Zur Behandlung von komplexen, in Fehlstellung verheilten Mittelgesichts-/Orbitafrakturen geben COHEN und KAWAMOTO eine Spanne von 1 bis 15 Korrekturoperationen und einen Durchschnitt von 3,7 erforderlichen Eingriffen an, um die vertikalen, transversalen und sagittalen Orbita- und Mittelgesichtsproportionen wiederherzustellen. Sie berichten auch über die Notwendigkeit, z. B. Knochentransplantate zu Korrekturen im Nasoethmoidalbereich wiederholt einzubringen und zu korrigieren.

Literatur

(1) CONVERSE, J.M., SMITH, B.: Enophthalmos and diplopia in fractures of the orbital floor. Br. J. Plast. Surg. 9, 265, 1957

(2) DUFRESNE, C.R.: The use of immediate grafting in facial fracture management. Indications and clinical considerations. In: Rohrich, R. D. (Hrsg.): Advances in Craniomaxillofacial Fracture Management. Clinics in Plastic Surgery, Vol. 19 (1). Saunders, Philadelphia - London - Toronto - Montreal - Sydney - Tokyo, 207-217, 1992

(3) GRUSS, J.S., BUBAK, P.J., EGBERT, M.A.: Craniofacial fractures. An Algorithm to optimize results. In: Rohrich, R.D. (Hrsg.): Advances in Craniomaxillofacial Fracture Management. Clinics in Plastic Surgery, Vol. 19 (1). Saunders, Philadelphia - London - Toronto - Montreal - Sydney - Tokyo, 195-206, 1992

(4) HAMMER, B.: Orbital Fractures. Diagnosis - Operative Treatment - Secondary Corrections. Hogrefe & Huber Publ., Seattle - Toronto - Bern - Göttingen, 1995

(5) HANSEN-KNARHOI, M., POOLE, M.D.: Preoperative difficulties in differentiating intraosseous meningiomas and fibrous dysplasia around the orbital apex. J. Cranio. Max. Fac. Surg. 22, 226-230, 1994

(6) MANSON, P.N., CLIFFORD, C.M., SU, C.T., ILIFF, N., MORGAN, R.: Mechanisms of global support and posttraumatic enophthalmos: I. The anatomy of the ligament sling and its relation to intramuscular cone orbital fat. Plast. Reconstr. Surg. 77, 193, 1986

(7) MANSON, P.N., GRIVAS, A., ROSENBAUM, A. et al.: Studies on enophthalmos: II. The measurement of orbital injuries and their treatment by quantitative computed tomography. Plast. Reconstr. Surg. 77, 203, 1986

(8) RUBIN, P.A.D., SHORE, J.W., YAREMCHUK, M.J.: Complex orbital fracture repair using rigid fixation of the internal orbital skeleton. Ophthalmol. 99(4), 553-559, 1992

(9) YAREMCHUK, M.J.: Changing concepts in the management of secondary orbital deformities. In: Rohrich, R.D. (Hrsg.): Advances in Craniomaxillofacial Fracture Management. Clinics in Plastic Surgery, Vol. 19 (1). Saunders, Philadelphia - London - Toronto - Montreal - Sydney - Tokyo, 113-124, 1992

Der operative Zugang zur lateralen Orbita
- eine klinisch anatomische Studie -

B. Fleiner • F. Härle • B. Hoffmeister • B. Tillmann • R. Rochels

Zusammenfassung
Bei der Entfernung von Tumoren der Orbita kommen - in Abhängigkeit von der Lage des Tumors - unterschiedliche operative Zugänge in Betracht. Der Zugang über den lateralen Gesichtsschädel nach OBWEGESER bietet nach lateraler Osteotomie der Orbitawand eine gute Übersicht im Operationsgebiet. Unter Beachtung der Lage des Stirnastes des N. facialis und subperiostaler Mobilisation des M. temporalis zur Darstellung und Osteotomie der lateralen Orbitawand stellt dieser Eingriff ein sicheres Operationsverfahren dar, das in unserem Patientengut bisher 16mal eingesetzt wurde und postoperativ gute ästhetische und funktionelle Ergebnisse bot.

Einleitung
Tumoren der Orbita können je nach Lokalisation direkt transkonjunktival und transpalpebral angegangen werden oder machen einen indirekten Zugang mit Osteotomie der knöchernen Orbita transnasal, transkraniell oder über den lateralen Gesichtsschädel erforderlich. Um operative Eingriffe an der lateralen Orbitawand vorzunehmen, gab KRÖNLEIN (1889) erstmals die laterale Orbitatomie an. Der von OBWEGESER 1978 dargestellte und 1985 publizierte operative Zugang zum Kiefergelenk, zur lateralen Orbita, zum retromaxillären Raum und zum Keilbein geht auf ähnliche von BAUMANN (1977) zum retromaxillären Raum und von FISCH (1977) zur Fossa infratemporalis und zum lateralen Nasopharynx angegebene Operationstechniken zurück. Der Zugang erlaubt operative Eingriffe an der lateralen Schädelbasis und der Orbita, ohne daß ein intrakranieller Eingriff erforderlich wird. Andere Zugänge in dieser Region wurden von CONLEY (1956), CROCKETT (1963) und SAMY und GIRGIS (1965) beschrieben. In der vorliegenden Arbeit wird an anatomischen Präparaten auf einige Besonderheiten dieser Operationstechnik eingegangen und die Indikation für diesen Zugang anhand eines seltenen Tumors der Tränendrüse diskutiert.

Anatomische Betrachtungen
Die präaurikulär in Höhe des Tragus beginnende oder von dorsal den Tragusknorpel durchtrennende Hautinzision biegt am oberen Ansatz der Ohrmuschel nach hinten um und verläuft dann bogenförmig in der behaarten Kopfhaut zur Mitte. Der von dieser Schnittführung ausgehend subkutan gebildete Hautlappen bezieht den Stirnast des N. facialis mit ein. Hierfür muß das oberflächliche Blatt der Temporalisfaszie mit dem Weichteillappen nach vorne präpariert werden. Um einen möglichst übersichtlichen Zugang zur lateralen Orbita zu ermöglichen, sollte die Osteotomie der lateralen Orbitawand weit nach hinten reichen. Hierfür ist es erforderlich, daß der M. temporalis an seiner direkt hinter dem lateralen

Orbitarand liegenden Vorderkante subperiostal präpariert und zur Seite verlagert wird. Erst dadurch gelingt es, den hinteren Anteil der lateralen Orbitawand in die Osteotomie einzubeziehen, da diese sonst durch den M. temporalis bedeckt bleibt und nur unzureichend erreicht werden kann (Abb. 1). Darüber hinaus kann die Osteotomie das Jochbein und den Jochbogen mit einbeziehen. Der osteotomierte Knochen kann dann am M. masseter gestielt temporär nach unten verlagert und entsprechend reponiert werden. Da insbesondere bei alten Patienten die laterale Orbitawand sehr dünn oder perforiert sein kann, ist auf eine sorgsame Präparationstechnik zu achten (Abb. 2).

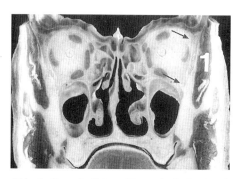

Abb. 1: Retrobulbärer Frontalschnitt durch den Gesichtsschädel. Der Musculus temporalis (1) bedeckt hinter dem Orbitarand die Knochenlamelle der lateralen Orbitawand. Die Pfeile markieren die obere und untere Begrenzung zur lateralen Osteotomie.

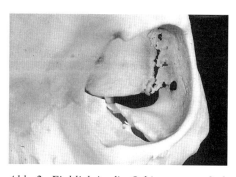

Abb. 2: Einblick in die Orbita von medial. Die knöcherne Begrenzung der lateralen Orbitawand ist sehr dünn. Dies macht eine vorsichtige Präparationstechnik erforderlich. Man beachte den hier zum Orbitaboden hin offenen Canalis infraorbitalis.

Klinische Ergebnisse

Der operative Zugang nach OBWEGESER zur lateralen Orbita und zum retromaxillären Raum ist indiziert, wenn bei Tumoren dieser Region auf einen intrakraniellen Eingriff verzichtet werden kann. Wir haben diesen Eingriff bisher 16mal bei Hämangiomen, Sarkomen, Rezidiven von Meningiomen und seltenen gutartigen Tumoren durchgeführt. Dabei wurde die knöcherne Begrenzung der lateralen Orbita 7mal osteotomiert, reponiert und mit Mikroosteosyntheseplatten fixiert. In 9 Fällen, bei denen der Tumor in den Knochen eingebrochen war, mußten die laterale Orbita, das Jochbein oder der Jochbogen reseziert und mit einem Titangitter rekonstruiert werden (Abb. 3). Bei allen Eingriffen, bei denen der Stirnast des N. facialis nicht aufgrund des Tumors reseziert werden mußte, war dessen Funktion postoperativ erhalten oder drei Monate postoperativ vollständig wiedergekehrt. Die Kontur der lateralen Orbitawand war in allen Fällen, in denen der osteotomierte Knochen reponiert und fixiert wurde, unbeeinträchtigt. Bei den Rekonstruktionen des Orbitaringes mit Titangitter wurde in drei Fällen eine Abflachung der äußeren Gesichtskontur beobachtet, die auf eine unzureichende Ausformung des Titangitters zurückzuführen war.

Einen weiteren Vorteil dieses Zuganges sahen wir bei einem 23jährigen Patienten mit

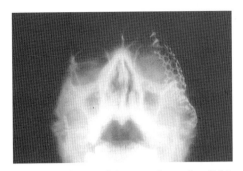

Abb. 3: Rekonstruktion von lateraler Orbitawand, Jochbein und Jochbogen mit einem Titangitter nach Resektion eines Meningiomrezidivs.

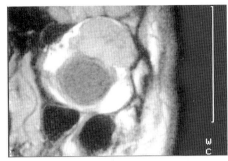

Abb. 4: Magnetresonanztomographie (Frontalschnitt). Der Tumor (pleomorphes Adenom der Tränendrüse) verdrängt den Bulbus nach kaudal und führt sekundär zu einer Verlagerung des Orbitabodens in den Sinus maxillaris.

einem pleomorphen Adenom der Glandula lacrimalis. Der in der kranialen und lateralen Orbita liegende, langsam wachsende Tumor hatte klinisch zu einem Bulbustiefstand geführt. Gleichzeitig kam es zu einer Erweiterung der knöchernen Orbita mit Verdrängung des Orbitabodens nach kaudal (Abb. 4). Bei der Operationsplanung war daher neben der operativen Entfernung des Tumors auch die Anhebung des Orbitabodens durch ein autogenes Knochentransplantat zu berücksichtigen. In diesem Fall bot der laterale Zugang ideale Voraussetzungen, alle erforderlichen Operationsschritte über diese Schnittführung und Präparationstechnik durchzuführen. Die laterale Orbitawand wurde osteotomiert und die Tumorresektion durchgeführt. Der Orbitaboden wurde von lateral subperiostal präpariert und ein aus der Lamina externa temporal entnommenes Knochentransplantat zur Auffüllung des Orbitabodens eingelagert. Die laterale Orbitawand wurde anschließend reponiert und mit Mikroosteosyntheseplatten fixiert.

Diskussion

In Abhängigkeit von der Lage von Tumoren der Orbita kommen unterschiedliche operative Zugänge in Betracht. Dabei sollte dem lateralen Zugang nach OBWEGESER immer dann der Vorzug gegeben werden, wenn bei lateraler und kranialer Lage des Tumors ein intrakranieller Eingriff tumorbedingt nicht erforderlich ist. Entsprechende Empfehlungen geben auch ROCHELS und MANN (1991) sowie MOHR und WAUBKE (1992).

Ebenso wie bei bitemporalen Schnittführungen können die Hautinzisionen in der behaarten Kopfhaut und präaurikulär ästhetisch günstig gelegt werden. Die Übersichtlichkeit im Operationsgebiet ist bei ausreichender Osteotomie der lateralen Orbitawand gut und macht die Entfernung des Orbitadaches mit transkraniellem Vorgehen nicht erforderlich. Dieser Zugang sollte bei allen Eingriffen an der Periorbita in die Differentialindikation zum operativen Vorgehen einbezogen werden.

Literatur

(1) BAUMANN, R.R.: Der transorale/transartikuläre Zugang zur Ausräumung des retromaxillären Raumes. In: Kellerhals, B. et al. (Hrsg): Aktuelle Probleme der Otorhinolaryngologie. Huber, Bern - Stuttgart - Wien, 1977

(2) CONLEY, J.J.: The surgical approach to the pterygoid area. Ann. Surg. 144, 39, 1956

(3) CROCKETT, D.J.: Surgical approach to the back of the maxilla. Br. J. Surg. 50, 819, 1963

(4) FISCH, U.: Infratemporal fossa approach for extensive tumors of the temporal bone and base of the skull. In: Silverstein, H., Norell, H. (Eds.): Neurological Surgery of the Ear. Aesculapius Publishing, Birmingham, AL, 1977

(5) KRÖNLEIN, R.U.: Zur Pathologie und operativen Behandlung der Dermoidzysten der Orbita. Beitr. Klin. Chir. 4, 149, 1889

(6) MOHR, C.H., WAUBKE, T.: Zur Therapie kavernöser Orbitaangiome - Klinische und funktionelle Ergebnisse. Dtsch. Z. Mund-, Kiefer- u. Gesichtschir. 16, 179, 1992

(7) OBWEGESER, H.L.: Temporal approach to the TMJ, the orbit, and the retromaxillary-infracranial region. Head Neck Surg. 7, 195, 1985

(8) ROCHELS, R., MANN, W.J.: Ein modifizierter chirurgischer Zugang zur Orbita. Fortschr. Ophthalmol. 88, 283, 1991

(9) SAMY, L.L., GIRGIS, J.H.: Transzygomatic approach for nasopharyngeal fibromata with extrapharyngeal extension. J. Laryngol. 79, 782, 1965

Diagnose und operative Therapie peripherer Augenmuskelparesen

H. Kaufmann

Zusammenfassung

Paretische Augenmuskelerkrankungen und dekompensierende Obliquus-inferior-Störungen stellen etwa 16% des operativen Krankengutes der AKSN (Augenklinik für Schielbehandlung und Neuroophthalmologie) in Gießen. Unter diesen befinden sich 26% N. III-, 30% N. IV-, 28% N. VI-Paresen und 16% Retraktionssyndrome. Diese Prozentangaben weichen von den Verteilungen, die in der Literatur genannt werden, teilweise erheblich ab.

Differentialdiagnostisch von akuten Paresen abzuklären sind angeborene bzw. nichtparetische Störungen wie das Retraktionssyndrom und der dekompensierende Strabismus sursoadductorius.

Die Untersuchung des Schielwinkels, des Inkomitanzverhaltens, des monokularen Blickfelds, des Fusionsblickfelds und der Kopfzwangshaltung ermöglichen immer die Diagnose. Diese Untersuchungen werden durchgeführt an Haploskopen, an der Tangentenskala oder am HESS-Schirm. Am besten ist zur Untersuchung die Tangentenskala geeignet, die die Untersuchung aller genannten Parameter ohne Ortswechsel des Patienten erlaubt. Nach der strabologischen Untersuchung und dem Ausschluß angeborener und nichtparetischer Krankheitsbilder ist neurologische und internistische Diagnostik notwendig.

Operationen sollten erst 12 Monate nach Beginn der Parese durchgeführt werden.
Bis zu diesem Zeitpunkt sind Spontanremissionen möglich. Die Ergebnisse der operativen Behandlung sind gut, wenn sich auch bei den verschiedenen Augenmuskelparesen und durch die verschiedenen Schweregrade Unterschiede ergeben.

Häufigkeit

Im stationären Krankengut einer auf strabologische und neuroophthalmologische Fälle spezialisierten Klinik stellen paretische Schielformen rund 16%, unter denen 72% nukleär oder peripher-neurogen bedingt, also Augenmuskelparesen im engeren Sinn, sind.

Die relative Häufigkeit der einzelnen Augenmuskelparesen hängt wesentlich davon ab, welches Krankengut untersucht wird (6, 8, 9, 10). Während in nichtophthalmologischen Kliniken der Anteil der Abduzensparesen höher ist, stellen in unserem operativen Krankengut die Abduzensparesen (einschließlich der Abduzensparalysen, aber ausschließlich der Retraktionssyndrome) nur 27%, während die Trochlearisparesen (ohne den dekompensierenden Strabismus sursoadductorius) 26% der Fälle stellen (Abb. 1). Eine der Ursachen für diesen Unterschied liegt darin, daß unser Krankengut nur die Fälle repräsentiert, die keine Spontanremission zeigten, nicht verstorben sind und eine Augenmuskeloperation wünschten. Eine weitere Erklärung liegt darin, daß die Trochlearisparese, insbeson-

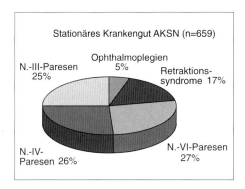

Abb. 1: Verteilung der einzelnen Augenmuskelparesen im stationären Krankengut der AKSN.

dere die beidseitige, in nichtophthalmologischen Kliniken die am häufigsten übersehene Augenmuskelparese ist, weil sie nur sehr kleine horizontale und vertikale Schielwinkel aufweist und die große Zyklodeviation dem Nichtophthalmologen verborgen bleibt.

Allgemeine Symptome der Augenmuskelparesen

Wichtigste subjektive Folgen einer Augenmuskelparese sind Diplopie und Konfusion. Fast immer führen diese zum Arzt. Es ist aber zu beachten, daß bei einer Augenmuskelparese Doppelbilder auch fehlen können, wenn schon vorher ein Strabismus bestand oder wenn eine andere Augenerkrankung die Diplopie verhindert. Meist nur kurzfristig werden Störungen der egozentrischen Lokalisation empfunden: Vorbeizeigen, Störungen der Bewegungskoordination oder die Empfindung, daß der Außenraum verkippt ist. Diese Störungen treten auf, wenn die Parese das Führungsauge, das einzige Auge oder beide Augen betrifft.

Wichtigste objektive Folge einer Augenmuskelparese ist die Bewegungseinschränkung, die bei Abduzensparesen und Okulomotoriusparesen dem Untersucher sofort auffällt, während sie bei der Trochlearisparese leicht übersehen werden kann. Ebenso charakteristisch ist die Schielwinkel-Inkomitanz. Bei einer linksseitigen Abduzensparese nimmt der Schielwinkel im Linksblick deutlich zu und im Rechtsblick ab. Diese charakteristische Inkomitanz ist bei Lähmungen der schrägen Augenmuskeln ebenso vorhanden, aber schwerer nachweisbar. Bei Paresen der schrägen Augenmuskeln ist die Diagnose nur mit speziellen strabologischen Methoden möglich. Bei einer rechtsseitigen Trochlearisparese

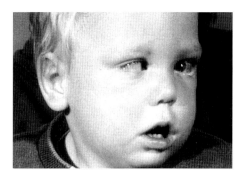

Abb. 2a: Beidseitige Abduzensparalyse; Kopfzwangshaltung zur Fixationsaufnahme: Der Patient kann nur dann die Fixation aufnehmen, wenn er den Kopf zur Seite des jeweils führenden Auges dreht.

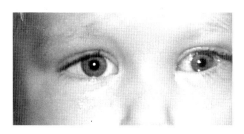

Abb. 2b: Derselbe Patient; Zustand nach beidseitiger Muskeltransposition, rechts einige Wochen, links am Tag nach der Operation.

ist die Vertikaldeviation im Links-Abblick groß und im Links-Aufblick klein. Bei einer beidseitigen Trochlearisparese sind Horizontal- und Vertikalschielwinkel mitunter sehr klein, während die Zyklodeviation sehr groß ist.

Wichtiges Symptom einer Parese ist die Kopfzwangshaltung. Diese kann prinzipiell verschiedenen Zielen dienen:
1. der Vermeidung von Diplopie und Konfusion;
2. der Fixationsaufnahme, wenn ohne Kopfzwangshaltung das Sehobjekt nicht angeblickt werden kann (Abb. 2a);
3. der Verminderung von Störungen der egozentrischen Lokalisation.

In der Regel ist eine Kopfzwangshaltung so gerichtet, daß die fehlende Augenbewegung durch eine Kopfbewegung ersetzt wird („Der Kopf wird so gedreht, wie der gelähmte Muskel das Auge drehen soll").

Spontanverlauf, Prognose, Operationszeitpunkt

Im eigenen Krankengut verlaufen Augenmuskelparesen sehr unterschiedlich. Die Prognose ist gut bei einseitigen nichttraumatischen Trochlearisparesen älterer Patienten, die sehr häufig innerhalb von 3 Monaten spontan verschwinden, aber schlecht bei beidseitigen traumatischen Abduzensparalysen und Trochlearisparesen, die sehr selten ohne Defekt ausheilen. Die Wahrscheinlichkeit einer Spontanremission ist bei einseitigen Paresen besser als bei beidseitigen. Wichtigstes Kriterium der Prognose ist aber die Ursache. Vaskulopathisch bedingte Augenmuskelparesen, insbesondere bei Hypertonie und Diabetes mellitus, verlaufen gutartiger als traumatisch oder neoplastisch bedingte.

Bei einer Spontanremission erfolgt die Besserung relativ schnell. Es gibt Fälle, bei denen während mehrerer Monate die Schielwinkel völlig unverändert bleiben, um dann innerhalb von Tagen zu verschwinden.

Operative Maßnahmen werden in der Regel erst durchgeführt, wenn eine Aussicht auf Spontanremission nicht mehr besteht. Bei vaskulär bedingten Trochlearisparesen ist nach 6 Monaten eine Besserung kaum noch zu erwarten, traumatische Abduzensparesen können aber noch nach 12 Monaten verschwinden. Die Regel, nicht vor Ablauf von 12 Monaten zu operieren, erscheint vernünftig und hat sich bewährt. Wenn überhaupt Ausnahmen von dieser Regel (z. B. auf ausdrücklichen Wunsch des Patienten) gemacht werden, sollten die operativen Verfahren auf konventionelle Methoden beschränkt und Transpositionen vermieden werden. Grundsätzlich sollten Muskel-Transpositionen auf Paralysen beschränkt werden, bei denen konventionelle Eingriffe oft keinen dauernden Erfolg zeigen.

Allgemeine strabologische Diagnostik der Augenmuskelparesen

Die Diagnose einer Augenmuskelparese bereitet meist keine Schwierigkeiten. Schon die Anamnese, die subjektiven Doppelbildangaben und die spontane Kopfzwangshaltung, spätestens die Prüfung der Führungsbewegungen in verschiedene Blickrichtungen klären häufig die Diagnose. Anamnese und Diagnose entscheiden darüber, welche weiteren Untersuchungen notwendig sind. Bei Augenmuskelparesen sollten immer bildgebende Verfahren eingesetzt werden, auf die allenfalls bei einseitigen Trochlearisparesen älterer Patienten verzichtet werden kann. Bei allen Augenmuskelparesen muß neben der strabologischen Untersuchung immer eine internistische und neurologische Untersuchung erfolgen.

Die genaue Diagnosestellung erfordert immer weitere strabologische Untersuchungen. Zum einen sind diese notwendig zur Beurteilung des zukünftigen Verlaufs einer Parese, zur Abklärung der nichtoperativen Therapie und vor allem zur Festlegung einer operativen Maßnahme.

Die wichtigste Untersuchung ist die des Fusionsblickfelds. Das Fusionsblickfeld ermöglicht eine quantitative Aussage über die Funktionseinschränkung und die subjektiv störenden Folgen der Parese einerseits und die verbliebene Gebrauchsfähigkeit des Sehorgans. Wenn der Verdacht auf eine Zyklotropie besteht, muß die Messung des Fusionsblickfelds so erfolgen, daß eine Zyklotropie erkannt wird.

Ebenso wichtig ist die Messung der Kopfzwangshaltung. Diese wird am besten bei binokularer Visusprüfung an einer Tangentenskala erfolgen.

Die Messung des monokularen Blickfelds und des Schielwinkels in verschiedenen Blickrichtungen kann an einer Tangentenskala oder am Synoptophor/-meter erfolgen. Die Tangentenskala ist für alle genannten Untersuchungen geeignet. Sie hat darüber hinaus den Vorteil, alle notwendigen Messungen ohne Ortswechsel des Patienten zu erlauben.

Spezielle Diagnostik und Therapie der Abduzensparese

Wichtigste Maßnahme bei der Diagnose ist der Ausschluß eines Retraktionssyndroms, die schon deshalb unumgänglich ist, weil ein Retraktionssyndrom weiterer neurologischer Abklärung nicht bedarf. Die Anamnese und die typische Motilitätsstörung klären die Differentialdiagnose. Die Abduktionseinschränkung ist beiden Krankheitsbildern gemeinsam. Für ein Retraktionssyndrom spricht die zusätzliche Einschränkung der Adduktion, die Lidspaltenverengung, die geringe Kopfzwangshaltung und vor allem die Vertikaldeviation bei Adduktion. Die Abgrenzung einer kindlichen Abduzensparese vom frühkindlichen Innenschielen sollte immer möglich sein, wenn eine genaue Anamnese durchgeführt wird und die Befunderhebung vollständig ist. Schon die einmalige sichere Auslösung der Abduktion durch aufmerksamkeitserregende Fixationsobjekte oder den optokinetischen Nystagmus schließt eine Abduzensparese aus.

Wenn ein Retraktionssyndrom und ein frühkindliches Innenschielen ausgeschlossen sind, sollte jede akute Abduzensparese internistisch und neurologisch abgeklärt werden.

Die Operationsindikation erfordert vor allem eine Trennung der Parese von der kompletten Paralyse. Vor allem beim monokularen Blickfeld und beim Fusionsblickfeld wird der Unterschied zwischen Parese und Paralyse deutlich: Bei einer Abduzensparese ist noch eine mäßige Abduktion über die Mittellinie möglich, bei einer Paralyse verharrt das Auge im inneren Lidwinkel.

Bei einer Abduzensparese genügen immer konventionelle vor-rücklagernde Eingriffe am gelähmten M. rectus lateralis und seinem Antagonisten. Bei Abduzensparalysen ist in der Regel primär eine Transposition (Abb. 3) notwendig.

Die Ergebnisse der operativen Behandlung bei Abduzensparesen sind gut. Abduzensparesen erreichen in der Regel ein gutes Fusionsblickfeld, selbst wenn sie beidseitig sind. Dagegen muß man sich bei Abduzensparalysen, die eine Transpositionstechnik erfordern, mit einem Fusionsblickfeld zufriedengeben, das nur 5 - 10° in die Abduktion reicht. Doppelbildfreiheit im Gera-

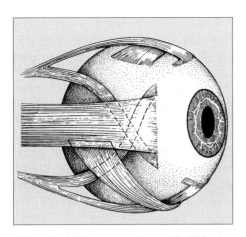

Abb. 3: Abduzensparalyse: Modifikation der Muskeltransposition nach HUMMELSHEIM. Die Hälften des M. rectus superior und des M. rectus inferior werden kreuzweise unter dem gelähmten M. rectus lateralis hindurchgezogen und dort fixiert.

deausblick und bei geringen Blickexkursionen sind erreichbar. Bei beidseitigen Abduzensparalysen müssen die Erwartungen geringer sein: Oft wird Doppelbildfreiheit nur in einer Blickrichtung und Blickentfernung erreicht, so daß zusätzliche Prismenbrillen notwendig sind.

Spezielle Diagnostik und Therapie der Trochlearisparese

Die Diagnose ist in der Regel einfach. Leitsymptom ist die plötzlich entstandene verrollte Diplopie und die Kopfneigungszwangshaltung. Ein differentialdiagnostisches Problem besteht darin, die Trochlearisparese von einem dekompensierenden Strabismus sursoadductorius (DSS) abzugrenzen. Die Unterscheidung ist wichtig, weil eine Trochlearisparese eine akute Erkrankung ist und immer weiterer neurologischer Diagnostik bedarf, während ein DSS nie dringlich und nie Zeichen einer weitergehenden neurologischen Erkrankung ist. Der BIELSCHOWSKY-Test ermöglicht diese Unterscheidung nur, wenn er in Hebung und Senkung durchgeführt wird. Für einen DSS spricht die lange Anamnese mit langsamer Zunahme der spontanen Kopfneigung. Es ist empfehlenswert, sich alte Photos vorlegen zu lassen, auf denen die Kopfzwangshaltung schon sichtbar ist. Beweisend für den dekompensierenden Strabismus sursoadductorius ist das Fehlen der paresetypischen Inkomitanz, die bei der strabologischen Untersuchung auffällig wird.

Besonders hinzuweisen ist auf die beidseitige Trochlearisparese: Sie ist wohl die am häufigsten übersehene Augenmuskelparese. Tückisch ist, daß sie in keiner Blickrichtung große, d. h. sichtbare, Schielwinkel aufweist, da die Senkungseinschränkung des rechten und linken Auges sich aufheben. Bei einer beidseitigen Trochlearisparese resultieren oft maximale Horizontal- oder Vertikal-Schielwinkel von etwa 5°, die bei einer oberflächlichen Prüfung der Führungsbewegungen übersehen werden können. Leitsymptom der beidseitigen Trochlearisparese ist die „Diplopie ohne großen Vertikalschielwinkel", aber mit großer Exzyklodeviation und entsprechend verrollten Doppelbildern. Typisch ist auch die Anamnese, die oft nur eine leichte Commotio ohne andere neurologische Ausfälle ergibt.

Bei der Operationsindikation werden allgemein konventionelle Vor-Rücklagerungen an den Mm. obliqui als Methode der Wahl angegeben. Bei kleineren Schielwinkeln ist die Operation an einem Muskel meist ausreichend, bei größeren werden Vor- und Rücklagerungen am gelähmten Muskel und dem M. obliquus inferior kombiniert. Auch bei beidseitigen Trochlearisparesen wird so verfahren. Bei großer Zyklotropie wird also an allen 4 schrägen Augenmuskeln operiert. Die Ergebnisse der operativen Behandlung der Trochlearisparesen sind gut. Einseitige Trochlearisparesen erreichen meist ein gutes Fusionsblickfeld, bei beidseitigen verbleibt mitunter ein störendes V-Symptom mit Diplopie im Abblick, vor allem, wenn die Operation auf Eingriffe an einem schrägen Augenmuskel jedes Auges beschränkt wurde. Kombinierte Obliquus-Eingriffe sind wesentlich wirkungsvoller.

Spezielle Diagnostik und Therapie der Okulomotoriusparese

Die Diagnose ist bei der kompletten Okulomotoriusparese eindeutig. Leitsymptom ist die Ptosis. Schwieriger kann die Diagnostik bei inkompletten Okulomotoriusparesen sein. Sie sind häufiger als komplette, sicher Folge der großen Ausdehnung des Kerngebietes. Okulomotoriusparesen sind sehr häufig mit anderen Augenmuskelparesen, insbesondere Trochlearisparesen vergesellschaftet. In diesen Fällen können diagnostische Schwierigkeiten auftreten, weil die Trochlearisparese nur an der fehlenden Einwärtsrollung beim Versuch der Blicksenkung erkennbar ist. Eine internistische und neurologische Abklärung ist selbstverständlich.

Die operative Therapie ist je nach Ausprägung der Okulomotoriusparese unterschiedlich. Die großen, ästhetisch störenden Schielwinkel stellen den Operateur vor allem dann vor große Probleme, wenn vorausgegangene konventionelle Augenmuskeloperationen erfolglos geblieben sind. Bei Paresen einzelner vom N. oculomotorius versorgter Augenmuskeln werden konventionelle Eingriffe (Vor-Rücklagerungen, Resektionen oder Faltungen) am betroffenen Muskel und seinem Antagonisten durchgeführt, wobei bei einer Obliquus-inferior-Parese die Beseitigung der Zyklotropie im Vordergrund steht. Bei Paralysen einzelner gerader Augenmuskeln ist wie bei der Abduzensparalyse eine Muskeltransposition (Abb. 3) notwendig, weil die langfristigen Ergebnisse der konventionellen Augenmuskelchirurgie unbefriedigend sind. Bei einer Parese oder Paralyse zweier benachbarter Augenmuskeln ohne Beteiligung des M. obliquus inferior, also auch ohne Zyklotropie, setzen wir die 1987 von

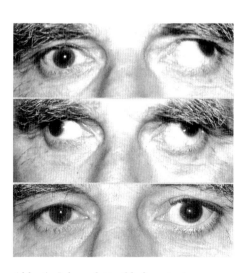

Abb. 4: Inkomplette Okulomotoriusparese: Lähmung zweier benachbarter gerader Augenmuskeln, Patient mit einer präoperativen Horizontaldeviation von bis zu 80 und einer Vertikaldeviation von bis zu 30 Grad. oben: Schielwinkel beim Geradeausblick; Mitte: Schielwinkel bei Rechtsblick; unten: Die Zügeloperation verringerte Horizontal- und Vertikalschielwinkel um jeweils mehr als 30 Grad und ermöglichte wieder beidäugiges Sehen in einer unwesentlichen Kopfzwangshaltung. Dieses Ergebnis war nach über zwei Jahren unverändert gut.

uns vorgeschlagene „Zügeloperation" (2, 5) (Abb. 4, 5) ein. Diese technisch schwierige Operation zeichnet sich durch eine hohe Effektivität aus und ist wenig riskant, weil nur 2 gerade Augenmuskeln verlagert werden, um sowohl den Horizontal- als auch den Vertikalschielwinkel zu vermindern.

Noch schwieriger gestaltet sich die Operationsindikation bei der kompletten Okulomotoriusparalyse. Die alleinige Rücklagerung des M. rectus lateralis reicht in der Regel nicht aus und bewirkt wegen der Funktionsminderung des einzigen noch funktionierenden geraden Augenmuskels eine Protrusio bulbi. Ziel der operativen Behandlung muß sein, den Bulbus nach hinten zu ziehen. Hier bleibt nur die Möglichkeit einer Muskel- oder Sehnentransposition. Für diese Fälle wurde 1978 eine eigene Transpositionstechnik, das Obliquussup.-Sehnen-Splitting (5), beschrieben, das sich seitdem bewährt hat, auch wenn es weniger spektakuläre Verbesserungen der Schielwinkel bewirkt als die Zügeloperation. Die allerletzte Möglichkeit bei Okulomotoriusparalyse ist das Lateralis-Splitting (3, 5), das auch dann noch hilfreich sein kann, wenn alle anderen Operationsverfahren gescheitert sind.

Die Ergebnisse der operativen Therapie sind, gemessen an den häufig sehr großen und entstellenden Schielwinkeln, gut. Bei der Schilderung der funktionellen Erfolgsaussichten einer Transposition bei Okulomotoriusparalyse ist aber große Zurückhaltung angebracht. Der Entschluß zur Operation fällt leichter, wenn eine komplette Ptosis nicht besteht und nach der Augenmuskeloperation keine Lidoperation erfolgen muß. Die störende Diplopie legt dann eine operative Schielwinkelverkleinerung nahe. Bei einer vollständigen Ptosis ist die Transposition nur dann sinnvoll, wenn der Patient in Kenntnis der Vor- und Nachteile eine Operation wünscht und bereit ist, einen Ptosisbügel zu verwenden, was selten der Fall ist.

Die geschilderten Verfahren der operativen Therapie bei Augenmuskelparesen, insbesondere die Technik der Muskeltransposition und Insertionsverlagerung, erscheinen kompliziert und aufwendig. Es ist aber zu bedenken, daß ein brauchbares, wenn auch kleines, diplopiefreies Blickfeld um die Primärposition und die Verbesserung einer auffälligen Kopfzwangshaltung und eines auffälligen Schielwinkels großen diagnostischen und operativen Aufwand lohnen.

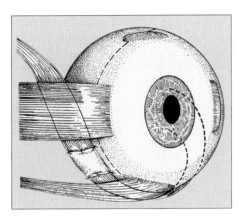

Abb. 5: Inkomplette Okulomotoriusparese: operatives Vorgehen bei isolierter Paralyse zweier benachbarter gerader Augenmuskeln des linken Auges.

Bei der Zügeloperation werden die beiden normal funktionierenden geraden Augenmuskeln so umgelagert, daß sie die Funktion der gelähmten Augenmuskeln teilweise übernehmen. Der zum M. rectus medialis hin verlagerte M. rectus superior verliert zugunsten der Adduktion an hebender Wirkung und der zum M. rectus inferior verlagerte M. rectus lateralis abduziert weniger, senkt aber das Auge mehr.

Literatur

(1) KAUFMANN, H., BOERGEN, P., KOMMERELL, G., MÜHLENDYCK, H., THALLER-ANTLANGER, H.: Rundtischgespräch: Diagnose und Therapie der Trochlearisparese. Fortschr. Ophthalmol. 86, 356-365, 1989

(2) KAUFMANN, H.: Die sogenannte Zügeloperation. Fortschr. Ophthalmol. 87, 189-191, 1990

(3) KAUFMANN, H.: „Lateralissplitting" bei totaler Okulomotoriusparalyse mit Trochlearisparese. Fortschr. Ophthalmol. 88, 314-316, 1991

(4) KAUFMANN, H.: Periphere Augenmuskelparesen. In: Lund, O.E., Waubke, Th.N. (Hrsg.): Neuroophthalmologie. Enke, Stuttgart, 23-24, 1993

(5) KAUFMANN, H.: Augenmuskeloperationen. In: Kaufmann, H. (Hrsg.): Strabismus, 2. Auflage. Enke, Stuttgart, 587-667, 1995

(6) RUCKER, C.W.: The causes of paralysis of the third, fourth, and sixth cranial nerves. Amer. J. Ophthal. 61, 1293-1298, 1966

(7) RÜSSMANN, W., DE DECKER, W., HAASE, W., KAUFMANN, H., MEHDORN, E., MÜHLENDYCK, H.: Rundtischgespräch: Diagnostik und Therapie bei Abduzens-Parese. Fortschr. Ophthalmol. 83, 489-498, 1986

(8) SUZUKI, J., MIZOI, T., SATO, T.: Disturbances of ocular movement due to cerebral aneurysma based upon the experience in 1000 directly operated patients. In: Samii M., Janetta, P.J. (Hrsg.): The cranial nerves. Springer, Berlin, 1981

(9) SCHMIDT, D., MALIN, J.P.: Erkrankungen der Hirnnerven. Thieme, Stuttgart, 1986

(10) ZIELINSKI, H.W.: Paresen der äußeren Augenmuskeln bei intracraniellen raumfordernden Prozessen, ein Überblick über die Beobachtungen an 3000 Fällen. Zbl. Neurochir. 19, 235-251, 1959

Verletzungen des kraniozervikalen Übergangs

Verletzungen des kraniozervikalen Übergangs
- Einführung in das Thema -

M. H. Th. Reinges • J. M. Gilsbach

Zusammenfassung

Bei Verletzungen des kraniozervikalen Übergangs lassen sich ligamentäre, knöcherne und vaskuläre Verletzungen differenzieren.

Occipitale Kondylenfrakturen sind insgesamt selten, ihre Einteilung erfolgt nach ANDERSON und MONTESANO in die Typen I bis III. In den meisten beschriebenen Fällen erfolgt eine konservative Therapie mit externer Immobilisation.

Bei etwa 1% der Patienten mit Traumata der HWS liegt eine atlanto-occipitale Dislokation vor, autoptisch kann sie bei bis zu 35% der Patienten mit tödlichen HWS-Verletzungen nachgewiesen werden. Nach TRAYNELIS et al. werden die Typen I bis III unterschieden. Bei einer sehr hohen Letalität als Folge einer Anoxie aufgrund respiratorischer Insuffizienz nach bulbo-zervikaler Verletzung der Medulla und Schädigung des Hirnstammes wird die frühzeitige zervikale Traktion als therapeutische Maßnahme kontrovers diskutiert und von einigen Autoren eine Immobilisation mittels Philadelphia collars/Halo-Fixateurs empfohlen.

Bei 3 bis 13% der traumatischen HWS-Frakturen liegen Atlas-Frakturen vor, die in die vordere Ringfraktur, die hintere Ringfraktur, die Fraktur der Massa lateralis und die anteilmäßig überwiegende JEFFERSON-Fraktur differenziert werden können. Die Therapie isolierter Atlas-Frakturen ist i. d. R. konservativ, bei kombinierten Atlas-Axis-Frakturen richtet sich die Therapie i. d. R. nach der Axis-Fraktur.

Axis-Frakturen stellen etwa 18% der traumatischen HWS-Frakturen dar und können in die Sub-Typen Dens-Fraktur (etwa 60% der Axis-Frakturen, Einteilung nach ANDERSON und D'ALONZO in die Typen I, II und III und den Typ IIA nach HADLEY et al.), Hangman's-Fraktur (etwa 20% der Axis-Frakturen, Einteilung nach EFFENDI et al. und LEVINE und EDWARDS in die Typen I, II, IIA und III) und Non-odontoid-non-hangman's-Fraktur (etwa 20% der Axis-Frakturen) unterteilt werden. Die Therapie der Axis-Frakturen ist entsprechend der Instabilität bzw. der zu erwartenden non-union-Rate konservativ oder operativ.

Bei der traumatischen Dissektion der A. vertebralis steht aufgrund der meist ausreichenden Kollateralversorgung durch die Gegenseite die konservative Therapie mit Gabe von Antikoagulantien bzw. Thrombozytenaggregationshemmern im Vordergrund. Selten kann eine Revaskularisation oder ein operativer Gefäßverschluß erforderlich werden.

Auch die traumatischen Dissektionen der A. carotis interna werden bei thrombotischen oder embolischen Komplikationen meist konservativ mit Antikoagulantien bzw. Thrombozytenaggregationshemmern therapiert. Chirurgisch bestehen Behandlungsmöglichkeiten in der Endarteriekto-

mie, der Thrombektomie, der Gefäßexzision und -rekonstruktion und der Anlage eines extra-intrakraniellen Bypasses.

Einleitung

Der Begriff „Kraniozervikale Traumata" beschreibt keine einheitlich verwandte klinische Entität; er stellt vielmehr eine teilweise willkürliche Zusammenfassung unterschiedlicher (traumatischer) Verletzungen im Bereich des kraniozervikalen Überganges sowie der oberen HWS dar. Zu nennen sind somit sowohl ligamentäre als auch knöcherne und vaskuläre Verletzungen.

In der vorliegenden Übersicht soll v. a. auf die ligamentäre Verletzung „atlanto-occipitale Dislokation", die knöchernen Verletzungen „occipitale Kondylenfraktur", „Atlas- und Axisfraktur" sowie die (stumpfen) vaskulären „Dissektions-Verletzungen der A. vertebralis und der A. carotis interna" eingegangen werden. Dabei ist das Ziel, diese Verletzungen überblickartig darzustellen, allgemein anerkannte Einteilungen und die wichtigsten radiologischen Nachweismethoden aufzuführen und eine kurze Literaturübersicht zu geben. Auf die z. T. sehr kontrovers diskutierten Therapiemöglichkeiten wird nur kurz eingegangen.

Occipitale Kondylenfraktur

Die Fraktur der occipitalen Kondylen ist selten: Zuerst 1817 von BELL beschrieben, sind bisher etwa 40 Fälle publiziert worden (4, 9, 10, 13, 15, 17, 29, 55, 62, 86, 104, 110, 115, 135, 137, 153). ALKER et al. fanden bei einer radiologischen postmortem-Studie bei 146 tödlich verunglückten Verkehrsunfallopfern eine Inzidenz von 0,6%, MILTNER et al. in einer vergleichbaren Studie bei 600 im Straßenverkehr tödlich Verunglückten eine Inzidenz von 4,2% (2, 92).

Die Einteilung erfolgt nach ANDERSON und MONTESANO (4):

Typ I: Kompressionsfraktur der Kondylen ohne Dislokation der Fragmente;

Typ II: Schädelbasisfraktur mit Einstrahlung in die Kondylen;

Typ III: Ausrißfraktur der Kondylen mit Dislokation des Fragmentes durch Zug des ipsilateralen Lig. alarium.

Während die Typen I und II als stabil gelten, ist der Typ III als potentiell instabil anzusehen (4, 153).

Falls das Trauma überlebt wird, können als Symptomatik Nackenschmerz bzw. funktionelle Bewegungseinschränkung der HWS, Funktionsstörungen der Hirnnerven IX bis XII, oder ein Koma durch Hirnstammverletzungen vorliegen (10, 13, 19, 29, 55, 104, 137, 153).

In der bildgebenden Diagnostik sind konventionelle Röntgenaufnahmen meist unauffällig; der beste Nachweis gelingt im Dünnschicht- oder Spiral-CT mit 2-D- oder 3-D-Rekonstruktionen (10, 86, 115, 137, 153).

Die Therapie war in den meisten beschriebenen Fällen konservativ mit externer Immobilisation, nach YOUNG et al. selbst in Fällen, bei denen es zu einer Hirnstamm-Kompression gekommen ist (4, 13, 29, 55, 62, 115, 135, 137, 153). Die Immobilisierung erfolgt mittels Philadelphia collars - einer dem Stifneck vergleichbaren Halskrawatte - oder besser mittels Halo-Fixateurs für 10 - 12 Wochen (4, 13, 29, 55, 62, 115, 135, 137, 153). Ein Fall mit operativer Dekompression wurde von BOZBOGA et al. beschrieben (15).

Atlanto-occipitale Dislokation

Die atlanto-occipitale Dislokation (AOD; Abb. 1) - 1908 erstmalig von BLACKWOOD beschrieben - wird wahrscheinlich zu selten diagnostiziert: Der Schätzwert beträgt bis zu 1% der Patienten mit „Trauma der HWS", sie ist autoptisch in bis zu 35% tödlicher HWS-Verletzungen nachweisbar (2, 11, 12, 18, 19, 112).

Voraussetzung für eine atlanto-occipitale Dislokation ist ein massives Trauma, welches den komplexen Bandapparat der kraniozervikalen Verbindung verletzt (18, 26). WERNE wies in einer postmortem-Studie nach, daß sowohl eine Ruptur des Ligamentum alarium als auch der Membrana atlanto-occipitalis anterior zu einer AOD führen kann (144).

Eine Einteilung der atlanto-occipitalen Dislokation ist nach TRAYNELIS et al. in die Typen I bis III möglich (141):

Typ I: Dislokation des Occiput gegenüber dem Atlas nach ventral;
Typ II: Longitudinale Distraktion;
Typ III: Dislokation des Occiput gegenüber dem Atlas nach dorsal.

Die sehr hohe Letalität ist meist Folge einer Anoxie aufgrund respiratorischer Insuffizienz nach bulbo-zervikaler Verletzung der Medulla mit Schädigung des Hirnstammes, jedoch werden in den letzten Jahren aufgrund einer verbesserten Sofortversorgung zunehmend mehr Überlebende gesehen (1, 14, 34, 39, 42, 50, 78, 96, 106, 107, 124, 141, 150). An eine AOD sollte posttraumatisch als Differentialdiagnose insbesondere bei Patienten mit Hirnstammsymptomatik (z. B. Atemstörungen, Herzrhythmusstörungen, Symptomatik basaler Hirnnerven) und asymmetrischen motorischen Defiziten gedacht werden (1).

In der bildgebenden Diagnostik ist die Bestimmung der POWERS' Ratio, d. h. die Quotientenbildung aus den Längen der Strecken Basion - hinterer Atlasbogen und Opisthion - vorderer Atlasbogen, richtungsweisend: < 0,9: normal, 0,9 - 1,0: sog. Grauzone, > 1,0: AOD (1, 112). Die Diagnose kann durch Dünnschicht- oder Spiral-CTs mit 2-D- oder 3-D-Rekonstruktionen bestätigt werden sowie MR-tomographisch (1, 52, 54, 107, 141). Oftmals kann zudem ein retropharyngeales Hämatom nachgewiesen werden (1).

Die frühzeitige zervikale Traktion als therapeutische Maßnahme wird kontrovers diskutiert: Einige Autoren befürworten die Traktion zur spinalen Dekompression und zur Ausrichtung der knöchernen Fragmente, andere lehnen die Traktion wegen der Gefahr einer sekundären Befundverschlechterung - insbesondere bei Typ II der AOD - strikt ab und empfehlen eine Immobilisation mittels Philadelphia collars oder besser mittels Halo-Fixateurs für 8 bis 16 Wochen (1, 34, 39, 42, 80, 83, 105 - 107,

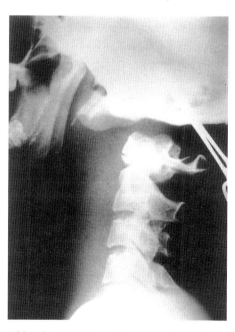

Abb. 1: Seitliche Röntgennativaufnahme bei atlantooccipitaler Dislokation mit abnormem Abstand zwischen Schädelbasis und Atlas.

141). Obwohl einige Patienten allein mit prolongierter (bis zu 12 Monate) Traktion oder Immobilisation erfolgreich behandelt worden sind, wird meist eine spinale Fixation mit dorsaler Fusion Occiput-C1-C2 empfohlen (34, 39, 42, 48, 50, 80, 83, 105 - 107, 141, 150).

Atlas-Fraktur

C1-Frakturen repräsentieren 3 bis 13% der traumatischen HWS-Frakturen (59). Bei einer Untersuchung von 57 Patienten mit traumatischer Atlas-Fraktur durch HADLEY et al. hatten 32 Patienten (56%) eine isolierte C1-Fraktur, 25 Patienten (44%) eine kombinierte C1-C2-Fraktur und 5 Patienten (9%) eine andere zusätzliche HWS-Fraktur; bei 10 der 32 Patienten mit isolierter C1-Fraktur (31%) fand sich eine unilaterale Ringfraktur, bei 4 der 32 Patienten (13%) eine isolierte Fraktur der Massa lateralis (59). Die Atlas-Frakturen selbst können in die vordere Ringfraktur, die hintere Ringfraktur, die Fraktur der Massa lateralis und die JEFFERSON-Fraktur aufgeteilt werden (83).

JEFFERSON-Fraktur

Zuerst 1920 durch Sir Geoffrey JEFFERSON beschrieben, stellt sie eine Atlas-Berstungsfraktur dar (Abb. 2) (77). Sie ist die klassische und häufigste Atlas-Fraktur. Es finden sich dabei Frakturen durch die vorderen und hinteren Atlas-Bögen, welche als dünnste Anteile des Atlas Loci minoris resistentiae bilden.

Die JEFFERSON-Fraktur wird meist als instabil angesehen, es treten jedoch ohne begleitende spinale Frakturen meist keine neurologischen Defizite auf, da der Spinalkanaldurchmesser am kraniozervikalen Übergang groß ist und die Dislokation der Fragmente meist nach auswärts erfolgt. LEVINE und EDWARDS werten die JEFFERSON-Fraktur als oftmals nur minimal instabil (83).

Als bildgebende Diagnostik ist insbesondere ein Dünnschicht-CT zum Frakturnachweis hilfreich. Nach der „Rule of Spence" ist das Lig. transversum atlantis wahrscheinlich rupturiert, wenn auf einem ap-Bild oder Dens-Bild mit geöffnetem Mund die Summe des Überhanges beider Massae laterales von C1 auf C2 > 7 mm ist (134). Eine MR-tomographische Methode zur Darstellung des Lig. transversum atlantis bzw. zur Beurteilung atlantoaxialer Instabilität wurde von DICKMAN et al. vorgestellt (32).

Die Therapie isolierter C1-Frakturen ist i. d. R. konservativ: Sind die Fragmente nicht disloziert, kann eine weiche Halskrawatte angewandt werden, bei einer Dislokation der Massae laterales von C1 auf C2 bis 7 mm kommt meist ein Philadelphia collar zur Anwendung und bei einer Dislokation über 7 mm ein Halo-Fixateur für 8 bis 14 Wochen (12, 59, 77, 129, 133).

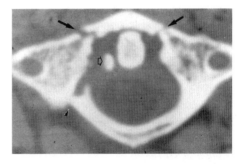

Abb. 2: Axiales Computertomogramm durch Atlas und Densspitze bei JEFFERSON-Fraktur (Atlas-Berstungsfraktur): Zwei Frakturlinien durch den vorderen Atlasbogen (geschlossene Pfeile), eine Frakturlinie durch den hinteren Atlasbogen (Pfeilspitze), ausgerissener Ansatz des Ligamentum transversum atlantis (offener Pfeil).

Kombinierte Atlas-Axis-Fraktur

DICKMAN et al. fanden 25 Patienten mit kombinierter Atlas-Axis-Fraktur in einer Gruppe aus 58 Patienten mit Atlas-Frakturen (43%) bzw. aus 150 Patienten mit Axis-Frakturen (16%) (31). Die die C1-Fraktur begleitenden C2-Frakturen sind annähernd in 40% der Fälle Typ II-Dens-Frakturen, in 20% Typ III-Dens-Frakturen, in 12% Hangman's-Frakturen und in 28% Non-odontoid-non-hangman's-Frakturen (31, 59).

Die Inzidenz für eine aus der Verletzung resultierende neurologische Symptomatik ist bei kombinierten Atlas-Axis-Frakturen höher als bei isolierten C1- oder C2-Frakturen (31, 59).

Die Therapie richtet sich i. d. R. nach der die C1-Fraktur begleitenden C2-Fraktur und ist in den meisten Fällen konservativ mit externer Immobilisation (31, 59, 133).

Axis-Fraktur

Die traumatischen C2-Frakturen repräsentieren etwa 18% der traumatischen HWS-Frakturen und können in die Subtypen Hangman's-Fraktur, Dens-Fraktur und Non-odontoid-non-hangman's-Fraktur unterteilt werden (60). HADLEY et al. untersuchten 229 Patienten mit C2-Fraktur: Es fanden sich 46 Patienten (20%) mit Hangman's-Fraktur, 136 Patienten (60%) mit Dens-Fraktur und 47 Patienten (20%) mit Non-odontoid-non-hangman's-Fraktur (60).

Hangman's-Fraktur

Die Hangman's-Fraktur (Abb. 3) - auch Hanged-Man's-Fraktur genannt und erstmalig 1866 von HAUGHTON beschrieben - stellt eine traumatische Spondylolisthesis des Axis dar mit einer bilateralen Fraktur durch die Pedikel von C2 mit Frakturlinie entweder durch die Pars interarticularis oder durch die Foramina transversaria (37, 45, 64, 95, 101, 123). Sie repräsentiert etwa 4% aller traumatischen HWS-Frakturen (57, 60).

Die Einteilung der Hangman's-Frakturen erfolgt nach EFFENDI et al. und LEVINE und EDWARDS (37, 82):

Typ I: Isolierte Haarlinienfraktur durch den Isthmus des Axis-Ringes mit minimaler Dislokation/Angulation des C2-Körpers. Das Bandscheibenfach C2/3 ist unauffällig;

Typ II: Deutliche Dislokation/Angulation mit destruiertem Bandscheibenfach C2/3;

Typ II A: Minimale Dislokation, deutliche Angulation mit destruiertem Bandscheibenfach C2/3;

Typ III: Deutliche Dislokation/Angulation mit zusätzlicher Dislokation der Facetten C2/3.

Während der Typ I als stabil angesehen wird, gelten die Typen II, II A und insbesondere der Typ III als instabil (37, 82).

Etwa 95% der Patienten sind bis auf Cervicocephalgien neurologisch unauffällig, die übrigen weisen eine oftmals nur gering ausgeprägte Symptomatik auf, die meist rasch regredient ist (37, 45, 127). Zu erklären ist dies durch die frakturbedingte Erweiterung des Spinalkanals (37, 77, 95). Andererseits ist die Inzidenz begleitender Verletzungen des Kopfes oder der HWS mit bis zu 79% sehr hoch (37, 45).

In der Mehrzahl der Fälle ist ein Frakturnachweis auf einer lateralen HWS-Aufnahme möglich (37, 45, 93). Dabei ergeben sich Hinweise auf eine Instabilität, wenn die Dislokation von C2 gegenüber C3 > 50% des ap-Durchmessers von C3 beträgt (45). Nur in wenigen Fällen ist zum Frakturnachweis zusätzlich ein (2-D- oder 3-D-) CT oder ein MR notwendig (51, 87, 88, 93, 148).

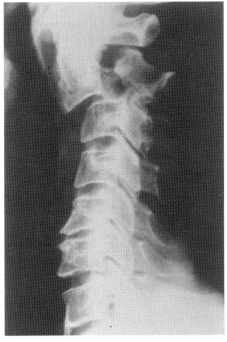 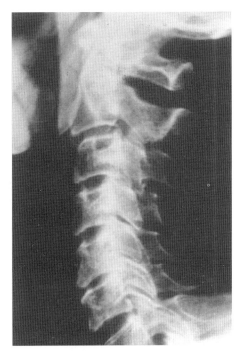

Abb. 3: Seitliche Röntgenfunktionsaufnahme bei Hangman's-Fraktur (links: Inklination; rechts: Reklination). Traumatische Spondylolisthesis des Axis mit bilateraler Fraktur durch die Pedikel an der Pars interarticularis.

Eine konservative Therapie wird in 97 bis 100% der Fälle empfohlen, die Fusions-Rate wird dabei mit 93 bis 100% angegeben (45, 57, 60, 82, 140, 142). Die konservative Therapie der (stabilen) Typ I-Frakturen besteht i. d. R. aus externer Immobilisation mittels Philadelphia collars oder evtl. Halo-Fixateurs für etwa 10 Wochen (82). Fünfzig konservativ erfolgreich behandelte Fälle ohne Anwendung eines Halo-Fixateurs wurden von SCHNEIDER et al. beschrieben (123). Die konservative Therapie der instabilen Frakturen besteht i. d. R. primär aus zervikaler Traktion und nachfolgender externer Immobilisation und Traktion mittels Halo-Fixateurs für bis zu 18 Wochen (57, 60, 82). Eine Sonderstellung nehmen die Hangman's-Frakturen Typ II A ein: LEVINE und EDWARDS beschrieben eine Befundverschlechterung unter Halo-Traktion und empfahlen daher eine Kompression-Extension durch Halo-Fixateur unter Durchleuchtungskontrolle (82).

Die Indikationen operativer Therapie werden kontrovers diskutiert: Die operative interne Fixierung wird meist bei Versagen der konservativen Therapie (nicht hinreichende Immobilisation; Unmöglichkeit, die Dislokation zu vermindern), bei traumatischem Bandscheibenvorfall C2/3 mit Myelonkompression und bei manifester non-union empfohlen (45, 60, 61, 82, 142, 146). Dabei ist zu beachten, daß zwischen initialer Dislokation/Angulation und der Rate konservativ ausbleibender Fusion keine Korrelation zu bestehen scheint (45).

CASPAR et al. beschrieben die operative interne Fixierung als Alternative der langwierigen und unbequemen externen Halo-Fixierung (21). Als operative Möglichkeiten wurden sowohl ventrale als auch dorsale Zugänge beschrieben: Hier sind - jeweils mit Spongiosainterponat - die dorsale C1-C3-Drahtfixierung, die bilaterale C1-C2-Drahtfixierung sowie die anteriore Verplattung C2-C3 zu nennen (21, 36, 45, 53, 142, 146).

Dens axis-Fraktur

Dens axis-Frakturen umfassen bis zu 15% der HWS-Frakturen und bis zu 60% der C2-Frakturen (60, 76).
Die Einteilung erfolgt nach ANDERSON und D'ALONZO (3):
Typ I: Schräge Fraktur durch die Densspitze;
Typ II: Fraktur an der Densbasis;
Typ III: Fraktur durch den Körper von C2, i. d. R. durch die Spongiosa verlaufend.

Nach HADLEY et al. wird zusätzlich der Subtyp II A als Fraktur an der Densbasis mit herausgesprengten großen Knochensplittern unterschieden (58).
HADLEY et al. fanden bei 136 Patienten mit Dens axis-Fraktur keinen Patienten mit Typ I-Fraktur, 84 Patienten mit Typ II-Fraktur (62%), 3 Patienten mit Typ II A-Fraktur (2%) und 49 Patienten mit Typ III-Fraktur (36%) (60). Alle Dens axis-Frakturen werden als potentiell instabil angesehen: Dies gilt insbesondere für den Typ I, welcher auch als Manifestation einer atlanto-occipitalen Dislokation betrachtet werden kann, und für den Typ II A, der aufgrund der Kombination von erheblichen Ligamentrupturen und Knochenzersplitterungen gegenüber den Typen II und III als vermehrt instabil angesehen wird (58, 125).

Die Dens axis-Frakturen können leicht bei der ersten Untersuchung übersehen werden, insbesondere, da meist schwere Begleitverletzungen vorliegen. Die Häufigkeit primär letaler Dens-Frakturen wird auf 25 - 40% geschätzt (19, 24, 74). Die überlebenden Patienten zeigen bezüglich der Dens axis-Fraktur meist keine neurologische Symptomatik, teilweise treten Cervicocephalgien mit paravertebralem Muskelhartspann und schmerzbedingter Bewegungseinschränkung des Kopfes auf sowie occipitale Hypästhesie/Parästhesie oder Paraparese/gesteigerte Reflexe der Beine; in einigen Fällen konnte eine 4 Monate bis viele Jahre posttraumatisch auftretende Myelopathie nachgewiesen werden (3, 24, 57, 58, 108).

Zur bildgebenden Diagnostik werden konventionelle Röntgentechniken, Dünnschicht- und Spiral-CTs mit 2-D- oder 3-D-Rekonstruktionen sowie MR-Scans verwandt; dabei ist zu beachten, daß ein Os odontoideum oder Ossiculum terminale leicht mit den Typen I oder II der Dens-Fraktur verwechselt werden kann (43, 58, 60, 65, 120, 149).

Der Typ I der Dens axis-Fraktur ist so selten, daß keine allgemeingültigen Therapieempfehlungen gegeben werden können. SCOTT et al. empfehlen bei diesem als instabile atlanto-occipitale Dislokation anzusehenden Frakturtyp bei alleiniger longitudinaler Distraktion die sofortige externe Immobilisation mittels Halo-Fixateurs (125). Die gleichen Autoren empfehlen bei ventraler oder dorsaler Dislokation primär eine Extension und danach eine Halo-Immobilisation (125). Die meisten Patienten benötigen jedoch in der Folgezeit eine operative Stabilisation und Fusion (125, 141). Typ II-Dens-Frakturen bergen ein beträchtliches Risiko für ein Ausbleiben der Fusion unter konservativer Therapie: Die non-union-Rate wird mit bis zu 63% der Fälle angegeben (3, 6, 22, 35, 40, 57, 60, 120, 133). In den meisten Fällen wird daher eine operative ventrale atlantoaxiale Fusion mit Spongiosainterponat empfohlen. Insbesondere bei der Typ II A-Fraktur raten HADLEY et al. aufgrund der erheblichen Instabilität zur frühzeitigen operativen Stabilisation und Fusion (58). Dagegen ist die Therapie der Typ III-Frakturen i. d. R. konservativ: Nach Extension kommt es unter externer Immobilisation für 8 bis 20 Wochen mittels Halo-Fixateurs in über 90% der Fälle zu einer Fusion (3, 57, 60, 133).

Non-odontoid-non-hangman's-Fraktur
In einer Untersuchung von HADLEY et al. fanden sich bei 229 Patienten mit akuter C2-Fraktur 47 Patienten (20%) mit Nonodontoid-non-hangman's-Fraktur: Dies waren zum größten Teil Frakturen des Wirbelkörpers C2 oder der Massa lateralis von C2 (60).
Drei der 47 von HADLEY et al. untersuchten Patienten (6%) verstarben (60). Ansonsten besteht die Symptomatik - insbesondere bei alleiniger Fraktur der Massa lateralis von C2 - meist nur aus lokalem Schmerz ohne neurologische Defizite (57, 83).
In den meisten Fällen ist eine externe Stabilisierung mittels Halo-Fixateurs für 8 bis 12 Wochen therapeutisch ausreichend; nur in wenigen Fällen ist eine operative Fixierung angezeigt (57, 60).

Traumatische Dissektionen der kraniozervikalen Arterien
Die Dissektion kraniozervikaler Arterien wird zunehmend häufiger als Ursache einer neurologischen Symptomatik diagnostiziert, da in den letzten Jahren einerseits modernere neuroradiologische Verfahren zur Verfügung stehen und anderseits die Erkrankung als solche zunehmend bekannt wird (5, 44, 102).
Die Arteriendissektion wird entweder durch eine Distraktion mit longitudinaler Zerrung oder durch ein direktes (stumpfes) Trauma der Gefäßwand hervorgerufen (147). Dabei kommt es zu einer Einblutung in die Tunica media der Arterienwand. Die weitere Ausbreitung dieser dissezierenden Blutung kann variieren, abhängig davon, ob es zu einer subintimalen Dissektion kommt, eine Stenose hervorrufend, oder zu einer Ausbreitung in die subadventitielle Schicht, eine sackförmige Ausbuchtung der Adventitia bewirkend (5, 47). Dies muß unterschieden werden vom sog. Pseudoaneurysma, welches aus einer Arterienruptur und nachfolgender Verkapselung des perivaskulären Hämatoms resultiert (5, 47). Die dissezierende Einblutung kann auch wieder zurück durch die Intima in das Arterienlumen vordringen und ein falsches Lumen bilden, welches an jedem Ende mit dem wahren Lumen kommuniziert (5).
Die durch die Dissektion hervorgerufenen zerebrovaskulären Symptome können nach MOKRI et al. durch zwei Mechanismen bedingt sein (98):
- Im Falle einer subintimalen Einblutung kann die resultierende luminale Stenose aufgrund des geringen Blutflusses eine distale Ischämie hervorrufen. Diese kann, abhängig von den zur Verfügung stehenden Kollateralen, symptomlos bleiben oder als Infarkt in Erscheinung treten.
- Bei der subintimalen und bei der subadventitiellen Einblutung kann es aufgrund der Exposition der Basalmembran durch Intimaeinriß zu einer Thrombozytenaggregation mit nachfolgenden Embolien kommen.

Die neuroradiologische Methode der Wahl zum Nachweis kraniozervikaler Arteriendissektionen ist die Angiographie (Abb. 4) (16). Auch ein Nachweis mittels CTs, MRs und insbesondere MR-Angiographie ist beschrieben worden (46, 70, 72, 109, 113). Als Screening-Methode findet zudem die Ultraschall-Dopplersonographie breite Anwendung (23, 28, 41, 138, 139).

Neben den meist durch stumpfe Gewalt hervorgerufenen Arteriendissektionen besteht die Möglichkeit einer durch penetrierende scharfe Gewalt hervorgerufenen Arterienverletzung. Dies resultiert in den meisten Fällen in einer mehr oder weniger vollständigen Durchtrennung der Arterienwand mit entsprechendem, meist akut lebensbedrohlichem Blutverlust und zerebraler Minderperfusion.

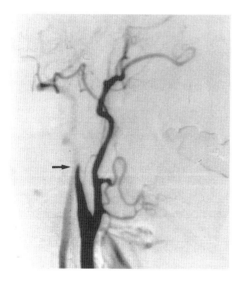

Abb. 4: *Angiogramm der rechten A. carotis communis im seitlichen Strahlengang bei Dissektion der A. carotis interna mit typischem zipfelförmigen Restlumen (Pfeil).*
(Wir danken Herrn Dr. Michael Mull - Neuroradiologische Abteilung der RWTH Aachen; Leiter: Prof. Dr. Armin Thron - für die Überlassung dieses Bildes.)

A. vertebralis

Verletzungen der A. vertebralis sind beschrieben worden als Folge penetrierender Verletzungen, wie Messerstich- oder Schußverletzungen, stumpfer Schädel- und HWS-Traumata, Geburtstraumata, Sportverletzungen, chiropraktischer Manipulationen sowie als Folge kraftvoller physiologischer Bewegungen oder Hyperextensionen der HWS (25, 30, 33, 66-68, 79, 89, 91, 103, 114, 116-118, 121, 130-132, 152). Auch spontane A. vertebralis-Dissektionen wurden beschrieben (20, 56, 75, 94, 128).

Obwohl aufgrund der engen Nachbarschaft zwischen der A. vertebralis und den knöchernen Strukturen - insbesondere wegen ihres Weges durch die For. processi transversi C6 bis C1 - eine sehr häufige Begleitverletzung der A. vertebralis bei knöchernen Verletzungen der HWS zu vermuten wäre, fand sich in einer Studie von PARENT et al. nur bei 5 von 640 Patienten (0,8%) mit zervikalen spinalen Frakturen eine zusätzliche Verletzung der A. vertebralis (109). Da hier jedoch nicht bei allen Patienten eine Angiographie durchgeführt wurde, ist die wahre Inzidenz begleitender A. vertebralis-Verletzungen möglicherweise größer. So fanden LOUW et al. bei 9 von 12 Patienten (75%) mit zervikaler Facetten-Dislokation nach stumpfem HWS-Trauma eine Begleitverletzung der A. vertebralis und WILLIS et al. bei 16 von 26 Patienten (62%) nach stumpfem HWS-Trauma angiographische Veränderungen der A. vertebralis (84, 147). Ähnliche Beobachtungen machten auch HINZ und TAMASAKA (69).

Als Symptome wurden teilweise erst längere Zeit nach dem zugrundeliegenden Trauma auftretende cerebelläre oder medulläre Ischämiezeichen, Nackenschmerzen oder (occipitale) Kopfschmerzen beschrieben (5, 20, 109, 126, 132).

Die Therapie ist aufgrund der meist ausreichenden Kollateralversorgung durch die Gegenseite i. d. R. konservativ mit Gabe von Antikoagulantien bzw. Thrombozytenaggregationshemmern (47, 147). Chirurgisch ist im Falle rezidivierender Embolien ein operativer Gefäßverschluß und die Resektion des betroffenen Segmentes möglich (5, 118). In seltenen Fällen kann eine Revaskularisation durch Anlage eines Bypasses an die distale A. cerebri posterior notwendig werden (5).

Extrakranielle A. carotis interna
Ähnlich wie bei den Dissektionen der A. vertebralis sind auch eine Vielzahl unterschiedlicher Verletzungs-Mechanismen der extrakraniellen A. carotis interna beschrieben worden. Beispielhaft seien spontane Dissektionen und solche nach scharfen oder stumpfen (bei Kindern teilweise intraoralen) Traumata des Halses, nach chiropraktischen Manipulationen, angiographischen Carotisdarstellungen, unterschiedlichen sportlichen Aktivitäten, physiologischen Bewegungen des Halses oder nach einem Hustenstoß genannt (Abb. 4) (5, 7, 8, 16, 27, 33, 38, 46, 49, 71, 73, 81, 85, 97-100, 102, 111, 119, 122, 136, 143, 151, 154).
Als Symptome, welche teilweise erst mehrere Jahre nach dem zugrundeliegenden Trauma auftraten, wurden die unterschiedlichsten zerebralen Ischämiezeichen, wie beispielsweise Hemiparese, Hemihypästhesie, Aphasie, Gesichtsfelddefekte, Synkopen, Amaurosis fugax etc. genannt, zudem Symptome wie (ipsilateraler) Kopfschmerz, einseitige Miosis oder Nackenschmerzen (z. B. 44, 97, 99, 102, 145, 154).
Zur konservativen Therapie werden in Fällen zerebraler Ischämie aufgrund thrombotischer oder embolischer Komplikationen Antikoagulantien, meist primär Heparin und später Cumarin, verwandt (5, 28, 47, 63, 85, 90, 99, 136, 143). Teilweise werden anstelle der Antikoagulantien Thrombozytenaggregationshemmer, meist ASS, empfohlen (5, 44, 63). Chirurgische Therapiemöglichkeiten liegen beispielsweise in der Endarteriektomie, der Thrombektomie, der Gefäßexzision und -rekonstruktion, der Anlage eines extra-intrakraniellen Bypasses oder im Verschluß des distalen Gefäßanteiles (5). Für eine chirurgische Intervention spricht dabei insbesondere ein hämodynamischer Mechanismus der zerebralen Symptomatik (5, 99).

Literatur
(1) AHUJA, A., GLASAUER, F.E., ALKER, G.J. JR., KLEIN, D.M.: Radiology in survivors of traumatic atlanto-occipital dislocation. Surg. Neurol. 41, 112-118, 1994
(2) ALKER, G.J. JR., OH, Y.S., LESLIE, E.V.: High cervical spine and craniocervical junction injuries in fatal traffic accidents: a radiological study. Orthop. Clin. North Am. 9, 1003-1010, 1978
(3) ANDERSON, L.D., D'ALONZO, R.T.: Fractures of the odontoid process of the axis. J. Bone Joint Surg. 56 A, 1663-1674, 1974
(4) ANDERSON, P.A., MONTESANO, P.X.: Morphology and treatment of occipital condyle fractures. Spine 13, 731-736, 1988
(5) ANSON, J., CROWELL, R.M.: Cervicocranial arterial dissection. Neurosurgery 29, 89-96, 1991
(6) APUZZO, M.L.J., HEIDEN, J.S., WEISS, M.H., ACKERSON, T.T., HARVEY, J.P., KURZE, T.: Acute fractures of the odontoid process. An analysis of 45 cases. J. Neurosurg. 48, 85-91, 1978
(7) BATZDORF, U., BENTSON, J.R., MACHLEDER, H.I.: Blunt trauma of the high cervical carotid artery. Neurosurgery 5, 195-201, 1979

(8) BEATTY, R.A.: Dissecting hematoma of the internal carotid artery following chiropractic cervical manipulation. J. Trauma 17, 248-249, 1977

(9) BEIL, C.: Surgical observations. Middelesex Hosp. J. 4, 469-470, 1817

(10) BETTINI, N., MALAGUTI, M.C., SINTINI, M., MONTI, C.: Fractures of the occipital condyles: report of four cases and review of the literature. Skeletal Radiol. 22, 187-190, 1993

(11) BLACKWOOD, N.J.: Atlo-occipital dislocation. A case of fracture of the atlas and axis, and forward dislocation of the occiput on the spinal column, life being maintained for thirty-four hours and fourty minutes by artificial respiration, during which a laminectomy was performed upon the third cervical vertebra. Ann. Surg. 47, 654-658, 1908

(12) BOHLMAN, H.H.: Acute fractures and dislocations of the cervical spine. An analysis of three hundred hospitalized patients and review of the literature. J. Bone Joint Surg. 61 A, 1119-1142, 1979

(13) BOLENDER, N., CROMWELL, L.D., WENDLING, L.: Fracture of the occipital condyle. AJR 131, 729-731, 1978

(14) BOOLS, J.C., ROSE, B.S.: Traumatic atlanto-occipital dislocation: two cases with survival. AJNR 7, 901-904, 1986

(15) BOZBOGA, M., UNAL, F., HEPGUL, K., IZGI, N., TURANTAN, M.I., TURKER, K.: Fracture of the occipital condyle. Case report. Spine 17, 1119-1121, 1992

(16) BRADAC, G.B., KAERNBACH, A., BOLK-WEISCHEDEL, D., FINCK, G.: Spontaneous dissecting aneurysm of cervical cerebral arteries. Report of six cases and review of the literature. Neuroradiology 21, 149-154, 1981

(17) BRIDGMAN, S.A., MCNAB, W.: Traumatic occipital condyle fracture, multiple cranial nerve palsies, and torticollis: A case report and review of the literature. Surg. Neurol. 38, 152-156, 1992

(18) BUCHHOLZ, R.W., BURKHEAD, W.Z.: The pathological anatomy of fatal atlanto-occipital dislocations. J. Bone Joint Surg. 61 A, 248-250, 1979

(19) BUCHHOLZ, R.W., BURKHEAD, W.Z., GRAHAM, W., PETTY, C.: Occult cervical spine injuries in fatal traffic accidents. J. Trauma 19, 768-771, 1979

(20) CAPLAN, L.R., ZARINS, C.K., HEMMATI, M.: Spontaneous dissection of the extracranial vertebral arteries. Stroke 16, 1030-1038, 1985

(21) CASPAR, W., BARBIER, D.D., KLARA, P.M.: Anterior cervical fusion and Caspar plate stabilization for cervical trauma. Neurosurgery 25, 491-502, 1989

(22) CLARK, C.R., WHITE, A.A. III: Fractures of the dens. A multicenter study. J. Bone Joint Surg. 67A, 1340-1348, 1985

(23) COGBILL, T.H., MOORE, E.E., MEISSNER, M., FISCHER, R.P., HOYT, D.B., MORRIS, J.A., SHACKFORD, S.R., WALLACE, J.R., ROSS, S.E., OCHSNER, M.G., SUGERMAN, H.J.: The spectrum of blunt injury to the carotid artery: A multicenter perspective. J. Trauma 37, 473-479, 1994

(24) CROCKARD, H.A., HEILMAN, A.E., STEVENS, J.M.: Progressive myelopathy secondary to odontoid fractures: clinical, radiological, and surgical features. J. Neurosurg. 78, 579-586, 1993

(25) DAVIDSON, K.C., WEIFORD, E.C., DIXON, G.D.: Traumatic vertebral artery pseudoaneurysm following chiropractic manipulation. Radiology 115, 651-652, 1975

(26) DAVIS, D., BOHLMAN, H., WALKER, A.E., FISHER, R., ROBINSON, R.: The pathological findings in fatal craniospinal injuries. J. Neurosurg. 34, 603-613, 1971

(27) DAVIS, J.M., ZIMMERMAN, R.A.: Injury of the carotid and vertebral arteries. Neuroradiology 25, 55-69, 1983

(28) DAVIS, J.W., HOLBROOK, T.L., HOYT, D.B., MOCKERSIE, R.C., FIELD, T.O. JR., SHACKFORD, S.R.: Blunt carotid artery dissection: incidence, associated injuries, screening, and treatment. J. Trauma 30, 1514-1517, 1990

(29) DESAI, S.S., COUMAS, J.M., DANYLEVICH, A., HAYES, E., DUNN, E.J.: Fracture of the occipital condyle: Case report and review of the literature. J. Trauma 30, 240-241, 1990

(30) DICKINSON, L.D., TUITE, G.F., COLON, G.P., PAPADOPOULOS, S.M.: Vertebral artery dissection related to basilar impression: Case report. Neurosurgery 36, 835-838, 1995

(31) DICKMAN, C.A., HADLEY, M.N., BROWNER, C., SONNTAG, V.K.H.: Neurosurgical management of acute atlas-axis combination fractures. J. Neurosurg. 70, 45-49, 1989

(32) DICKMAN, C.A., MAMOURIAN, A., SONNTAG, V.K.H., DRAYER, B.P.: Magnetic resonance imaging of the transverse atlantal ligament for the evaluation of atlantoaxial instability. J. Neurosurg. 75, 221-227, 1991

(33) DRAGON, R., SARANCHAK, H., LAKIN, P., STRAUCH, G.: Blunt injuries to the carotid and vertebral arteries. Am. J. Surg. 141, 497-500, 1981

(34) DUBLIN, A.B., MARKS, W.M., WEINSTOCK, D., NEWTON, T.H.: Traumatic dislocation of the atlanto-occipital articulation (AOA) with short-term survival. With a radiographic method of measuring the AOA. J. Neurosurg. 52, 541-546, 1980

(35) DUNN, M.E., SELJESKOG, E.L.: Experience in the management of odontoid process injuries: an analysis of 128 cases. Neurosurgery 18, 306-310, 1986

(36) DUSSAULT, R.G., EFFENDI, B., ROY, D., CORNISH, B., LAURIN, C.A.: Locked facets with fracture of the neural arch of the axis. Spine 8, 365-367, 1983

(37) EFFENDI, B., ROY, D., CORNISH, B., DUSSAULT, R.G., LAURIN, C.A.: Fractures of the ring of the axis. A classification based on the analysis of 131 cases. J. Bone Joint Surg. 63 B, 319-327, 1981

(38) EHRENFELD, W.K., WYLIE, E.J.: Spontaneous dissection of the internal carotid artery. Arch. Surg. 111, 1294-1301, 1976

(39) EISMONT, F.J., BOHLMAN, H.H.: Posterior atlanto-occipital dislocation with fractures of the atlas and odontoid process. Report of a case with survival. J. Bone Joint Surg. 60 A, 397-399, 1978

(40) EKONG, C.E.U., SCHWARTZ, M.L., TATOR, C.H., ROWED, D.W., EDMONDS, V.E.: Odontoid fracture: management with early mobilization using the halo device. Neurosurgery 9, 631-637, 1981

(41) ELJAMEL, M.S., HUMPHREY, P.R., SHAW, M.D.: Dissection of the cervical internal carotid artery. The role of Doppler/Duplex studies and conservative management. J. Neurol. Neurosurg. Psychiatry 53, 379-383, 1990

(42) EVARTS, C.M.: Traumatic occipito-atlantal dislocation. Report of a case with survival. J. Bone Joint Surg. 52 A, 1653-1660, 1970

(43) FIELDING, J.W., HENSINGER, R.N., HAWKINS, R.J.: Os odontoideum. J. Bone Joint Surg. 62 A, 376-383, 1980

(44) FISHER, C.M., OJEMANN, R.G., ROBERSON, G.H.: Spontaneous dissection of cervico-cerebral arteries. Can. J. Neurol. Sci. 5, 9-19, 1978

(45) FRANCIS, W.R., FIELDING, J.W., HAWKINS, R.J., PEPIN, J., HENSINGER, R.: Traumatic spondylolisthesis of the axis. J. Bone Joint Surg. 63 B, 313-318, 1981

(46) FRENCH, B.N., COBB, C.A. III, DUBLIN, A.B.: Cranial computed tomography in the diagnosis of symptomatic indirect trauma to the carotid artery. Surg. Neurol. 15, 256-267, 1981

(47) FRIEDMAN, W.A., DAY, A.L., QUISLING, R.G., SYPERT, G.W., RHOTON, A.L.: Cervical carotid dissecting aneurysms. Neurosurgery 7, 207-214, 1980

(48) FRUIN, A.H., PIROTTE, T.P.: Traumatic atlantooccipital dislocation. Case report. J. Neurosurg. 46, 663-666, 1977

(49) FRY, R.E., FRY, W.J.: Extracranial carotid artery injuries. Surgery 88, 581-587, 1980
(50) GABRIELSEN, T.O., MAXWELL, J.A.: Traumatic atlanto-occipital dislocation with case report of a patient who survived. AJR 97, 624-629, 1966
(51) GERLOCK, A.J., MIRFAKNARAEE, M.: Computed tomography and hangman's fracture. South Med. J. 76, 727-728, 1983
(52) GERLOCK, A.J. JR., MIRFAKHRAEE, M., BENZEL, E.C.: Computed tomography of traumatic atlantooccipital dislocation. Neurosurgery 13, 316-319, 1983
(53) GOFFIN, J., PLETS, C., VANDENBERGH, R.: Anterior cervical fusion and osteosynthetic stabilization according to Caspar: A prospective study of 41 patients with fractures and/or dislocations of the cervical spine. Neurosurgery 25, 865-871, 1989
(54) GOLDBERG, A.L., BARON, B., DAFFNER, R.H.: Atlantooccipital dislocation: MR demonstration of cord damage. J. Comput. Assist. Tomogr. 15, 174-178, 1991
(55) GOLDSTEIN, S.J., WOODRING, J.H., YOUNG, A.B.: Occipital condyle fracture associated with cervical spine injury. Surg. Neurol. 17, 350-352, 1982
(56) GRESELLE, J.F., ZENTENO, M., KIEN, P., CASTEL, J.P., CAILLE, J.M.: Spontaneous dissection of the vertebrobasilar system. A study of 18 cases. J. Neuroradiol. 14, 115-123, 1987
(57) HADLEY, M.N., BROWNER, C., SONNTAG, V.K.H.: Axis fractures: A comprehensive review of management and treatment in 107 cases. Neurosurgery 17, 281-290, 1985
(58) HADLEY, M.N., BROWNER, C.M., LIU, S.S., SONNTAG, V.K.H.: New subtype of acute odontoid fractures (type IIA). Neurosurgery 22, 67-71, 1988
(59) HADLEY, M.N., DICKMAN, C.A., BROWNER, C.M., SONNTAG, V.K.H.: Acute traumatic atlas fractures: Management and long term outcome. Neurosurgery 23, 31-35, 1988
(60) HADLEY, M.N., DICKMAN, C.A., BROWNER, C.M., SONNTAG, V.K.H.: Acute axis fractures: a review of 229 cases. J. Neurosurg. 71, 642-647, 1989
(61) HADLEY, M.N., COMMENT ON TUITE, G.F., PAPADOPOULOS, S.M., SONNTAG, V.K.H: Caspar plate fixation for the treatment of complex hangman's fractures. Neurosurgery 30, 761-765, 1992
(62) HARDING-SMITH, J., MACINTOSH, P.K., SHERBON, K.J.: Fracture of the occipital condyle. A case report and review of the literature. J. Bone Joint Surg. 63 A, 1170-1171, 1981
(63) HART, R.G., EASTON, J.D.: Dissections of cervical and cerebral arteries. Neurol. Clin. North Am. 1, 255-282, 1983
(64) HAUGHTON, S.: On hanging, considered from a mechanical and physiological point of view. London, Edinburgh and Dublin Philosophical Magazine and Journal of Science 32, 4th Series, 23-34, 1866
(65) HAWKINS, R.J., FIELDING, J.W., THOMPSON, W.J.: Os odontoideum: congenital or acquired. A case report. J. Bone Joint Surg. 58 A, 413-414, 1976
(66) HEILBRUN, M.P., RATCHESON, R.A.: Multiple extracranial vessel injuries following closed head and neck trauma. Case report. J. Neurosurg. 37, 219-223, 1972
(67) HEROS, R.C.: Cerebellar infarction resulting from traumatic occlusion of a vertebral artery. J. Neurosurg. 51, 111-113, 1979
(68) HILTON-JONES, D., WARLOW, C.P.: Nonpenetrating arterial trauma and cerebral infarction in the young. Lancet 1, 1435-1438, 1985
(69) HINZ, P., TAMASKA, L.: Arteria vertebralis and whiplash injuries of the cervical spine: Postmortem angiographic studies in 31 traffic victims. Arch. Orthop. Unfallchir. 64, 268-277, 1968

(70) HODGE, C., LEESON, M., CACAYORIN, E., PETRO, G., CULEBRAS, A., ILIYA, A.: Computed tomographic evaluation of extracranial carotid artery disease. Neurosurgery 21, 167-176, 1987

(71) HODGE, C.J. JR., LEE, S.H.: Spontaneous dissecting cervical carotid artery aneurysm. Neurosurgery 10, 93-95, 1982

(72) HOFFMANN, M., SACCO, R.L., CHAN, S., MOHR, J.P.: Noninvasive detection of vertebral artery dissection. Stroke 24, 815-819, 1993

(73) HUCKMAN, M.S., SHENK, G.I., NEEMS, R.L., TINOR, T.: Transfemoral cerebral arteriography versus direct percutaneous carotid and brachial arteriography: a comparison of complication rates. Radiology 132, 93-97, 1979

(74) HUELKE, D.F., O'DAY, J., MENDELSOHN, R.A.: Cervical injuries suffered in automobile crashes. J. Neurosurg. 54, 316-322, 1981

(75) HUGENHOLTZ, H., POKRUPA, R., MONTPETIT, V.J.A., NELSON, R., RICHARD, M.T.: Spontaneous dissecting aneurysm of the extracranial vertebral artery. Neurosurgery 10, 96-100, 1982

(76) HUSBY, J., SORENSEN, K.H.: Fracture of the odontoid process of the axis. Acta Orthop. Scand. 45, 182-192, 1974

(77) JEFFERSON, G.: Fracture of the atlas vertebra: Report of four cases, and a review of those previously recorded. Br. J. Surg. 7, 407-422, 1920

(78) JEVTICH, V.: Traumatic lateral atlantooccipital dislocation with spontaneous bony fusion. A case report. Spine 14, 123-124, 1989

(79) KATIRJI, M.B., REINMUTH, O.M., LATCHAW, R.E.: Stroke due to vertebral artery injury. Arch. Neurol. 42, 242-248, 1985

(80) KAUFMAN, R.A., DUNBAR, J.S., BOTSFORD, J.A., MCLAURIN, R.L.: Traumatic longitudinal atlanto-occipital distraction injuries in children. AJNR 3, 415-419, 1982

(81) LAI, M.D., HOFFMAN, H.B., ADAMKIEWICZ, J.J.: Dissecting aneurysm of internal carotid artery after non-penetrating neck injury. Case report. Acta Radiol. 5, 290-295, 1966

(82) LEVINE, A.M., EDWARDS, C.C.: The management of traumatic spondylolisthesis of the axis. J. Bone Joint Surg. 67 A, 217-226, 1985

(83) LEVINE, A.M., EDWARDS, C.C.: Traumatic lesions of the occipitoatlantoaxial complex. Clin. Orthop. 239, 53-68, 1989

(84) LOUW, J.A., MAFOYANE, N.A., SMALL, B., NESER, C.P.: Occlusion of the vertebral artery in cervical spine dislocations. J. Bone Joint Surg. 72 B, 679-681, 1990

(85) LUKEN, M.G., ASCHERL, G.F., CORRELL, J.W.: Spontaneous dissecting aneurysms of the internal carotid arteries. Am. J. Surg. 122, 549-551, 1971

(86) MANN, F.A., COHEN, W.: Occipital condyle fracture: Significance in the assessment of occipitoatlantal stability. AJR 163, 193-194, 1994

(87) MAROTTA, T.R., WHITE, L., TERBRUGGE, K.G., SPIEGEL, S.M., STEVENS, J.K., TATOR, C.M.: An unusual type of hangman's fracture. Case report. Neurosurgery 26, 848-851, 1990

(88) MATSUMOTO, S., YAMAMOTO, T., BAN, S., TSUIKI, H.: An unusual type of hangman's fracture with cord compression: A case report. Surg. Neurol. 41, 322-324, 1994

(89) MCLEAN, J.M., WRIGHT, R.M., HENDERSON, J.P., LISTER, J.R.: Vertebral artery rupture associated with closed head injury. J. Neurosurg. 62, 135-138, 1985

(90) MCNEILL, D.H., DREISBACH, J., MARSDEN, R.J.: Spontaneous dissecting aneurysm of the internal carotid artery, its conservative management with heparin sodium. Arch. Neurol. 37, 54-55, 1980

(91) MEHALIC, T., FARHAT, S.M.: Vertebral artery injury from chiropractic manipulation of the neck. Surg. Neurol. 2, 125-129, 1974

(92) MILTNER, E., KALLIERIS, D., SCHMIDT, G., MÜLLER, M.: Verletzungen der Schädelbasiscondylen bei tödlichen Straßenverkehrsunfällen. Z. Rechtsmed. 103, 523-528, 1990

(93) MIRVIS, S.E., YOUNG, J.W.R., LIM, C., GREENBERG, J.: Hangman's fracture: Radiologic assessment in 27 cases. Radiology 163, 713-717, 1987

(94) MIYAZAKI, S., YAMAURA, A., KAMATA, K., FUKUSHIMA, H.: A dissecting aneurysm of the vertebral artery. Surg. Neurol. 21, 171-174, 1984

(95) MOLLAN, R.A., WATT, P.C.: Hangman's fracture. Injury 14, 265-267, 1982

(96) MONTANE, I., EISMONT, F.J., GREEN, B.A.: Traumatic occipitoatlantal dislocation. Spine 16, 112-116, 1991

(97) MOKRI, B., SUNDT, T.M. JR., HOUSER, O.W.: Spontaneous internal carotid dissection, hemicrania, and Horner's syndrome. Arch. Neurol. 36, 677-680, 1979

(98) MOKRI, B., SUNDT, T.M. JR., HOUSER, O.W., PIEPGRAS, D.G.: Spontaneous dissection of the cervical internal carotid artery. Ann. Neurol. 19, 126-138, 1986

(99) MOKRI, B., PIEPGRAS, D.G., HOUSER, O.W.: Traumatic dissections of the extracranial internal carotid artery. J. Neurosurg. 68, 189-197, 1988

(100) NEW, P.F.J., MOMOSE, K.J.: Traumatic dissection of the internal carotid artery at the atlantoaxial level, secondary to nonpenetrating injury. Radiology 93, 41-49, 1969

(101) NIIJIMA, K.: Hangman's fracture vs. Hanged-Man's fracture (Letter). J. Neurosurg. 75, 669, 1991

(102) OJEMANN, R.G., FISHER, C.M., RICH, J.C.: Spontaneous dissecting aneurysm of the internal carotid artery. Stroke 3, 434-440, 1972

(103) OKAWARA, S., NIBBELINK, D.: Vertebral artery occlusion following hyperextension and rotation of the head. Stroke 5, 640-642, 1974

(104) ORBAY, T., AYKOL, S., SECKIN, Z., ERGUEN, R.: Late hypoglossal nerve palsy following fracture of the occipital condyle. Surg. Neurol. 31, 402-404, 1989

(105) PAGE, C.P., STORY, J.L., WISSINGER, J.P., BRANCH, C.L.: Traumatic atlantooccipital dislocation. Case report. J. Neurosurg. 39, 394-397, 1973

(106) PANG, D., WILBERGER, J.E. Jr.: Traumatic atlanto-occipital dislocation with survival: case report and review. Neurosurgery 7, 503-508, 1980

(107) PAPADOPOULOS, S.M., DICKMAN, C.A., SONNTAG, V.K.H., REKATE, H.L., SPETZLER, R.F.: Traumatic atlantooccipital dislocation with survival. Neurosurgery 28, 574-579, 1991

(108) PARADIS, G.R., JANES, J.M.: Posttraumatic atlantoaxial instability: the fate of the odontoid process fracture in 46 cases. J. Trauma 13, 359-367, 1973

(109) PARENT, A.D., HARKEY, H.L., TOUCHSTONE, D.A., SMITH, E.E., SMITH, R.R.: Lateral cervical spine dislocation and vertebral artery injury. Neurosurgery 31, 501-509, 1992

(110) PETERS, F., VERBEETEN, B.: Evaluation of occipital condyle fracture and atlantic fracture, two uncommon complications of cranial vertebral trauma. ROFO 138, 631-633, 1983

(111) PITNER, S.E.: Carotid thrombosis due to intraoral trauma. An unusual complication of a common childhood accident. N. Engl. J. Med. 274, 764-767, 1966

(112) POWERS, B., MILLER, M.D., KRAMER, R.S., MARTINEZ, S., GEHWEILER, J.A. Jr.: Traumatic anterior atlanto-occipital dislocation. Neurosurgery 4, 12-17, 1979

(113) QUINT, D.J., SPICKLER, E.M.: Magnetic resonance demonstration of vertebral artery dissection. Report of two cases. J. Neurosurg. 72, 964-967, 1990

(114) RAHIMIZADEH, A., SABOURI-DAYLAMI, M., AMIR-MOEZI, N., HADDADIAN, K.: Traumatic aneurysm of the extracranial vertebral artery. Neurosurgery 19, 628-630, 1986

(115) RAILA, F.A., AITKEN, A.T., VICKERS, G.N.: Computed tomography and three-dimensional reconstruction in the evaluation of occipital condyle fracture. Skeletal Radiol. 22, 269-271, 1993

(116) RASKIND, R., NORTH, C.: Vertebral artery injuries following chiropractic spine manipulation. Angiology 41, 445-452, 1990

(117) ROGERS, L., SWEENEY, P.J.: Stroke: a neurologic complication of wrestling. A case of brainstem stroke in a 17-year-old athlete. Am. J. Sports Med. 7, 352-354, 1979

(118) ROSS, D.A., OLSEN, W.L., HALBACH, V., ROSEGAY, H., PITTS, L.H.: Cervical root compression by a traumatic pseudoaneurysm of the vertebral artery. Neurosurgery 22, 414-417, 1988

(119) RUBIO, P.A., REUL, G.J. JR., BEALL, A.C. JR., JORDAN, G.L. JR., DEBAKEY, M.E.: Acute carotid artery injury: 25 years' experience. J. Trauma 14, 967-973, 1974

(120) SCHATZKER, J., RORABECK, C.H., WADDELL, J.P.: Fractures of the dens (odontoid process). An analysis of thirty-seven cases. J. Bone Joint Surg. 53 B, 392-405, 1971

(121) SCHELLHAS, K.P., LATCHAW, R.E., WENDLING, L.R., GOLD, L.H.A.: Vertebrobasilar injuries following cervical manipulation. JAMA 244, 1450-1453, 1980

(122) SCHERMAN, B.M., TUCKER, W.S.: Bilateral traumatic thrombosis of the internal carotid arteries in the neck: a case report with review of the literature. Neurosurgery 10, 751-753, 1982

(123) SCHNEIDER, R.C., LIVINGSTONE, K.E., CAVE, A.J.E., HAMILTON, G.: "Hangman's fracture" of the cervical spine. J. Neurosurg. 22, 141-154, 1965

(124) SCHNEIDER, R.C., GOSCH, H.H., NORRELL, H., JERVA, M., COMBS, L.W., SMITH, R.A.: Vascular insufficiency and differential distortion of brain and cord caused by cervicomedullary football injuries. J. Neurosurg. 33, 363-375, 1970

(125) SCOTT, E.W., HAID, R.W., PEACE, D.: Type I fractures of the odontoid process: implications for atlanto-occipital instability. Case Report. J. Neurosurg. 72, 488-492, 1990

(126) SEBRING, L.A., HAINES, S.J.: Vertebral artery injury and cervical spine trauma. Crit. Rev. Neurosurg. 5, 15-19, 1995

(127) SELJESKOG, E.L., CHOU, S.N.: Spectrum of the hangman's fracture. J. Neurosurg. 45, 3-8, 1976

(128) SENTER, H.J., SARWAR, M.: Nontraumatic dissecting aneurysm of the vertebral artery. J. Neurosurg. 56, 128-130, 1982

(129) SHERK, H.H., NICHOLSON, J.T.: Fractures of the atlas. J. Bone Joint Surg. 52 A, 1017-1024, 1970

(130) SHERMAN, D.G., HART, R.G., EASTON, J.D.: Abrupt change in head position and cerebral infarction. Stroke 12, 2-6, 1981

(131) SIMEONE, F.A., GOLDBERG, H.I.: Thrombosis of the vertebral artery from hyperextension injury to the neck. J. Neurosurg. 29, 540-544, 1968

(132) SIX, E.G., STRINGER, W.L., COWLEY, A.R., DAVIS, C.H. Jr.: Posttraumatic bilateral vertebral artery occlusion. Case report. J. Neurosurg. 54, 814-817, 1981

(133) SONNTAG, V.K.H., HADLEY, M.N.: Nonoperative management of cervical spine injuries. Clin. Neurosurg. 34, 630-649, 1988

(134) SPENCE, K.F., DECKER, S., SELL, K.W.: Bursting atlantal fracture associated with rupture of the transverse ligament. J. Bone Joint Surg. 52 A, 543-549, 1970

(135) SPENCER, J.A., YEAKLEY, J.W., KAUFMAN, H.H.: Fracture of the occipital condyle. Neurosurgery 15, 101-103, 1984

(136) STRINGER, W.L., KELLY, D.L. Jr.: Traumatic dissection of the extracranial internal carotid artery. Neurosurgery 6, 123-130, 1980
(137) STROOBANTS, J., FIDLERS, L., STORMS, J.-L., KLAES, R., DUA, G., VAN HOYE, M.: High cervical pain and impairment of skull mobility as the only symptoms of an occipital condyle fracture. Case report. J. Neurosurg. 81, 137-138, 1994
(138) STURZENEGGER, M.: Ultrasound findings in spontaneous carotid artery dissection. The value of duplex sonography. Arch. Neurol. 48, 1057-1063, 1991
(139) STURZENEGGER, M., MATTLE, H.P., RIVOIR, A., RIHS, F., SCHMID, C.: Ultrasound findings in spontaneous extracranial vertebral artery dissection. Stroke 24, 1910-1921, 1993
(140) TIPPETS, R.H., APFELBAUM, R.I.: Anterior cervical fusion with the Caspar instrumentation system. Neurosurgery 22, 1008-1013, 1988
(141) TRAYNELIS, V.C., MARANO, G.D., DUNKER, R.O., KAUFMAN, H.H.: Traumatic atlanto-occipital dislocation. Case report. J. Neurosurg. 65, 863-870, 1986
(142) TUITE, G.F., PAPADOPOULOS, S.M., SONNTAG, V.K.H.: Caspar plate fixation for the treatment of complex hangman's fractures. Neurosurgery 30, 761-765, 1992
(143) WATRIDGE, C.B., MUHLBAUER, M.S., LOWERY, R.D.: Traumatic carotid artery dissection: diagnosis and treatment. J. Neurosurg. 71, 854-857, 1989
(144) WERNE, S.: Studies in spontaneous atlas dislocation. Acta Orthop. Scand. 23 (suppl.), 1-150, 1957
(145) WEST, T.E.T., DAVIES, R.J., KELLY, R.E.: Horner's syndrome and headache due to carotid artery disease. Br. Med. J. 1, 818-820, 1976
(146) WHITE, A., MOSS, H.L.: Hangman's fracture with non-union and late cord compression. A case report. J. Bone Joint Surg. 60 A, 839-840, 1978
(147) WILLIS, B.K., GREINER, F., ORRISON, W.W., BENZEL, E.C.: The incidence of vertebral artery injury after midcervical spine fracture or subluxation. Neurosurgery 34, 435-442, 1994
(148) WOJCIK, W.G., EDEIKEN-MONROE, B.S., HARRIS, J.H. Jr.: Three-dimensional computed tomography in acute cervical spine trauma: a preliminary report. Skeletal Radiol. 16, 261-269, 1987
(149) WOLLIN, D.G.: The os odontoideum. Separate odontoid process. J. Bone Joint Surg. 45 A, 1459-1471, 1963
(150) WOODRING, J.H., SELKE, A.C. JR., DUFF, D.E.: Traumatic atlantooccipital dislocation with survival. AJNR 2, 251-254, 1981
(151) YAMADA, S., KINDT, G.W., YOUMANS, J.R.: Carotid artery occlusion due to nonpenetrating injury. J. Trauma 7, 333-342, 1967
(152) YATES, P.O.: Birth trauma to the vertebral arteries. Arch. Dis. Child 34, 436-441, 1959
(153) YOUNG, W.F., ROSENWASSER, R.H., GETCH, C., JALLO, J.: Diagnosis and management of occipital condyle fractures. Neurosurgery 34, 257-261, 1994
(154) ZELENOCK, G.B., KAZMERS, A., WHITEHOUSE, W.M. Jr., GRAHAM, L.M., ERLANDSON, E.E., CRONENWETT, J.L., LINDENAUER, S.M., STANLEY, J.C.: Extracranial internal carotid artery dissections. Noniatrogenic traumatic lesions. Arch. Surg. 117, 425-432, 1982

Beitrag zur Kenntnis des anatomischen und radiologischen Erscheinungsbildes einiger ausgewählter Varianten des kraniozervikalen Überganges

A. Prescher • D. Brors • G. Adam

Zusammenfassung
Im Bereich des kraniozervikalen Überganges manifestieren sich zahlreiche knöcherne Varianten, die in Atlasassimilationen und in Manifestationen eines Okzipitalwirbels eingeteilt werden können. In der folgenden Arbeit werden vier typische Okzipitalwirbelmanifestationen aus anatomischer und radiologischer Sicht vorgestellt.

Einleitung
Bei der kraniozervikalen Übergangsregion handelt es sich um ein entwicklungsgeschichtlich unruhiges Gebiet, in dem zahlreiche Varianten bis hin zu ausgesprochenen Mißbildungskomplexen vorkommen. Betrachtet man die Vorgänge, die zur Bildung der Schädelbasis auf der einen Seite und der oberen Halswirbelsäule auf der anderen Seite führen, so sind zwei Prozesse besonders herauszuheben: Einmal findet eine Einbeziehung von segmentalem Wirbelmaterial in die Schädelbasis statt und bildet dadurch das sog. Spondylokranium (spinaler Schädelabschnitt). Andererseits wird aber auch Material der Wirbelsegmente reduziert, nach kaudal verlagert und zur Bildung der oberen Halswirbel verwendet. Dieser Vorgang betrifft vor allem den Proatlas. Sein Körper bildet die Spitze des Dens axis und wird als Ossiculum terminale BERGMANN bezeichnet. Das Körpermaterial des Atlas bildet den Dens axis und den Denssockel.

Diese beiden in der Entwicklung parallel ablaufenden Prozesse bilden den Schlüssel zum Verständnis der unterschiedlichen Varianten der kraniozervikalen Übergangsregion. Wird zuviel Material in die Schädelbasis einbezogen, entsteht die Atlasassimilation. Tritt Material aus der Schädelbasis heraus, dies betrifft besonders das Proatlasmaterial, so wird von der Manifestation eines Okzipitalwirbels (KOLLMANN 1905) gesprochen. Bei den Okzipitalwirbelmanifestationen handelt es sich um zahlreiche unterschiedliche Erscheinungen, die meistens in Form von Wülsten, Höckern, Fortsätzen und freien Knochenelementen um das Foramen occipitale magnum herum auftreten.

Von diesen Okzipitalwirbelmanifestationen sollen im folgenden exemplarisch vier häufige und klinisch bedeutsame Formen anhand anatomischer Präparate vorgestellt werden.

Processus basilares
Die Processus basilares, im älteren Schrifttum auch als Processus mammilares oder papillares bekannt, kommen nach MISCH (1905) in einer Häufigkeit von ca. 4% vor. Es handelt sich um halbkugelige Knochenvorsprünge, die unmittelbar am Vorderrand des Foramen occipitale magnum gelegen sind, meistens in unmittelbarer Fortsetzung der Condyli occipitales. Die Processus basilares zeigen eine mannigfache Variations-

breite. Sie können einseitig oder beidseitig ausgebildet sein. Weiterhin können sie an der Schädelbasis festsitzen oder auch als isolierte, kugelige Knochenelemente vorkommen. Werden die Processus basilares besonders groß, können sie auch in der Mittellinie verschmelzen und dann einen sog. falschen Condylus tertius hervorrufen. Der falsche Condylus tertius wird aber in seiner Basis noch von einem sagittal ausgerichteten Kanal durchzogen und damit vom eigentlichen Condylus tertius abgrenzbar.

Nach INGELMARK (1947) werden die Processus basilares aus dem Material der hypochordalen Spange gebildet. Nach LOMBARDI (1961) ist die radiologische Diagnose schwierig und bleibt oft zweifelhaft. Dies gilt besonders für die konventionelle a.-p.-Aufnahme, wo nur der Verdacht auf Processus basilares ausgesprochen werden kann. Differentialdiagnostische Fragen können hier aber nicht beantwortet werden. Die konventionelle a.-p.-Tomographie hingegen kann die Diagnose eindeutig absichern, wobei aber morphologische Feinheiten, z. B. isolierter oder festsetzender Processus basilaris, ebenfalls schwer zu beurteilen sind. Die CT-Untersuchung der Region kann zusätzlich auch über alle morphologischen Feinheiten Klarheit verschaffen (Abb. 1).

Condylus tertius

Der von J. F. MECKEL (1815) zuerst beschriebene Condylus tertius bildet einen knöchernen Fortsatz in der Mittellinie am Vorderrand des Foramen occipitale magnum. Dieser Fortsatz zeigt wiederum eine erhebliche Spielbreite in seiner Ausgestaltung. Er kann festsitzen oder als eigenständiges Knochenelement angelegt sein. Weiterhin kann er mit der Spitze des Dens axis oder dem Arcus anterior atlantis artikulieren. Auf die Möglichkeit eines falschen Condylus tertius wurde schon hingewiesen. Beim Condylus tertius handelt es sich wiederum um persistierende Anteile der hypochordalen Spange.

Nach FRIEDLOWSKY (1869) ist der Condylus tertius mit einer Häufigkeit von 0,5% bei 728 Schädeln als seltene Erscheinung einzustufen. Der Condylus tertius beansprucht aber die Aufmerksamkeit des Klinikers, da er zu einem Dreibeinmechanismus der Kopflagerung (TORKLUS und GEHLE 1975) führen kann, wodurch das Bewegungsspiel der Kopfgelenke erheblich gestört wird, so daß sogar ein knöcherner Schiefhals resultieren kann. Für die radiologische Diagnose gilt wiederum, daß in der konventionellen a.-p.-Aufnahme nur der Verdacht geäußert werden kann, ohne daß morphologische Feinheiten abgeklärt werden können. Die konventionelle a.-p.-Tomographie sichert die Diagnose und in der CT-Aufnahme können morphologische Feinheiten, z. B. das Vorliegen eines falschen Condylus tertius, beurteilt werden (Abb. 2).

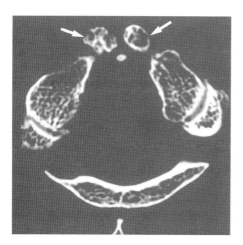

Abb. 1: CT-Aufnahme von beidseitig ausgebildeten Processus basilares (Pfeile) (männlich, 79 Jahre).

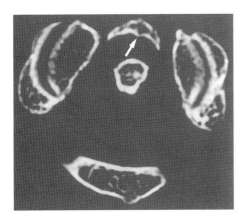

Abb. 2: CT-Aufnahme eines Condylus tertius (Pfeil) (weiblich, 68 Jahre).

Processus paracondyloideus

Beim Processus paracondyloideus (früher auch als Processus paramastoideus oder paraoccipitalis bezeichnet) handelt es sich um einen breitbasigen, kräftigen Knochenzapfen, der neben dem Condylus occipitalis aus dem Exookzipitale entspringt. Er ist auf das laterale Ende des Processus transversus atlantis gerichtet und kann mit diesem in gelenkige Verbindung treten. Der Processus paracondyloideus weist wiederum eine erhebliche Spielbreite in seiner Ausprägung auf. Er kann als kleines, unbedeutendes Höckerchen etabliert sein. Diese Ausprägung wird als Tuberculum paracondyloideum bezeichnet. Er kann auch als frei endender Processus angelegt sein oder aber mit dem Querfortsatz des Atlas in gelenkige Verbindung treten. Löst er sich vom Os occipitale und liegt somit ein isoliertes, stabförmiges Knochenelement zwischen Os occipitale und Processus transversus atlantis vor, spricht man von Massa paracondylica.
Entwicklungsgeschichtlich wird der Variantenkomplex des Processus paracondyloideus vom Material des Querfortsatzes des Proatlas abgeleitet. Klinische Bedeutung beansprucht die in gelenkiger Verbindung mit dem Atlas stehende Form. Hier wird wiederum durch einen Dreibeinmechanismus die Mechanik der Kopfgelenke gestört bzw. komplett blockiert.
Der Processus paracondyloideus ist radiologisch auf der konventionellen a.-p.-Aufnahme eindeutig und zweifelsfrei nachzuweisen (Abb. 3), so daß konventionelle Tomographie und CT nur bei spezielleren Fragestellungen erforderlich werden.

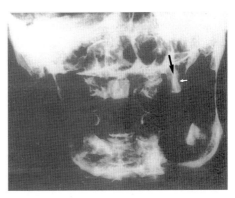

Abb. 3: Konventionelle a.-p.-Aufnahme eines linksseitigen Processus paracondyloideus (Pfeile) (männlich, 71 Jahre).

Isolierter Arcus praebasioccipitalis

In der frühembryonalen Wirbelsäulenanlage gehört zu jedem Segment ein ventral vor dem Wirbelkörper gelegenes Blastem, welches als hypochordale Spange bezeichnet wird. Die hypochordale Spange von C1 bildet den Arcus anterior atlantis, die übrigen Spangen werden vollständig zurückgebildet. Wird die Rückbildung der hypochordalen Spange des Proatlas gestört, entstehen, je nach Ausmaß, verschiedene Formen der Manifestation eines Okzipitalwirbels. Bei nur teilweisem Fortbestehen können sich die schon geschilderten Processus basilares und der Condylus tertius bilden. Bei komplettem Persistieren entsteht der seltene Arcus praebasioccipitalis. Hierbei handelt es sich um einen knöchernen, wulstförmigen Bogen am Vorderrand des Foramen occipitale magnum. Ausgesprochen selten kann dieser gesamte Bogen als isoliertes Knochenelement vorkommen. Dieses Knochenelement sitzt dann der Densspitze napoleonhutartig auf und artikuliert sowohl mit dem Arcus anterior atlantis als auch mit dem Vorderrand des Foramen occipitale magnum.

In der konventionellen a.-p.-Aufnahme ist das Knochenelement wegen zahlreicher Überlagerungen nur schwer zu identifizieren. Die konventionelle a.-p.-Tomographie und die CT hingegen stellen das Element zweifelsfrei dar (Abb. 4).

Von den vorgestellten Varianten beanspruchen besonders der Condylus tertius, der Processus paracondyloideus und der isolierte Arcus praebasioccipitalis die Aufmerksamkeit des Traumatologen, weil es durch diese Knochenvarianten zu einer erhöhten Rigidität des kraniozervikalen Überganges und damit zu einer erhöhten Vulnerabilität der Region kommt. Außerdem können in den Spinalkanal luxierte freie Elemente (z. B. ein isolierter Arcus praebasioccipitalis oder Condylus tertius) zu ernsten Komplikationen und chirurgischen Interventionen Anlaß geben.

Literatur

(1) FRIEDLOWSKY, A: Über den sogenannten accessorischen Gelenkhöcker an der Pars basilaris ossis occipitis und einige Formen von ungewöhnlicher Gelenksverbindung zwischen dem Zahnfortsatz des Epistropheus und dem Hinterhauptsknochen. Sitz.ber. Akad. Wiss. Wien 60, 1. Abt., 319-342, 1969

(2) INGELMARK, B.E.: Über das craniovertebrale Grenzgebiet beim Menschen. Acta anat., Suppl. 6, 1947

(3) KOLLMANN, J.: Varianten am Os occipitale, besonders in der Umgebung des Foramen occipitale magnum. Anat. Anz. 30, 545-563, 1907

(4) LOMBARDI, G.: The occipital vertebra. Amer. J. Roentgenol. 86, 260-269, 1961

(5) MECKEL, J.E.: Über einige Abnormitäten der Knochen. Dtsch. Arch. Physiol. (Halle/Berlin) 1, 641-644, 1815

(6) MISCH, M.: Beiträge zur Kenntnis der Gelenkfortsätze des menschlichen Hinterhauptes und der Varietäten in ihrem Bereiche. Inaug.-Diss., Berlin, 1905

(7) VON TORKLUS, D., GEHLE, W.: Die obere Halswirbelsäule. 2., neubearb. u. erw. Aufl. Thieme, Stuttgart, 1975

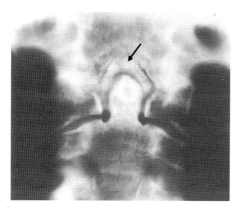

Abb. 4: Konventionelle a.-p.-Tomographie eines isolierten Arcus praebasioccipitalis (Pfeil) (weiblich, 84 Jahre).

Stabilisierende Chirurgie des kraniozervikalen Übergangs

M. Zimmermann • V. Seifert • D. Stolke

Zusammenfassung

Degenerative, entzündliche, traumatische und tumoröse Prozesse des kraniozervikalen Übergangs führen bei einem erheblichen Prozentsatz der betroffenen Patienten zu einer Instabilität mit einem ausgeprägten Schmerzbild und einer progredienten neurologischen Symptomatik. Um eine zufriedenstellende Stabilität des kraniozervikalen Übergangs zu erzielen, ist eine längerstreckige Stabilisierung unter Einbeziehung des Occiputs und, je nach der Schwere der Erkrankung, zwei oder mehrerer Zervikalsegmente erforderlich. Für die posteriore Stabilisierung des kraniozervikalen Übergangs verwenden wir seit vier Jahren die von CROCKARD und RANSFORD entwickelte RANSFORD-Stahlschlinge, die zunächst mit Draht, seit drei Jahren aber mit speziellen Kabelsystemen am Occiput und sublaminär an der Halswirbelsäule verankert wird. In unserer Übersicht berichten wir über 20 Patienten, die im oben genannten Zeitraum aufgrund einer schweren Instabilität des kraniozervikalen Übergangs unter Verwendung der oben angegebenen Technik operiert wurden. Bei allen Patienten konnte selbst bei fortgeschrittener Instabilität eine gute Stabilisierung des kraniozervikalen Übergangs erreicht werden. Die Operationstechnik wird erläutert, die Operationsindikation sowie die postoperativen Ergebnisse anhand unseres Patientengutes dargestellt.

Einleitung

Degenerative, entzündliche, traumatische und tumoröse Prozesse des kraniozervikalen Übergangs führen bei einer großen Anzahl der betroffenen Patienten zu einer Instabilität mit einem ausgeprägten Schmerzsyndrom und progredienten neurologischen Defiziten. Um eine zufriedenstellende Stabilität des kraniozervikalen Übergangs zu erzielen, ist eine längerstreckige Stabilisierung unter Einbeziehung des Occiputs und, je nach dem Schweregrad der Erkrankung, zwei oder mehrerer Zervikalsegmente erforderlich.

Eine Vielzahl unterschiedlicher Verfahren stehen für die kraniozervikale Stabilisierung zur Verfügung. Hier sind beispielsweise Plattensysteme, Drähte, Kabel und Stahlschlingen, zum Teil unter Verwendung von autologem Knochen oder Methylmetacrylat, zu nennen (1, 2, 3, 4). Für die posteriore Stabilisierung des kraniozervikalen Übergangs verwenden wir seit vier Jahren die von CROCKARD und RANSFORD (1986) entwickelte RANSFORD-Schlinge, die am Anfang mit Draht und seit drei Jahren mit speziellen Kabelsystemen am Occiput und sublaminär an der Halswirbelsäule verankert wird.

Material und Methode

In unserer Übersicht berichten wir über 20 Patienten, 10 Männer und 10 Frauen, die im Zeitraum von Dezember 1991 bis Februar

1995 wegen schwerer Instabilitäten des kraniozervikalen Übergangs unter Verwendung dieser Technik operiert wurden. In 10 Fällen lagen Metastasen des kraniozervikalen Übergangs vor, bei 9 Patienten bestand eine atlantoaxiale Instabilität bei chronischer Polyarthritis. Ein Patient wies eine posttraumatische Instabilität der oberen Halswirbelsäule auf. Das Alter der Patienten betrug 61,2 ± 7,5 Jahre. Die Dauer der Symptome lag zwischen 1 Monat und 13 Jahren. Die Patienten wurden über einen Zeitraum von 1 bis 15 Monaten postoperativ nachuntersucht.

Operationstechnik

Die Operationstechnik wird am Beispiel eines 65jährigen Patienten mit einer tumorösen Destruktion des Korpus von HWK 2 (Hypernephrommetastase) erläutert. Im NMR ist der prämedulläre Subarachnoidalraum durch den Tumor leichtgradig eingeengt, eine Kompression des zervikalen Myelons liegt nicht vor (Abb. 1). Als Hauptsymptom bestand ein unerträglicher Instabilitätsschmerz. Neurologische Defizite lagen nicht vor.

Der Patient wird in Bauchlage oder Semi-Prone-Position gelagert und die korrekte Stellung der Halswirbelsäule mit Hilfe des Bildwandlers kontrolliert. Der Hautschnitt wird vom Occiput bis zur unteren HWS geführt. Danach werden die Hinterhauptschuppe, die Dornfortsätze und dorsalen Wirbelbögen sorgfältig dargestellt. Die RANSFORD-Schlinge wird angepaßt und auf die erforderliche Länge gekürzt. Die Verbindung mit dem Occiput erfolgt über Bohrlöcher und Stahlkabel. An der HWS werden Stahlkabel sublaminar beidseits der Dornfortsätze durchgeführt und anschließend die RANSFORD-Schlinge fixiert. Eine dekompressive Laminektomie von HWK 1

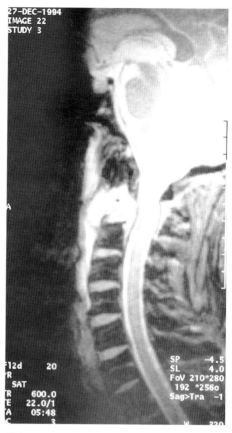

Abb. 1: Magnetresonanztomographie der Halswirbelsäule.

kann, in Abwägung des einzelnen Falles, durchgeführt werden. Am ersten postoperativen Tag führen wir eine seitliche Röntgenkontrolle beim liegenden Patienten durch, um die korrekte Lage des RANSFORD-Loop zu kontrollieren. Danach erfolgt die Mobilisierung des Patienten und eine krankengymnastische Übungsbehandlung. Am 7. postoperativen Tag führen wir eine abschließende Röntgenkontrolle der Halswirbelsäule in zwei Ebenen durch. Diese zeigt eine regelrechte Stellung der Halswirbelsäule nach dorsaler Stabilisierung (Abb. 2).

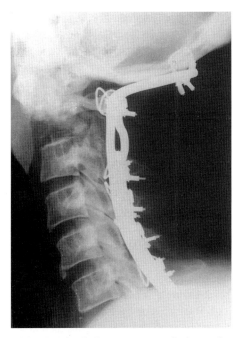

Abb. 2: Seitliche Röntgenaufnahme der Halswirbelsäule am 7. postoperativen Tag.

Der Patient in unserem Beispiel war postoperativ schmerzfrei. Neurologische Defizite lagen nicht vor.

Ergebnisse

Bei allen Patienten mit Tumoren des kraniozervikalen Übergangs lag als führendes Symptom ein schwerer Instabilitätsschmerz vor. Neurologische Defizite bestanden in 30% der Fälle (Tab. 1a). Postoperativ besserte sich der Instabilitätsschmerz in 90% der Fälle. Die neurologischen Defizite ließen nur bei einem Patienten eine gute Rückbildung erkennen. Eine leichte Armparese war in einem Fall neu hinzugetreten (Tab. 1b).
Von den 9 Patienten mit einer kraniozervikalen Instabilität bei rheumatoider Arthritis fanden wir den Instabilitätsschmerz als führendes Symptom, gefolgt von den durch die Kompression des zervikalen Myelons verursachten neurologischen Defiziten (Tab. 2a). Bei 3 Patienten war bereits zuvor eine dorsale Spondylodese mit ROOSEN-Klammern und bei 1 Patienten eine Drahtcerclage von HWK 1 und HWK 2 erfolgt. Im Verlauf der Erkrankung war eine erneute Instabilität infolge einer Materiallockerung eingetreten. Bei allen Patienten handelte es sich um ein komplexes Instabi-

Tab. 1a: Präoperative Symptome bei 10 Patienten mit Tumoren des kraniozervikalen Übergangs

zervikale Myelopathie:	n = 3	30%
Pyramidenbahnzeichen:	n = 3	30%
Gangstörung:	n = 3	30%
vegetative Symptome:	n = 3	30%
Paresen:	n = 3	30%
Sensibilitätsstörungen:	n = 3	30%
Schmerz:	n = 10	100%
Querschnittsyndrom:	n = 3	30%

Tab. 1b: Postoperative Symptome bei 10 Patienten mit Tumoren des kraniozervikalen Übergangs

	besser	gleich	schlechter
zervikale Myelopathie:	33%	67%	0%
Pyramidenbahnzeichen:	0%	100%	0%
Gangstörung:	33%	67%	0%
vegetative Symptome:	33%	67%	0%
Paresen:	33%	67%	1 Parese neu
Sensibilitätsstörungen:	33%	67%	0%
Schmerz:	90%	10%	0%
Querschnittsyndrom:	33%	67%	0%

litätsbild mit einer Instabilität von C0 gegenüber C1, von C1 gegenüber C2 und einem cranial settling, so daß mit einer isolierten atlantoaxialen Stabilisierung keine ausreichende Behandlung dieses komplexen Beschwerdebildes zu erzielen war. Nach Anlage eines RANSFORD-Loop bildete sich bei 8 von 9 Patienten der Instabilitätsschmerz zurück. Die neurologischen Ausfälle, welche oft über Monate oder Jahre bestanden, besserten sich in 50% der Fälle (Tab. 2b).

Tab. 2a: Präoperative Symptome bei 9 Patienten mit einer komplexen kraniozervikalen Instabilität bei rheumatoider Arthritis

zervikale Myelopathie:	n = 7	78%
Pyramidenbahnzeichen:	n = 7	78%
Gangstörung:	n = 6	67%
vegetative Symptome:	n = 2	22%
Paresen:	n = 7	78%
Sensibilitätsstörungen:	n = 7	78%
Schmerz:	n = 9	100%
Querschnittsyndrom:	n = 6	67%

Tab. 2b: Postoperative Symptome bei 9 Patienten mit einer komplexen kraniozervikalen Instabilität bei rheumatoider Arthritis

	besser	gleich	schlechter
zervikale Myelopathie:	57%	43%	0%
Pyramidenbahnzeichen:	29%	71%	0%
Gangstörung:	67%	33%	0%
vegetative Symptome:	50%	50%	0%
Paresen:	43%	57%	0%
Sensibilitätsstörungen:	57%	43%	0%
Schmerz:	89%	11%	0%
Querschnittsyndrom:	50%	50%	0%

Im Patientengesamtkollektiv traten eine Pneumonie und eine bakterielle Meningitis auf. Ein Patient verstarb wenige Tage postoperativ an den Folgen eines Herzinfarktes.

Schlußfolgerungen

Die dorsale Stabilisierung des kraniozervikalen Übergangs in der hier beschriebenen Form geht mit einer starken Einschränkung der Beweglichkeit von Kopf und Halswirbelsäule einher. Sie sollte daher nur in ausgesuchten Fällen und nach strenger Indikationsstellung erfolgen.

Bei allen Patienten konnte selbst bei fortgeschrittener Instabilität eine gute Stabilisierung des kraniozervikalen Übergangs erreicht werden. Eine Implantatlockerung trat bei keinem der Fälle auf. Die kraniozervikale Stabilisierung hat bei fast allen Patienten zu einem Gewinn an Lebensqualität geführt, da der Instabilitätsschmerz als führendes Symptom erfolgreich behandelt werden konnte.

Literatur

(1) HEYWOOD, A.W.B., LEARMONTH, I.D., THOMAS, M.: Internal fixation for occipito-cervical fusion. J. Bone Joint Surg. 70, 708-711, 1988
(2) MAC KENZIE, A.I., UTTLEY, D., MARSH, H. T., BELL, B.A.: Craniocervical stabilisation using Luque/Hartshill rectangles. Neurosurgery 26, 32-36, 1990
(3) MENEZES, A.H.: Craniovertebral junction abnormalities. Neurosurg. Consult 1, 1-7, 1990
(4) NAGASHIMA, C.: Surgical treatment of atlanto-axial dislocation with spinal cord compression. J. Neurosurg. 38, 374-378, 1973
(5) RANSFORD, A.O., CROCKARD, H.A., THOMAS, N.P., NELSON, I.W.: Craniocervical instability treated by contoured loop fixation. J. Bone Joint Surg. 68, 173-177, 1986

Freie Themen

Technik und Indikationen der Epithetik nach traumatischem Orbita-, Ohrmuschel- bzw. Nasenverlust

P. Federspil • P. Kurt • M. Schedler

Zusammenfassung

Bei der Rekonstruktion von Orbita-, Ohrmuschel- und Nasendefekten sind Möglichkeiten und Nachteile plastisch-rekonstruktiver Maßnahmen gegen die Möglichkeiten einer implantatgestützten epithetischen Versorgung abzuwägen. In den letzten fünf Jahren wurden acht Patienten mit traumatisch bedingtem Verlust der genannten Gesichtsanteile behandelt. Dabei traten kutane Probleme in geringem Umfang auf. Die an der eigenen Klinik gemachten guten Erfahrungen rechtfertigen die Empfehlung der beschriebenen Technik.

Einleitung

Der traumatische Verlust oder die subtotale Zerstörung einer oder beider Ohrmuscheln, der Orbita, inklusive Inhalt und Begrenzungen, bzw. des knorpelig-knöchernen Nasenskelettes stellen für den Patienten eine sehr belastende Veränderung seiner Physiognomie dar und sind für den behandelnden Arzt eine therapeutische Herausforderung, der er sich nur adäquat stellen kann, wenn er sich den Möglichkeiten der modernen kraniofazialen Rehabilitation nicht verschließt. Zur Verfügung stehen zwei Behandlungsverfahren, die im Grundsatz von verschiedenen Philosophien ausgehen: Auf der einen Seite stehen die Techniken der modernen plastisch-rekonstruktiven Chirurgie zur Verfügung. Für den Bereich der Ohrmuschel bedeutet dies in der Regel, daß körpereigener Rippenknorpel geformt und implantiert werden muß. Traumatische Ohrmuschelverluste gehen jedoch häufiger mit größeren Hautverlusten der betroffenen Region einher, so daß die Rippenknorpelimplantation zumindest unsicher erscheint. Die totale Nasenrekonstruktion erfordert meist die Verwendung eines oder mehrerer Stirnhautlappen und die Implantation von Ohrmuschelknorpel. Die zufriedenstellende Rekonstruktion der Ober- und Unterlidstrukturen bei größeren Orbitadefekten stellt auch für den versiertesten plastischen Chirurgen eine nur selten lösbare Aufgabe dar. Auf der anderen Seite bietet die Epithetik mehr als eine Alternative an. Durch die Verwendung hochwertiger Materialien gelingt es den Epithetikern, Gesichtsteile herzustellen, die den natürlichen Verhältnissen täuschend ähnlich sehen. Die Vorteile der plastisch-rekonstruktiven Chirurgie liegen in der Tatsache, daß ausschließlich körpereigenes Material verwendet wird, das vollständig von Haut bedeckt ist. Die epithetische Versorgung ist definitionsgemäß nur unter Verwendung körperfremder Materialien möglich. Dieser Nachteil wird in der Regel von den Patienten problemlos toleriert, kann aber in geringen Fällen zu einer geringeren Akzeptanz führen. Die Nachteile der plastischen Chirurgie in bezug auf solch ausgedehnte Defekte sind multipel. Ein mehrzeitiges Vorgehen ist die Regel. Das ästhetische Ergebnis ist leider vielfach unberechenbar, da es nur in Ausnahmefällen gelingt, die feinen Gesichtskonturen und Strukturen so zu rekonstruieren, daß sie zumindest unauffällig wirken. Von einer sog. „schönen" Ohrmuschel, Orbita oder Nase kann eigentlich nie die Rede sein. Erwähnt werden soll auch die Donormorbidität, die immer dann zum Tragen kommt, wenn Implantatmaterialien von einer Stelle des Körpers zur anderen transplantiert werden müssen. Außerdem soll auch nicht unerwähnt bleiben, daß für die oft langwierigen und mehrfach notwendigen plastisch-rekonstruktiven Eingriffe ein guter Allgemeinzustand des Patienten eine der Voraussetzungen ist. Die epithetische Versorgung unter Verwendung von Brillen- oder Klebe-getragenen Gesichtsepithesen erfordert dahingegen keine Operation. Will man sich die Vorteile der knochenverankerten Fixierung zunutze machen, dann ist auch in der epithetischen Versorgung eine Operation möglich, die im Gegensatz zu den operativ-rekonstruktiven Verfahren jedoch in der Regel einzeitig ist (mit Ausnahme von Orbita- und Nasenregion), die in örtlicher Betäubung möglich ist und somit auch älteren Menschen mit erhöhtem Narkoserisiko zugemutet werden kann. Der wichtigste Punkt scheint aber zu sein, daß das ästhetische Ergebnis mit großer Sicherheit vorherzusagen ist und daß dieses dem natürlichen Ideal kaum nachsteht (Abb. 1 - 3).

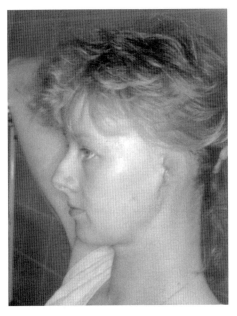

Abb. 1: Zustand nach Ohrmuschelverlust mit Gehörgangsstenose nach Hufschlag.

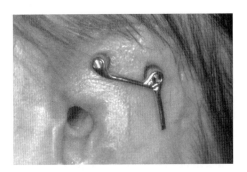

Abb. 2: Korrektur der Gehörgangsstenose und Anbringung von Titanimplantaten mit Suprastruktur.

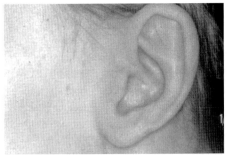

Abb. 3: Z. n. epithetischer Versorgung durch N. SCHILLING, Zentrum für Gesichts- und Augenepithesen Homburg.

Indikation

Die Indikationen, die hier zu diskutieren sind, betreffen den traumatischen Verlust einer oder beider Ohrmuscheln, einer Orbita oder einer Nase. Hierbei handelt es sich um ausgedehnte Defekte, die einem subtotalen oder totalen Verschwinden einer der genannten Strukturen entsprechen. Kleinere und partielle Defekte können vielfach sehr zufriedenstellend mit Hilfe der plastisch-rekonstruktiven Chirurgie wieder hergestellt werden. Zu den möglichen Ursachen solcher ausgedehnter Defekte zählen Verbrennungen, Erfrierungen und Abriß- bzw. ausgedehntere Pfählungsverletzungen. Bei letzteren sind an erster Stelle Verkehrsunfälle, aber auch Arbeitsunfälle, Sportverletzungen und Kriegsunfälle zu nennen. Die Indikation zur epithetischen Versorgung ist immer dann gegeben, wenn plastisch-rekonstruktive Maßnahmen keinen Erfolg gebracht haben oder keinen Erfolg versprechen oder aber das optimale ästhetische Ergebnis im Vordergrund steht.

Material und Methode

Die von uns angewandte und propagierte Methode zur epithetischen Versorgung basiert auf der Verwendung knochenverankerter Implantate, die zur Fixierung von Epithesen dienen. Die große Mehrzahl der über 100 von uns operierten Patienten (über 300 Implantate) wurde mit dem BRANEMARK-System in seiner extraoralen Abwandlung nach TJELLSTRÖM (1989), das wir etwas modifiziert haben, versorgt (1, 2). Auch liegen Erfahrungen mit dem FRIATEC-System vor. Die einzelnen operativen Schritte sind anderweitig publiziert (2, 3) und entsprechen dem Vorgehen, wie es zur Rehabilitation angeborener Mißbildungen und iatrogen bedingter Defekte nach Tumorchirurgie angewendet wird. Im Mastoidbereich ist das einseitige Vorgehen häufig. Für die etwas diffizileren Regionen des Orbitarandes und der Glabella wird ein zweizeitiges Vorgehen empfohlen. Die Besonderheiten in der Versorgung traumatisch bedingter Defekte mit Hilfe knochenverankerter Epithesen liegen auch in der Altersstruktur des Patientenkollektivs. Es handelt sich um ein Kollektiv relativ junger Erwachsener (im Gegensatz zum oft greisen Krankengut mit tumorösen Veränderungen des Gesichts und zum noch jüngeren Krankengut der angeborenen Mißbildungen). Die Beschaffenheit der Haut ist für die epithetische Versorgung von eminenter Bedeutung. Die Dicke und die Vitalität der Haut stellen in der Regel bei den betroffenen Patienten kein Problem dar, auch wenn es sich beispielsweise um Patienten mit Verbrennungen handelt. Wichtig ist allein, daß das die Epithese umgebende Hautareal maximal ausgedünnt ist. Darüber hinaus besteht die Möglichkeit, mit Hilfe zart auslaufender Epithesen einen fließenden Übergang zu schaffen. Der Knochen hingegen ist ein sog. „guter Knochen", es sei denn, eine Entzündung oder ein anderes die Knochenqualität beeinträchtigendes Ereignis (z. B. Bestrahlung) hat stattgefunden. Die Einheilungschancen in solche vitalen Knochen sind somit deutlich größer. Nachteilig im Mastoidbereich könnte sich die Tatsache auswirken, daß es sich um normal pneumatisierte Warzenfortsätze handelt, was unter Umständen die Implantation aufgrund der mangelnden Knochendicke erschwert.

An der Homburger Universitäts-Hals-Nasen-Ohren-Klinik haben wir in den letzten fünf Jahren acht Patienten mit traumatisch bedingtem Verlust der genannten Gesichtsteile behandelt (4, Tab. 1). Es waren sechs Männer und zwei Frauen. Das Durch-

Tab. 1: Knochenverankerte Epithesen 1989 - 1994

Patienten:	83
Alter:	6 - 87 Jahre
Geschlecht männl./weibl.:	59 / 24
Implantate:	219
Indikationen:	
Ohren:	70 bei 59 Pat.
Mikrotie:	42 bei 32 Pat.
Trauma:	9 bei 8 Pat.
Tumorchirurgie:	19 bei 9 Pat.
Epithese + Hörgerät:	24 Patienten
Nase:	12 Patienten
Orbita:	11 Patienten

Tab. 2: Komplikationen

Patienten:	100	
Implantate:	275	
Ergebnisse:	Pat. (%)	Impl. (%)
keine Probleme:	73	236
Granulationen:	27	39
keine Integration:	3	4
Implantatentfernung:	1	2
Implantatverlust:	3	7

schnittsalter lag bei 38 Jahren. Es wurden insgesamt 20 Implantate eingesetzt. Bis dato mußte kein Implantat entfernt werden, ebenso ging kein Implantat spontan verloren. Kutane Probleme zeigten sich in geringerem Maße als bei anderen Vergleichskollektiven (Tab. 2). Der Defekt war in der Regel im Ohrmuschelbereich lokalisiert, in einem Fall von einer Verbrennung sogar beidseits. Verkehrsunfälle stellten die häufigste Ursache der Defekte dar. Eine Orbitaversorgung wurde aufgrund eines ständig nässenden Defektes, verursacht durch einen Granatsplitter, notwendig.

Die an unserer Klinik gemachten Erfahrungen veranlassen uns, die Verbreitung dieser Technik sehr zu empfehlen.

Literatur

(1) TJELLSTRÖM, A.: Osseointegrated systems and their application in the head and neck. Adv. Otolaryngol. Head, Neck Surg. 3, 39-70, 1989
(2) FEDERSPIL, P., KURT, P., DELB, W.: Fortschritte in der kraniofazialen Rehabilitation und in der Hörgeräteversorgung. Magazin Forschung Universität des Saarlandes 2, 2-10, 1994
(3) FEDERSPIL, P., KURT, P., KOCH, A.: Les épithèses et audioprothèses à ancrage osseux: 4 ans d'expérience avec le système Branemark en Allemagne. Rev. Laryngo. 113, 431-437, 1992
(4) KURT, P., FEDERSPIL, P.: Knochenverankerte Epithesen und Hörgeräte - eine Übersicht. In: Ganz, H., Schätzle, W. (Hrsg.): HNO Praxis Heute 14. Springer, Berlin - Heidelberg, 157-178, 1994

Hochaufgelöste 3D-Bildgebung der Schädelbasis mit Hilfe moderner Computertomographie und Magnetresonanztomographie

L. Jäger • N. Holzknecht • G. Grevers • M. Reiser

Zusammenfassung

Unter den entsprechenden technischen Voraussetzungen gelingt mit modernen CT-Verfahren eine hochauflösende Darstellung des Felsenbeins, der zentralen Schädelbasis und des Mittelgesichtes in axialer Schichtführung. Durch diese axiale Schichtführung lassen sich auch in der Bildgebung der Frontobasis Aufhärtungsartefakte vermeiden. Lamina cribrosa, Sinus ethmoidales und Sinus sphenoidales sowie der Orbitaboden sollten in koronarer Schichtführung dargestellt werden. Mittels MRT-Untersuchungen mit einem 1,5 Tesla Ganzkörpertomographen lassen sich Hirnnerven kontrastreich abgrenzen. Durch die geeignete Wahl des bildgebenden Verfahrens und die Anwendung eines entsprechenden Untersuchungsmodus lassen sich in der Magnetresonanztomographie sogar bindegewebige Einengungen endo- und perilymphhaltiger Kompartimente des Labyrinths, die mit der CT nicht nachgewiesen werden können, darstellen.

Einleitung

Die diagnostische Bildgebung der Schädelbasis durch die hochauflösende Computertomographie (CT) wird seit Jahren routinemäßig durchgeführt. Fortschritte in der technischen Weiterentwicklung der CT und der Magnetresonanztomographie (MRT) ermöglichen neue radiologische Perspektiven in der Beurteilung der Schädelbasis (4, 5, 8, 10, 11, 18).

Computertomographie

Die deutliche Verbesserung der Bildqualität in der CT und der damit verbundenen diagnostischen Sicherheit werden durch eine verbesserte Abtastgeometrie und durch eine höhere Dosisreserve erreicht. Die Möglichkeit, bis zu vier Zwischenschritte pro mm zu rekonstruieren, erlaubt eine höhere Ortsauflösung, insbesondere in der 3D-Oberflächenrekonstruktion, ohne zusätzliche Strahlenbelastung und bei gleichzeitiger Reduktion von Bewegungsartefakten und Untersuchungszeit. In den von uns durchgeführten Untersuchungen wurde das Somatom Plus 4A (Siemens Medizintechnik, Erlangen) verwendet. Ein Spiralmodus mit 1 mm Schichtdicke, 1 mm Tischvorschub und 0,75 sec Umlaufzeit erlaubt eine Untersuchung der Schädelbasis in sehr hoher Auflösung (0,3 x 0,3 x 1 mm Ortsauflösung) und kurzer Untersuchungszeit (ca. 50 sec). Die Daten wurden nicht überlappend mit engen Zwischenschritten interpoliert und mit einem Inkrement von 0,5 mm rekonstruiert. Diese Parameter garantieren neben einer exzellenten 2D-Bildgebung auch eine gute Auflösung in den 3D-Oberflächenrekonstruktionen. Im Vergleich zu Schichtdicken von 1,5 bis 2 mm ließen sich diskrete Frakturverläufe, insbesondere im Os temporale, besser abgrenzen.

In axialer Schichtführung gelingt die Darstellung des Felsenbeins, der zentralen Schädelbasis und des Mittelgesichts. Auch für die Bildgebung der Frontobasis ist die axiale Schichtführung geeignet, da so Aufhärtungsartefakte, wie sie durch Zahnfüllungen und Zahnersatz entstehen, vermieden werden können. Die koronare Schichtführung sollte jedoch, trotz möglicher Aufhärtungsartefakte, in der Bildgebung der Lamina cribrosa, der Sinus ethmoidales und der Sinus sphenoidales sowie des Orbitabodens durchgeführt werden. Für die Beurteilung der Kieferhöhlen- und Stirnhöhlenwände und des Jochbogens ist die axiale Schichtführung geeigneter. Auch kann in der Diagnostik eine multiplanare Rekonstruktion in koronarer Schichtführung als zweite Ebene eine ergänzende Information liefern. Das hochauflösende Spiral-CT des Felsenbeines erlaubt die Beurteilung des Trommelfells, der Gehörknöchelchen, der Gelenke der Gehörknöchelchen, der ossären Begrenzung des Labyrinths und der Nervenkanäle.

Magnetresonanztomographie

In der Darstellung von tumorösen und entzündlichen Weichteilprozessen ist die MRT der CT deutlich überlegen, dies gilt insbesondere für das Felsenbein. In dieser Region liegen vielfältige anatomische Strukturen auf engstem Raum und stellen somit an die MRT hohe Anforderungen, denn die Magnetresonanzeigenschaften der zu untersuchenden Kompartimente variieren stark. Folglich umfaßt die MRT-Darstellung des Felsenbeins für die klinische Diagnostik zwei wichtige Bereiche: 1. die endo- und perilymphhaltigen Räume des Labyrinths; 2. die nervalen Strukturen des VII. und VIII. Hirnnerven im inneren Gehörgang und im Kleinhirnbrückenwinkel. Unter Berücksichtigung der anatomischen Gegebenheiten wurde von unserer Arbeitsgruppe folgendes Untersuchungsprotokoll erarbeitet:

Die MRT-Untersuchungen wurden auf einem 1.5 Tesla Ganzkörpertomographen („Vision" Siemens Medizintechnik, Erlangen) mit einer Standard-Kopfspule durchgeführt. Als Untersuchungssequenz wurden eine T1-betonte 2D-FLASH-Sequenz (FLASH = fast low angle shot) (TR = 450 ms, TE = 8 ms, 90° Flipwinkel, 256 x 256 Matrix, 140 mm FoV, 2 mm Schichtdicke, 2 Akquisitionen) und eine T2-gewichtete 3D-CISS-Sequenz (CISS = constructive interference in steady state) (TR = 17,2ms, TE = 8ms, 60° Flipwinkel, 256 x 256 Matrix, 140 mm FoV, 0,7 mm Schichtdicke, 1 Akquisition) verwendet. Somit wurde bei beiden Sequenzen eine Ortsauflösung von 0,55 mm erreicht. Mit Hilfe des MIP-Verfahrens (MIP = maximum intensity projection) können die signalintensen Strukturen des Innenohres dreidimensional in beliebiger Orientierung dargestellt werden.

Hirnnerven, die kurze T1-Zeiten besitzen, lassen sich auf den T1-betonten Bildern kontrastreich abgrenzen. Der N. facialis und der N. vestibulocochlearis stellen sich in der von uns verwendeteten 2D-FLASH-Sequenz als signalintensive Strukturen dar (Abb. 1, 2). Weitere Eigenschaften der 2D-FLASH-Sequenz ist ihre Kontrastmittelsensitivität (Gadolinium-DTPA) und ihr günstiges Signal/Rausch-Verhältnis.

Liquor, Endo- und Perilymphe haben eine lange T2-Zeit und erscheinen daher auf T2-betonten Bildern signalintensiv (Abb. 3, 4). Somit stellen sich das Labyrinth, der innere Gehörgang und der Kleinhirnbrückenwinkel hyperintens dar. Die zu untersuchenden Hirnnerven sowie aberrierend verlaufende Gefäßschlingen sind hingegen als signalar-

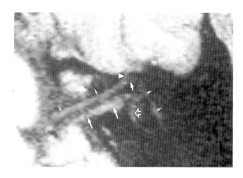

Abb. 1: T1-betonte 2D-FLASH, Darstellung des N. facialis (dünne kurze Pfeile) mit folgenden Abschnitten: intrameatal, labyrinthär, tympanal; Ganglion geniculi (dicker kurzer Pfeil); N. petrosus major (Pfeilspitze); Darstellung des superioren Anteils des N. vestibularis (lange Pfeile); Anschnitt des Vestibulums (offene Pfeilspitze).

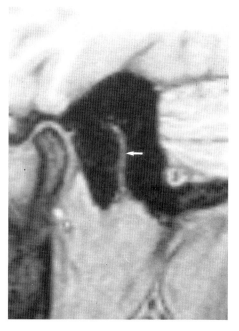

Abb. 2: T1-betonte 2D-FLASH. Mastoidaler Verlauf des N. facialis (Pfeil).

me Strukturen in dem vom Liquor umgebenen Kompartiment abgrenzbar.

Der N. facialis läßt sich vom Kleinhirnbrückenwinkel bis zu seinem Austritt an der Schädelbasis, dem Foramen stylomastoideum, kontinuierlich darstellen. Die Abgrenzung des N. petrosus major und des Ganglion geniculi gelingt ebenso wie die Unterteilung in einen intrameatalen, labyrinthären, tympanalen und mastoidalen Anteil (Abb. 1, 2).

Der N. vestibulocochlearis kann vom Kleinhirnbrückenwinkel bis zur Cochlea und zum Vestibulum verfolgt werden. Dabei verlaufen typischerweise der N. facialis und der superiore Anteil des N. vestibularis parallel zueinander (Abb. 1), der N. cochlearis und der inferiore Anteil des N. vestibularis divergieren jedoch V-förmig im lateralen Abschnitt des Meatus acusticus internus.

Die Cochlea, das Vestibulum und die Bogengänge sind auf den T1 gewichteten FLASH-Bildern signalarm. Die 3D-CISS-Sequenz erlaubt aufgrund ihrer hohen Ortsauflösung und ihres T2-Kontrastes eine exakte Abgrenzung der nervalen und vaskulären Strukturen am Kleinhirnbrückenwinkel und im inneren Gehörgang, die sich als signalfreie Strukturen darstellen. Die Bildgebung der Cochlea ermöglicht eine differenzierte Beurteilung der einzelnen Windungen des Canalis spiralis cochleae (Abb. 3, 4), des Modiolus sowie der Lamina spiralis ossea.

Eine mit Hilfe des MIP-Verfahrens durchgeführte 3D-Rekonstruktion des Labyrinths erlaubt weitere diagnostische Einblicke in den anatomischen Feinbau des vestibulocochleären Organs. Die Bildgebung der Cochlea gelingt im Längs- (Abb. 3) und Querschnitt (Abb. 4), mit einer Differenzierung in Scala tympani, Scala vestibuli,

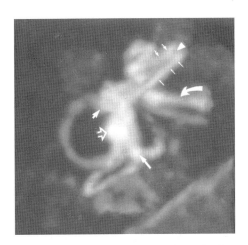

Abb. 3: T2-betonte 3D-CISS, 3D-MIP Rekonstruktion. Blick von der Schädelbasis auf das Labyrinth. Vestibulum; Ductus semicircularis; Ampullae membranaceae (dicker kurzer Pfeil); Crus commune (dicker langer Pfeil); Anschnitt des inneren Gehörganges (gebogener Pfeil); Cochlea mit Lamina spiralis ossea (Pfeilspitze), Scala vestibuli (dünner kurzer Pfeil), Scala tympani (dünner langer Pfeil).

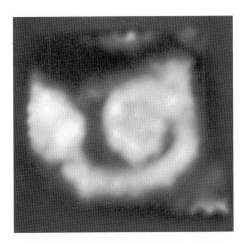

Abb. 4: T2-betonte 3D-CISS, 3D-MIP Rekonstruktion. Darstellung der Cochlea mit ihren einzelnen Windungen und dem Ductus cochlearis; Anschnitt des Vestibulums.

Ductus cochlearis, Modiolus und Lamina spiralis ossea. An den Ductus cochlearis angrenzend stellt sich das Vestibulum dar. Der vom Vestibulum ausgehende Ductus endolymphaticus ist in seinem Verlauf bis zum Saccus endolymphaticus, an der Hinterwand des Felsenbeins gelegen, verfolgbar. Die Abgrenzung der Ampullae membranaceae, der Ductus semicirculares sowie des Crus commune, der gemeinsamen Einmündung des vorderen und hinteren Bogenganges in das Vestibulum, ist ebenfalls möglich. Die 3D-Rekonstruktion ermöglicht ferner eine Änderung des Blickwinkels auf das Labyrinth in jeder Koordinatenrichtung.

Diskussion

Die modernen bildgebenden Verfahren sind bereits heute ein wesentlicher Bestandteil in der Diagnostik pathologischer Prozesse der Schädelbasis. Die hochauflösende Computertomographie besitzt ihren herausragenden Stellenwert in der Darstellung ossärer Läsionen. Dies gilt insbesondere in der Diagnostik von nicht dislozierten Frakturen im Felsenbein und an der Frontobasis sowie in der 3D-Darstellung von Läsionen der Schädelbasis durch Tumore, z. B. Rhabdomyosarkome.

Neben der Computertomographie, als dem bisher wichtigsten Verfahren für die bildgebende Diagnostik des Felsenbeins, eröffnen die technischen Fortschritte bei der Magnetresonanztomographie genauere Einblicke in die Anatomie und Pathologie des Felsenbeins (1, 4, 5, 11, 18, 21).

Bei der MRT des Felsenbeins waren bisher überwiegend T1- und T2-gewichtete Spinechosequenzen üblich (3, 12, 16, 22). Im Gegensatz dazu haben wir eine T1-betonte 2D-FLASH-Sequenz und eine T2-betonte 3D-CISS-Sequenz verwendet. Ein wesentlicher Vorteil der FLASH-Sequenzen gegenüber den T1-gewichteten Spinechosequenzen ist ihr deutlich günstigeres Signal/Rausch-Verhältnis und die bessere Abgrenzbarkeit von Hirnnerven (18).

Im Gegensatz zu den T2-gewichteten Spinechosequenzen zeigt die 3D-CISS-Sequenz eine höhere anatomische Detailauflösung und gleichzeitig einen verbesserten Kontrast. Eine weitere Verbesserung der anatomischen Detailauflösung bei dennoch gutem Signal/Rausch-Verhältnis wurde in unseren Untersuchungen durch eine Reduktion der Schichtdicke und des FoV erreicht.

Die hochaufgelöste Darstellung des Felsenbeins kann im Rahmen einer standardmäßigen Schädeluntersuchung unter Verwendung der Kopfspule erfolgen. Dadurch wird der Untersuchungsablauf wesentlich vereinfacht. Im Gegensatz zu den von anderen Autoren (2, 20) propagierten Oberflächenspulen ermöglicht die Kopfspule eine Darstellung beider Felsenbeine und somit einen Seitenvergleich in einem einzigen Untersuchungsgang. Ein schwerwiegender Nachteil bei der Verwendung von Oberflächenspulen liegt auch in der geringeren Eindringtiefe begründet, so daß der innere Gehörgang und der Kleinhirnbrückenwinkel nicht mehr adäquat abgebildet werden.

Die Untersuchung anatomischer Strukturen mit T1-gewichteten Sequenzen vor und nach Kontrastmittelinjektion und im Seitenvergleich erscheint uns entscheidend, da dadurch ein erhöhter Proteingehalt oder eine subakute Hämorrhagie im Bereich des Labyrinths von entzündlichen Läsionen differenziert werden kann (5). Ein hoher Proteingehalt bzw. eine Hämorrhagie stellen sich bereits auf nativen T1-gewichteten Bildern ohne Kontrastmittelgabe signalreich dar.

Störungen der Blut-Hirn- bzw. Blut-Labyrinth-Schranke, wie sie bei entzündlichen (5, 12, 13, 14, 15, 19) und tumorösen (6, 7, 9, 17) Läsionen auftreten können, ermöglichen einen Austritt des Kontrastmittels aus den Gefäßen und somit eine lokale Anreicherung von Gadolinium-DTPA. Daraus resultiert eine umschriebene Signalerhöhung auf den T1-gewichteten Bildern. Daher kommen entzündliche Läsionen des VII. und VIII. Hirnnerven sowie des Labyrinths nach intravenöser Kontrastmittelgabe signalreich zur Darstellung.

Die 3D-Rekonstruktion der mit der 3D-CISS-Sequenz akquirierten Bilder ermöglicht eine Beurteilung des vestibulocochleären Organs frei von Überlagerungen. Bindegewebige Einengungen der endo- und perilymphhaltigen Kompartimente des Labyrinths, die mit der CT nicht nachgewiesen werden können, stellen sich signalfrei dar.

Die MRT besitzt somit für die Diagnostik entzündlicher und tumoröser Prozesse der Schädelbasis und insbeondere der Otobasis wesentliche Vorteile. Auch für die Planung von Cochlear-Implant-Operationen kann die MRT mit speziell auf die Fragestellung zugeschnittenen MRT-Techniken Informationen liefern, die durch andere Verfahren heute und in absehbarer Zeit nicht zu erhalten sind.

Literatur

(1) BORGAN, M., CHAKERES, D.W., SCHMALBROCK, P.: High-Resolution 3DFT MR Imaging of the Endolymphatic Duct and Soft Tissues of the Otic Capsule. AJNR 12, 1-11, 1991

(2) BRÜGEL, F.J., GREVERS, G., VOGEL, T., JÜRGENS, M.: Zur Zuverlässigkeit dia-

gnostischer Verfahren bei der Fazialisparese unter besonderer Berücksichtigung der Kernspintomographie. Laryngo-Rhino-Otologie 72, 506-510, 1993

(3) CAILLET, H., DELVALLE, A., DOYONE, D., SIGNAL, R., FRANCKE, J.P., HALIMI, P., BELY, N.: Visibility of cranial nerves at MRI. J. Neuroradiol. 17, 289-302, 1990

(4) CASSELMAN, J.W., KUHWEIDE, R., DEIMLING, M., AMPE, W., DEHAENE, I., MEEUS, L.: Constructive Interference in Steady State-3DFT MR Imaging of the Inner Ear and Cerebellopontine Angle. AJNR 14, 47-57, 1993

(5) CASSELMAN, J.W., KUHWEIDE, R., DEIMLING, M., AMPE, W., MEEUS, L., STEYAERT, L.: Pathology of the Membranous Labyrinth: Comparison of T1- and T2-Weighted and Gadolinium-Enhanced Spin-Echo and 3DFT-CISS Imaging. AJNR 14, 59-63, 1993

(6) CURTIN, H.D., HIRSCH, W.L.: Imaging of acoustic neuromas. Otolaryngol. Clin. North. Am. 25, 553-607, 1992

(7) DANIELS, D.L., CZERVIONKE, L.F., POJUNAS, K.W., MEYER, G.A., MILLEN, S.J., WILLIAMS, A.L., HAUGHTON, V.M.: Facial nerve enhancement in MR imaging. AJNR 8, 605-607, 1987

(8) DEIMLING, M., LAUB, G.A.: Constructive interference in steady state for motion sensitivity reduction. Book of abstracts: Society of Magnetic Resonance in Medicine. Vol 1. Berkeley, 842, 1989

(9) ENZMANN, D., DONOHUE, J.O.: Optimizing MR imaging for detecting small tumors in the cerebellopontine angle and internal auditory canal. AJNR 8, 99-106, 1987

(10) JÄGER, L.J., MÜLLER-LISSE, U., REISER, M., GREVERS, G.: Hochauflösende Kernspintomographie am Felsenbein. Laryngo-Rhino-Otologie 7, 385-389, 1994

(11) JÄGER, L., DEIMLING, M., NITZ, W., MÜLLER-LISSE, U., STEHLING, M., REISER, M.: High-Resolution MRI of the Temporal Bone and the Cerebellopontine Angle. Book of abstracts: Society of Magnetic Resonance in Medicine. Vol. 3. Berkeley, 1433, 1994

(12) MARK, A.S., FITZGERALD, D.: MRI of Sensorineural Hearing Loss. MRI, 2-12, 1993

(13) MARK, A.S., FITZGERALD, D.: Segmental Enhancement of the Cochlea on Contrast-Enhanced MRI: Correlation with the Frequency of Hearing Loss and Possible Sign of Perilymphatic Fistula and Autoimmune Labyrinthitis. AJNR 14, 991-996, 1993

(14) MARK, A.S., SELTZER, S., HARNSBERGER, H.R.: Sensorineural Hearing Loss: More than Meets the Eye. AJNR 14, 37-45, 1993

(15) MARK, A.S., SELTZER, S., NELSON-DRAKE, J., CHAPMAN, J.C., FITZGERALD, D.C., GULJYA, A.J.: Labyrithine enhancement on gadolinium-enhanced magnetic resonance imaging in sudden deafness and vertigo: correlation with audiologic and electronystagmographic studies. Ann. Otol. Rhinol. Laryngol. 101, 459-464, 1992

(16) MARTIN, N., LE-BRAS, F., KRIEF, O., CHEDID, G., MARSAULT, C., NAHUM, H.: MRI anatomy of the acoustic-facial bundle in vivo. J. Neuroradiol. 19, 88-97, 1992

(17) MILLEN, S.J., DANIELS, D., MEYER, G.: Gadolinium-enhanced magnetic resonance imaging in facial nerve lesions. Otolaryngol. Head Neck Surg. 102, 26-33, 1990

(18) NITZ, W.R., MÜLLER-LISSE, U., BÖTTCHER, U., STEHLING, M., REISER, M.: 2D, 3D, TOF or Phase Contrast MRA? Sequence- and protocoloptimization for imaging of the AICA in normal control group and patients with symptoms of vestibular paroxysmia. Society of Magnetic Resonance (SMR), San Francisco USA, Proceedings, 533, 1994

(19) SEITZER, S., MARK, A.S.: Contrast enhancement of the Labyrinth on MR scans in patients with suddenhearing loss and vertigo. AJNR 12, 13-16, 1991

(20) TERESI, L., LUFKIN, R., WORTHAM, D., FLANNIGAN, B., REICHER, M., HALBACH, V., BENTSON, J., WILSON, G., WARD, P., HANAFEE, W.: MR imaging of the intratemporal facial nerve by surface coils. AJR Am. J. Roentgenol. 148, 589-594, 1987

(21) TIEN, R.D., FELSBERG, G.J., MACFALL, J.: Three dimensional MR gradient recalled echo imaging of the inner ear: comparison of FID and echo imaging techniques. Magn. Reson. Med. 11, 429-435, 1993

(22) TIEN, R., DILLON, W.P., JACKLER, R.K.: Contrast-enhanced MR imaging of the facial nerve in 11 patients with Bell's palsy. AJNR 11, 735-741, 1990

Magnetstimulation an der Riechbahn

M. Gerken • C. Herberhold

Zusammenfassung
Seit 1973 besteht die Möglichkeit, die Diagnostik des Riechsinnes durch die Erfassung olfaktorisch evozierter Potentiale durchzuführen. Auch die transkranielle Magnetstimulation läßt EEG-Veränderungen erkennen, die mit der Riechleistung und einer evtl. vorhandenen Schadenslokalisation bei Riechstörungen korreliert werden können. Als Reizgerät dient ein Magnetstimulator (Magstim 200) in Verbindung mit einer Spule von 64 mm Durchmesser. Bei Patienten mit Anosmie und Normogeusie läßt sich die Latenz eines positiven Hauptgipfels durchschnittlich bei 220 ms (Gesunde: 180 ms) und als eine deutliche Verlängerung des Hauptgipfels nachweisen. Bei Patienten mit einer kombinierten zentralen Störung des Riechsinns und des Schmecksinns ist dieser vorbeschriebene positive Gipfel in den reizbezogenen EEG-Passagen nicht zu registrieren. In Verbindung mit Registrierungen unter Oberflächenanästhesie des Riechepithels können durch die Magnetstimulation periphere und zentrale Riechstörungen differenziert werden.

Einleitung
Die Diagnostik des Riechsinnes ist aufgrund der topographischen Gegebenheiten auch als Diagnostik an der Schädelbasis anzusehen. Neben den unterschiedlichen subjektiven Methoden, den Riechsinn des Menschen klinisch zu untersuchen, ist als objektive Untersuchung seit 1973 die Erfassung olfaktorisch evozierter Potentiale (Computerolfaktometrie) anzusehen, welche nach definierten Duftstoffreizen Signalveränderungen in reizkorrelierten EEG-Passagen erfaßt (2, 3, 4). Darüber hinaus hat sich gezeigt, daß auch transkranielle Magnetstimulation an der Riechbahn reizbezogene EEG-Veränderungen verursacht, die mit der Riechleistung und der Schadenslokalisation bei Riechstörungen korrelieren (5).

Methode
Geräte
Als Reizgerät diente ein handelsüblicher Magnetstimulator (Magstim 200 [1]) in Verbindung mit einer Spule von 64 mm Durchmesser. Die Spule wurde frontal im Bereich der Nasenwurzel positioniert. EEG-Ableitungen erfolgten bipolar von Vertex gegen rechte Schläfe. Es wurden reizbezogene Passagen von 1s Dauer aufgezeichnet. Die Polung der EEG-Schreibweise erfolgte gemäß den Vorgaben von CREUTZFELD (1), so daß eine positive Signaländerung unter der Vertexelektrode mit einem Kurvenausschlag nach oben dargestellt wurde. Anschließend erfolgte eine Mittelung von 16 bis 20 solcher Passagen. Die Registrierung und Verarbeitung der Signale erfolgte mit

---

[1] Madaus Medizin-Elektronik

dem Biosignalmeßplatz Multiliner 1.05 [2]. Zur Artefaktunterdrückung diente ein reizgetriggerter Vorverstärker [3], der die Signalweiterleitung für die Dauer des Magnetimpulses unterdrückte und damit die Übersteuerung des Endverstärkers verhinderte. Eine programmgesteuerte Überwachung des EEG-Rhythmus diente der Unterbindung von Fehlmessungen aufgrund von Vigilanzstörungen.

Probanden
Die Erhebung des olfaktorischen und gustatorischen Status der Probanden erfolgte sowohl nach den üblichen subjektiven Verfahren der Riech- und Schmecktestung als auch nach der objektiven Computerolfaktometrie. Die Schadenstopik bei Patienten mit Anosmie wurde nach Erhebung der Anamnese klinisch und, soweit möglich, radiologisch bildgebend vorgenommen.

Dieser Gipfel ist bei Patienten mit normalem Riech- und Schmeckvermögen, d.h. Normosmie und Normogeusie steil und scharf akzentuiert (Abb. 1). Diese Signalveränderung unterliegt einer geringen intra- wie interindividuellen Schwankung. Die Superposition der Meßergebnisse mehrerer Probanden verdeutlicht dies (Abb. 2).

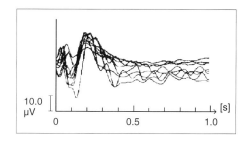

Abb. 2: Superponierte Registrierungen von Normalpersonen (n = 9).

Ergebnisse
Normalpersonen
Die Mittelungskurven einer Normalperson, d.h. eines Probanden ohne Riech- oder Schmeckstörungen zeigen einen positiven Gipfel bei einer Latenz von 180 ms.

Patienten mit Anosmie und Normogeusie
Anders verhalten sich die registrierten EEG-Passagen bei Patienten mit einer kompletten Anosmie bei erhaltenem Schmecksinn. Hier liegt die Latenz des positiven Hauptgipfels durchschnittlich bei

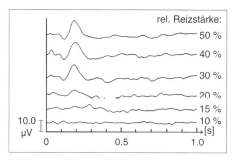

Abb. 1: Registrierte Signale eines Normalriechenden bei verschiedenen Reizstärken.

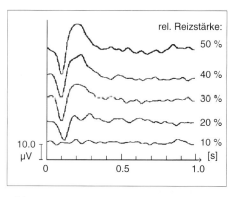

Abb. 3: Registrierte Signale eines Patienten mit Anosmie und Normogeusie bei verschiedenen Reizstärken.

---

[2] Firma Toennies
[3] Firma Hortmann

220 ms und ist damit deutlich gegenüber der Norm verlängert. Die Form der Potentialschwankung gestaltet sich darüber hinaus weniger akzentuiert, als das bei Normalpersonen der Fall ist (Abb. 3).

Auch bei dieser Gruppe von Patienten zeigen die Meßergebnisse trotz der unterschiedlichsten Ursachen, die zum alleinigen Ausfall des Riechsinnes in der Peripherie führten, eine sehr geringe Schwankungsbreite zwischen den einzelnen Patienten (Abb. 4).

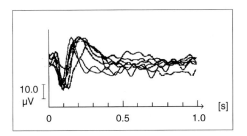

Abb. 4: *Superposition der Registrierungen von fünf Patienten mit Anosmie und Normogeusie.*

Patienten mit Anosmie und Ageusie

Bei Patienten mit einer kombinierten zentralen Störung des Riechsinnes und des Schmecksinnes ist dieser positive Gipfel in den reizbezogenen EEG-Passagen nicht zu registrieren (Abb. 5). Auch hier liegen die Ergebnisse innerhalb einer sehr geringen Schwankungsbreite (Abb. 6). Als Ursache für diese Sinnesstörung lag bei allen Patienten ein Schädelhirntrauma mit Beeinträchtigung des Thalamus zugrunde.

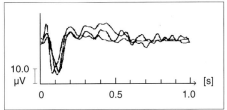

Abb. 6: *Superposition der Registrierungen von drei Patienten mit Anosmie und Ageusie.*

Patient nach beidseitiger Entfernung des Bulbus und Tractus olfactorius

Als Einzelfall sollen die registrierten Signale eines Patienten vorgestellt werden, bei dem der Bulbus und der Tractus olfactorius beidseits wegen eines Meningeoms an der vorderen Schädelbasis entfernt werden mußte. Die gemittelten EEG-Passagen zeigen bei verschiedenen Reizstärken bei den in Frage kommenden Latenzen keine Potentialschwankungen (Abb. 7).

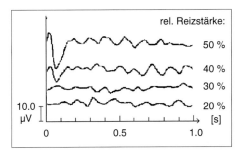

Abb. 5: *Registrierte Signale eines Patienten mit Anosmie und Ageusie.*

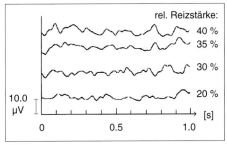

Abb. 7: *Registrierte Signale eines Patienten nach beidseitiger operativer Entfernung von Tractus und Bulbus olfactorius.*

Diskussion

Durch transkranielle Magnetstimulation an der Riechbahn werden keine Geruchsempfindungen ausgelöst. Es werden jedoch, offenbar korrelierend zur globalen Riechleistung, nach Form und Latenz unterschiedliche, reizbezogene EEG-Signale registriert, die entsprechend der Reizanordnung bulbäre oder nachgeschaltete Reaktionen erfassen. In Verbindung mit Registrierungen unter Oberflächenanästhesie des Riechepithels kann geschlossen werden, daß die Magnetstimulation eine Möglichkeit zur Differenzierung von peripheren und zentralen Riechstörungen eröffnet und damit zur Schadenstopik bei krankhaften Prozessen an der Schädelbasis beiträgt.

Literatur

(1) CREUTZFELD, O.D.: Cortex Cerebri. Springer, 296-305, 1983
(2) HERBERHOLD, C.: Nachweis und Reizbedingungen olfaktorisch und rhinosensibel evozierter Hirnrindenpotentiale sowie Konzept einer klinischen Computer - Olfaktometrie. Forschungsbericht des Landes NRW. Westdeutscher Verlag, Opladen, 1973
(3) HERBERHOLD, C.: Olfacto-Corticogramme bei Laryngektomierten. Arch. klin. exp. Ohren-, Nasen- und Kehlkopfheilk. 205, 313-319, 1973
(4) HERBERHOLD, C.: Typical results of computer - olfactometry. Rhinology XIV, 109-116, 1976
(5) GERKEN, M.: Magnetstimulation an der Riechbahn. Inaug. Diss., Bonn, 1995

Rhinoliquorrhoe nach operativen Eingriffen am Siebbein und der vorderen Schädelbasis

F. Bootz • S. Keiner

Zusammenfassung

Zwischen 1984 und 1994 trat bei 22 Patienten nach operativen Eingriffen am Siebbein und der vorderen Schädelbasis einschließlich der Hypophyse nach unterschiedlich langen Intervallen eine Liquorrhoe auf. Es handelte sich um drei transsphenoidale Resektionen eines Hypophysentumors, in vier Fällen wurde ein maligner Tumor der Schädelbasis entfernt. Die häufigste Ursache war eine vorausgegangene endonasale Siebbeinzellausräumung. Die Intervalle bis zum Auftreten der Rhinoliquorrhoe reichten von wenigen Tagen v. a. bei Siebbeinzelloperationen bis zu elf Jahren bei einer transsphenoidalen Resektion eines Hypophysentumors. Bei vier Patienten trat während dieser Periode mehrfach eine Meningitis auf. Die Diagnose wurde in sieben Fällen durch eine Liquorszintigrafie gestützt. Der Nachweis von Liquor im Nasensekret war in acht Fällen mit Hilfe der Bestimmung von Beta-Transferrin möglich. Die Computertomografie war in den meisten Fällen von geringem Nutzen für die Diagnosesicherung. Lediglich in zwei Fällen konnten Lufteinschlüsse im Ventrikelsystem und extraventrikulär indirekt auf einen Defekt im Bereich der vorderen Schädelbasis schließen lassen. Am häufigsten war der Defekt im Bereich der Lamina cribrosa und der angrenzenden lateralen Frontobasis lokalisiert (15mal), im Bereich des Keilbeinhöhlendaches wurden in 7 Fällen Fisteln gefunden. Die operative Versorgung erfolgte in 19 Fällen von extranasal, transethmoidal, in 2 Fällen von endonasal und in einem Fall von transfrontal. Der Defekt in der Dura wurde in Abhängigkeit von der Lokalisation mit lyophilisierter Dura bzw. Faszia lata verschlossen. Zusätzlich wurde Bauchfett oder ein freies Muskelstück eingesetzt. In 2 Fällen kam ein mikrovaskulär reanastomosierter Latissimus dorsi-Lappen zur Anwendung. Postoperativ sahen wir in zwei Fällen ein Rezidiv der Liquorfistel, die in beiden Fällen durch einen erneuten Eingriff sicher verschlossen werden konnte. Liquorfisteln sind bezüglich der Anzahl operativer Eingriffe am Siebbein und der Schädelbasis seltene Komplikationen, die jedoch bei jedem dieser Eingriffe berücksichtigt werden müssen und auch im Intervall auftreten können.

Einleitung

Nach Eingriffen an den Nasennebenhöhlen, insbesondere der Siebbeinzellen und der Keilbeinhöhle, kann es zu Verletzungen der knöchernen Schädelbasis und der Dura in diesem Bereich kommen. Meist werden solche Verletzungen noch intraoperativ durch den Ausfluß von Liquor bemerkt und können dann in derselben Sitzung behoben werden. In manchen Fällen ist dies jedoch nicht der Fall, und es treten erst im Intervall klinische Symptome wie Liquorrhoe oder Meningitis auf, die dann den Verdacht auf eine Verletzung der Rhinobasis beim Ersteingriff ergeben. Das Ziel der Behandlung besteht in der Exploration der Rhinobasis und dem zuverlässigen Verschluß des Defektes. Der operative Zugang zur vorderen Schädelbasis kann sowohl von endonasal als auch von extranasal erfolgen. Nur in äußerst seltenen Fällen ist ein transfrontales Vorgehen angezeigt.

Patienten

Die klinische Primärsymptomatik, die Diagnostik der Liquorfistel und das operative Vorgehen bei 22 Patienten im Alter zwischen 31 und 65 Jahren aus der Tübinger HNO-Klinik wurden anhand der Krankenakten aufgearbeitet.

Ergebnisse

Bei 22 Patienten, 16 Männern und 6 Frauen, wurde im Intervall von 4 Tagen bis 1 Jahr nach Siebbeinoperationen und 7 bis 11 Jahren nach transsphenoidalen Hypophysenoperationen eine Revision der vorderen Schädelbasis aufgrund einer Liquorrhoe bzw. einer Meningitis notwendig. Bei 15 Patienten kam es zu einer Meningitis, die in 4 Fällen mehrfach auftrat, Bei 7 Patienten trat eine wässrige Sekretion aus der Nase auf, in 3 Fällen rezidivierend. Der Liquorrhoe war in 15 Fällen eine Siebbeinoperation bei Polyposis nasi, in 4 Fällen eine Exstirpation eines Nasennebenhöhlenmalignoms und bei 3 Patienten eine transsphenoidale Hypophysenoperation vorausgegangen. Für die Diagnostik der Liquorfistel wurden verschiedene Verfahren angewandt. Bei 12 Patienten war die klinische Symptomatik mit Ausfluß von Liquor aus einer Nasenhaupthöhle so aussagekräftig, daß auf eine weitere Diagnostik verzichtet werden konnte. In diesen Fällen konnte intraoperativ an entsprechender Stelle eine Liquorfistel nachgewiesen werden. Die Bestimmung von β-Transferrin wurde bei 11 Patienten, bei denen das klare Nasensekret nicht eindeutig Liquor zuzuordnen war, durchgeführt. In 8 Fällen war der Test positiv, in 3 Fällen trotz später festgestellter Liquorfistel negativ. Die Computertomografie des Schädels in zwei Ebenen wurde zwar in allen Fällen durchgeführt, jedoch lediglich zur Orientierung über die anatomischen Verhältnisse. In 2 Fällen wurde die Fistel durch Lufteinschlüsse intrakraniell lokalisiert. Die Liquorszintigrafie, die in 10 Fällen herangezogen wurde, konnte 7mal die Liquorfistel lokalisieren. Bei einem Patienten, dessen Liquorfistel intra-operativ nicht gefunden wurde, kam Fluoreszin zum Einsatz, durch das der Austritt von Liquor sichtbar gemacht werden konnte.

Die Fisteln waren 13mal im Bereich der Lamina cribrosa, 2mal an der lateralen Rhinobasis und 7mal im Keilbeinhöhlendach lokalisiert. Bei den 7 Fisteln am Keilbeinhöhlendach war 3mal eine transsphenoidale Hypophysenoperation und 4mal eine endonasale Siebbeinoperation vorausgegangen. Der operative Verschluß erfolgte 19mal extranasal, 2mal endonasal und in einem Fall transfrontal in Kooperation mit den Neurochirurgen. Es wurde fast ausschließlich lyophilisierte Dura, lediglich in 2 Fällen Faszia lata zum Verschluß eingesetzt. In 13 Fällen kam ein Muskeltransplantat, in 5 Fällen Bauchfett und in 2 Fällen ein freies Schleimhauttransplantat von der unteren Nasenmuschel zum Einsatz. In 2 Fällen war nach 1 - 2 Wochen zuvor erfolgter Tumorresektion und im Intervall aufgetretener massiver Liquorrhoe der Einsatz eines mikrovaskulär reanastomosierten Latissimus dorsi-Lappens notwendig. In 3 Fällen zeigte sich nach 4, 7 und 10 Monaten ein Rezidiv der Liquorfistel, die durch einen erneuten Eingriff zuverlässig verschlossen werden konnte.

Diskussion

Die typische Komplikation einer Verletzung der Dura der vorderen Schädelbasis bei Eingriffen an den Nasennebenhöhlen und der Schädelbasis wird meist noch intraoperativ durch den Liquorfluß erkannt und kann daher in derselben Sitzung behoben werden. In seltenen Fällen kommt es erst im Intervall zum erkennbaren Liquoraustritt oder zur Meningitis, die auf eine Verletzung der Rhinobasis bei der Erstoperation schließen läßt. Bei Vorliegen dieser Komplikationen und vorausgegangenem Eingriff an den Nasennebenhöhlen, der auch schon Jahre zurückliegen kann, muß an eine Verletzung der Schädelbasis gedacht werden. Gerade bei Eingriffen an der Hypophyse durch die Keilbeinhöhle kann dieses Intervall mehrere Jahre betragen. Wahrscheinlich kommt es bei dem Eingriff an den Nasennebenhöhlen zu einer gedeckten Verletzung, bei der primär kein sichtbarer Liquorfluß besteht. Ähnlich wie beim Schädel-Hirn-Trauma kann die Liquorfistel nach einem Intervall erneut auftreten und sich in Form einer wässrigen Sekretion aus der Nase oder einer Meningitis klinisch erstmals manifestieren. Die alleinige klinische Diagnostik erlaubte in mehr als der Hälfte der Fälle unter Berücksichtigung des vorangegangenen operativen Vorgehens eine exakte Seitenlokalisation der Fistel. In Zweifelsfällen, in denen das Sekret nicht eindeutig zuzuordnen war, half die Bestimmung von ß-Transferrin, die in 8 von 11 Fällen positiv war. Die Liquorszintigrafie zur Bestimmung der Seitenlokalisation war bei 10 Untersuchungen 7mal positiv. Die Computertomografie war zur Lokalisation der Fistel von geringem Nutzen, da dort nur indirekte Zeichen der Liquorfistel, wie intrakranielle Lufteinschlüsse, gesehen werden. Sie wurde in allen Fällen zur Orientierung über die Anatomie der vorderen Schädelbasis eingesetzt. Beim Verschluß der Liquorfistel hat sich v. a. lyophilisierte Dura bewährt, die mit Fibrinkleber befestigt und mit einem Muskeltransplantat gestützt wurde. Bei ausgedehnten Defekten an der Schädelbasis, meist bedingt durch eine vorangegangene Tumorentfernung, kann in speziellen Fällen ein mikrovaskulär reanastomosierter Latissimus dorsi-Lappen zu einem sicheren Verschluß der Fistel beitragen.

Literatur beim Erstautor.

Transpetrosale Chirurgie des Clivus und der petroclivalen Region

V. Seifert • D. Stolke

Zusammenfassung

Der in den letzten Jahren entwickelte kombinierte supra-infratentorielle transpetrosale Zugang ist ein hervorragendes Beispiel eines komplexen Schädelbasiszugangs, dessen Ziel es ist, durch aggressive Resektion latero-dorsaler Schädelbasisanteile und dadurch möglichst geringe Retraktion neuraler Strukturen einen optimalen Zugang zum Clivus und zu juxtaclivalen Strukturen zu erreichen. Tumoröse oder vaskuläre Erkrankungen im Bereich des Clivus und der petroclivalen Region stellen in Hinblick auf die präoperative Planung und die eigentliche Operation eine besondere Herausforderung im Bereich der Schädelbasischirurgie dar. In der folgenden Übersicht werden anhand unserer Erfahrungen bei 32 Patienten die operative Technik des transpetrosalen Zugangs zum Clivus und zur petro-clivalen Region erläutert und die operativen Ergebnisse bei verschiedenen pathologischen Prozessen im Bereich des Clivus dargestellt.

Einleitung

Die Etablierung und Verfeinerung mikroneurochirurgischer Techniken, die Fortschritte auf dem Gebiet der bildgebenden Verfahren, ein besseres Verständnis mikroneuroanatomischer Strukturen, der Einsatz moderner intraoperativer Überwachungsmethoden im Rahmen des Neuromonitorings und schließlich die interdisziplinäre Kooperation verschiedener Fachgebiete haben auch auf dem Gebiet der Schädelbasischirurgie zu teilweise dramatischen Fortschritten geführt. Wesentlichen Anteil hieran hat die Entwicklung spezieller und komplexer Schädelbasiszugänge mit dem Ziel des optimalen Zugangs zu bis dato nicht oder nur sehr schwer erreichbaren intrakraniellen neuralen und/oder vaskulären Strukturen (1, 10, 11, 17, 24, 26, 28). Der in den letzten Jahren entwickelte kombinierte supra-infratentorielle transpetrosale Zugang stellt ein hervorragendes Beispiel eines komplexen Schädelbasiszugangs dar mit dem Ziel, durch aggressive Resektion latero-dorsaler Schädelbasisanteile und dadurch möglichst geringe Retraktion neuraler Strukturen einen optimalen Zugang zum Clivus und zu juxtaclivalen Strukturen zu erreichen (5, 7, 8, 21, 25, 29). In der folgenden Übersicht werden anhand unserer Erfahrungen die operative Technik des transpetrosalen Zugangs erläutert und die operativen Ergebnisse bei verschiedenen pathologischen Prozessen im Bereich des Clivus dargestellt.

Patientengut

Während eines Zeitraumes von sieben Jahren wurden insgesamt 32 Patienten über einen kombinierten supra-infratentoriellen transpetrosalen Zugang operiert. Die Entscheidung zur Durchführung eines transpetrosalen Zugangs gründete sich auf die

Tumorausdehnung sowohl in der mittleren als auch in der hinteren Schädelgrube, ausgehend von oder in unmittelbarer Nachbarschaft zu Clivus und Petroclivalregion. Bei juxtaclivalen vaskulären Prozessen wurde der transpetrosale Zugang gewählt, wenn er bei gleichzeitig geringster Hirnretraktion oder Hirnnervenmanipulation den direktesten Weg zu der betreffenden Läsion darstellte. Die Patientengruppe bestand aus 20 Frauen und 12 Männern mit einer Altersverteilung von 26 bis 74 Jahren. 25 Patienten wurden wegen eines Tumors operiert, hierbei lag bei 14 Patienten ein clivales oder petro-clivales Meningeom vor. Bei jeweils drei Patienten fand sich ein ausgedehntes Schwannom oder Epidermoid, bei zwei Patienten lag ein zystisches Ponsgliom vor. Zwei Patienten hatten eine paraclival wachsende Karzinommetastase, und bei einem Patienten fand sich ein ausgedehntes Kraniopharyngeomrezidiv mit Ausbreitung von der Sellaregion bis in die hintere Schädelgrube. Bei den operierten vaskulären Läsionen handelte es sich bei zwei Patienten um ein symptomatisches, in der Pons gelegenes Kavernom, fünf Patienten hatten vertebro-basiläre Aneurysmen, darunter zwei Giant-Aneurysmen. Die Dauer der präoperativen klinischen Symptome reichte von einem Tag bei einem Patienten mit akut aufgetretener Symptomatik bei Verschlußhydrocephalus infolge eines Ponsglioms bis zu 42 Monaten bei Meningeompatienten. Der längste präoperative Verlauf von 4 bis 42 Monaten fand sich erwartungsgemäß bei Patienten mit Clivusmeningeomen. Kopfschmerzen, Gangstörungen und Hirnnervenausfälle waren die herausragenden klinischen Symptome, die schließlich zur weiterführenden radiologischen Abklärung und zur endgültigen Diagnose führten. Beide Patienten mit Ponsgliomen zeigten neben dem Bild des Occlusivhydrocephalus klinische Symtome einer progredienten Hirnstammsymptomatik. Beide Patienten mit einem Hirnstammkavernom waren infolge von z. T. mehrfachen Blutungen symptomatisch geworden. Drei Patienten mit Basilarisstammaneurysma hatten eine klassische Subarachnoidalblutung mit entsprechender klinischer Symptomatik erlitten, zwei wurden aufgrund von Hirnstammsymptomen auffällig. Alle Patienten wurden präoperativ mittels CT, MRI und Panangiographie untersucht.

Operative Technik
Zwei Operationen wurden in Seitenlage (lateral-oblique position) durchgeführt, die anderen Operationen erfolgten in der halbsitzenden Patientenlagerung (lounging position). Der Kopf wird in die Richtung der Läsionsseite gedreht und scharf in der MAYFIELD-Dreipunkthalterung fixiert. Es erfolgt ein angedeutet L- oder U-förmiger Hautschnitt, beginnend oberhalb des Jochbogens, der entlang der Temporobasis und anschließend parallel zum Mastoid nach suboklzipital geführt wird. Danach Weghalten der Kopfschwarte und der temporalen und suboccipitalen Muskulatur mittels selbsthaltender Sperrer. Es werden insgesamt sechs Bohrlöcher gesetzt: zwei Bohrlöcher temporal ein bis zwei cm auseinander und jeweils zwei Bohrlöcher parallel oberhalb und unterhalb des Sinus transversus. Die Bohrlöcher werden anschließend mittels Kraniotom miteinander verbunden. Nach Durchführung der o. a. Trepanationsschritte wird ein kombinierter supra-infratentorieller Knochendeckel entfernt (Abb. 1). Im nächsten Schritt erfolgt zunächst die vollständige Entdachung des Sinus sigmoideus bis zum Eintritt in den Bulbus venae jugularis mit der Hochgeschwindigkeitsfrä-

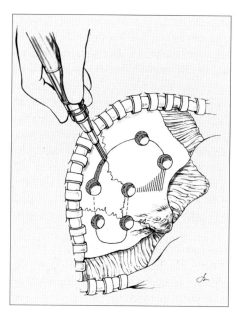

Abb. 1: *Zeichnerische Darstellung der kombinierten supra-infratentoriellen Trepanation. Patientenlagerung in der halbsitzenden „lounging position".*

se. Unter dem Operationsmikroskop wird anschließend eine radikale Mastoidektomie i. S. einer posterioren Petrosektomie durchgeführt. Wesentliches Ziel ist hierbei die Darstellung der präsigmoidalen retrolabyrinthären Dura mit der oberen Begrenzung des Sinus petrosus superior (TRAUTMANN'S triangle) unter Erhalt der Labyrinthstrukturen bzw. der Bogengänge. Nach Abschluß der Petrosektomie wird zunächst die Dura parallel zum Verlauf des Sinus transversus und dann entlang der Temporobasis inzidiert. Unter minimaler Reklination des Temporallappens wird ein selbsthaltender Spatel eingesetzt und das Tentorium dargestellt. Besondere Vorsicht gilt hier dem Verlauf der Vena LABBÉ bis zu ihrer Eintrittsstelle in den Sinus transversus, die unter allen Umständen als wesentliche Drai-

nage des Temporallappens erhalten bleiben muß. Es erfolgt nun die Inzision der präsigmoidalen Dura parallel zum Verlauf des Sinus sigmoideus bis zum Sinus petrosus superior. Dieser wird mit zwei Hämoclips ligiert und anschließend durchtrennt. Im Anschluß daran erfolgt die schrittweise Koagulation und Durchtrennung des Tentoriums parallel zum Verlauf des Felsenbeins. Mittels eines zusätzlichen, von medial kommenden Retraktors wird der Sinus sigmoideus minimal retrahiert. Der nunmehr geschaffene transtentorielle Korridor erlaubt eine exzellente Übersicht über den gesamten dargestellten juxtaclivalen Bereich von der Hirnnervengruppe VII/VIII bis zur Basilarisspitze (Abb. 2). Sollte sich intraoperativ die Notwendigkeit einer zu-

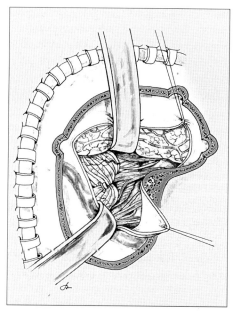

Abb. 2: *Zeichnerische Darstellung des vollständigen transpetrosalen Zugangs nach Klippung und Durchtrennung des Sinus petrosus superior und Durchtrennung des Tentoriums.*

sätzlichen ausgiebigeren Exploration des Kleinhirnbrückenwinkels ergeben, so kann dies nach retrosigmoidaler Durainzision und entsprechender medialer Retraktion des Kleinhirns problemlos erfolgen. Durch die Möglichkeit eines alternierenden retro- bzw. präsigmoidalen Zugangsweges entfällt weitgehend die Notwendigkeit einer Unterbindung und Durchtrennung des Sinus sigmoideus. Erweist sich die Durchtrennung des Sinus sigmoideus, sei es aus Gründen des operativen Zugangsweges oder der Radikalität, als wünschenswert oder erforderlich, so muß durch entsprechende präoperative Angiographie mit Darstellung der Sinus das Vorhandensein einer bilateralen Drainage zum Torkular Herophili sichergestellt sein (3, 16). Nach der Erreichung des eigentlichen Operationszieles erfolgt der wasserdichte Verschluß der Dura, der praktisch immer eine zusätzliche Muskelplastik sowie die Verwendung von Fibrinkleber erforderlich macht. Der Temporalismuskel wird im hinteren Anteil geteilt und über dem wieder eingesetzten und fixierten Knochendeckel vernäht. Der durch die posteriore Petrosektomie geschaffene Knochendefekt wird mittels einer Fettplastik aufgefüllt.

Ergebnisse

Ein Patient verstarb während des postoperativen Verlaufes, womit die operative Mortalität 3,1% betrug. Eine vollständige Tumorentfernung war bei 18 von 25 Tumorpatienten (72%) möglich und konnte durch postoperative CT- und/oder MRI-Untersuchung belegt werden (Abb. 3 a und b). Naturgemäß war bei den beiden Patienten mit zystischem Ponsgliom nur eine

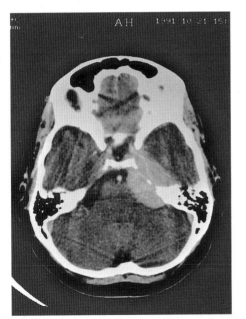
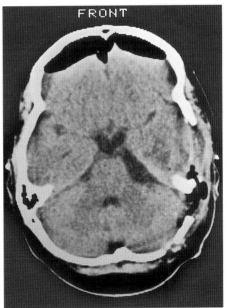

Abb. 3a *Abb. 3b*
Abb. 3a, b: Prä- und postoperative computertomographische Darstellung eines großen petro-clivalen Meningeoms nach transpetrosaler Totalentfernung.

Teilentfernung des Tumors möglich. Bei beiden Patienten war es das eigentliche Ziel des operativen Eingriffes, den wesentlichen raumfordernden Effekt der Tumorzyste durch breite Eröffnung der Zystenwand und Marsupialisation im Sinne einer Palliation zu eliminieren. Bei beiden Patienten erfolgte postoperativ eine Bestrahlungsbehandlung. Bei den zwei Patienten mit pontinem Kavernom konnte die Gefäßmißbildung über den transpetrosalen Zugang vollständig entfernt werden. Bei allen fünf Patienten mit vertebro-basilärem Aneurysma konnte das Aneurysma abgeklippt bzw. reseziert werden. Betrachtet man die operationsbedingte Morbidität, so fanden sich bei sieben von 14 Patienten mit clivalem oder petroclivalem Meningeom postoperativ neu aufgetretene Hirnnervenausfälle, die sich bei vier Patienten ganz oder überwiegend zurückbildeten. Darüber hinausgehende schwerwiegende neurologische Defizite als Operationsfolge traten bei keinem der Patienten auf. Infolge des schwierigen Verschlusses der präsigmoidalen Dura und der radikal durchgeführten Mastoidektomie kam es bei acht Patienten zu einer postoperativen Liquorfistel. Diese sistierte bei sechs Patienten nach mehrtätiger Lumbaldrainage, bei zwei Patienten war die Anlage eines lumbo- bzw. ventrikulo-peritonealen Shunts erforderlich.

Diskussion

Der transpetrosale Zugang, wie er heute im wesentlichen durchgeführt wird, wurde in der englischsprachigen neurochirurgischen Literatur erstmals 1985 von HAKUBA et al. (11) in einer Arbeit dargestellt, in der sie die operative Technik und die Ergebnisse des transpetrosalen-transtentoriellen Zugangs bei acht Kraniopharyngeompatienten mit retrochiasmatischer Tumorausdehnung beschrieben. 1988 erfolgte vom gleichen Autor die Darstellung seiner Erfahrungen mit dem transpetrosalen Zugang in der Chirurgie von acht Patienten mit Clivusmeningeom. Im gleichen Jahr beschrieben AL-MEFTY et al. (1) sowie SAMI und AMMIRATI (24) unabhängig voneinander ihre Erfahrungen in der Anwendung des transpetrosalen Zugangs. AL-MEFTY (1988) berichtete über 13 Patienten mit petroclivalem Menigeom, die er über den von ihm „petrosal approach" genannten Zugang operierte. SAMI (1988) berichtete über neun Patienten, zwei petrcolivale Meningeome, vier Foramen jugulare-Neurinome und drei Glomus jugulare-Tumore, die sämtlich über den von ihm als „combined supra-infratentorial pre-sigmoid sinus avenue approach" beschriebenen Zugang operiert wurden. Weitere Erfahrungen in der Anwendung des transpetrosalen Zugangs in der Chirurgie von petroclivalen Meningeomen wurden u. a. von JAVED und SEKHAR (1991), SEKHAR et al. (1990), FUKUSHIMA (1993), SPETZLER et al. (1991, 1992) sowie KING et al. (1993) beschrieben. Die zitierten Studien zeigen in Übereinstimmung mit unseren Erfahrungen und Ergebnissen, daß der kombinierte supra-infratentorielle transpetrosale Zugang einen idealen operativen Weg zum Clivus und zur petroclivalen Region darstellt und in Abhängigkeit von den Erfahrungen des Operateurs für die Chirurgie einer ganze Reihe von tumorösen oder vaskulären Prozessen, die sich in dieser Region finden, anwendbar ist. Die präsigmoidale-retrolabyrinthäre Erweiterung des kombinierten temporobasal-subokzipitalen Zugangs erlaubt einen extrem flachen Weg zum Kleinhirnbrückenwinkel und zum Clivus bei gleichzeitiger deutlicher Verkürzung des Arbeitsabstandes zwischen Schädelbasis und der jeweiligen intrakraniellen Läsion. Die Inzision der präsigmoidalen Dura mit Durchtrennung des Sinus petrosus superior und vollständiger Durchtrennung des Tentoriums erlaubt die vermehrte Retraktion des Sinus sigmoideus ohne erhöhte Gefährdung einer Schädigung der Vena LABBÉ durch Zug oder Druck. Die zusätzliche retrosigmoidale Duraeröffnung erlaubt dann die komplette Darstellung des Kleinhirnbrückenwinkels bis zum Foramen magnum. Sollte sich dennoch intraoperativ die Notwendigkeit einer weiteren Retraktion des Sinus sigmoideus ergeben, so kann dieser bei präoperativ angiographisch gesichertem Nachweis einer bilateralen Drainage über den Torkular lateral der Einmündung der Vena LABBÉ in den Sinus transversus ligiert und durchtrennt werden (2, 3, 6, 16, 22).

Literatur

(1) AL-MEFTY, O., FOX, J.L., SMITH, R.R.: Petrosal approach for petroclival meningeomas. Neurosurgery 22, 510-517, 1988
(2) AMMIRATI, M., MA, J., CHEATHAM, M.L., MAXWELL, D., BLOCH, J., BECKER, D.P.: Drilling the posterior wall of the petrous pyramid: a microneurosurgical anatomical study. J. Neurosurg. 78, 452-455, 1993
(3) BIGELOW, D.C., HOFFER, M.E., SCHLAKMAN, B., HURST, R.W., SMITH, P.G.: Angiographic assessment of the transverse sinus and vein of Labbé to avoid complications in skull base surgery. Skull Base Surg. 3, 217-222, 1993
(4) BORCHARDT, M.: Zur Operation der Tumoren des Kleinhirnbrückenwinkels. Klin. WochenSchr. 42, 1033-1035, 1905
(5) BRICOLO, A.P., TURAZZI, S., TALACHI, A., CRISTOFORI, L.: Microsurgical removal of petroclival meningeomas. A report of 33 patients. Neurosurgery 31, 813-828, 1992
(6) CANALIS, R.F., GUSSEN, R., ABEMAYOR, E. et al.: Surgical trauma to the lateral semicircular canal with preservation of hearing. Laryngoscope 7, 575-581, 1987
(7) CASTELLANO, F., RUGGIERO, G.: Meningiomas of the posterior fossa. Acta Radiol. (Suppl.), 104, 1-157, 1953
(8) CHERRINGTON, M., SCHNECK, S.: Clivus meningiomas. Neurology 16, 86-92, 1966
(9) FRAENKEL, J., HUNT, J.R.: Contribution to the surgery of neurofibroma of the acoustic nerve. Ann. Surg. 40, 923-931, 1904
(10) FUKUSHIMA, T.: Combined supra- and infra-parapetrosal approach for petroclival lesions. In: Sekhar, L.N., Janecka, I.P. (Hrsg.): Surgery of Skull Base Tumors. Raven Press, New York, 661-670, 1993
(11) HAKUBA, A., NISHIMURA, S., INOUE, Y.: Transpetrosal-transtentorial approach and its application in the therapy of retrochiasmatic craniopharyngiomas. Surg. Neurol. 24, 405-415, 1985
(12) HAKUBA, A., NISHIMURA, S., JOJANG, B.: A combined retroauricular and preauricular transpetrosal-transtentorial approach to clivus meningeomas. Surg. Neurol. 30, 108-116, 1988
(13) HITSELBERGER, W.E., HOUSE, W.F.: A combined approach to the cerebellopontine angle. A suboccipital petrosal approach. Arch. Otolaryngol. 84, 267-285, 1966
(14) HOUSE, J.W., HITSELBERGER, W.E.: The transcochlear approach to the skull base. Arch. Otolaryngol. 102, 334-342, 1976
(15) JAVED, T., SEKHAR, L.N.: Surgical management of clival meningeomas. Acta Neurochir., Suppl. 53, 171-182, 1991
(16) KANNO, T., KASAMA, A., SUZUKI, H.: Safety of ablation of the sigmoid and transverse sinus sinuses: An experimental study. Skull Base Surg. 3, 146-151, 1993

(17) KAWASE, T., TOYA, S., SHIOBARA, R., MINE, T.: Transpetrosal approach for aneurysms of the lower basilar artery. J. Neurosurg. 63, 857-861, 1985

(18) KING, W.A., BLACK, K.L., MARTIN, N.A., CANALIS, F.C., BECKER, D.P.: The petrosal approach with hearing pre servation. J. Neurosurg. 79, 508-514, 1993

(19) MALIS, L.I.: Surgical resection of tumors of the skull base. In: Wilkins, R.H., Rengachary, S.S. (eds.): Neurosurgery, Vol. 1. McGraw Hill, New York, 1011-1021, 1985

(20) MARX, H.: Zur Chirurgie der Kleinhirnbrückenwinkeltumoren. Mittl. Grenzgeb. Med. Chir. 26, 117-134, 1913

(21) MAYBERG, M.R., SYMON, L.: Meningiomas of the clivus and apical, petrous bone. Report of 35 cases. J. Neurosurg. 65, 160-167, 1986

(22) MILLER, C.G., VAN LOVEREN, H.R., KELLER, J.T., PENSAK, M., EL-KALLINY, M., TEW, J.M.: Transpetrosal approach: Surgical anatomy and technique. Neurosurgery 33, 461-469, 1993

(23) MORRISON, A.W., KING, T.T.: Experiences with a translabyrinthine-transtentorial approach to the cerebello-pontine angle. Technical note. J. Neurosurg. 38, 382-390, 1973

(24) SAMI, M., AMMIRATI, M.: The combined supra-infratentorial pre-sigmoid sinus avenue to the petro-clival region. Surgical technique and chnical applications. Acta Neurochir. 95, 6-12, 1988

(25) SAMI, M., AMMIRATI, M., MAHRAN, A., BINI, W., SEPHERNIA, A.: Surgery of petroclival meningiomas. report of 24 cases. Neurosurgery 24, 12-17, 1989

(26) SEKHAR, L.N., JANNETTA, P.J., BURKHART, L.E., JANOSKY, J.E.: Meningiomas involving the clivus: A six-year experience with 41 patients. Neurosurgery 27, 764-781, 1990

(27) SPETZLER, R.F., DASPIT, C.P., PAPPAS, C.T.E.: Combined approach for lesions involving the cerebellopontine angle and skull base: experience with 30 cases. Skull base Surg. 1, 226-234, 1991

(28) SPETZLER, R.F., DASPIT, C.P., PAPPAS, C.T.E.: The combined supra- and infratentorial approach for lesions of the petrous and clival regions: experience in 46 cases. J. Neurosurg. 76, 588-599, 1992

(29) YASARGIL, M.G., MORTARA, R.W., CURCIC, M.: Meningiomas of the basal posterior cranial fossa. Adv. Tech. Stand. Neurosurg. 7, 3-115, 1980

Vergleich von kraniofazialem und transfazialem Zugang sowie Midfacial degloving bei Malignomen der Rhinobasis und des Mittelgesichtes

P. K. Plinkert • B. Scheffler

Zusammenfassung

Bösartige Tumoren der vorderen Schädelbasis und des angrenzenden Mittelgesichtes entziehen sich durch ihre versteckte Lokalisation häufig lange Zeit der klinischen Diagnostik. Bei 48 Patienten unserer Klinik lagen in der überwiegenden Zahl der Fälle fortgeschrittene T3/T4- (n = 33) Tumoren vor. Symptomatisch imponierte bei 52% der Patienten eine einseitig behinderte Nasenatmung (T1/2: 25%; T3/4: 52%), eine Epistaxis ließ sich bei 59% der T3/4-Tumoren demonstrieren. Als Alternative zur transfazialen Exposition hat sich das Midfacial degloving insbesondere durch die verbesserten ästhetischen Ergebnisse und die geringe Komplikationsrate bewährt.

Einleitung

Bösartige Tumoren der vorderen Schädelbasis sowie des angrenzenden Mittelgesichtes bleiben aufgrund ihrer versteckten Lokalisation lange Zeit vollkommen stumm. Erste Symptome treten meist in einem fortgeschrittenen Tumorstadium auf, so daß dann schlagartig die Schwere und Ausdehnung des Krankheitsbildes offensichtlich wird (WUSTROW 1977, DRAF und BERGHAUS 1993).

Patienten und Methoden, Ergebnisse

Diese Tatsache bestätigte sich bei 48 Patienten unserer Klinik, die wir wegen eines bösartigen Tumors der Schädelbasis und des angrenzenden Nasennebenhöhlensystems behandelten. In Abhängigkeit vom Tumorstadium dominierten die folgenden Symptome: Einseitig behinderte Nasenatmung (T1/2: 25%; T3/4: 52%), Epistaxis (T1/2: 0%; T3/4: 59%), Schmerzen (T1/T2: 25%; T3/4: 31%), sowie Visusminderung (T1/2: 8%; T3/4: 28%) und Doppelbilder (T1/2: 0%, T3/4: 24%). Die späte Manifestation klinischer Symptome erklärt auch, daß vor allem fortgeschrittene Tumoren (15 T1/2- und 33 T3/T4-Tumoren) vorlagen.

Histologisch kamen in unserem Patientenkollektiv mesenchymale und epitheliale Tumoren vor, wobei bei letzteren 16 Plattenepithelkarzinome, 6 Adeno- und 3 adenoidzystische Karzinome diagnostiziert wurden. Bei den mesenchymalen Tumoren wurden überwiegend maligne Lymphome angetroffen. Diese Verteilung entspricht im wesentlichen den in der Literatur angegebenen Zahlen (WUSTROW 1977, STRÖHMANN und HAAKE 1991). Nach Bestimmung der Tumorausdehnung mit Hilfe von Endoskopie und bildgebenden Verfahren (CT, NMR) sowie der Histologie wurde das individuelle therapeutische Konzept festgelegt.

Bei 35 Patienten ergab sich die Indikation zur Operation. Die Tumoren wurden je nach ihrer Lokalisation und Ausdehnung über verschiedene operative Zugangswege exponiert (DRAF und BERGHAUS 1993).

Hierbei hat sich aus operativ-chirurgischen und prognostischen Gesichtspunkten die Einteilung nach SÉBILEAU (1906) bewährt. Darüber hinaus ermöglicht dieses Einteilungsprinzip einen Vergleich mit den Daten anderer Arbeitsgruppen.

Konventionelle transfaziale Eröffnungen (JANSEN 1894, MOURE 1922, DENNECKE et al. 1992) wurden bei 8 Tumoren der mittleren und 6 Tumoren der oberen Etage nach SÉBILEAU gewählt. Die äußere Schnittführung durch die Gesichtsweichteile erlaubt eine hervorragende Übersicht und kann intraoperativ je nach Ausdehnung des Malignoms entsprechend den Beschreibungen von MOURE, WEBER oder FERGUSSON erweitert werden (NAUMANN 1974). Über diesen Zugang können sämtliche Nasennebenhöhlen, die Orbita, die gesamte Frontobasis, die Fossa pterygopalatina und der Clivus weit freigelegt werden. Desweiteren hat sich die Arbeitsrichtung parallel zur Lamina papyracea und der Rhinobasis bewährt (DRAF und BERGHAUS 1993).

Die in der Literatur oft beschriebene Narbenbildung war gering, das postoperative ästhetische Ergebnis bei sorgfältiger Nahttechnik zufriedenstellend, so daß dieser Aspekt insbesondere vor dem Hintergrund eines Malignoms eine untergeordnete Rolle spielt.

In 9 Fällen war das Malignom in der oberen Etage nach SÉBILEAU lokalisiert. Es stand in Kontakt mit der Frontobasis bzw. infiltrierte sie, so daß eine kraniofaziale Resektion in Kooperation mit dem Neurochirurgen erforderlich wurde (SAMII und DRAF 1989). Sieben Resektionen verliefen komplikationslos. Bei 2 Patienten wurde eine operative Revision erforderlich. Grund war einmal eine Rhinoliquorrhoe und in einem zweiten Fall eine Dislokation der aus alloplastischem Material bestehenden Rhinobasisabstützung. Die Komplikationsrate liegt damit unter den Angaben in der Literatur. So berichteten VAN TUYL und GUSSACK (1991) über eine Komplikationsrate von 50%, wobei es sich um Osteomyelitis, Rhinoliquorrhoe, Meningitis und intrakranielle Abszesse handelte.

Diskussion

Als ästhetisch hervorragende Alternative zur transfazialen Exposition hat sich unseres Erachtens das bereits 1974 erstmals von CASSON und Mitarbeitern beschriebene „Midfacial-Degloving" bewährt (Abb. 1).

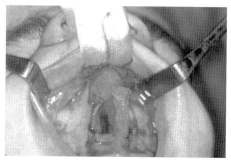

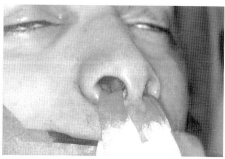

Abb. 1a, b: Midfacial degloving.
a: Intraoperativer Befund nach Kranialverlagerung der Gesichtsweichteile und Exposition des knöchernen Mittelgesichtes.
b: Intraoperativer Situs nach Rückverlagerung der Weichteile zum Abschluß der Operation.

Bei diesem sublabialen Zugang in Kombination mit einer Inzision beidseits im Vestibulum nasi läßt sich das knöcherne Mittelgesicht ausreichend weit aufdecken. Wir benutzten diesen Zugang bei einer Tumorlokalisation überwiegend in der mittleren Etage. Über einen transmaxillär-transethmoidalen Weg ließen sich auch Prozesse, die bis in der Keilbeinhöhle, den Nasenrachenraum, den Clivus und in die Fossa pterygopalatina reichten, übersichtlich resezieren. Beim Midfacial degloving wird das Operationsgebiet bei Präparation in anterodorsaler Richtung zur Tiefe hin scherenförmig erweitert. Hieraus ergeben sich die Grenzen dieses Zugangsweges bei weit nach vorne reichenden Siebbeintumoren, bei einer Ausdehnung in Richtung Stirnhöhle und bei Infiltration der vorderen Schädelbasis (LENARZ und KEINER 1992).

Komplikationen traten nur in Einzelfällen auf. Berücksichtigt man zusätzlich Patienten mit gutartigen Neubildungen (v.a invertierte Papillome), so wurden nach 42 durchgeführten Eingriffen folgende Komplikationen gesehen: Tränenwegstenosen (5%), Naseneingangsstenosen (2%) und Sensibilitätsstörungen im Innervationsgebiet des N. infraorbitalis (10%).

Die Rezidivrate betrug bei kleinen T1/T2-Tumoren nach 1 Jahr 10% und bei T3/T4-Tumoren 30%. Ein entscheidender prognostischer Faktor, der die Überlebensrate beeinflußt, liegt im Intervall zwischen dem Auftreten der Erstsymptome und dem Therapiebeginn. SISSON et al. (1989) sowie ZBÄREN et al. (1987) geben dieses Intervall mit 8 bzw. 7 - 9 Monaten an. Weiterhin kann nur durch eine übersichtliche, weite Tumorexposition und angepaßter Radikalität ein Malignom der Rhinobasis und des Mittelgesichtes mit der onkologisch gebotenen Sicherheit reseziert werden. Aus diesem Grunde wurde von uns ein endonasaler Zugang unter mikroskopischer oder endoskopischer Sicht lediglich in Ausnahmefällen und zwar bei kleineren Malignomen der Nasenhaupthöhle gewählt.

Literatur

(1) CASSON, P.R., BONNANO, P.C., CONVERE, M.J.: The midfacial degloving procedure. Plast. Reconstr. Surg. 53, 102-113, 1974

(2) DENNECKE, H.J., DENNECKE, M.U., DRAF, W., EY, W.: Die Operationen an den Nasennebenhöhlen und der angrenzenden Schädelbasis. Springer, Berlin - Heidelberg, 1992

(3) DRAF, W., BERGHAUS, A.: Tumoren und Pseudotumoren der frontalen Schädelbasis, ausgehend von der Nase, den Nasennebenhöhlen und dem Nasenrachenraum. Eur. Arch. Otorhinolaryngol. Suppl. I, 106-178, 1993

(4) JANSEN, A.: Zur Eröffnung der Nebenhöhlen der Nase bei chronischer Eiterung. Arch. Laryngol. Rhinol. 1, 135-157, 1894

(5) LENARZ, T., KEINER, S.: Midfacial degloving: ein alternativer Zugangsweg zur Frontobasis, der Nasenhaupt- und Nasennebenhöhlen. Laryngo Rhinol. Otol. 71, 381-387, 1992

(6) MOURE, E.J.: Technique chirurgicale oto-rhino-laryngologique. Premier fascicule, l'oreille et ses annexes. Libraire Octave Dein, Paris, 1972

(7) NAUMANN, H.H.: Kopf- und Halschirurgie Bd. 2: Gesicht und Gesichtsschädel, Teil 1. Thieme, Stuttgart, 411-531, 1974

(8) SAMII, M., DRAF, W.: Surgery of the skull base. Springer, Berlin - Heidelberg, 1989

(9) SÉBILEAU, P.: Les formes cliniques du carcinoma du sinus maxillaire. Ann. Mal. Oreil Larynx 32, 517, 1906

(10) SISSON, G.A., TORIUMI, D.M., ATIYAH, R.A.: Paranasal sinus malignancy - A

comprehensive update. Laryngoscope 99, 143-150, 1989

(11) STRÖMANN, B., HAAKE, K.: Nasenhöhlen- und Nasennebenhöhlen-Malignome an der HNO-Klinik der Charité seit 1959. Laryngo-Rhino-Otol. 70, 138-141, 1991

(12) VAN TUYL, R., GUSSACK, G.S.: Prognostic factors in craniofacial surgery. Laryngoscope 101, 240-244, 1991

(13) WUSTROW, F.: Bösartige Tumoren der Nase und ihrer Nebenhöhlen. In: J. Berendes, R. Link (Hrsg.): Hals-Nasen-Ohrenheilkunde in Praxis und Klinik. Thieme, Stuttgart, 21.1-21.61, 1977

(14) ZBÄREN, P., RICHARD, J.M., SCHWAAB, G., MAMELLE, G.: Malignome der Nase und Nasennebenhöhlen. HNO 35, 246-249, 1987

Technik und Ergebnisse der operativen Therapie orbitaler Tumoren

Ch. Mohr • V. Seifert • J. Esser

Zusammenfassung

Von 1980 bis 1994 wurden in der Universitätsklinik für Gesichts- und Kieferchirurgie Essen 276 Patienten mit Tumoren der Orbita behandelt. Bei 164 Patienten handelte es sich um einen primär in der Orbita entstandenen Tumor, bei 112 Patienten war die Raumforderung sekundär in die Orbita eingebrochen. Bei diesen 276 Patienten wurden 350 Operationen im Rahmen der Tumortherapie durchgeführt. In 40 Fällen beschränkte sich der Anteil der Gesichtschirurgie auf die Sicherung der Diagnose durch eine Probebiopsie von anterior, bei 35 Patienten erfolgte eine partielle Tumorentfernung, und bei 197 Patienten konnte der Tumor vollständig entfernt werden. Dabei wurde 168mal ein transkutaner Zugang ohne Osteotomie gewählt, 128mal wurde zusätzlich eine Osteotomie notwendig. Bei 68 Patienten erfolgte eine Exenteration des Orbitainhaltes. Bei 30 Patienten erfolgte die Tumorentfernung gemeinsam mit den Kollegen der Neurochirurgie über einen transkraniellen Weg.

Einleitung

Die Behandlung von Raumforderungen der Orbita stellt ein klassisches Beispiel für die Notwendigkeit einer engen, interdisziplinären Zusammenarbeit dar. Meistens wird wegen der eingetretenen Funktionsstörungen zuerst ein Ophthalmologe konsultiert, der die diagnostischen Weichen stellt. Die medizinischen Ursachen der Erkrankungen und die Bevorzugung bestimmter Altersgruppen erfordern eine internistische bzw. pädiatrische Diagnostik und Therapie. Tumoren der Sehbahn und des Optikuskanals fallen vorrangig in das neurochirurgische Fachgebiet. Die enge Beziehung zu den Nasennebenhöhlen begründet die häufige Beteiligung des HNO-Fachgebietes. Das Auge mit seinem Lidapparat und die knöcherne Augenhöhle stellen aber auch unstreitbar einen besonders exponierten Teil des Gesichtes dar, so daß sich die Verbindung zur Gesichtschirurgie mit der dort vorhandenen speziellen Erfahrung bei Osteotomien des Mittelgesichtes und der Orbita aufdrängt.

Erkrankungen der Orbita sind im Patientengut einer einzelnen Institution selten. Selbst in spezialisierten Kliniken kommen sowohl bezüglich des Spektrums unterschiedlicher orbitaler Erkrankungen als auch bezüglich der absoluten Patientenzahlen nur begrenzte Kollektive zusammen (GLOOR u. KALMAN 1992). Wegen der unvermeidlichen, institutionsbezogenen Selektion des jeweils publizierten Patientengutes gibt es keine verläßlichen Statistiken über die exakte Häufigkeitsverteilung orbitaler Erkrankungen. JONES und JACOBIEC (1979) gaben an, daß bei Kindern Tumoren mit 16% aller orbitalen Erkrankungen hinter Entzündungen und Gefäßerkrankungen erst an dritter Stelle rangieren. Die wichtigste und größte

Gruppe maligner Neoplasien sind dabei die embryonalen Rhabdomyosarkome, obwohl auch die zahlenmäßig häufigeren benignen vaskulären Orbitaerkrankungen und orbitale Dermoide ein therapeutisches Eingreifen im frühen Kindesalter obligat erforderlich machen können. Beim Erwachsenen stellt dagegen die endokrine Orbitopathie mit 60% die mit Abstand größte Gruppe orbitaler Raumforderungen dar. Maligne Lymphome werden jenseits des 60. Lebensjahres häufig beobachtet (ROOTMAN 1988).

SHIELDS (1989) analysierte aus pathohistologischer Sicht 645 Orbitatumoren und fand eine Verteilung von 60% primären, 14% sekundären und 13% Pseudotumoren der Orbita. Tränendrüsentumoren repräsentierten in seinem Kollektiv lediglich 6% aller Orbitatumoren.

Zur intraorbitalen Lokalisation, von der natürlich der operative Zugangsweg determiniert wird, finden sich übereinstimmende Literaturangaben (REESE 1977, OSGUTHORPE 1983). Die überwiegende Mehrzahl der intrakonalen Tumoren liegen lateral des Sehnerven; mediale Raumforderungen sind mit unter 30% der Fälle weitaus seltener, vermutlich, weil nur wenig Orbitafett medial, die Masse dagegen lateral des Optikusnerven liegt. Deshalb ist intrakonal medial fast kein Raum zwischen dem M rectus medialis und dem N. opticus vorhanden, so daß mediale Tumoren immer auch die knöcherne Orbitawand betreffen. Dies hat entscheidende Konsequenzen für das operative Vorgehen.

Material und Methode

In der Universitätsklinik für Gesichts- und Kieferchirurgie Essen wurden zwischen 1980 und 1994 276 Patienten wegen Raumforderungen in der Orbita operiert. Alle Altersgruppen von 1 bis 89 Jahren waren vertreten. Auffällige Unterschiede in der Geschlechtsverteilung fehlten. Bei 164 dieser Patienten waren die Tumoren primär in der Orbita entstanden, in 112 Fällen war die Orbita sekundär infiltriert worden. Lidtumoren wurden definitionsgemäß nur dann berücksichtigt, wenn sie das Septum orbitale nach hinten durchbrochen hatten.

Die Behandlungsdaten der Patienten zwischen 1980 und 1984 wurden an Hand der Krankenblattunterlagen retrospektiv erarbeitet. Alle nach 1984 behandelten Patienten wurden prospektiv erfaßt, so daß eine nahezu lückenlose Dokumentation klinischer, radiologischer und pathohistologischer Befunde möglich war. Dazu gehörte die prä- und posttherapeutische Bestimmung der Bulbusmotilität, des Feldes des binokulären Einfachsehens, des Visus, des Gesichtsfeldes, die Exophthalmometrie und die Untersuchung des Augenhintergrundes ebenso wie eine fortlaufende ophthalmologische und bildgebende Nachkontrolle zum Ausschluß eines Tumorrezidives.

Ergebnisse

Die Lokalisationen der 164 primären Orbitatumoren verteilten sich folgendermaßen: bei 43 Patienten war die Raumforderung ausschließlich innerhalb des Muskelkonus lokalisiert, in 69 Fällen war tomographisch ein ausschließlich extrakonaler Tumorbefall nachweisbar. Bei 42 dieser Patienten waren Anteile des Tumors sowohl extrakonal als auch intrakonal lokalisiert. Die Tränendrüsenloge war unter den extrakonalen Tumorlokalisationen mit 57 Fällen am häufigsten betroffen. Bei drei Patienten ging die Raumforderung von den knöchernen Wandungen der Augenhöhle aus.

Die Orbita wurde bei den 112 sekundär in die Augenhöhle infiltrierten Tumoren in 35 Fällen von anterior aus dem Lidbereich, in

30 Fällen von kaudal aus dem Oberkiefer, in 14 Fällen von ethmoidal, in 29 Fällen von kranial und in 4 Fällen aus der Fossa temporalis infiltriert.

149 der 274 Raumforderungen waren pathohistologisch als benigne, 16 als lokal infiltrativ wachsend und 111 als maligne eingeordnet worden. Unter den histologischen Diagnosen stellten Karzinome mit 48 Fällen die größte Einzelgruppe dar. Vaskuläre Tumoren, lymphoproliferative Erkrankungen, Zysten, entzündliche Pseudotumoren, Dermoide und Sarkome folgten in der Häufigkeit (Tab. 1).

Tab. 1: Histologische Befunde bei 276 orbitalen Raumforderungen

1.	Karzinome	n = 48
2.	Sarkome	n = 20
3.	Melanome	n = 10
4.	Lymphome	n = 28
5.	vaskuläre Tumoren	n = 34
6.	neurogene Tumoren	n = 16
7.	Meningeome	n = 16
8.	Dermoide	n = 21
9.	entzündliche Pseudotumoren	n = 25
10.	sonstige	n = 58

Bei den 274 Patienten wurden insgesamt 350 Operationen im Rahmen der primären Tumortherapie durchgeführt. Sekundäre rekonstruktive Eingriffe wurden dabei nicht mitgerechnet. Bei 201 Patienten wurde nur eine Operation vorgenommen, bei 64 Patienten zwei Operationen, bei sieben Patienten drei und mehr Eingriffe. Vier Patienten wurden nicht operiert.

Die operativen Zugangswege (Tab. 2) ließen sich in 168 transkutane, anteriore Operationszugänge und 128 Operationen mit temporärer Entfernung einer oder mehrerer Orbitawandungen unterteilen. 30 Operationen wurden von transkraniell gemeinsam mit Kollegen der Neurochirurgie durchgeführt. Bei 63 Patienten wurde eine Exenteratio orbitae vorgenommen. Bei allen lateralen, superioren und transkraniellen Orbitotomien wurde ein Bifrontalschnitt oder eine frontotemporale, bis präaurikulär extendierte Hautschnittführung gewählt.

Unter den Orbitotomien mit Osteotomie einer oder mehrerer Orbitawandungen nahm die laterale Orbitotomie mit 69/128 Osteotomien die hervorragende Stellung ein (Abb. 1 bis 3). Dieser Zugang bewährte

Tab. 2: Chirurgischer Zugang bei 350 Orbitotomien (Doppelnennung möglich)

1. anteriorer transkutaner Zugang	**n = 168**
oberer innerer Lidwinkel	n = 28
laterale Augenbraue	n = 65
infraorbital	n = 57
transkonjunktival	n = 18
2. Orbitotomie mit Osteotomie	**n = 128**
laterale Orbitotomie	n = 69
medial transethmoidal	n = 16
infraorbital	n = 10
supraorbital ohne Kraniotomie	n = 3
supraorbital mit Kraniotomie	n = 30
3. Exenteratio orbitae	**n = 63**

sich für alle intra- und extrakonal, lateral des Sehnerven gelegenen Raumforderungen. Auch bei Tumoren des inneren, oberen Orbitaquadranten erwies sich die laterale Orbitotomie als sehr hilfreich, da gut abgegrenzte Orbitatumoren in dieser Lokalisation nach Lateralisation des Orbitainhaltes meist ohne einen zusätzlichen medialen Operationszugang entfernt werden konnten. Bei Tumoren des unteren inneren Orbitaquadranten war dagegen in 16 Fällen ein medial transethmoidaler Operationszugang allein oder in Kombination mit einer lateralen Orbitotomie notwendig.

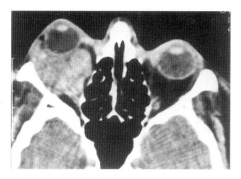 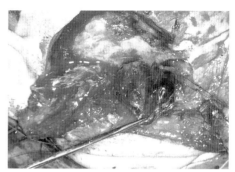

Abb. 1: Präoperatives Computertomogramm einer ausgedehnten, intrakonalen und extrakonalen Raumforderung. Das kavernöse Hämangiom hatte zu einem ausgeprägten Exophthalmus und Bulbushochstand geführt.

Abb. 2: Intraoperativer Situs nach erweiterter lateraler Orbitotomie. Das große Kavernom ließ sich unter Funktionserhalt der orbitalen Nerven und Muskeln vollständig aus dem Orbitafett herauslösen.

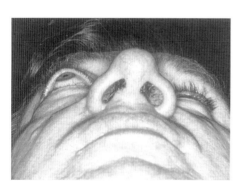 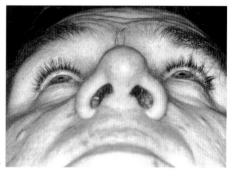

Abb. 3a: Präoperatives klinisches Bild des zugehörigen Patienten mit extremer Protrusio bulbi und Bulbushochstand.

Abb. 3b: Postoperatives klinisches Bild nach Entfernung des Tumors. Bei erhaltenem Visus und intakter Okulomotorik hat sich die Bulbusstellung vollständig normalisiert.

Eine frontoorbitale Orbitotomie ohne gleichzeitige Kraniotomie wurde nur in 3 Fällen eingesetzt. Die Indikation zu diesem Zugang wurde nur dann gestellt, wenn eine Raumforderung der Stirnhöhle isoliert das Orbitadach penetriert hatte, der intrakranielle Raum dagegen nicht beteiligt war. Diese Konstellation war bei zwei in die Orbita eingebrochenen Okklusionszysten der Stirnhöhle und einem Cholesteringranulom der Stirnhöhle gegeben.

Die operative Therapie beschränkte sich bei 40 Patienten auf die Sicherung der Diagnose und Zuführung der Patienten zu einer adäquaten medikamentös-internistischen, radio- oder chemotherapeutischen

Weiterbehandlung. Dies betraf insbesondere Patienten mit malignen Lymphomen und Pseudolymphomen der Orbita.

Bei 35 Patienten gelang nur eine Teilentfernung des Tumors; in dieser Gruppe waren zumeist Patienten mit komplexen Tumoren der Schädelbasis vertreten, bei denen zwar die intraorbitalen Tumorteile vollständig entfernt werden konnten, Tumorreste im Sinus cavernosus oder im Bereich hypothalamischer Arterien aber aus vitalen Gründen belassen werden mußten.

Bei 136 Patienten gelang bereits beim Ersteingriff, also ohne eine vorangegangene Probebiopsie, die Totalentfernung des Tumors. Eine solche primäre Totalentfernung wurde stets bei gut abgegrenzten Tränendrüsentumoren unter der Verdachtsdiagnose eines pleomorphen Adenoms der Tränendrüse und einer orbitalen Dermoidzyste angestrebt.

Bei 197 Patienten stand am Ende der operativen Therapie die Totalentfernung des Tumors. Bei der überwiegenden Mehrzahl der Patienten (n = 171) war damit die Therapie abgeschlossen; nur 26 dieser Patienten wurden postoperativ onkologisch nachbehandelt.

Diskussion

Vor der Festlegung der operativen Therapie und des dazu günstigsten Zugangsweges muß bei jedem Orbitatumor die Frage beantwortet werden, ob eine primär vollständige Tumorentfernung oder lediglich eine Probebiopsie angestrebt werden sollte. Bei 39 der 40 Patienten unseres Kollektives, bei denen die operative Behandlung ausschließlich in einer histologischen Diagnosesicherung bestand, konnte repräsentatives Gewebe über einen anterioren transkutanen oder transkonjunktivalen Zugang ohne Osteotomie gewonnen werden. Lediglich bei einem medial lokalisierten malignen Lymphom mußte ein Teil der medialen Orbitawand mitreseziert werden. Der Gefahr einer intraoperativen Tumorzellverschleppung nach osteoplastischem Zugang im Rahmen der Probebiopsie (BONJUK 1982) kann durch einen anterioren Zugang sicher begegnet werden. Nachfolgende Strahlen- oder Chemotherapien werden nur unwesentlich verzögert.

Immer dann, wenn ein Orbitatumor tomographisch gut abgegrenzt und von seiner Ausdehnung her chirurgisch entfernbar erscheint, sollte bereits für die Probebiopsie ein Operationszugang gewählt werden, der auch eine primäre Totalexstirpation des Tumors erlaubt.

In besonderer Weise gilt die Forderung einer primären Totalentfernung für alle abgegrenzten Tränendrüsentumoren. FONT und GAMMEL (1978) konnten bei der Analyse von 265 Fällen nachweisen, daß nach einer vorhergehenden Probeexzision bei pleomorphen Adenomen die 5-Jahres-Rezidivrate bei 32% lag, ohne vorherige Probeexzision dagegen nur in 3% der Fälle mit Rezidiven gerechnet werden mußte. Die Wahrscheinlichkeit für die Entstehung eines adenoidzystischen Karzinoms bei unvollständig entfernten pleomorphen Adenomen errechneten die Autoren mit 30% innerhalb von 30 Jahren. Angesichts der beinahe hoffnungslosen Prognose der adenoidzystischen Karzinome (FORREST 1954, WRIGHT et al. 1992, POLITO u. LECCISOTTI 1993) gilt seither die Probebiopsie eines pleomorphen Adenoms der Tränendrüse als kontraindiziert (u. a. HENDERSON 1986, 1987, WRIGHT 1988).

Auch bei orbitalen Epidermoid- und Dermoidzysten muß die primäre Totalentfernung angestrebt werden. Probebiopsien führen zur Teilentleerung des Zysteninhaltes und zur Kontamination orbitaler Gewebe. Ausgeprägte orbitale Entzündungsreaktionen und ein erhöhtes Rezidivrisiko trotz der anschließenden Exstirpation der Zyste sind die Folge (SHERMAN et al. 1984, BARTLETT et al. 1993).

Im eigenen Kollektiv konnten 19 von 21 Dermoiden primär vollständig und ohne spätere Rezidive entfernt werden. Nach initialer Gewebeprobeentnahme bzw. Teilentfernung mußten 2 Dermoide wegen Rezidiven reoperiert werden. Die Forderung nach einer primären Totalexstirpation ließ sich in den ersten Lebensjahren meist problemlos erfüllen, da die Dermoide bei Kindern anterior lokalisiert und gut abgegrenzt waren. Im höheren Lebensalter stellten sie sich gehäuft sanduhrförmig mit Zystenanteilen in der lateralen Orbita und in der Fossa temporalis dar, so daß nur durch einen Operationszugang mit großzügiger Freilegung der Fossa temporalis und lateraler Orbitotomie eine primär vollständige Dermoidentfernung möglich war. Eine Beteiligung der mittleren Schädelbasis ist bei Dermoiden möglich (LANE et al. 1987) und wurde im eigenen Kollektiv bei 3 Patienten beobachtet.

Problematisch kann dagegen die pathohistologische Befundung der Gewebeproben sein. Es kommt immer wieder vor, daß mehrfache Probebiopsien erforderlich werden, bis eine pathohistologische Diagnosestellung bei einem Orbitatumor gelingt. KALMAN und GLOOR (1992) vermuten als Ursache die Verwischung der Tumorgrenzen durch eine Lokalanästhesie. In unserem Kollektiv wurden Mißerfolge bei der initialen Probebiopsie auch bei Eingriffen in Intubationsnarkose beobachtet. Als problematisch hat sich die Diagnosestellung bei einzelnen Rhabdomyosarkomen und bei der Differenzierung zwischen Pseudolymphomen und malignen Lymphomen erwiesen, besonders unter dem Einfluß einer laufenden oder vorausgegangenen Steroidtherapie (SNEAD et al. 1993). Bei kompliziertem, intrakonalem Tumorsitz sollte deshalb präoperativ mit dem Pathologen abgesprochen werden, zu welchem Zeitpunkt eine Gewebeentnahme erfolgversprechend ist und welche Medien zur Gewebefixierung im Einzelfall zu wählen sind (Formalin?, Glutaraldehyd?, Frischmaterial?, besondere Kulturmedien bei Verdacht auf M. BOECK oder Aktinomykose), um immunpathologische, elektronenmikroskopische oder mikrobiologische Untersuchungen zu ermöglichen.

Literatur

(1) BARTLETT, S., LIN, K. Y., GROOSMAN, R., KATOWITZ, J.: The surgical management of orbitofacial dermoids in the pediatric patient. Plast. Reconstr. Surg. 91, 1208, 1993

(2) BONJUK, M.: Surgical approaches to orbital lesions. Trans New Orleans Acad. Ophthalmol. 30, 150, 1982

(3) FONT, R., GAMMEL, J.: Epithelial tumours of the lacrimal gland. An analysis of 265 cases. In: Jacobiec, F.A. (Hrsg.): Ocular and adnexal tumors. Aesculapius, Birmingham (Ala.), 787 1978

(4) FORREST, A.: Epithelial lacrimal gland tumours; pathology as guide to prognosis. Trans. Am. Ophthalmol. Soc 58, 848, 1954

(5) GLOOR, A., KALMAN, A.: Neoplastische Raumverdrängungen in der Orbita. I. Hämangiom, Lymphangiom und embryonales Rhabdomyosarkom. Klin. Mbl. Augenheilk. 201, 291, 1992

(6) HENDERSON, J.W.: Past, present, and future surgical management of malignant epithelial neoplasms of the lacrimal gland. Br. J. Ophthalmol. 70, 727, 1986

(7) HENDERSON, J.W.: Adenoid cystic carcinoma of the lacrimal gland, is there a cure? Trans. Am. Ophthalmol. Soc. 85, 312, 1987

(8) JONES, I.S., JACOBIEC, F.: Diseases of the orbit. Harper and Row, 1979

(9) KALMAN, A., GLOOR, B.: Neoplastische Raumverdrängungen in der Orbita. II. Raumforderungen im Bereich der Tränendrüse. Klin. Mbl. Augenheilk. 201, 361, 1992

(10) LANE, C.M., EHRLICH, W., WRIGHT, J.E.: Orbital dermoid cyst. Eye 1, 504, 1987

(11) OSGUTHORPE, J.D., SAUNDERS, R.A., ATKINS, W.Y.: Evaluation of and access to posterior orbital tumors. Laryngoscope 93, 766, 1983

(12) POLITO, E., LECCISOTTI, A.: Epithelial Malignancies of the lacrimal gland: survival rates after extensive and conservative therapy. Ann. Ophthalmol. 25, 422, 1993

(13) REESE, A.B.: Tumors of the eye. 3rd. ed. Harper and Row, New York, 433, 1977

(14) ROOTMAN, J.: Diseases of the orbit: a multidisciplinary approach. Lippincott, Philadelphia, 1988

(15) SHERMAN, R.P., ROOTMAN, J., LAPOINTE, J.: Orbital dermoids: clinical presentation and management. Br. J. Ophthalmol. 68, 642, 1984

(16) SHIELDS, J.A.: Diagnosis and management of orbital tumors. Saunders, Philadelphia, 1989

(17) SNEAD, M.P., JAMES, J.P., SNEAD, D.R., ROBSON, D.K.: Orbital lymphomas and Castleman's disease. Eye 7, 84, 1993

(18) WRIGHT, J.E.: Doyne lecture: current concepts in orbital disease. Eye 2, 1-11, 1988

(19) WRIGHT, J.E., ROSE, G.E., GARNER, A.: Primary malignant neoplasms of the lacrimal gland. Br. J. Ophthalmol. 76, 401, 1992

Das Wachstumsverhalten des Mittelgesichtes nach bilateralem frontoorbitalen Advancement bei Kindern mit prämaturen Kraniosynostosen

E. Reinhart • J. Mühling • Ch. Michel • H. Collmann • J. Reuther

Zusammenfassung

Das am Würzburger Klinikum etablierte standardisierte Osteotomieschema des bilateralen frontoorbitalen Advancements wird bei allen Formen von Kraniosynostosen mit Ausnahme des Scaphozephalus angewendet. Anhand der vorliegenden retrospektiven Auswertung von 131 Kindern mit verschiedenen Formen von Kraniosynostosen sollte die Mitbeteiligung des Viszerokraniums an der Wachstumsstörung sowie das postoperative Wachstumsverhalten des Mittelgesichtes sowohl klinisch als auch kephalometrisch analysiert und bewertet werden. Die vorliegenden Auswertungen zeigen, daß beim Trigono- und Plagiozephalus das Mittelgesichtswachstum in der Sagittalebene nicht beeinflußt wird. Allerdings führt beim Plagiozephalus die Schädelbasisbeteiligung fast immer zu einer Gesichtsskoliose, die sich in der Mehrzahl der Fälle postoperativ bessert. Die bei 13 von 16 oxyzephalen Kindern mit SAETHRE-CHOTZEN-*Syndrom beschriebene Abflachung der Infraorbitalregion scheint ein typisches Merkmal für dieses Syndrom zu sein. Zusätzlich konnte durch die kephalometrische Analyse die Annahme von* MARCHAC *und* RENIER *(1982) unterstützt werden, daß beim reinen Oxyzephalus das Mittelgesichtswachstum nicht betroffen ist. Im Gegensatz dazu konnte nur bei 25% der brachyzephalen Kinder mit maxillärer Hypoplasie während der postoperativen Phase eine unterschiedlich ausgeprägte Besserung gesehen werden. Vor allem das* APERT- *sowie* PFEIFFER-*Syndrom zeigten präoperativ eine überwiegend deutlich ausgebildete Mittelgesichtshypoplasie, die sich postoperativ konstant verhielt oder an Ausprägung zunahm. Die kephalometrische Auswertung bestätigte das begrenzte Wachstumspotential im Bereich der vorderen Schädelbasis sowie des Mittelgesichtes bei syndromgebundener Brachyzephalie und ausgeprägten Facio-Kraniosynostosen. Bei diesen Krankheitsbildern kann nicht mit einem Wachstumsausgleich der maxillären Hypoplasie nach dem frontoorbitalen Advancement gerechnet werden.*

Einleitung

Kraniosynostosen entstehen durch vorzeitige Verknöcherung von Schädelnähten. Je nach Lokalisation des Nahtverschlusses resultieren dadurch typische Deformierungen des Hirn- und Gesichtsschädels. Diese Schädelanomalien können verschieden stark ausgeprägt sein. Insbesondere für Erkrankungen, die mit weiteren Fehlbildungen, wie beispielsweise Syndaktylien, verbunden sind, haben sich im klinischen Sprachgebrauch Syndrombezeichnungen durchgesetzt. Experimentelle Befunde (PERSSON 1973, PERSHING et al. 1986) und klinische Beobachtungen (TULASNE und TESSIER 1981, KREIBORG 1986) sprechen dafür, daß stärkere Fehlbildungen im Bereich des Neurokraniums Entwicklungsstörungen des Viszerokraniums zur Folge haben, wobei die Schädelbasis als verbindender Teil eine sehr bedeutende Rolle spielt. Basierend auf der von TESSIER 1967 entwickelten Tongue-in-groove-Technik und dem von MARCHAC 1978 vorgestellten frühen bilateralen Advancement wird in unserem Klinikum ein standardisiertes Osteotomieschema angewandt. Die Operation beruht auf der Osteotomie, Entnahme, individuellen Ausformung und Verlagerung der frontoorbitalen Region. Durch die nahtorientierte Osteotomie wird eine Vielzahl von Suturen bis in die Schädelbasis eröffnet. Die aktive und individuelle Ausformung des dysplastischen Knochens führt zu einem Ausgleich des disharmonischen Verhältnisses von Hirnvolumen und Schädelkapazität.

Material und Methode

Im Zeitraum von 1982 bis 1994 wurde an unserem Klinikum bei 292 Kindern mit verschiedenen Formen von Kraniosynostosen ein standardisiertes bilaterales frontoorbitales Advancement durchgeführt. Bei 131 Patienten aus dieser Gruppe konnte der präoperative Zustand und der postoperative Verlauf durch regelmäßige Kontrolluntersuchungen detailliert aufgezeichnet werden. Das durchschnittliche Alter der ausgewerteten Patienten zum Zeitpunkt der Operation lag bei 23,8 Monaten. Der durchschnittliche postoperative Beobachtungszeitraum betrug 37,4 Monate, wobei bei 53 Kindern ein postoperativer Entwicklungsverlauf von über 4 Jahren aufgezeichnet werden konnte (Tab. 1). Zur Bewertung der klinischen Befunde wurden Krankenunterlagen und Fotodokumentationen herangezogen. Neben Profil- und En-face-Fotos wurden zusätzlich Kopfaufnahmen aus kranialer und kaudaler Richtung angefertigt. Die Auswertung der Fotos erfolgte deskriptiv nach klinischen Gesichtspunkten, wobei unter anderem das Mittelgesicht bzw. eine vorliegende Mittelgesichtshypoplasie im Ausprägungsgrad abgestuft detailliert beurteilt wurde (Ausprägungsstufen: 0 = unauffällig, 1 = diskret, 2 = leicht, 3 = mittel, 4 = schwer, 5 = sehr ausgeprägt).

Tab. 1: Klinische Auswertung von 131 Kindern mit prämaturen Kraniosynostosen und durchgeführtem bilateralen frontoorbitalen Advancement

	Trigonozephalus	Plagiozephalus	Oxyzephalus	Brachyzephalus	Gesamt
Anzahl	34	34	27	36	131
männlich	23	11	17	14	65
weiblich	11	23	10	22	66
Syndromzuordnung	0	3	19	27	49
SAETHRE-CHOTZEN	0	3	16	7	26
CROUZON	0	0	3	6	9
APERT	0	0	0	9	9
PFEIFFER	0	0	0	5	5
Andere, bzw. ohne Syndromzuteilung	34	31	8	9	82
Durchschnittl. OP-Alter (Monate)	15,9	20,3	49,1	15,6	23,8
Durchschnittl. Beobachtungszeitraum (Monate)	34,6	38,6	35,3	40	37,4

Zusätzlich konnten bei 26 Kindern in einem durchschnittlichen Beobachtungszeitraum von annähernd 34 Monaten präoperative und mehrere postoperative seitliche Fernröntgenaufnahmen analysiert werden. Die Fernröntgenbilder wurden in einem Kephalostaten angefertigt, die Fokus-Film-Distanz betrug 4 m. Die Aufnahmen wurden basierend auf der Technik von HASUND (1973) sowie BROADBENT et al. (1975) analysiert. Nach Festlegung der Bezugspunkte wurden folgende Strecken und Winkelwerte ermittelt: die Länge der vorderen Schädelbasis (S-N-Strecke), die vordere Mittelgesichtshöhe (N-Spna-Strecke), der SNA-Winkel sowie der Oberkieferinklinationswinkel (NL-NSL-Winkel). Die gemessenen Größen wurden mit den altersentsprechenden Normalwerten verglichen, die von BROADBENT et al. (1975) in den „BOLTON-Standards" angegeben wurden.

Ergebnisse
Trigonozephalus

Bei der klinischen Befunderhebung sowie während der postoperativen Beobachtungsphase war bei keinem der 34 trigonozephalen Kinder im Bereich des Mittelgesichtes eine Hypoplasie auffällig.

Bezüglich der kephalometrischen Analyse fiel postoperativ ein leicht überdurchschnittliches Wachstum der anterioren Mittelgesichtshöhe (N-Spna-Strecke) bei 4 der 7 untersuchten trigonozephalen Kinder auf. Der Oberkieferinklinationswinkel (NL-NSL-Winkel) sowie der SNA-Winkel verhielten sich bei der Mehrzahl der Patienten bezüglich Ausgangswert und postoperativer Entwicklung physiologisch. Dies bedeutet, in der Mehrzahl der vorliegenden Fälle von Trigonozephalie besitzt der Oberkiefer eine orthognathe Position zur vorderen Schädelbasis.

Plagiozephalus

Nur bei einem von 34 Kindern mit Plagiozephalie war klinisch präoperativ eine leichte Mittelgesichtshypoplasie zu beobachten, die sich postoperativ völlig normalisierte. Aus der klinischen Verlaufskontrolle der 34 plagiozephalen Patienten ging hervor, daß sich die für den Plagiozephalus typische Gesichtsskoliose nach dem frontoorbitalen Advancement bei 94% der ausgewerteten Kinder besserte (Abb. 1).

Die kephalometrische Untersuchung zeigte bei 7 ausgewerteten Kindern mit Plagiozephalie postoperativ einen normalen oder überdurchschnittlichen Wachstumsverlauf des anterioren Mittelgesichtes. Der Oberkieferinklinationswinkel und der SNA-Winkel waren in allen Fällen bzw. überwiegend unauffällig. Bei 2 Patienten allerdings nahm der SNA-Winkel postoperativ ab, was bei diesen Kindern ein relativ reduziertes Sagittalwachstum der Maxilla andeutet.

Oxyzephalus

16 der 27 ausgewerteten Kinder mit Oxyzephalie konnten dem SAETHRE-CHOTZEN-Syndrom zugeteilt werden. 13 Patienten aus dieser Gruppe zeigten präoperativ eine Abflachung der Infraorbitalregion, die sich in der postoperativen Phase in 10 Fällen (76,9%) besserte. Bei 2 Kindern, die einem CROUZON-Syndrom zugeordnet werden konnten, fiel präoperativ eine mittelgradig ausgebildete Mittelgesichtshypoplasie (Ausprägungsstufe 3) auf, die im weiteren postoperativen Verlauf konstant blieb.

Bei der Auswertung der seitlichen Fernröntgenbilder fiel bei 4 der 5 untersuchten oxyzephalen Kinder eine präoperative Verkürzung der vorderen Schädelbasis auf, die bei 3 Patienten postoperativ kompensatorisch zunahm. Bei 2 Kindern mit einem

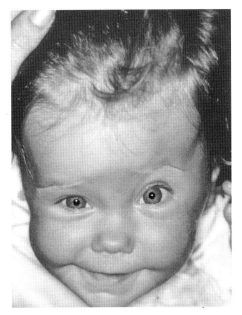 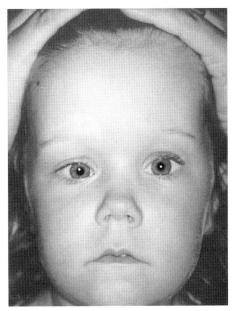

Abb. 1: Elf Monate altes Kind mit Gesichtsskoliose infolge Plagiocephalie, das 3 Jahre nach dem frontoorbitalen Advancement eine deutliche Besserung der Gesichtsskoliose aufweist.

präoperativ nomalen Oberkieferinklinationswinkel nahm dieser Winkel postoperativ zu. Dies deutet eine tendenziell gestörte Vertikalentwicklung des hinteren Mittelgesichtes an. Das Vertikalwachstum des anterioren Mittelgesichtes verlief bei allen Patienten physiologisch. In 3 Fällen nahm der präoperativ in der Mehrzahl normale SNA-Winkel postoperativ leicht bis deutlich ab. Dies korreliert mit der postoperativen kompensatorischen Zunahme der Länge der vorderen Schädelbasis.

Brachyzephalus

77,8% (28) der 36 brachyzephalen Kinder zeigten präoperativ eine unterschiedlich stark ausgeprägte maxilläre Hypoplasie. In Abbildung 2a ist die Zuordnung der wichtigsten Syndrome zu den unterschiedlichen Ausprägungsstufen der Mittelgesichtshypoplasie dargestellt. Hervorzuheben ist, daß beim SAETHRE-CHOTZEN-Syndrom kaum eine maxilläre Hypoplasie auftritt. Im Gegensatz dazu war bei allen 5 Kindern mit einem PFEIFFER-Syndrom eine schwere bzw. sehr ausgeprägte Mittelgesichtshypoplasie zu beobachten. Zudem zeigten alle brachyzephalen Kinder mit einem CROUZON- und APERT-Syndrom eine unterschiedlich ausgeprägte maxilläre Hypoplasie. Nach dem frontoorbitalen Advancement konnte nur bei 25% (7) eine Besserung der Mittelgesichtshypoplasie gesehen werden. Die Mehrzahl dieser Kinder (3; 42,8%) wies ein CROUZON-Syndrom auf (Abb. 3). Dagegen war überwiegend beim APERT- und PFEIFFER-Syndrom eine Befundkonstanz bzw. eine Ausprägungszunahme der Mittelgesichtshypoplasie postoperativ zu beobachten (Abb. 2b).

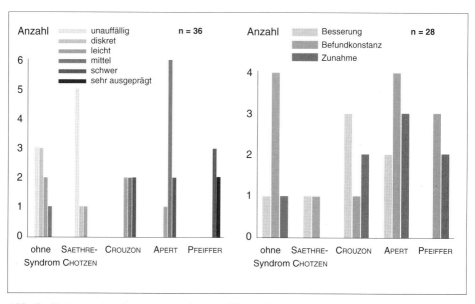

Abb. 2: Präoperative Ausprägung der maxillären Hypoplasie und postoperatives Wachstumsverhalten des Mittelgesichtes beim Brachyzephalus.

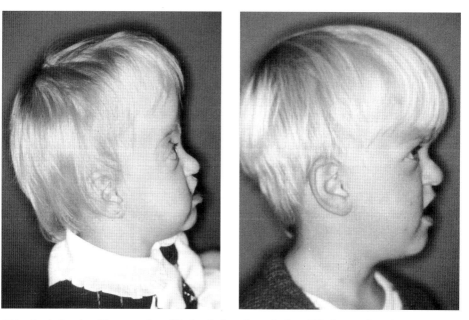

Abb. 3: Achtzehn Monate altes Kind mit brachyzephalem Wachstum bei CROUZON-Syndrom, das 19 Monate postoperativ eine harmonische Konfiguration der frontoorbitalen Region sowie eine diskrete Abschwächung der Mittelgesichtshypoplasie zeigt.

Die kephalometrische Analyse ergab bei 3 Kindern eine verminderte Größenzunahme der vorderen Mittelgesichtshöhe, die präoperativ bei 2 dieser 3 genannten Patienten unter der Norm lag. Der in allen Fällen präoperativ vergrößerte Oberkieferinklinationswinkel verdeutlicht eine Störung des posterioren Vertikalwachstums des Mittelgesichtes. Bei 5 Kindern konnte hier postoperativ eine kompensatorische Abnahme dieses Winkels beobachtet werden. Dies könnte eine operativ induzierte Zunahme des Vertikalwachstums des hinteren Mittelgesichtes andeuten. Gleichzeitig weist der bei den meisten Kindern präoperativ kleine und postoperativ überwiegend abfallende SNA-Winkel auf eine gehemmte Sagittalentwicklung der Maxilla hin.

Diskussion

Sowohl die klinische als auch kephalometrische Auswertung zeigen, daß beim Trigono- und Plagiozephalus die Suturen des Mittelgesichtes nicht vorzeitig verknöchern und somit das Mittelgesichtswachstum nicht beeinflußt wird (KREIBORG und PRUZANSKY 1981, TULASNE und TESSIER 1981). Allerdings führt beim Plagiozephalus die Schädelbasisbeteiligung fast immer zu einer Gesichtsskoliose, die sich, wie die vorliegende Auswertung zeigt, in der Mehrzahl der Fälle postoperativ bessert (MARCHAC und RENIER 1985).

Dagegen fiel bei 2 oxyzephalen Kindern mit CROUZON-Syndrom eine durch die Operation unbeeinflußte, mittelgradige Mittelgesichtshypoplasie auf, die ein pathognomonisches Merkmal dieses Syndroms darstellt (COHEN 1986, CROUZON 1912). Zudem zeigten 13 oxyzephale Patienten mit einem SAETHRE-CHOTZEN-Syndrom eine Abflachung der Infraorbitalregion, die ein typisches Merkmal für dieses Syndrom zu sein scheint, wobei eine Retrognathie der Maxilla hier nur selten zu beobachten ist (PANTKE et al. 1975, COHEN 1975, FRIEDMANN et al. 1977). Die kephalometrische Analyse bestätigte die Annahme von MAUSER et al. (1972) und MARCHAC und RENIER (1982), daß beim reinen Oxyzephalus das Mittelgesichtswachstum nicht betroffen ist. Allerdings nehmen BARA et al. (1966) und CHOUVET und FERNEX (1973) an, daß beim Oxyzephalus die vertikale Entwicklung des Mittelgesichtes durch eine vergrößerte vordere und verminderte hintere Mittelgesichtshöhe charakterisiert ist. In der eigenen kephalometrischen Untersuchung zeigten 2 von 5 oxycephalen Kindern präoperativ einen über der Norm liegenden Oberkieferinklinationswinkel (NL-NSL-Winkel). Zudem konnte postoperativ ebenfalls bei 2 Patienten eine überdurchschnittliche Zunahme dieses Winkels gesehen werden. Dies bestätigt die tendenziell gestörte Vertikalentwicklung des hinteren Mittelgesichtes beim Oxyzephalus.

Nur bei 25% der brachyzephalen Kinder mit Mittelgesichtshypoplasie konnte während der postoperativen Phase eine unterschiedlich ausgeprägte Besserung gesehen werden. Bezüglich der Syndromzuteilung war hier das CROUZON-Syndrom auffallend oft vertreten. Dagegen zeigten übereinstimmend mit den Angaben von COHEN (1986) und WHITAKER et al. (1987) sowohl das APERT- als auch das PFEIFFER-Syndrom präoperativ eine überwiegend deutlich ausgeprägte Mittelgesichtshypoplasie, die sich im postoperativen Verlauf konstant verhielt oder an Ausprägung zunahm. Dabei ist die Maxilla in allen 3 Dimensionen hypoplastisch und retrognath nach hinten geneigt in bezug zur vorderen Schädelbasis eingelagert (FLEISCHER-PETERS 1971, TESSIER 1971, GOLDBERG et al. 1981, KREIBORG 1981).

Diese meist bei syndromgebundenen Fazio-Kraniosynostosen vorliegende Mittelgesichtshypoplasie wird in der vorgestellten kephalometrischen Auswertung durch die überwiegend verminderte anteriore Mittelgesichtshöhe, den bei allen 7 untersuchten brachyzephalen Patienten vergrößerten Oberkieferinklinationswinkel und den gegenüber der Norm verkleinerten SNA-Winkel bestätigt. Das frontoorbitale Advancement zeigte bei ausgeprägten Fazio-Kraniosynostosen keinen positiven Einfluß auf die oben genannten Größen und somit auf das Mittelgesichtswachstum, mit Ausnahme des Oberkieferinklinationswinkels, der bei 5 Patienten postoperativ abnahm und so eventuell auf eine operativ induzierte Zunahme des posterioren Vertikalwachstums des Mittelgesichtes hindeutet.

Das postoperative Wachstumsverhalten des Mittelgesichtes zeigt, daß ein präoperativ normal verlaufendes Wachstum durch das frontoorbitale Advancement nicht gestört wird. Aus der Untersuchung geht auch hervor, daß vor allem bei syndromgebundenen Kraniosynostosen das präoperativ gestörte Mittelgesichtswachstum durch die Operation nur sehr begrenzt positiv beeinflußt werden kann. Vor allem bei ausgeprägten Fazio-Kraniosynostosen, wie z. B. beim APERT- oder PFEIFFER-Syndrom, kann nicht mit einem Wachstumsausgleich der Mittelgesichtshypoplasie nach dem frontoorbitalen Advancement gerechnet werden (MARCHAC und RENIER 1982, 1985, WHITAKER et al. 1987). Hier kann zusätzlich ein Midface-Advancement je nach Ausprägung erforderlich sein.

Literatur

(1) BARA, J., NETTER, C.-J., ACHACHE, S.: Ètude orthopédique de cinq cas d'oxycéphalie. Rev. Stomatol. 67, 329-337, 1966

(2) BROADBENT, B.H. Sr., BROADBENT, B.H. Jr., GOLDEN, W.Y.: Bolton standards of dentofacial development growth. Mosby, St. Louis, 1975

(3) CHOUVET, G., FERNEX, E.: Résultat de l'Ètudc dc sujets craniosténosés. Orthod. Fr. 44, 497-507, 1973

(4) COHEN, M.M. Jr.: An etiologic and nosologic overview of craniosynostosis syndromes. Birth defects 11, 137-189, 1975

(5) COHEN, M.M. Jr.: Syndromes with craniosynostosis. In: Cohen, M.M. (ed.): Craniosynostosis: Diagnosis, evaluation and management. Raven Press, New York, 413-590, 1986

(6) CROUTON, O.: Dysostose cranio-faciale héréditaire. Bull. Soc. Méd. Hôp. Paris 33, 545-555, 1912

(7) FLEISCHER-PETERS, A.: Morphologische Veränderungen des Gesichtsschädels bei Crouzon-Syndrom. Fortschr. Kieferorthop. 32, 379-386, 1971

(8) FRIEDMAN, J.M., HANSON, J.W., GRAHAM, C.B., SMITH, D.W.: Saethre-Chotzen syndrome: A broad and variable pattern of skeletal malformations. J. Pediatr. 91, 929-933, 1977

(9) GOLDBERG, J.S., ENLOS, D.H., WHITHAKER, L.A., ZIUS, J.E., KURIHARA, S.: Some anatomical characteristics in several craniofacial syndromes. J. Oral Surg. 93, 489-498, 1981

(10) HASUND, A.: Klinische Kephalometrie für die Bergen-Technik. Bergen, 1973

(11) KREIBORG, S.: Crouzon-Syndrom. A clinical and roentgen-cephalometric study. Scand. J. Plast. Reconstr. Surg., Suppl. 18, 1981

(12) KREIBORG, S., PRUZANSKY, S.: Craniofacial growth in patients with premature craniosynostosis. Scand. J. Plast. Reconstr. Surg. 15, 171-186, 1981

(13) KREIBORG, S.: Postnatal growth and development of the craniofacial complex in premature synostosis. In: Cohen, M.M. (ed.): Craniosynostosis: Diagnosis,

evaluation and management. Raven Press, New York, 157-189, 1986
(14) MARCHAC, D.: Radical forehead remodelling for craniostenosis. Plast. Reconstr. Surg. 61, 823-835, 1978
(15) MARCHAC, D., RENIER, D.: Craniofacial surgery for craniosynostosis. Brown, Boston, 1982
(16) MARCHAC, D., RENIER, D.: Craniofacial Surgery for Craniosynostosis Improves Facial Growth: A Personal Case Review. Ann. Plast. Surg. 14/1, 43-54, 1985
(17) MAUSER, C., ENLOW, D.H., OVERMAN, D.O., MCCAFFERTY, R.E.: A study of the prenatal growth of the human face and cranium. In: McNamara, J.A. Jr. (ed.): Determinants of Mandibular Forum and Growth. Ann Arbor, 243-275, 1975
(18) PANTKE, O.A., COHEN, M.M. Jr., WITKOP, C.J. Jr., FEINGOLD, M., SCHAUMANN, B., PANTKE, H., GORLING R.J.: The Saethre-Chotzen syndrome. Birth Defects 11(2), 190-225, 1975
(19) PERSING, J.A., BABLER, W.J., NAGORSKY, M.J., EDGERTON, M.T., JANE, J.A.: Skull expansion in experimental craniosynostosis. Plast. Reconstr. Surg. 78, 594-603, 1986
(20) PERSSON, M.: Structure and growth of facial sutures. Odontol. Rev. 24, Suppl. 26, 1-146, 1973
(21) TESSIER, P.: Osteotomies totales de la face: syndrome de Crouzon, syndrome de l'Apert, oxycéphalies, scaphocéphaties, turricéphalies. Ann. Chir. Plast. 12, 273, 1967
(22) TESSIER, P.: The definitive plastic surgical treatment of the severe facial deformities of craniofacial dysostosis. Plast. Reconstr. Surg. 48, 419-442, 1971
(23) TULASNE, J.F., TESSIER, P.: Analysis and late treatment of plagiocephaly. Unilateral coronal synostosis. Scand. J. Plast. Reconstr. Surg. 15, 257-263, 1981
(24) WHITAKER, L.A., BARTLETT, S.P., SHUT, L., BRUCE, D.: Craniosynostosis: An Analysis of the Timing, Treatment and Complications in 164 Consecutive Patients. Plast. Reconstr. Surg. 80 (2), 195-206, 1987

Diagnostik und Therapie der Otitis externa maligna

H. Luckhaupt • H. Hildmann • G. Borkowski

Zusammenfassung
Die Diagnostik der Otitis externa maligna beruht neben der typischen Anamnese auf dem Resultat der mikrobiologischen und histologischen Untersuchung sowie auf den bildgebenden Verfahren wie Technetium-Szintigraphie und hochauflösende Computertomographie der Felsenbeine. Neben der optimalen Diabetes-Einstellung beinhaltet die Therapie eine Lokalpflege des äußeren Gehörganges (tägliche Gehörgangsreinigung), eine ausreichend lange, systemische Pseudomonas aeruginosa-wirksame Antibiotikabehandlung mit einem fluorierten Chinolonantibiotikum wie Ciprofloxacin und eine chirurgische Therapie nach den Grundsätzen der modernen funktionsschonenden Mikrochirurgie des Ohres und der ohrnahen Schädelbasis. Unsere Erfahrungen stützen sich auf die Nachuntersuchung von 15 Patienten mit einer Otitis externa maligna.

Einleitung
Die Otitis externa maligna (CHANDLER 1968) oder nekrotisierende Otitis externa (EVANS 1975) ist die häufigste Form der Osteomyelitis der lateralen Schädelbasis (1, 2, 4). Es handelt sich um eine selten vorkommende Sonderform der Gehörgangsentzündungen, die durch Pseudomonas aeruginosa hervorgerufen wird und überwiegend ältere Diabetiker betrifft (5). Wichtige Virulenzfaktoren sind neben den Pigmenten von Pseudomonas aeruginosa beispielsweise Proteasen und Haemolysine, die zum einen an der Zerstörung des befallenen Gewebes beteiligt sind, zum anderen die Invasion und Penetration des Erregers erleichtern. Die Entzündung kann sich entlang der Schädelbasis bis zum Foramen jugulare ausbreiten.

Klinik und Diagnostik
Typische klinische Befunde sind eine stark schmerzhafte Schwellung des äußeren Gehörganges und ggf. der umgebenden Weichteile, Granulationen - insbesondere am Übergang vom knorpeligen zum knöchernen Gehörgang -, Sequester am Gehörgangsboden, ggf. auch Knorpel-Knochen-Nekrosen; auch die Ohrmuschel kann betroffen sein. Im fortgeschrittenen Stadium können Hirnnervenlähmungen auftreten (N. facialis, basale Hirnnervengruppe). Die Diagnostik stützt sich neben der Anamnese (ältere, meist männliche Diabetiker, schmerzhafte, oftmals therapieresistente Gehörgangsentzündung) auf den Abstrich zum Erregernachweis, auf die histologische Untersuchung einer Probeexzision aus dem Gehörgang (Differentialdiagnose: Gehörgangskarzinom) und auf die bildgebenden Verfahren. Neben der Knochenszintigraphie spielt die hochauflösende Computertomographie der Felsenbeine die wichtigste Rolle in der Röntgendiagnostik (Abb. 1).

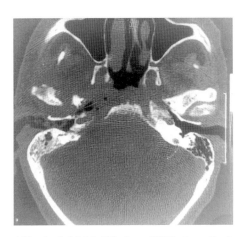

Abb. 1: Schädel-CT eines 78jährigen Patienten mit Otitis externa maligna links; Weichteilschwellung des linken äußeren Gehörganges, Verschattung des Warzenfortsatzes und der Paukenhöhle links sowie Destruktion von Kiefergelenkspfanne und -köpfchen.

Therapie

Die Behandlung umfaßt die optimale Einstellung des Diabetes, eine intensive lokale Pflege des äußeren Gehörganges, die systemische Pseudomonas-wirksame Antibiotikagabe und befund- und verlaufsabhängig mikrochirurgische Eingriffe.

Die tägliche Gehörgangsreinigung mit Absaugen des Sekrets, Abtragen von Granulationen, Einbringen antiseptisch wirksamer Lösungen oder Salbenstreifeneinlagen ist der Grundpfeiler einer erfolgreichen Therapie. Ein wesentlicher Fortschritt in der Antibiotikatherapie dieser Erkrankung stellte die Einführung der - auch oral applizierbaren - fluorierten Chinolone wie Ciprofloxacin dar (6). Alternativen sind - nach mikrobiologischer Austestung - Pseudomonaswirksame Penicilline wie Azlocillin bzw. Cephalosporine wie Ceftazidim. Indikationen zur operativen Behandlung sind persistierende Krankheitssymptome trotz gezielter konservativer Therapie, das Auftreten neurologischer Symptome während der Behandlung sowie Zeichen aktiver Entzündung mehr als zwei bis drei Wochen nach Therapiebeginn (5, 7).

Befundabhängig umfaßt die Mikrochirurgie der nekrotisierenden Otitis externa Eingriffe von der endauralen Meatoplastik bis zur partiellen Petrosektomie. Bei ausgedehntem Befall der Schädelbasis kann auch die hyperbare Sauerstofftherapie als adjuvante Maßnahme Anwendung finden (3, 4).

Eigenes Krankengut

In den vergangenen zehn Jahren wurden 15 Patienten mit einer Otitis externa maligna in unserer Klinik stationär behandelt. Alle Patienten (14 ♂, 1 ♀) waren Diabetiker, Pseudomonas aeruginosa wurde in allen Fällen als Erreger nachgewiesen. Bei 6 Patienten bestand zu Therapiebeginn eine periphere Fazialisparese, ein Patient wies zusätzlich eine Glossopharyngeus-, Vagus- und Hypoglossus-Parese auf. Während in 7 Fällen die Erkrankung auf das Os tympanicum begrenzt war, zeigte sich achtmal ein Übergreifen auf große Teile der Schädelbasis. 13 Patienten wurden mit Ciprofloxacin behandelt, einmal wurde unter der Therapie eine Resistenzentwicklung der Pseudomonaden beobachtet, die den Einsatz von Imipenem erforderlich machte; je ein Patient wurde mit Azlocillin bzw. Ofloxacin systemisch antibiotisch behandelt. Während bei 3 Patienten eine endaurale Meatoplastik und in 6 weiteren Fällen eine Mastoidektomie bzw. Ohrradikaloperation durchgeführt wurden, war bei 6 Kranken eine partielle Petrosektomie erforderlich. Unsere Nachuntersuchungen zeigten, daß kein Patient an der Erkrankung verstorben war. Die Fazialisfunktion erholte sich bei 4 von 6 Patienten nach der Behandlung, während die Paresen der Nn. glossopharyngeus, vagus und hypoglossus bei einem Patienten mit einer ausgedehnten Osteomyelitis der Schädelbasis auch nach der Therapie fortbestanden. Die Erkrankung heilte bei 12 der 15 Patienten aus (Nachuntersuchung zwischen 6 Monaten postther. und maximal 10 Jahren), bei einem Kranken fand sich eine deutliche Befundbesserung, hingegen waren in je einem Fall ein Nichtansprechen der Behandlung (unveränderter Befund) bzw. eine Progredienz der entzündlichen Veränderungen festzustellen.

Die eigenen Nachbeobachtungen bestätigen die Bedeutung der Diabetes-Einstellung, der sorgfältigen Lokaltherapie des äußeren Gehörganges, der systemischen Antibiotikabehandlung mit einem Chinolon-Antibiotikum wie Ciprofloxacin und - befund- und verlaufsabhängig - der Operation nach den Prinzipien der modernen funktionsschonenden Mikrochirurgie. Insbesondere bei ausgedehntem Befall der Schädelbasis kann die hyperbare Sauerstofftherapie eingesetzt werden.

Literatur

(1) CHANDLER, J.R.: Malignant external otitis. Laryngoscope 78, 1257, 1968
(2) EVANS, I.T.G., RICHARDS, S.H.: Malignant (necrotising) otitis externa. J. Laryngol. 87, 13, 1975
(3) GILAIN, L., LABROUE, M., AIDAN, D., RAGU, M.P., PLANQUART, X., PEYNEGRE, R.: Intérêt de l'oxygénothérapie hyperbare dans le traitement de l'otite externe maligne. Ann. Oto-laryng. (Paris) 110, 50, 1993
(4) GJURIC, M., WIGAND, M.E., HAID, T.: Diagnostische und therapeutische Überlegungen zur Osteomyelitis der ohrnahen Schädelbasis. In: Draf, W. (Hrsg): Entzündungen an der Schädelbasis. Einhorn-Presse Verlag, Reinbek, 99-101, 1994
(5) LUCKHAUPT, H., BERTRAM, G.: Otitis externa maligna. In: Lode, H. (Hrsg.): Fortschritte in der Chemotherapie bakterieller Infektionen mit Gyrasehemmern. Perimed, Erlangen, 1989
(6) LANG, R., GOSHEN, S., KITZES-COHEN, R., SADÉ, J.: Successful treatment of malignant external otitis with oral ciprofloxacin: report of experience with 23 patients. J. Inf. Dis. 161, 537, 1990
(7) VOGT, M., OTT, P.M.: Therapie der malignen Otitis externa. Dtsch. med. Wschr. 108, 148, 1983

Video

Die endonasale Versorgung von Liquorfisteln der Rhinobasis - Versorgung nach dem HEERMANN-Konzept - *

Th. Fronz • R. Wielgosz

Zusammenfassung

Defekte der Rhinobasis mit Ausbildung einer Liquorfistel können traumatisch, entzündlich, tumorös oder auch kongenital bedingt sein. Anhand der Kasuistik einer 52jährigen Patientin, die wegen einer seit drei Tagen anhaltenden spontanen Rhinoliquorrhoe mit beginnender Begleitmeningitis in unserer Klinik vorstellig wurde, sollen die Grundzüge der endonasal mikrochirurgischen Versorgung von Liquorfisteln der Rhinobasis anhand des HEERMANN-Konzeptes demonstriert werden. Im kranialen CT zeigte sich bereits ein ausgeprägter Pneumatozephalus mit Verdacht auf einen knöchernen Defekt in der Hinterwand der rechten Keilbeinhöhle. Die primäre definitive Versorgung der Fistel erfolgte in Anlehnung an das HEERMANN-Konzept i. S. eines intranasalen mikrochirurgischen Vorgehens in halbsitzender Position des Patienten, das Operationsmikroskop in Balance, und in kontrollierter hypotensiver Anästhesie. Die flankierenden Maßnahmen in Form einer Septumbegradigung und die in diesem Fall notwendige laterale Teilresektion einer bullösen rechten Concha media schafften einen freien Zugang zum Infundibulum. Nach totaler Ethmoidektomie mit gleichzeitiger Erweiterung des Ostium maxillare und frontale

---

*Herrn Prof. Dr. med. Joachim HEERMANN zum 66. Geburtstag gewidmet.

wurde die rechte Keilbeinhöhle breit eröffnet und die Fistel definitiv mit Faszia temporalis nach dem sog. „Sanduhrprinzip" verschlossen. Anschließend erfolgte zusätzlich eine Abschottung mit autogenem Conchaknorpel. Das Konzept der intranasalen Mikrochirurgie hat sich sowohl in diesem Fall als auch bei vielen anderen Fistelverschlüssen an der Rhinobasis bestens bewährt. Auch die in unserem Patientengut iatrogen verursachten Liquorfisteln (vier Fälle bei über 12000 Siebbeineingriffen = 0,033%) konnten in gleicher Sitzung endgültig mikrochirurgisch versorgt werden.

Einleitung

Nachweis und Lokalisation bzw. Ausschluß einer Liquorfistel im Bereich der Rhinobasis gestalten sich häufig sehr schwierig. Bei Defekten der Rhinobasis unterscheidet man ätiologisch neben den relativ häufigen traumatischen Ursachen eine entzündliche, tumoröse oder kongenitale Genese. Entsprechend der Ätiologie reichen die Erscheinungsformen von asymptomatischen, nicht therapiebedürftigen knöchernen Teildefekten bis zu dringend operationsbedürftigen Liquorfisteln, u. U. sogar mit Hirnprolaps (4, 23). Eine Meningitis im Anschluß an ein Schädeltrauma kann nicht selten auch nach Jahren der erste Hinweis auf eine Duraverletzung sein. Eine Liquorrhoe wird in etwa 60% der frontobasalen Frakturen gesehen. Nicht traumatische Schädelbasisdefekte mit Liquorfistel sind relativ selten. In unserer Klinik traten sie mit einer Inzidenz von 1 bis 4 Defekten pro Jahr in den letzten zehn Jahren auf. Häufig sind sie im Bereich der Lamina cribrosa lokalisiert (2, 27), seltener in der Keilbeinhöhle (3, 6, 12, 13, 14, 18, 20, 21).

Die Erstbeschreibung einer Rhinoliquorrhoe aus einem Defekt im Bereich des Siebbeindaches stammt von MILLER (1926). Den Begriff der spontanen Rhinoliquorrhoe brachte 1899 ST. CLAIR THOMSON erstmalig in die Literatur ein. Bei 16 spontanen Liquorrhoen fanden die Autoren in 11 Fällen die Fistel in der hinteren Riechspalte. BENEDICT und SCHULTZ-COULON konnten 1991 über lediglich 15 in der Literatur beschriebene, spontane Keilbeinfisteln mit Rhinoliquorrhoe im Zeitraum 1947 - 1989 berichten (1). In unserem Krankengut wurden innerhalb der letzten drei Jahre 3 Fälle spontaner Liquorfisteln im Keilbeinbereich beobachtet. Über einen Fall wollen die Autoren exemplarisch berichten.

Die Symptomatik kann sehr unterschiedlich sein. Das häufigste Erstsymptom ist die spontane Rhinoliquorrhoe (DD: akute, chronische, vasomotorische oder toxische Rhinitis). Ein weiteres Kardinalsymptom sind die im wesentlichen durch den Liquorverlust bedingten Cephalgien (vgl. postspinaler Kopfschmerz nach Lumbalpunktion). Treten die Cephalgien ohne erkennbare Liquorrhoe auf, was - wenn auch selten - möglich ist, ist die Diagnose erschwert. Differentialdiagnostisch kommen Spannungskopfschmerz, Myalgie, HWS-Degeneration, Neuralgie, Arteriitis, Hypertonus, Sinusitis, Meningitis, Subarachnoidalblutung, Hirntumor u. a. in Frage. Die Diagnose des Liquorverlustes wird dann häufig erst durch Lufteinschlüsse bei der Computertomographie des Schädels gestellt. Die computertomographischen Befunde reichen vom totalen Pneumatocephalus über mehr oder weniger ausgeprägte Lufteinschlüsse bis zum völlig unauffälligen Endokranium, wobei letzteres jedoch als Rarität anzusehen ist.

Diagnostik

Besteht der klinische Verdacht auf einen Schädelbasisdefekt im Bereich der Rhinobasis, so stehen neben der gezielten Anamneseerhebung und der mikroskopisch/ endoskopischen Diagnostik verschiedene radiologische Verfahren zur Verfügung. Ein koronares und axiales Computertomogramm in hochauflösenden Schichten gehört mittlerweile zum klinischen Standard. Ergänzend kann auch eine NMR-Untersuchung sinnvoll sein, wenn z. B. ein Hirnprolaps oder cerebrale Einblutungen abgeklärt werden müssen. Besteht zusätzlich der Verdacht auf eine Rhinoliquorrhoe, so können der QUECKENSTEDT-Versuch und der Glukosenachweis im nasalen Sekret (60% der Serumkonzentration) diesen Verdacht erhärten. Beweisend ist erst der liquorspezifische Nachweis von β2-Transferrin (19) im nasalen Sekret oder der Albumin-Praealbumin-Quotient (Serum/Liquor). In Ausnahmefällen führt erst eine nuklearmedizinisch-computertomographische Liquorraumszintigraphie zum Auffinden des Defektes (5). Beide Verfahren kombiniert erbringen in der Regel die besten und sichersten Ergebnisse, da manche Fisteln nur nuklearmedizinisch, andere nur computertomographisch nachzuweisen sind (24). Bei intrathekaler oder intralumbaler Instillation fluoreszierender Substanzen (16) besteht die Gefahr, eine iatrogene, intrakranielle Drucksteigerung mit Ausbildung von Krampfanfällen zu provozieren (15). Der

Vorteil der Fluoreszeinanwendung dürfte vor allem bei endoskopischer OP-Technik ins Gewicht fallen. Hierbei ist die Lokalisation der Liquorfistel ohne Fluoreszein erschwert, vor allem beim Einsatz von Spülflüssigkeit. Bei bisher 16 endonasal-mikrochirurgischen Verschlüssen spontaner Fisteln in unserer Klinik war die Anwendung von Fluoreszein bisher nie erforderlich, da alle Fisteln unter dem Mikroskop gut und sicher identifiziert werden konnten.

Die operative Versorgung von Liquorfisteln

Bei unbehandelten Rhinoliquorrhoen besteht die Gefahr einer rhinogenen Meningoenzephalitis und/oder eines Hirnabszesses. Daher besteht eine absolute Operationsindikation. Zum Verschluß der Duradefekte werden folgende Materialien angegeben: lyophilisierte Dura, autologer Knorpel, Perichondrium, Faszie, Fibrinkleber, Galea-Periost, Muskulatur, gestielte Galea-Periost-Lappen, gestielte oder ungestielte Schleimhauttransplantate (22). Wir bevorzugen autogene Knorpel- und Faszientransplantate.

Je nach Defektlokalisation sind unterschiedliche Zugangswege gebräuchlich: der neurochirurgische, transfrontale, intrakranielle, extradurale Zugang über den Bügelschnitt nach UNTERBERGER (26) sowie der breite, transfaziale, rhinochirurgische Zugang über den KILLIAN- oder Brillenschnitt bei Defekten im Siebbeinbereich. Die Nachteile dieser Zugangswege liegen vor allem in dem erheblichen Operationstrauma und der damit verbundenen möglichen Irritation von benachbarten Strukturen (z.B. N. supraorbitalis und Filae olfactoriae). Die minimal invasiven, endonasalen Techniken mittels Endoskop oder Mikroskop belasten den Patienten nicht mehr als eine übliche endonasale Nebenhöhlenoperation.

Nach dem von HEERMANN entwickelten Konzept der endonasalen Mikrochirurgie mit halbsitzender Position des Patienten (7, 10), balanciertem Op-Mikroskop (7) und kontrollierter Hypotension (9) sind in den letzten zehn Jahren unzählige Liquorfisteln primär und komplikationsfrei versorgt worden. Davon drei Fälle mit Fisteln im Bereich der Keilbeinhöhle. Insbesondere bei diesen Fisteln konnte den Patienten ein komplikationsträchtiger Eingriff über die vordere Schädelgrube erspart werden. Durch Obliteration der Keilbeinhöhle nach dem „Sandwich-Prinzip" gelingt ein äußerst sicherer Verschluß. Bei Fisteln im Bereich der hinteren Riechspalte wird die zum Verschluß verwendete Faszie transseptal und nicht direkt über das Siebbein (schlechteres Transplantatlager, traumatischer) eingebracht. Erst wenn diese Möglichkeit versagt bleibt, gehen die Autoren transethmoidal vor. Bei größeren Knochendefekten (> 1,5 cm) kann auch ein sogenannter Zweihöhleneingriff notwendig werden (Kombination endonasal / vordere Schädelgrube). Zum Verschluß kann autogener Knorpel oder Rippenknochen verwendet werden (11).

Fallbeschreibung

Im November 1993 stellte sich in der HNO-Abteilung des Alfried-Krupp-Krankenhauses eine 52jährige Patientin mit seit drei Tagen bestehender massiver Rhinoliquorrhoe vor. Nach eigenen Angaben sei ihr ein Trauma nicht bekannt, sie habe aber vor drei Jahren über eine ähnliche Symptomatik geklagt, die aber spontan sistiert habe. Weiterhin bestanden starke Cephalgien und febrile Temperaturen bis 38,8 axillar. Unter zunehmendem Liquorfluß entwickelte sich ein leichter Meningismus mit Nackensteifigkeit. Die Patientin wirkte

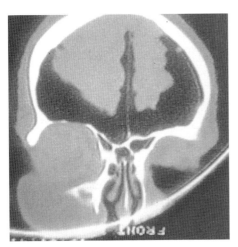

Abb. 1: Sagittales CT; Schicht durch vorderes Siebbein, Darstellung eines massiven Pneumatocephalus.

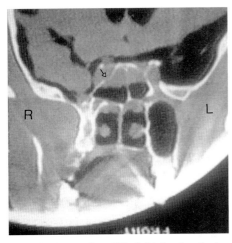

Abb. 2: Sagittales CT; Schicht durch das Keilbein, Darstellung des knöchernen Defektes rechts.

zunehmend verlangsamt und apathisch. Die Computer-Tomographie des Schädels und der Rhinobasis zeigte einen massiven Pneumatocephalus (Abb. 1) mit Verdacht auf einen knöchernen Defekt der Hinterwand der rechten Keilbeinhöhle (Abb. 2).

Laborchemisch bestand eine leichte Leukozytose von 11,2 pro nl. Der neurologische Status (Motorik und Sensibilität) war unauffällig, die Lumbalpunktion ergab einen aerob und anaerob sterilen Befund.

Definitive Versorgung

Unter Antibiotika-Schutz (Clamoxyl, Gentamycin) erfolgte die endonasale, mikrochirurgische OP unter Vollnarkose in halbsitzender Position mit submuköser Resektion der deviierten Septumanteile. Nach der in diesem Fall notwendigen lateralen Teilresektion einer bullösen rechten Concha media konnte ein freier Zugang zum Infundibulum geschaffen werden. Nach totaler Ethmoidektomie mit gleichzeitiger Erweiterung des Ostium maxillare und frontale wurde die rechte Keilbeinhöhle breit eröffnet und die Durafistel nach sorgfältiger Entfernung von umgebender Schleimhaut mikroskopisch dargestellt. Der Defekt betrug ca. 0,8 cm im Durchmesser (Abb. 3) und war an der Hinterwand des Sinus sphenoidalis lokalisiert. Der definitive Verschluß gelang mit Faszia temporalis nach dem sog. „Sanduhrprinzip". Dabei wurde das flächige, rechteckig entnommene Faszienstück (nach enauraler Inzision nach HEERMANN 1930) „gezwielt" und anschließend in den Duradefekt zur Hälfte eingebracht, so daß es sich hinter der knöchernen Begrenzung wieder entfalten konnte. Somit wurde ein wirksames Gegenlager geschaffen, welches gegen den intrakraniellen Liquordruck dauerhaft bestehen kann. Anschließend erfolgte zusätzlich eine Abschottung mit autogenem retroaurikulär entnommenen Conchaknorpel aus dem Cavum conchae, welcher sich aufgrund seiner leichten Konvexität hervorragend in den Bereich der Keilbeinhöhlenhinterwand einpassen ließ. Eine abschließende Versiege-

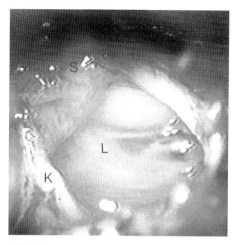 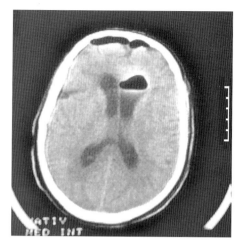

Abb. 3: Intraoperative Einsicht in die Keilbeinhöhle rechts. L: pulsierende Liquorfistel in der Hinterwand; K: Übergang zur oberen Kieferhöhlenfensterung; S: Übergang ins vordere Siebbein.

Abb. 4: Axiales CT; Schicht durch 3. Hirnventrikel, elfter postoperativer Tag, Luftsichel.

lung mit Fibrinkleber ist in der Regel nicht zwingend notwendig, wurde von den Autoren in diesem Fall aber wegen des ausgedehnten Defektes durchgeführt. Bei Kontrolle der Riechspalten und der Siebbeinzellen zeigten sich hier unauffällige Verhältnisse, ohne Hinweis auf Defekte. Nach Reimplantation der begradigten knorpeligen und knöchernen Septumanteile erfolgte die Einlage einer reveringetränkten Vaseline-Tamponade für vier Tage.

Bereits am ersten postoperativen Tag gab die Patientin eine erhebliche Besserung der bis unmittelbar praeoperativ beklagten heftigen Cephalgien an. Ab dem sechsten postoperativen Tag war die Patientin nahezu völlig beschwerdefrei. Der weitere Verlauf war komplikationslos. Das am elften postoperativen Tag durchgeführte Kontroll-CT des Schädels wies bereits eine weitgehende Wiederauffüllung der Liquorräume (Abb. 4) mit nur geringem Restluftbestand auf. Die klinische und endoskopisch/mikroskopisch durchgeführte Kontrolluntersuchung nach 18 Monaten war unauffällig, die Patientin beschwerdefrei.

Diskussion

Der vorgestellte Fall einer spontanen Liquorfistel im Bereich des Keilbeins stellt nach Durchsicht der Literatur (1, 12, 14) durchaus eine Rarität dar. In der Regel handelt es sich heute im klinischen Alltag meist um traumatische Defekte der Rhinobasis, vornehmlich im Bereich des Siebbeindaches (2, 8, 27). Das HEERMANN-Konzept der intranasalen Mikrochirurgie läßt sich sowohl bei spontanen, entzündlichen, tumorösen, kongenitalen oder auch traumatischen Ursachen gleichermaßen gut zum Einsatz bringen. Es umfaßt im Vorfeld das intensive anatomische Studium und Training an mindestens 50 Leichen.

Die Praemedikation der Patienten erfolgt eine Stunde praeoperativ mit 1 - 2 mg Flunitrazepam oder 7,5 mg Midazolam. Eine kontrollierte Hypotension mit systolischen Werten von 65 - 90 mmHg wird angestrebt. Die Vorteile der halbsitzenden Position des Patienten (7, 9, 11, 28, 29) sind: Blut fließt von der Schädelbasis ab und sammelt sich nicht im Operationsgebiet, eine Regulierung des Blutdruckes kann durch Hoch- oder Tieflagerung der Beine erfolgen, der Operateur sitzt in einer ergonomischen und ermüdungsfreien Position. Eine in allen Richtungen bewegliche Kopfstütze kann von einer Op-Schwester in jeder gewünschten Position fixiert werden. Das Biokularmikroskop (Brennweite 300 mm) ermöglicht einen dreidimensionalen, stereoskopischen Blick in die Tiefe der Nase (7). Die balancierte Aufhängung des Mikroskops ermöglicht es dem Operateur, durch Kopfbewegungen die Regulierung der Tiefenschärfe ohne Zuhilfenahme der Hand zu bewerkstelligen. Zur operativen Tätigkeit stehen beide Hände zur Verfügung. Der große Vorteil beim Aufsuchen der Fistel liegt in hervorragenden stereoskopischen Sichtverhältnissen ohne den Einsatz von Spülflüssigkeiten und die Möglichkeit, verschiedene Vergrößerungen einstellen zu können. Die binokular-mikroskopische Versorgung nach dem HEERMANN-Konzept (28, 29) mit autogenem Knorpel- und Faszienmaterial hat sich als sichere und zuverlässige Methode bewährt.

Literatur

(1) BENEDICT, M., SCHULTZ-COULON, H.J.: Spontane Rhinoliquorrhoe. HNO 39, 1-7, 1991
(2) BRÜNER, M.: Ein Beitrag zur Definition der spontanen Rhinoliquorrhoe. HNO 27, 232-236, 1979
(3) BUCHFELDER, M., FAHLBUSCH, R., HUK, W. J., THIERAUF, P.: Intrasphenoidal encephaloceles - a clinical entity. Acta Neurochir. (Wien) 89, 10-15, 1987
(4) CHANG, G., CALLOWAY, C., BHATTI, S.: Meningoencephalocele presenting as a nasal polyp. Am. Fam. Physician. 50 (6), 1223-1226, 1994
(5) FREY, K.W., HUEBER, M., ROHLOFF, R., BÜLL, U., NEEF, R.: A comparision of bone scintigraphy and tomography in diseases of paranasal sinus and of the base of the skull. Advanc. Oto-Rhino-Laryngol. 24, 177, 1978
(6) GUARD, O., GIROUD, M., DUMAS, R., ROMANET, P., MARTIN, D., SAUTREAUX, J.L.: Rhinorrhoée non traumatique par fistule latérosellaire de la fosse temporale au voisinage d'une selle turcique vide. Neurochirurgie 32, 241-244, 1981
(7) HEERMANN, H.: Über endonasale Chirurgie unter Verwendung des binocularen Mikroskopes. Arch. Ohren-, Nasen-, Kehlkopfheilkunde 171, 295-297, 1958
(8) HEERMANN, J. jr.: CSF leakage. Arch. Otorhinolaryngol. (NY) 223 (2-4), 457-458, 1979
(9) HEERMANN, J. jr.: Endonasale mikrochirurgische Siebbeinausräumung bei Blutdrucksenkung am halbsitzenden Patienten. HNO 30, 180-185, 1982
(10) HEERMANN, J. jr.: Intranasale Mikrochirurgie aller Nasennebenhöhlen und des Tränensackes am halbsitzenden Patienten in Hypotension - 25 Jahre Erfahrung. In: Majer, E. H., Zrunek, M. (Hrsg.): Aktuelles in der Otorhinolaryngologie. Thieme, Stuttgart - New York, 65-69, 1984
(11) HEERMANN, J. jr.: Intranasales mikrochirurgisches Vorgehen bei Epistaxis der Riechspalte und weitere Eingriffe mit Hypotension. HNO 34, 208-215, 1986
(12) HEUBERGER, W.: Über die „sogennannte" spontane Rhinoliquorrhoe. Arch. Otorhinolaryngol. 232, 241-244, 1981

(13) JENKINS, H.A.: Spontaneous cerebrospinal rhinorrhea from the sphenoid sinus. Trans. Am. Acad. Opthalmol. Otol. 84, 916, 1977

(14) MCALLISTER, V.L., PARAMESWARAN, R.: Nontraumatic cerebrospinal fluid rhinorrhea from a fistula between the trigeminal cistern and sphenoid sinus. Neuroradiology 22, 163-165, 1981

(15) MEES, K., BEYER, A.: Akute neurologische Komplikationen intrathekaler Fluoreszeininjektion. Laryngol. Rhinol. Otol. 61, 102-104, 1982

(16) MESSERKLINGER, W.: Nasenendoskopie: Nachweis, Lokalisation und Differentialdiagnose der nasalen Liquorrhoe. HNO 20, 268-270, 1972

(17) MILLER, G.: Trans Med-Chir. Soc. Edinburgh, Bd. 2., 243, 1826

(18) MYSSIOREK, D., COHEN, N.L.: Intrasphenoidal meningoencephalocele: a case report. Am. J. Otolaryngol. 8, 391-394, 1987

(19) OBERASCHER, G., LEURENT, B.: Immunologische Liquordiagnostik mittels β2-Transferrin - Grundlagen und Methodik. Laryngol. Rhinol. Otol. 65, 158-161, 1986

(20) OMMAYA, A.K.: Cerebrospinal fluid rhinorrhea. Neurology (Minneapol.) 15, 107-113, 1964

(21) OMMAYA, A.K., DI CIRO, G., BALDWIN, M., PENNYBACKER, J.B.: Non-traumatic cerebrospinal fluid rhinorrhea. J. Neurol. Neurosurg. Psychiatry 31, 214-225, 1968

(22) PIRSIG, W., TREECK, H.H.: Rhinochirurgische Behandlung von rhinobasalen Liquorfisteln. In: Berendes, J., Link, R., Zöllner, F. (Hrsg.): Hals-Nasen-Ohrenheilkunde in Praxis und Klinik, Bd. I/1. Thieme, Stuttgart, 9.0.-9.13, 1979

(23) REDDY, P.K., RAO, G.P., PURNANAND, A., SULOCHANA, C., KUMAR, R.S.: Intracerebral polyposis - case report. Neurosurg. 79 (5), 801-802, 1993

(24) STEINBRICH, W., FRIEDMANN, G., WATERS, W., BISCHOFSBERGER, M.: Lokalisation von Liquorfisteln mit der CT-Zisternographie. Fortschr. Röntgenstr. 141, 18, 1984

(25) THOMSON ST. CLAIR: The cerebrospinal fluid: its spontaneous escape from the nose. Casell, London, 1899

(26) UNTERBERGER, S.: Neuzeitliche Behandlung von Schädelbasisverletzungen mit Beteiligung der fronto- und laterobasalen pneumatischen Räume. Z. Laryngol. Rhinol. 38, 441, 1959

(27) WIGAND, N.E.: Endoskopische Chirurgie der Nasennebenhöhlen und der vorderen Schädelbasis. Thieme, Stuttgart - New York, 130, 1989

(28) WIELGOSZ, R., HOHENHORST, W., SAXLER, B.: The Heermann-Concept of intranasal microsurgery. Proceedings of the XVth World Congress of ORL, Head and Neck Surgery, Istanbul, Türkei, 1993

(29) WIELGOSZ, R., HOHENHORST, W., FRONZ, TH.: Spontane Rhinoliquorrhoe und Pneumatocephalus bei einem Defekt in der Keilbeinhöhle: Versorgung nach dem Heermann-Konzept. Video 66. Jahresversammlung der Deutschen Gesellschaft für HNO-Heilkunde (Chemnitz), HNO-Information 1/94 (362) und HNO 42, 397, 1994

Anschriften der Erstautoren

Albert, F. K., Priv.-Doz. Dr. med.
Neurochirurgische Klinik, Universität Heidelberg
Im Neuenheimer Feld 400, 69120 Heidelberg

Behrendt, St., Dr. med.
Klinik für Ophthalmologie,
Klinikum der Christian-Albrechts-Universität zu Kiel
Hegewischstraße 2, 24105 Kiel

Beleites, E., Prof. Dr. med.
Klinik für Hals-Nasen-Ohrenkrankheiten,
Klinikum der Friedrich-Schiller-Universität Jena
Lessingstraße 2, 07743 Jena

Bootz, F., Univ.-Prof. Dr. med.
Klinik und Poliklinik für Hals-, Nasen-, Ohrenheilkunde, Universität Leipzig
Liebigstraße 18a, 04103 Leipzig

Brachvogel, P., Dr. Dr. med.
Klinik und Poliklinik für Mund-, Kiefer- und Gesichtschirurgie,
Medizinische Hochschule Hannover
Konstanty-Gutschow-Straße 8, 30625 Hannover

Delank, K.-W., Dr. med.
Hals-Nasen-Ohrenklinik, Universität Münster
Kardinal-von-Galen-Ring 10, 48129 Münster

Ehrenfeld, M., Prof. Dr. Dr. med.
Universitäts-Klinik und Poliklinik für Kieferchirurgie, Klinikum Innenstadt
Lindwurmstraße 2a, 80337 München

Ernst, A., Priv.-Doz. Dr. med.
Klinik für Hals-Nasen-Ohrenheilkunde, Medizinische Hochschule Hannover
Konstanty-Gutschow-Straße 8, 30625 Hannover

Federspil, P., Prof. Dr. med.
Universitäts-Hals-Nasen-Ohren-Klinik und Poliklinik
Oscar-Orth-Straße, 66424 Homburg/Saar

Fleiner, B., Dr. med.
Klinik für Mund-, Kiefer- und Gesichtschirurgie,
Klinikum der Christian-Albrechts-Universität zu Kiel
Arnold-Heller-Straße 16, 24105 Kiel

Frank-Fischer, R., Dr. med.
Hals-Nasen-Ohrenklinik, Städtisches Klinikum Karlsruhe
Moltkestraße 90, 76133 Karlsruhe

Fronz, Th., Dr. med.
Hals-Nasen-Ohrenklinik, Alfried-Krupp-Krankenhaus Essen
Alfried-Krupp-Straße 21, 45117 Essen

Füßler, H. R., Dr. med.
Klinik für Neurochirurgie, Städtisches Klinikum Fulda
Pacelliallee 4, 36043 Fulda

Gehrke, G., Priv.-Doz. Dr. Dr. med.
Klinik für Mund-, Kiefer- und Gesichtschirurgie,
Nordwestdeutsche Kieferklinik, Univ.-Krankenhaus Eppendorf
Martinistraße 52, 20246 Hamburg

Gellrich, N.-C., Dr. Dr. med.
Universitäts-Klinik für Mund-, Kiefer- und Gesichtschirurgie,
Knappschafts-Krankenhaus Bochum-Langendreer
In der Schornau 23-25, 44892 Bochum

Gerken, M., Dr. med.
Klinik für Hals-, Nasen- und Ohrenkranke, Universität Bonn
Sigmund-Freud-Straße 25, 53105 Bonn

Gudziol, H., Priv.-Doz. Dr. med. habil.
Hals-Nasen-Ohrenklinik des Klinikums der Friedrich-Schiller-Universität Jena
Lessingstraße 2, 07743 Jena

Härtel, J., Doz. Dr. Dr. med. habil.
Klinik und Poliklinik für Mund-, Kiefer- und Gesichtschirurgie,
Universität Rostock
Strempelstraße 13, 18055 Rostock

Hartwein, J., Priv.-Doz. Dr. med.
Krankenhaus Siloah, Abt. HNO
Wilferdinger Straße 67, 75179 Pforzheim

Hell, B., Prof. Dr. Dr. med.
Klinik und Poliklinik für Mund-, Kiefer- und Gesichtschirurgie,
Virchow-Klinikum der Humboldt-Universität zu Berlin
Augustenburger Platz 1, 13353 Berlin

Hellner, D., Priv.-Doz. Dr. Dr. med.
Klinik für Mund-, Kiefer- und Gesichtschirurgie,
Nordwestdeutsche Kieferklinik, Univ.-Krankenhaus Eppendorf
Martinistraße 52, 20251 Hamburg

Herzog, M., Prof. Dr. Dr. med.
Klinik und Poliklinik für Mund-, Kiefer- und Gesichtschirurgie
der Technischen Universität München, Klinikum rechts der Isar
Ismaninger Straße 22, 81675 München

Hidding, J., Prof. Dr. Dr. med.
Klinik und Poliklinik für Zahn-, Mund- und Kieferheilkunde,
Abteilung für Mund-, Kiefer- und Gesichtschirurgie der Universität zu Köln
Joseph-Stelzmann-Straße 9, 50931 Köln

Horch, H.-H., Prof. Dr. Dr. med. Dr. h.c.
Klinik und Poliklinik für Mund-, Kiefer- und Gesichtschirurgie
der Technischen Universität München, Klinikum rechts der Isar
Ismaninger Straße 22, 81675 München

Jäger, L., Dr. med.
Institut für Radiologische Diagnostik, Klinikum Großhadern
der Ludwig-Maximilians-Universität München
Marchioninistraße 15, 81377 München

Kaufmann, H., Univ.-Prof. Dr. med.
Univ.-Augenklinik für Schielbehandlung
und Neuroophthalmologie
Friedrichstraße 18, 35385 Gießen

Kempf, H.-G., Priv.-Doz. Dr. med.
Klinik für Hals-Nasen-Ohrenheilkunde,
Medizinische Hochschule Hannover
Konstanty-Gutschow-Straße 8, 30625 Hannover

Kramp, B., Prof. Dr. med.
Hals-Nasen-Ohrenklinik und Poliklinik „Otto Körner", Universität Rostock
Doberaner Straße 137/139, 18055 Rostock

Laubert, A., Prof. Dr. med.
Krankenhaus Hagen, St. Marien-Hospital, Abt. HNO
Bergstraße 56, 58095 Hagen

Lenarz, Th., Prof. Dr. med.
Klinik für Hals-Nasen-Ohrenheilkunde,
Medizinische Hochschule Hannover
Konstanty-Gutschow-Straße 8, 30625 Hannover

Loew, C., Dr. med.
Neurochirurgische Klinik, Universitätskliniken des Saarlandes
Oscar-Orth-Straße, 66421 Homburg/Saar

Luckhaupt, H., Dr. med.
Hals-, Nasen- und Ohrenklinik der Ruhr-Universität Bochum
St.-Elisabeth-Hospital
Bleichstraße 15, 44787 Bochum

Luka, B., Dr. med.
Institut für Radiologische Diagnostik und Nuklearmedizin,
Ruhr-Universität Bochum, Knappschaftskrankenhaus
In der Schornau 23 - 25, 44892 Bochum

Mast, G., Dr. Dr. med.
Klinik und Poliklinik für Kieferchirurgie der Universität München
Lindwurmstraße 2a, 80337 München

Meyer, F.-U., Prof. Dr. med.
Klinik für Mund-, Kiefer- und Gesichtschirurgie,
Ernst-Moritz-Arndt-Universität
Sauerbruchstraße, 17487 Greifswald

Milewski, Ch., Priv.-Doz. Dr. med.
Universitäts-Hals-Nasen-Ohrenklinik Würzburg
Josef-Schneider-Straße 11, 97080 Würzburg

Mohr, Ch., Priv.-Doz. Dr. Dr. med.
Klinik für Gesichts- und Kieferchirurgie, Universitätsklinikum Essen
Hufelandstraße 55, 45122 Essen

Müller, A., Dr. med.
Neurochirurgische Klinik der Ludwig-Maximilians-Universität München
Marchioninistraße 15, 81377 München

Neukam, F. W., Prof. Dr. Dr. med.
Klinik und Poliklinik für Mund-, Kiefer- und Gesichtschirurgie,
Friedrich-Alexander-Universität Erlangen-Nürnberg
Glückstraße 11, 91054 Erlangen

Pistner, H., Dr. Dr. med.
Klinik und Poliklinik für Mund-, Kiefer- und Gesichtschirurgie, Universität Würzburg
Pleicherwall 2, 97072 Würzburg

Plinkert, P. K., Priv.-Doz. Dr. med.
Hals-Nasen-Ohrenklinik, Universität Tübingen
Calwer Straße 7, 72076 Tübingen

Prescher, A., Dr. med.
Institut für Anatomie, Medizinische Fakultät
der Rheinisch-Westfälischen Technischen Hochschule Aachen
Wendlingweg 2, 52057 Aachen

Reinges, M. H. Th., Dr. med.
Neurochirurgische Klinik,
Universitätsklinikum der Rheinisch-Westfälischen Technischen Hochschule Aachen
Pauwelsstraße 30, 52057 Aachen

Reinhart, E., Dr. med.
Klinik und Poliklinik für Mund-, Kiefer- und Gesichtschirurgie,
Bayerische Julius-Maximilians-Universität
Pleicherwall 2, 97070 Würzburg

Rittierodt, M., Dr. med.
Neurochirurgische Klinik, Medizinische Hochschule Hannover
Konstanty-Gutschow-Straße 8, 30625 Hannover

Rochels, R., Prof. Dr. med.
Klinik für Ophthalmologie, Klinikum der Christian-Albrechts-Universität zu Kiel
Hegewischstraße 2, 24105 Kiel

Rödel, R., Dr. Dr. med.
Universitätsklinik für Hals-, Nasen- und Ohrenkranke
Sigmund-Freud-Straße 25, 53105 Bonn

Rosahl, S., Dr. med.
Neurochirurgische Klinik, Krankenhaus Nordstadt
Haltenhoffstraße 41, 30167 Hannover

Schick, B., Dr. med.
Klinik für Hals-Nasen-Ohrenkrankheiten, Kopf-, Hals- und plastische Gesichtschirurgie,
Städtisches Klinikum Fulda
Pacelliallee 4, 36043 Fulda

Schilling, V., Dr. med.
Klinik und Poliklinik für Hals-, Nasen- und Ohrenkranke
der Ludwig-Maximilians-Universität, Klinikum Großhadern
Marchioninistraße 15, 81377 München

Schmelzeisen, R., Prof. Dr. Dr. med.
Klinik und Poliklinik für Mund-, Kiefer- und Gesichtschirurgie,
Medizinische Hochschule Hannover
Konstanty-Gutschow-Straße 8, 30625 Hannover

Schwenzer, N., Prof. Dr. Dr. med.
Klinik und Poliklinik für Kiefer- und Gesichtschirurgie,
Universität Tübingen
Osianderstraße 2-8, 72076 Tübingen

Seifert, V., Prof. Dr. med.
Neurochirurgische Klinik, Universität-GHS Essen
Hufelandstraße 55, 45122 Essen

Smely, C., Dr. med.
Neurochirurgische Klinik, Universität Freiburg
Breisacher Straße 64, 79106 Freiburg

Sollmann, W.-P., Prof. Dr. med.
Neurochirurgische Klinik, Städtisches Klinikum
Salzdahlumer Straße 90, 38126 Braunschweig

Steinhart, H., Dr. Dr. med.
Univ.-Hals-Nasen-Ohrenklinik Marburg
Deutschhausstraße 3, 35033 Marburg/Lahn

Stennert, E., Prof. Dr. med.
Klinik für Hals-Nasen-Ohrenheilkunde, Universität Köln
Joseph-Stelzmann-Straße 9, 50931 Köln

Weingart, D., Prof. Dr. Dr. med.
Klinik und Poliklinik für Mund-, Kiefer- und Gesichtschirurgie
der Westfälischen Wilhelms-Universität Münster
Waldeyerstraße 30, 48129 Münster

Wild, von, K., Prof. Dr. med.
Neurochirurgische Abteilung, Clemenshospital GmbH
Düesbergweg 124, 48153 Münster

Wolf, S. R., Priv.-Doz. Dr. med.
Abteilung für Phoniatrie und Pädaudiologie,
Klinik und Poliklinik für Hals-Nasen-Ohrenkranke der Universität Erlangen-Nürnberg
Waldstraße 1, 91054 Erlangen

Wustrow, T. P. U., Prof. Dr. med.
Klinik und Poliklinik für Hals-Nasen-Ohrenkranke
der Ludwig-Maximilians-Universität München
Marchioninistraße 15, 81377 München

Zimmermann, M., Dr. med.
Neurochirurgische Klinik, Universitätsklinikum Essen
Hufelandstraße 55, 45122 Essen

Stichwortverzeichnis

A
A. carotis interna	290
A. vertebralis	290
Abduzensparese, Therapie	276
Abszeß, intrazerebraler	143
Ästhetik	121ff.
Afferenzstörung	216
Amaurose	216, 223
Ampullae membranaceae	315
ANDERSON und D'ALONZO-Einteilung	287
Anosmien, beidseitige	43
antidrome Fazialisreizung	178
APERT-Syndrom	344ff.
Arcus praebasioccipitalis	299
Artefakt, präparationsbedingter	44
Atlas-Axis-Fraktur, kombinierte	285
Atlas-Fraktur	284
Aufhängung, kraniofaziale	121ff.
Augenmuskelparesen	
-, periphere	273ff.
-, strabologische Diagnostik	275
-, Symptome	274
Augmentationsplastik	116
Ausriß der Riechfasern an der Schädelbasis	44
Axis-Fraktur	286

B
β-Transferrin	324
β-II-Transferrinnachweis	51ff.
Beckenknochen-Transplantat	191
Begleitverletzung	
-, periorbitale	252, 254, 255
-, zerebrale	135
Behinderung der Mundöffnung	189
beidseitige Anosmien	43
bifrontale Kraniotomie	49
bildgebende Diagnostik	16
BLACKWOOD	283
Blitz-VEP	214
Brachyzephalie	344ff.
BRANEMARK-System	310

C
C1-Frakturen	284
C2-Frakturen	286
Calvariatransplantate	256ff.
Calvarium split	263
Chirurgie, endoskopische	71ff.
Chirurgie, plastisch-rekonstruktive	308
Ciprofloxacin	353
Clivus	326ff.
Cochlea	314
Cochlear-Implant	194ff.
Computerolfaktometrie	319
Computertomographie (CT)	27ff., 312
-, Dichtewandel bei hölzerner Fremdkörperverletzung	255
-, Zisternographie	32ff.
Condylus tertius	299
Contre-Coup	44
CROUZON-Syndrom	346ff.
Crus commune	315

D
3-D-Darstellung	210
3D-CISS-Sequenz	313
3D-Oberflächenrekonstruktion	312

Deformität	145f.
Degeneration, posttraumatische	45
Dekompression	
- der Orbita	222
- des N. opticus	230
- des Sehnerven	223
Dens axis-Fraktur	287
Diabetes mellitus	353
Diagnostik, bildgebende	16
Dislokation, atlanto-occipitale	283
Dissektion	289
Doppelbilder	145
Ductus cochlearis	315
Ductus nasofrontalis	94
Ductus semicircularis	315
Duraläsion	132ff.
Duraplastik	66, 139
Durazerreißung	38ff.

E

EFFENDI-Einteilung	286
einzeitige neurochirurgische und mund-kiefer-gesichtschirurgische Versorgung	77
Einzelschichttechnik	210
Elektrophysiologie	216
elektrophysiologische Diagnostik	180ff.
Embolisation der Stirnhöhle	94
endaurale Meatoplastik	353
Endolymphe	313
endonasale Siebbeinausräumung	323
endoskopische Chirurgie	71ff.
endoskopische Revision	103ff.
Enophthalmus	264
Enzephalitis	143
epidurale Luftansammlung	38ff.
Epithetik	308
Ertaubung	194ff.
Ethmoid	110
Exenteratio orbitae	337ff.

F

Fazialisdekompression, operative	180ff.
Fazialisparese	164, 178
-, konservative Therapie	180ff.
-, traumatische	174, 180ff.
Fazialisreizung, antidrome	178
Fazio-Kraniosynostosen	344ff.
Fehlintubation, naso-zerebrale	155
Felsenbein	313
Felsenbeinfraktur	164, 194ff.
-, Therapie	171ff.
-, Verlauf	171ff.
Fibrinkleber	141, 156
Fluorescein-Test	51ff.
Fraktur der Fossa articularis des Kiefergelenkes	189
Fraktur, frontobasale	51ff., 139
- in Verbindung mit panfazialen Frakturen	75
Fraktur	
- der Frontobasis	98
- der Stirnhöhlenwand	98
-, laterobasale	139
-, otobasale	169
-, rhinobasale	27ff., 38ff.
Fremdkörper	144
-, intrakranielle	38ff.
fronto- und laterobasale Verletzung	80
frontobasale Fraktur	51ff., 139
- in Verbindung mit panfazialen Frakturen	75
frontobasale Liquorfistel	58ff.
- bei Frühgeborenem	154
frontobasale Schädelhirnverletzung im Kindesalter	149ff.
frontobasale Verletzung	16, 24ff., 83ff., 247ff.
-, abgestuftes Therapiekonzept	117
frontobasales Trauma	80
Frontobasis	
-, Frakturen	98, 103ff., 132ff.
-, Rekonstruktion der	149ff.

Frontobasisfraktur
-, Liquornachweis 62ff.
-, Operationsindikation 62ff.
-, Zugangswege und operative
   Technik 62ff.
Frontobasisrevision,
   intradural-bilaterale 159
frontoffener Biß 189
frontoorbitales Advancement 344ff.
Frührehabilitation 16
Frühversorgung 76

G
Ganglion geniculi 314
Gefäßverletzungen 18
Gehörgangsimpressionsfraktur 187
Gesichtsschädelfraktur 121ff.
-, Begleitverletzungen 135
Gesichtsskoliose 344ff.
gewebeverträgliche
   Implantatmaterialien 16
Glasgow-Koma-Skala 19
Glasionomerzement 80

H
Hangman's-Fraktur 286
Hirnkontusion 189
Hirnnerv, VIII. 313
Hirnnerv, VII. 313
Hirnprolaps 38ff.
Hörstörungen 189
Holz 252ff.
hyperbare Sauerstofftherapie 353

I
Implantate, knochenverankerte 310
Implantatmaterialien,
   gewebeverträgliche 16
Injury Severity Score 19
Intensivmedizin 16

interdisziplinäre Therapie 138
interdisziplinäres Handeln 19
intrabulbäre posttraumatische
   Einblutung 45
intradural-bilaterale
   Frontobasisrevision 159
intrakranielle Fremdkörper 38ff.
intrakranielle Infektion,
   Risiko für eine 75
intrazerebrale Kontusionen 44
intrazerebraler Abszeß 143
Intubationskomplikation 157
Iotrolan 32ff.
Isovist 32ff.

J
JEFFERSON-Fraktur 285

K
kalibrierte Sehnervschädigung 224
„Kalotten-Splitting" 156
Kalvariasplitting 149ff.
Kantholyse 222
Kanthotomie 222
Keilbeindefekt 356ff.
Keilbeinhöhle, Traumen der 169
Kernspintomographie,
   Signalintensität bei hölzerner
   Fremdkörperverletzung 255
Kleinhirnbrückenwinkel 313
Knochendefekte der Orbita 256ff.
Knochenersatzmaterial 80
knochenverankerte Implantate 310
kombinierte Atlas-Axis-Fraktur 285
Kondylenfraktur, occipitale 283
Kontusion, umschriebene intrazerebrale 44
Kontusionsblutung 45
konventionelle Röntgendiagnostik,
   Stellenwert 27ff.
kraniale Ultraschalluntersuchung 155
Kranialisierung der Stirnhöhle 94

kranio-faziale Resektion	334
kraniofaziale Aufhängung	121ff.
kraniofaziale Fehlbildung	256ff.
kraniofaziale Rehabilitation	308
Kraniosynostosen	344ff.
Kraniotomie, bifrontale	49
kraniozervikale Instabilität	303ff.
kraniozervikaler Übergang	299, 303ff.

L

Lamina cribrosa	323
Lamina spiralis ossea	315
Langzeittamponade	71ff.
laterale Osteotomie der Orbitawand	269ff.
laterale Schädelbasisfraktur	187
laterobasale Frakturen	139
laterobasale Verletzungen	163
- Dokumentation	166
- Geschichte	163
- Komplikationen	166
- radiologische Diagnostik	166
Latissimus dorsi-Lappen, mikrovaskulär reanastomosierter	323
LEVINE und EDWARDS-Einteilung	286
Liquor	313
Liquorfistel	32ff., 47, 83ff., 324
-, frontobasale	58ff.
-, frontobasale bei Frühgeborenem	154
Liquorrhoe	48, 67, 128ff., 143, 154, 323
Liquorszintigraphie	324
Luftansammlung, epidurale	38ff.
Luxation	187

M

Magnetresonanztomographie	312
Magnetstimulation, transkranielle	319
Meatoplastik, endaurale	353
Meningitis	48, 67, 143, 324
„Midfacial-Degloving"	334
Mikrochirurgie	356ff.
mikrochirurgische Operationstechnik	16

mikrovaskulär reanastomosierter Latissimus dorsi-Lappen	323
Miniplattenosteosynthese	121ff., 139
MIP (maximum intensity projection)	313
Mittelgesicht, Rekonstruktion	113
Mittelgesichtsfraktur	128ff., 132ff.
Mittelgesichtshypoplasie	344ff.
Mittelgesichtsverletzungen	18
Mittelgesichtswachstum	344ff.
mittlere Schädelgrube	187
Modellherstellung	113
Modiolus	315
MRT	27ff.
-, -Zisternographie	32ff.
Mukozele	143
multiplanare Sekundärrekonstruktion	210

N

N. facialis	178, 314
N. olfactorius	83ff.
N. petrosus major	314
Nasenabriß	121ff.
Nasennebenhöhlen	81
Nasenrekonstruktion	308
naso-zerebrale Fehlintubation	155
Neurondegeneration	224
nicht röntgendichter intrakranieller Fremdkörper	252ff.
Non-odontoid- non-hangman's-Fraktur	288

O

offenes transorbitales SHT	252ff.
Ohrmuschelverlust	308
Okklusionsstörung	189
Okulomotoriusparese, Therapie	278
olfaktorisch evozierte Potentiale	319
Operationstechnik, mikrochirurgische	16
operative Fazialisdekompression	180ff.

operative Zugänge	269ff.
Optikusneuropathie	
-, posttraumatische	230
-, traumatische	220
Orbita	252ff., 256ff., 263
Orbitadachfraktur	237ff.
Orbitadefekt	308
- traumatisch	268
- tumorbedingt	268
Orbitafraktur	202ff.
Orbitahämatom	222
Orbitatrauma	202ff.
Orbitatumor	337ff.
Orbitaverletzung	247ff.
Os temporale	312
Osteomyelitis	352
Otitis externa maligna	352
otobasale Frakturen	169
Oxyzephalus	344

P

partielle Petrosektomie	353
Perilymphe	313
periorbitale Begleitverletzung	252, 254, 255
periphere Augenmuskelparesen	273ff.
petroclivale Region	326ff.
Petrosektomie, partielle	353
PFEIFFER-Syndrom	344ff.
Plagiozephalus	344ff.
plastisch-rekonstruktive Chirurgie	308
Pneumatozephalus	143
Pneumencephalus	38ff.
Pneumocephalus, traumatischer	86ff.
polytraumatisierte Patienten	136
posttraumatische Degeneration	45
posttraumatische Einblutung, innerhalb des Tractus olfactorius gelegen	45
posttraumatische Optikusneuropathie	230
POWERS' Ratio	284
präparationsbedingter Artefakt	44

Processus basilaris	299
Processus paracondyloideus	299
Pseudoenzephalozele	157
Pseudomonas aeruginosa	352
Pupillomotorik	224

R

RANSFORD Loop	303ff.
Region, petroclivale	326ff.
Rehabilitation, kraniofaziale	308
Rekonstruktion	
- der Frontobasis	149ff.
- der Stirnhöhlenvorderwand	94
- des Mittelgesichts	113
- von Stirnhöhlendefekten	107ff.
-, sekundäre knöcherne	191
Resektion, kranio-faziale	334
Revision, endoskopische	103ff.
rhinobasale Frakturen	27ff., 38ff.
Rhinobasis	66, 81, 169
Rhinobasisverletzung	71ff.
Rhinoliquorrhoe	32ff., 38ff., 47, 51ff., 71ff., 121ff., 356ff.
Riechbahnen, Zerstörung der peripheren	44
Riechprüfung	84
Riechverlust nach Unfällen	43
Röntgendiagnostik, konventionelle, Stellenwert	27ff.
Rotations- und Gegenrotationsbewegungen	44
„Rule of Spence"	285

S

VII. Hirnnerv	313
SAETHRE-CHOTZEN-Syndrom	344ff.
Sauerstofftherapie, hyperbare	353
Scala tympani	314
Scala vestibuli	314
Schadenslokalisation bei Riechstörungen	319

Schädel-Hirn-Trauma	136, 247 ff.	Tränenwegsobstruktion	145
Schädel-Hirnverletzung	237ff.	transantraler Zugang	232
-, frontobasale im Kindesalter	149ff.	transethmoidaler Zugang	231
Schädelbasis	170, 256ff., 352	transfrontaler Zugang	231
-, Trauma der	47	transkranielle Magnetstimulation	319
-, Verletzung der	18, 128ff.	- an der Riechbahn	322
Schädelbasisfraktur	136	transmaxillärer Zugang	232
-, laterale	180ff., 187	transnasaler Zugang	231
Schädigungsmuster, typisierte	17	transpetrosaler Zugang	326ff.
Sehbahnschaden	214	transsphenoidale Resektion	
Sehnervdekompression	218	eines Hypophysentumors	323
Sehnervschädigung	210, 214	Trauma	67, 256ff.
-, kalibrierte	224	- der Schädelbasis	47
sekundäre knöcherne Rekonstruktion	191	-, frontobasales	80
Sekundärrekonstruktion, multiplanare	210	traumatische Fazialisparese	174
Siebbeinausräumung		- Lokalisation	174
von außen	110	- operative Revision	174
-, endonasale	323	- Ergebnisse	174
Siebbeintumor	335	traumatische Optikusneuropathie	220
Silikonballon	71ff.	traumatischer Pneumocephalus	86ff.
simultane Versorgung	132ff.	Trigonozephalie	346ff.
skull base surgery	337ff.	Trigonozephalus	344ff.
Spätversorgung	113	Trochlearisparese, Therapie	277
Spiral-CT	210	Tumoren der Orbita	269ff.
Spiralmodus	312	Tumorresektion	256ff.
Stereolithverfahren	113	typisierte Schädigungsmuster	17
Stirnhöhlendefekte, Rekonstruktion	107ff.		
Stirnhöhlenfrakturen,		**U**	
abgestuftes Therapiekonzept	117	Ultraschalluntersuchung, kraniale	155
Stirnhöhlenverletzung	93	Unfallmechanismus	
Stirnhöhlenvorderwand,		kraniofazialer Verletzungen	16
Rekonstruktion	94	Unfallursache	
Stirnhöhlenwand, Fraktur	98	kraniofazialer Verletzungen	16
surgical treatment	337ff.	Unterkiefergelenkfraktur	187
SEBILEAU	334		
T		**V**	
Tabula externa	263	Verletzung	
Telekanthus	145	- der Schädelbasis	128ff.
temporaler Zugang	231	- des N. facialis	189
Therapie, interdisziplinäre	138	-, fronto- und laterobasale	80
Therapiekonzept	16	-, frontobasale	16, 83ff., 247ff.

Versorgung im Intervall	76	Zugang	
Versorgung, simultane	132ff.	-, temporaler	231
Versorgungszeitpunkt	136	-, transantraler	232
		-, transethmoidaler	231

Z

2D-FLASH-Sequenz	313	-, transfrontaler	231
zerebrale Begleitverletzungen	135	-, transmaxillärer	232
Zerstörung		-, transnasaler	231
der peripheren Riechbahnen	44	-, transpetrosaler	326ff.
Zugang		Zugangswege	231
-, operativer	269ff.	zweizeitige neurochirurgische und mund-kiefer-gesichtschirurgische Versorgung	78